經絡經穴
경락경혈
십사경十四經

십사경(十四經)

　십사경은 십이경맥(十二經脈)과 임맥(任脈)·독맥(督脈)의 합칭이다. ≪십사경발휘十四經發揮≫에서 "십이경(十二經)의 배열 순서와 유주(流注)하는 차례로 선후를 매기고, 임맥·독맥의 기경(奇經)을 덧붙여, 이를 십사경(十四經)이라고 했다."고 하였다. 기경팔맥(奇經八脈) 중에 독맥과 임맥만이 자체의 경혈(經穴)을 가지고 있어 십이경맥과 비슷한 특성을 가지므로 십이경맥 계통에 포함시켜 십사경이라 합칭한다. 이것은 경락계통(經絡系統) 중에서 제일 중요한 것이다.

-동양의학대사전(成輔社 刊)에서

361혈인 십이경맥과 임맥·독맥의 한국어 표기를 현재 한의대에서 사용하는 독음으로 구성했으며, 십사경의 순행시의도를 절취할 수 있도록 만들어 휴대하기 간편하게 만들었습니다.

手太陰肺經循行示意圖

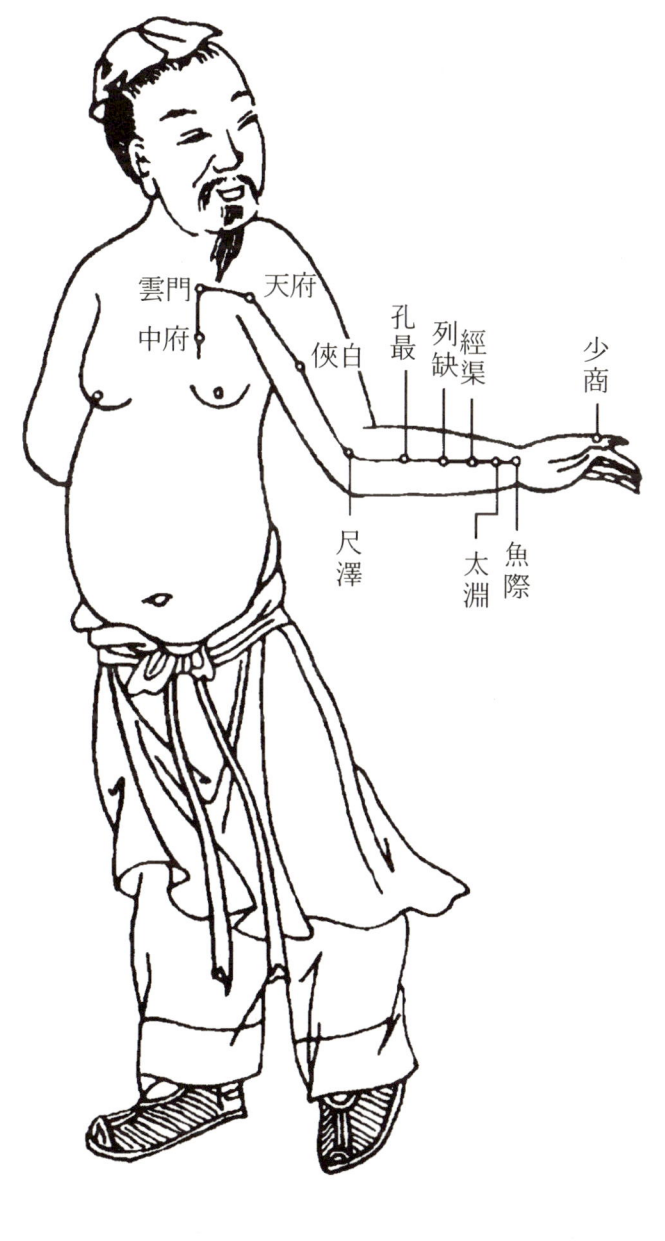

手太陰肺經
수태음폐경

1. 中府(중부)
2. 雲門(운문)
3. 天府(천부)
4. 俠白(협백)
5. 尺澤(척택)
6. 孔最(공최)
7. 列缺(열결)
8. 經渠(경거)
9. 太淵(태연)
10. 魚際(어제)
11. 少商(소상)

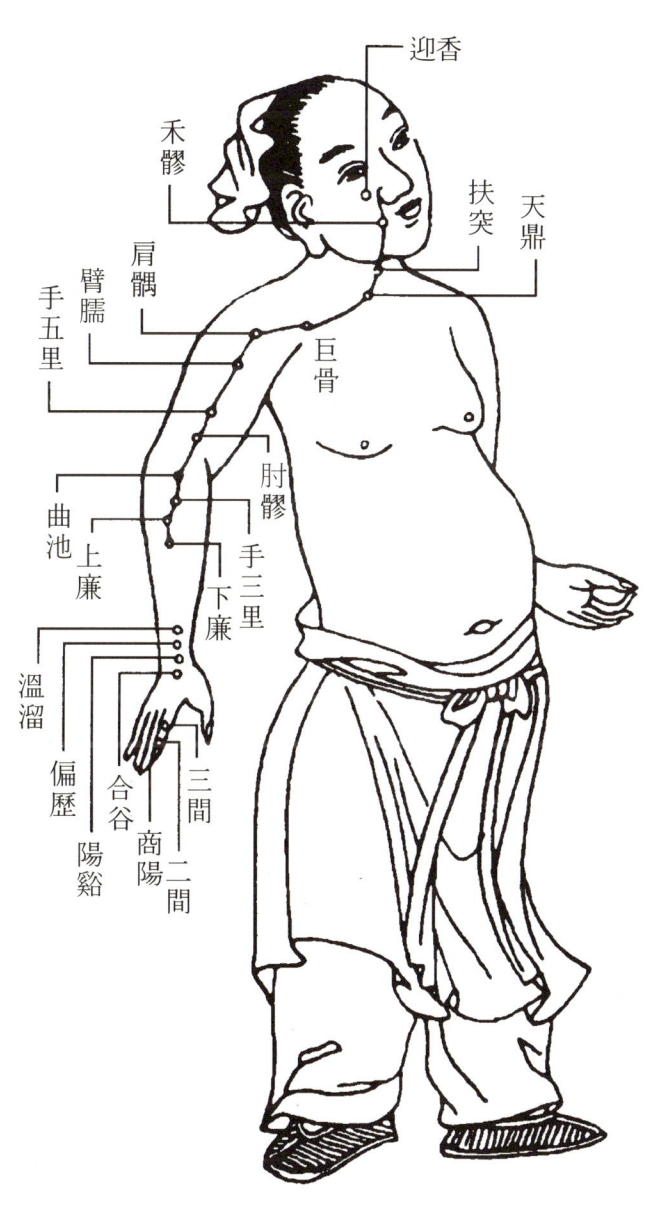

手陽明大腸經
수양명대장경

1. 商陽(상양)
2. 二間(이간)
3. 三間(삼간)
4. 合谷(합곡)
5. 陽谿(양계)
6. 偏歷(편력)
7. 溫溜(온류)
8. 下廉(하렴)
9. 上廉(상렴)
10. 手三里(수삼리)
11. 曲池(곡지)
12. 肘髎(주료)
13. 手五里(수오리)
14. 臂臑(비노)
15. 肩髃(견우)
16. 巨骨(거골)
17. 天鼎(천정)
18. 扶突(부돌)
19. 禾髎(화료)
20. 迎香(영향)

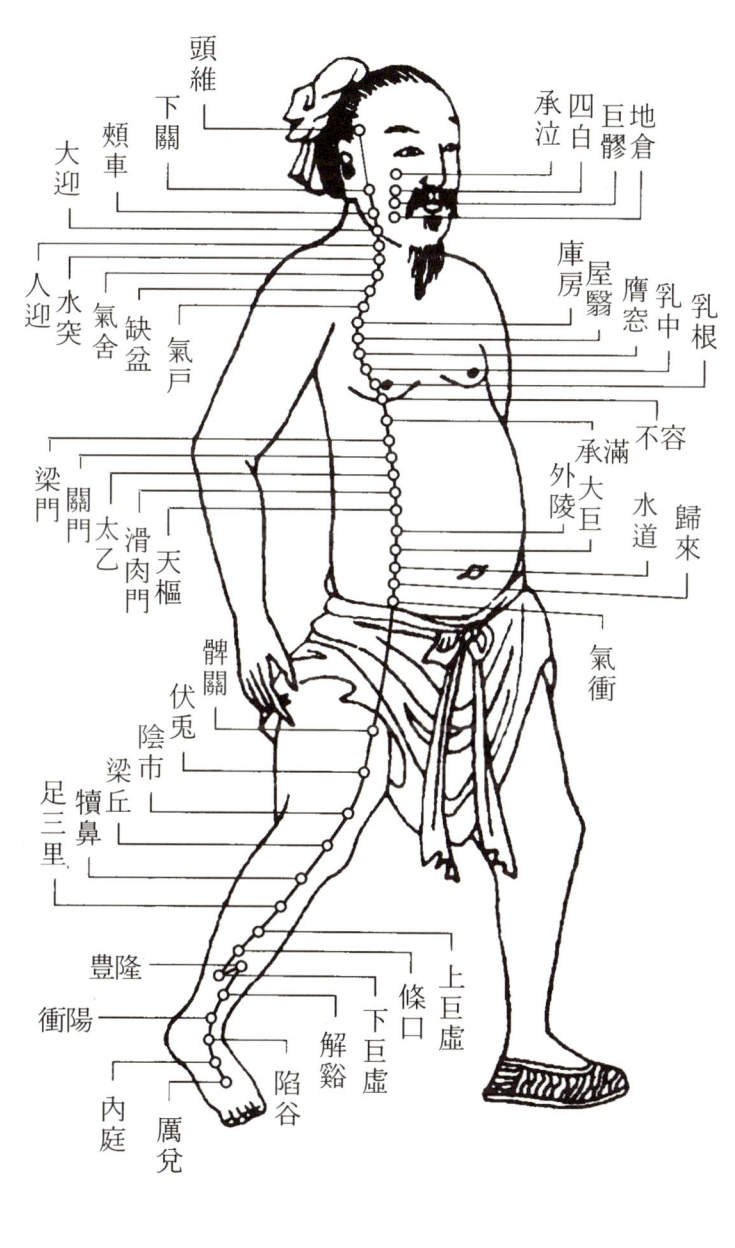

足陽明胃經
족양명위경

1. 承泣(승읍)
2. 四白(사백)
3. 巨髎(거료)
4. 地倉(지창)
5. 大迎(대영)
6. 頰車(협거)
7. 下關(하관)
8. 頭維(두유)
9. 人迎(인영)
10. 水突(수돌)
11. 氣舍(기사)
12. 缺盆(결분)
13. 氣戶(기호)
14. 庫房(고방)
15. 屋翳(옥예)
16. 膺窓(응창)
17. 乳中(유중)
18. 乳根(유근)
19. 不容(불용)
20. 承滿(승만)
21. 梁門(양문)
22. 關門(관문)
23. 太乙(태을)
24. 滑肉門(활육문)
25. 天樞(천추)
26. 外陵(외릉)
27. 大巨(대거)
28. 水道(수도)
29. 歸來(귀래)
30. 氣衝(기충)
31. 髀關(비관)
32. 伏兎(복토)
33. 陰市(음시)
34. 梁丘(양구)
35. 犢鼻(독비)
36. 足三里(족삼리)
37. 上巨虛(상거허)
38. 條口(조구)
39. 下巨虛(하거허)
40. 豊隆(풍륭)
41. 解谿(해계)
42. 衝陽(충양)
43. 陷谷(함곡)
44. 內庭(내정)
45. 厲兌(여태)

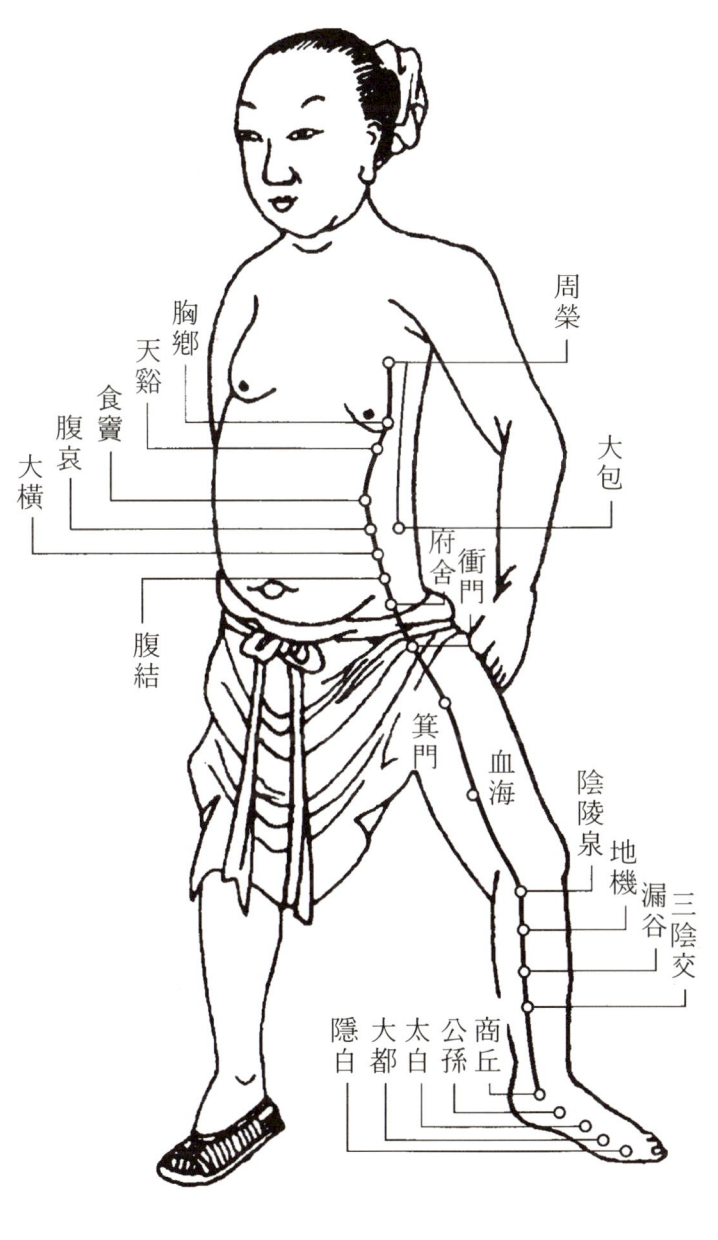

足太陰脾經
족태음비경

1. 隱白(은백)
2. 大都(대도)
3. 太白(태백)
4. 公孫(공손)
5. 商丘(상구)
6. 三陰交(삼음교)
7. 漏谷(누곡)
8. 地機(지기)
9. 陰陵泉(음릉천)
10. 血海(혈해)
11. 箕門(기문)
12. 衝門(충문)
13. 府舍(부사)
14. 腹結(복결)
15. 大橫(대횡)
16. 腹哀(복애)
17. 食竇(식두)
18. 天谿(천계)
19. 胸鄕(흉향)
20. 周榮(주영)
21. 大包(대포)

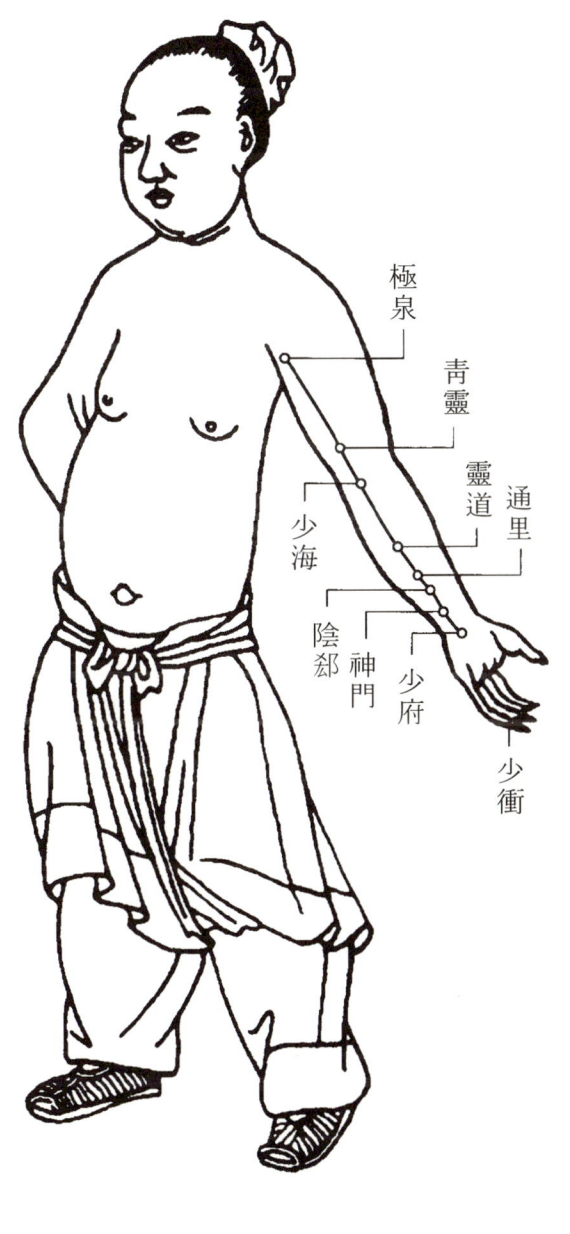

手少陰心經
수소음심경

1. 極泉(극천)
2. 靑靈(청령)
3. 少海(소해)
4. 靈道(영도)
5. 通里(통리)
6. 陰郄(음극)
7. 神門(신문)
8. 少府(소부)
9. 少衝(소충)

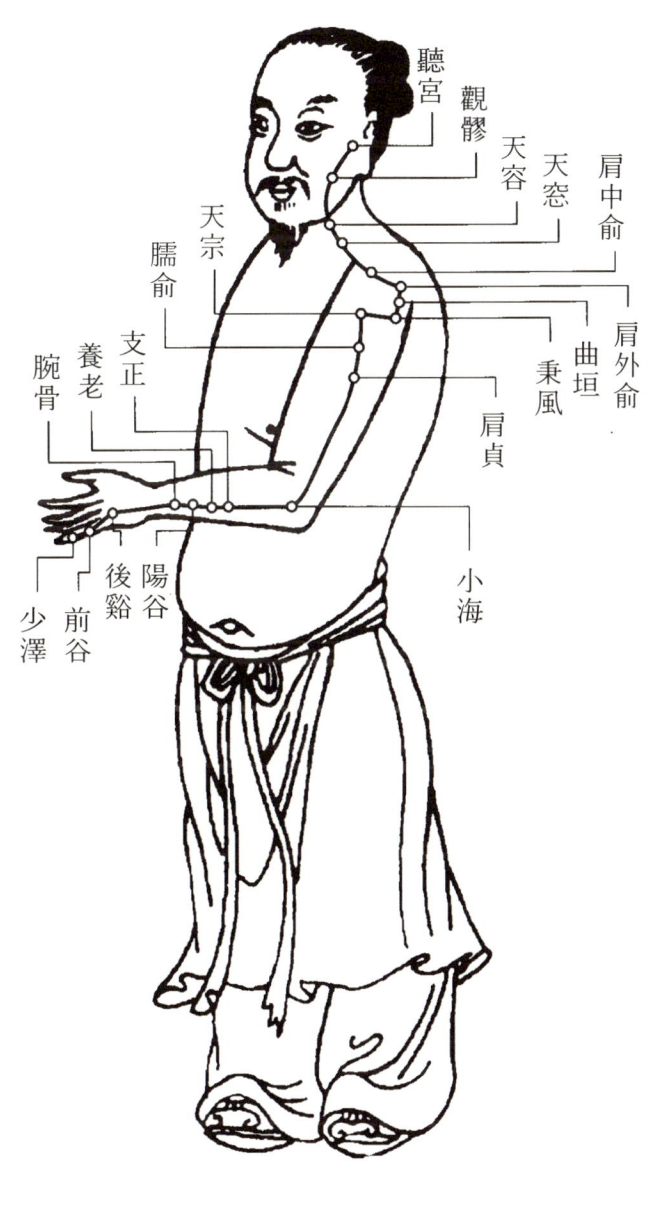

手太陽小腸經
수태양소장경

1. 少澤(소택)
2. 前谷(전곡)
3. 後谿(후계)
4. 腕骨(완골)
5. 陽谷(양곡)
6. 養老(양로)
7. 支正(지정)
8. 小海(소해)
9. 肩貞(견정)
10. 臑俞(노수)
11. 天宗(천종)
12. 秉風(병풍)
13. 曲垣(곡원)
14. 肩外俞(견외수)
15. 肩中俞(견중수)
16. 天窓(천창)
17. 天容(천용)
18. 觀髎(관료)
19. 聽宮(청궁)

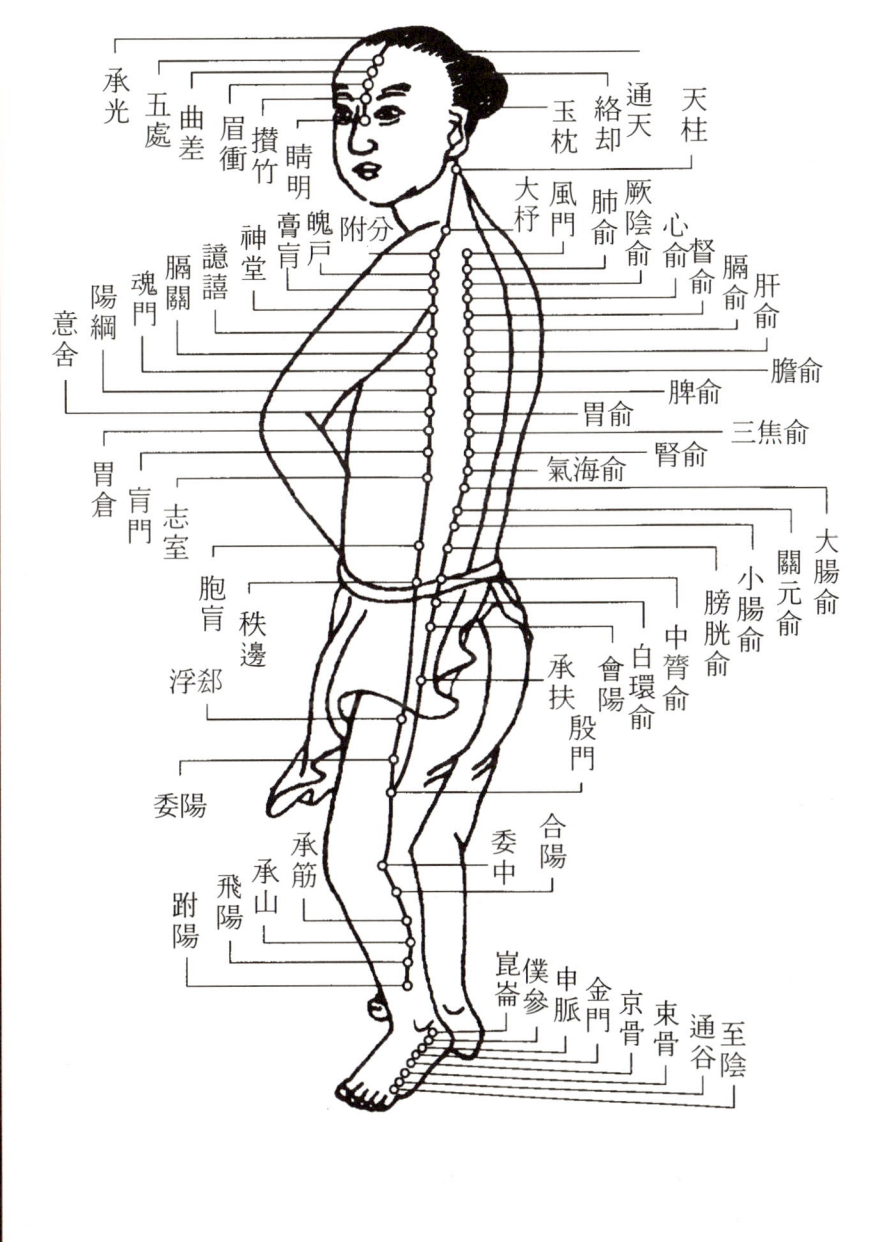

足太陽膀胱經
족태양방광경

1. 睛明(정명)
2. 攢竹(찬죽)
3. 眉衝(미충)
4. 曲差(곡차)
5. 五處(오처)
6. 承光(승광)
7. 通天(통천)
8. 絡却(낙각)
9. 玉枕(옥침)
10. 天柱(천주)
11. 大杼(대저)
12. 風門(풍문)
13. 肺俞(폐수)
14. 厥陰俞(궐음수)
15. 心俞(심수)
16. 督俞(독수)
17. 膈俞(격수)
18. 肝俞(간수)
19. 膽俞(담수)
20. 脾俞(비수)
21. 胃俞(위수)
22. 腎俞(신수)
23. 三焦俞(삼초수)
24. 氣海俞(기해수)
25. 大腸俞(대장수)
26. 關元俞(관원수)
27. 小腸俞(소장수)
28. 膀胱俞(방광수)
29. 中膂俞(중려수)
30. 白環俞(백환수)
31. 上髎(상료)
32. 次髎(차료)
33. 中髎(중료)
34. 下髎(하료)
35. 會陽(회양)
36. 附分(부분)
37. 魄戶(백호)
38. 膏肓(고황)
39. 神堂(신당)
40. 譩譆(의희)
41. 膈關(격문)
42. 魂門(혼문)
43. 陽綱(양강)
44. 意舍(의사)
45. 胃倉(위창)
46. 肓門(황문)
47. 志室(지실)
48. 胞肓(포황)
49. 秩邊(질변)
50. 承扶(승부)
51. 殷門(은문)
52. 浮郄(부극)
53. 委陽(위양)
54. 委中(위중)
55. 合陽(합양)
56. 承筋(승근)
57. 承山(승산)
58. 飛揚(비양)
59. 跗陽(부양)
60. 崑崙(곤륜)
61. 僕參(복삼)
62. 申脈(신맥)
63. 金門(금문)
64. 京骨(경골)
65. 束骨(속골)
66. 足通谷(족통곡)
67. 至陰(지음)

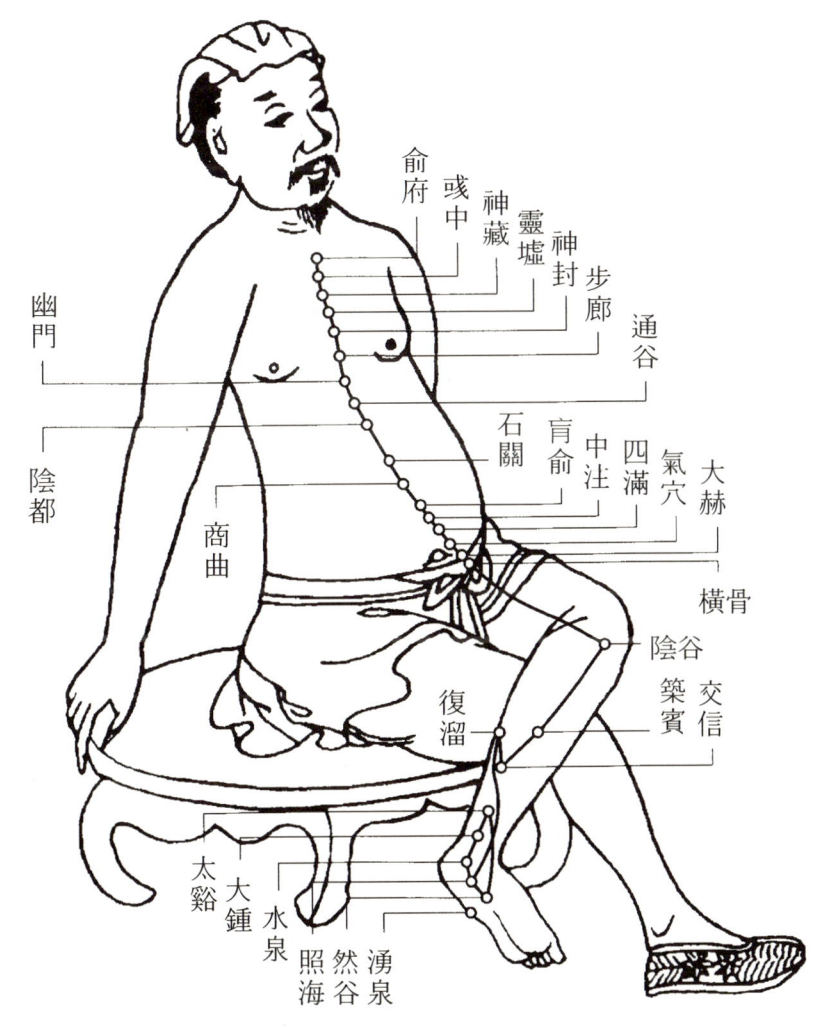

足少陰腎經
족소음신경

1. 湧泉(용천)
2. 然谷(연곡)
3. 太谿(태계)
4. 大鍾(대종)
5. 水泉(수천)
6. 照海(조해)
7. 復溜(부류)
8. 交信(교신)
9. 築賓(축빈)
10. 陰谷(음곡)
11. 橫骨(횡골)
12. 大赫(대혁)
13. 氣穴(기혈)
14. 四滿(사만)
15. 中注(중주)
16. 肓俞(황수)
17. 商曲(상곡)
18. 石關(석관)
19. 陰都(음도)
20. 腹通谷(복통곡)
21. 幽門(유문)
22. 步廊(보랑)
23. 神封(신봉)
24. 靈墟(영허)
25. 神藏(신장)
26. 彧中(욱중)
27. 俞府(수부)

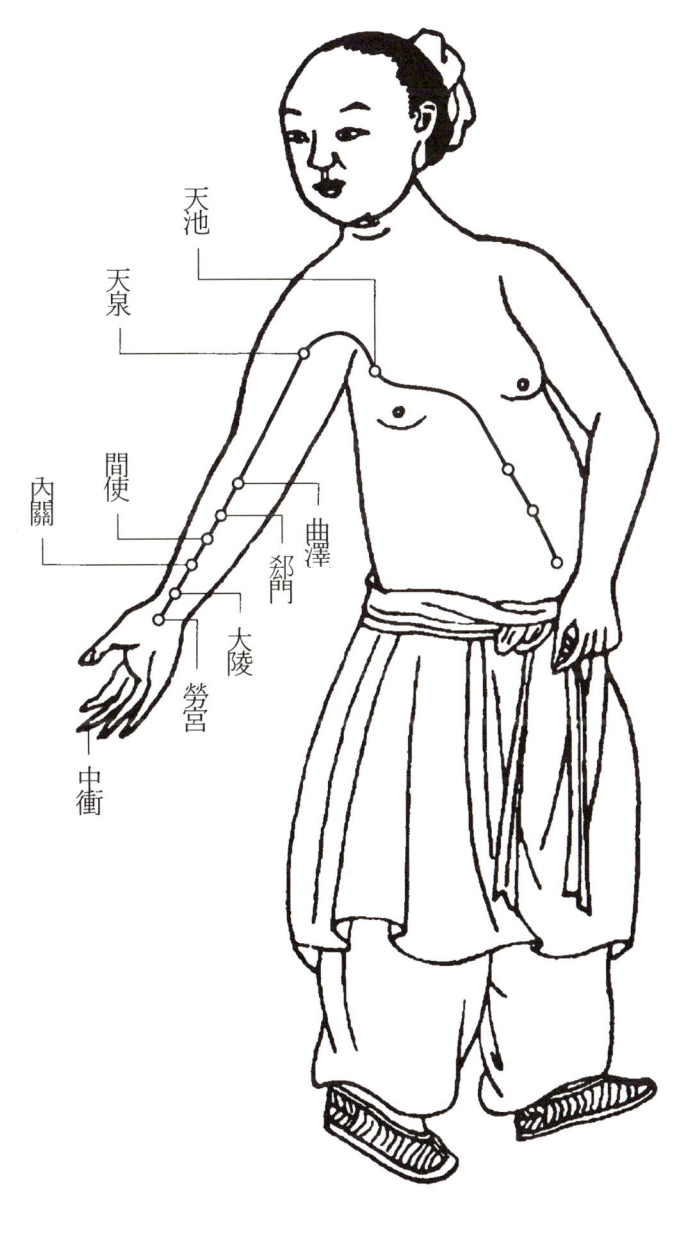

手厥陰心包經
수궐음심포경

1. 天池(천지)
2. 天泉(천천)
3. 曲澤(곡택)
4. 郄門(극문)
5. 間使(간사)
6. 內關(내관)
7. 大陵(대릉)
8. 勞宮(노궁)
9. 中衝(중충)

手少陽三焦經循行示意圖

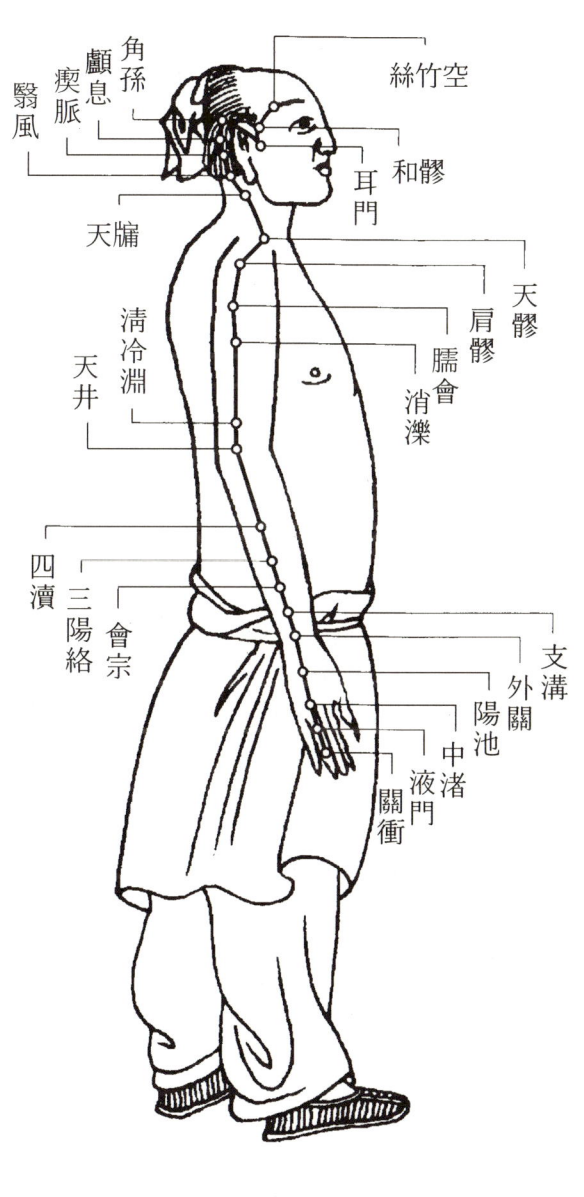

手少陽三焦經
수소양삼초경

1. 關衝(관충)
2. 液門(액문)
3. 中渚(중저)
4. 陽池(양지)
5. 外關(외관)
6. 支溝(지구)
7. 會宗(회종)
8. 三陽絡(삼양락)
9. 四瀆(사독)
10. 天井(천정)
11. 淸冷淵(청냉연)
12. 消濼(소락)
13. 臑會(노회)
14. 肩髎(견료)
15. 天髎(천료)
16. 天牖(천유)
17. 翳風(예풍)
18. 瘛脈(계맥)
19. 顱息(노식)
20. 角孫(각손)
21. 耳門(이문)
22. 和髎(화료)
23. 絲竹空(사죽공)

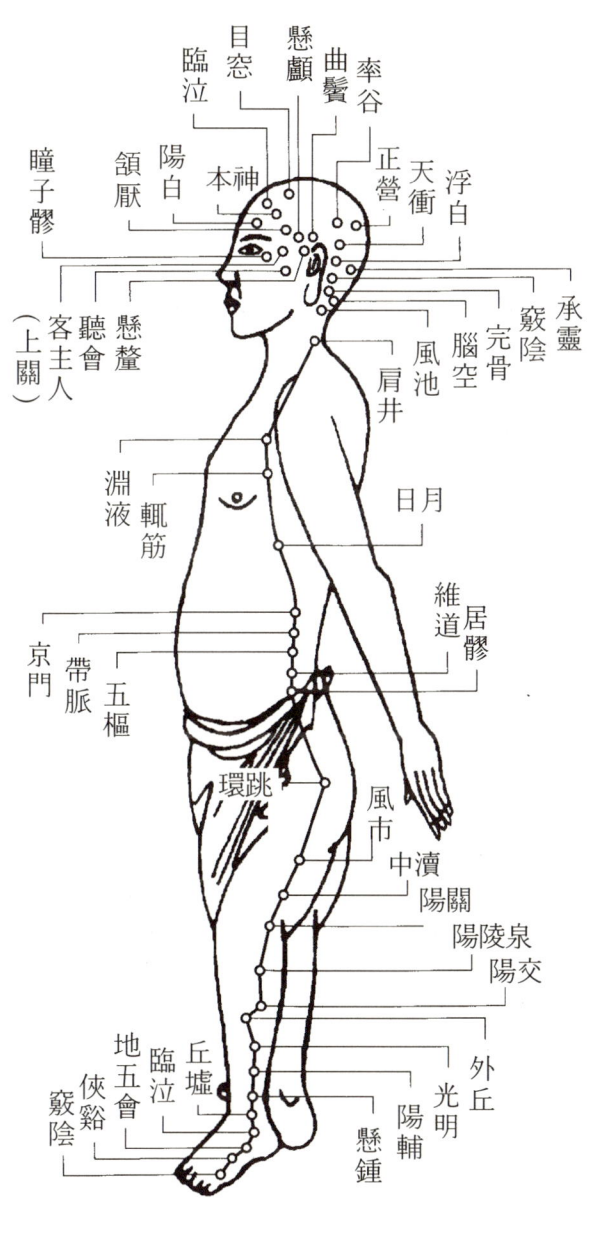

足少陽膽經
족소양담경

1. 瞳子髎(동자료)
2. 聽會(청회)
3. 上關(상관)
4. 頷厭(함염)
5. 懸顱(현로)
6. 懸釐(현리)
7. 曲鬢(곡빈)
8. 率谷(솔곡)
9. 天衝(천충)
10. 浮白(부백)
11. 頭竅陰(두규음)
12. 完骨(완골)
13. 本神(본신)
14. 陽白(양백)
15. 頭臨泣(두임읍)
16. 目窓(목창)
17. 正營(정영)
18. 承靈(승령)
19. 腦空(뇌공)
20. 風池(풍지)
21. 肩井(견정)
22. 淵液(연액)
23. 輒筋(첩근)
24. 日月(일월)
25. 京門(경문)
26. 帶脈(대맥)
27. 五樞(오추)
28. 維道(유도)
29. 居髎(거료)
30. 環跳(환도)
31. 風市(풍시)
32. 中瀆(중독)
33. 陽關(양관)
34. 陽陵泉(양릉천)
35. 陽交(양교)
36. 外丘(외구)
37. 光明(광명)
38. 陽輔(양보)
39. 懸鍾(현종)
40. 丘墟(구허)
41. 足臨泣(족임읍)
42. 地五會(지오회)
43. 俠谿(협계)
44. 足竅陰(족규음)

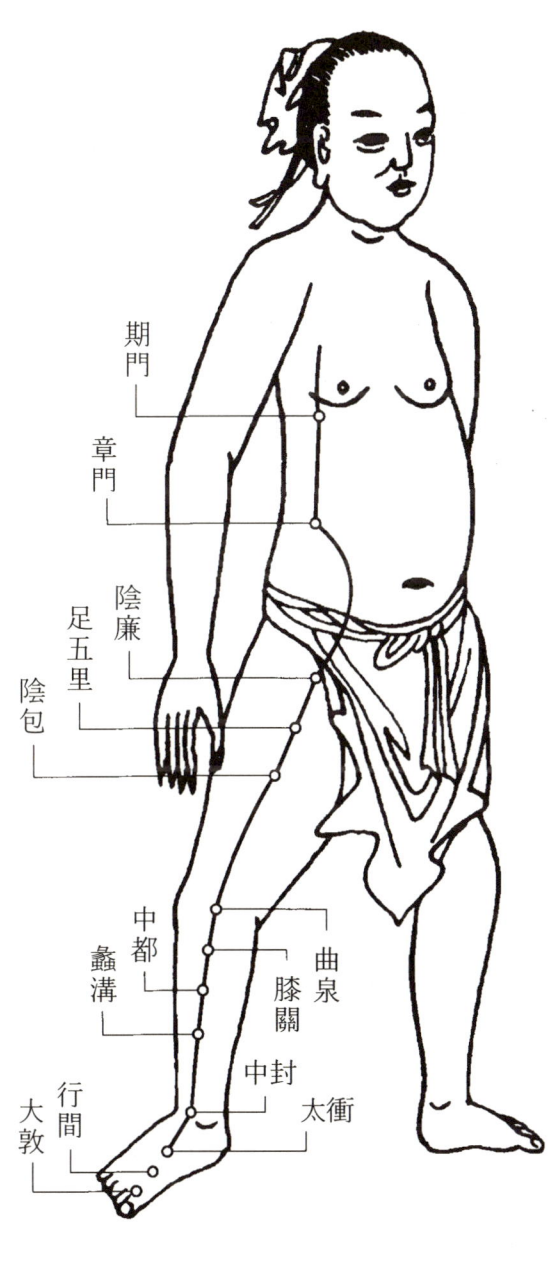

足厥陰肝經
족궐음간경

1. 大敦(대돈)
2. 行間(행간)
3. 太衝(태충)
4. 中封(중봉)
5. 蠡溝(여구)
6. 中都(중도)
7. 膝關(슬관)
8. 曲泉(곡천)
9. 陰包(음포)
10. 足五里(족오리)
11. 陰廉(음렴)
12. 急脈(급맥)
13. 章門(장문)
14. 期門(기문)

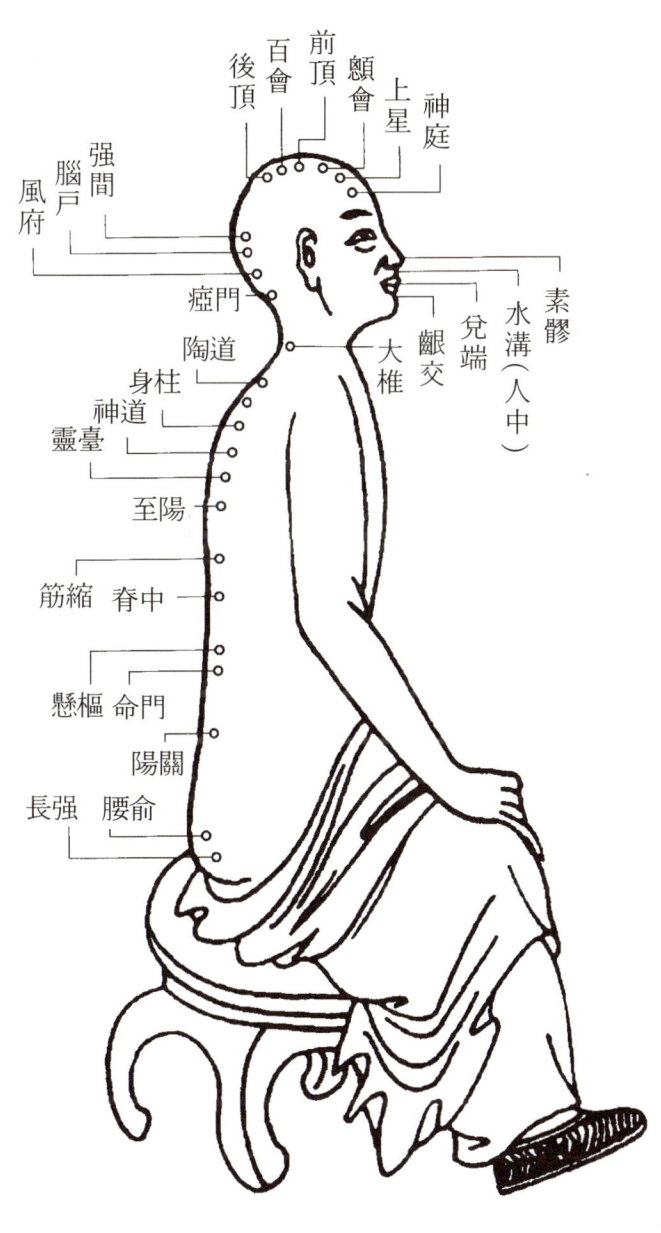

督脈
독맥

1. 長强(장강)
2. 腰俞(요수)
3. 腰陽關(요양관)
4. 命門(명문)
5. 懸樞(현추)
6. 脊中(척중)
7. 中樞(중추)
8. 筋縮(근축)
9. 至陽(지양)
10. 靈臺(영대)
11. 神道(신도)
12. 身柱(신주)
13. 陶道(도도)
14. 大椎(대추)
15. 瘂門(아문)
16. 風府(풍부)
17. 腦戶(뇌호)
18. 强間(강간)
19. 後頂(후정)
20. 百會(백회)
21. 前頂(전정)
22. 顖會(신회)
23. 上星(상성)
24. 神庭(신정)
25. 素髎(소료)
26. 人中(인중)
27. 兌端(태단)
28. 齦交(은교)

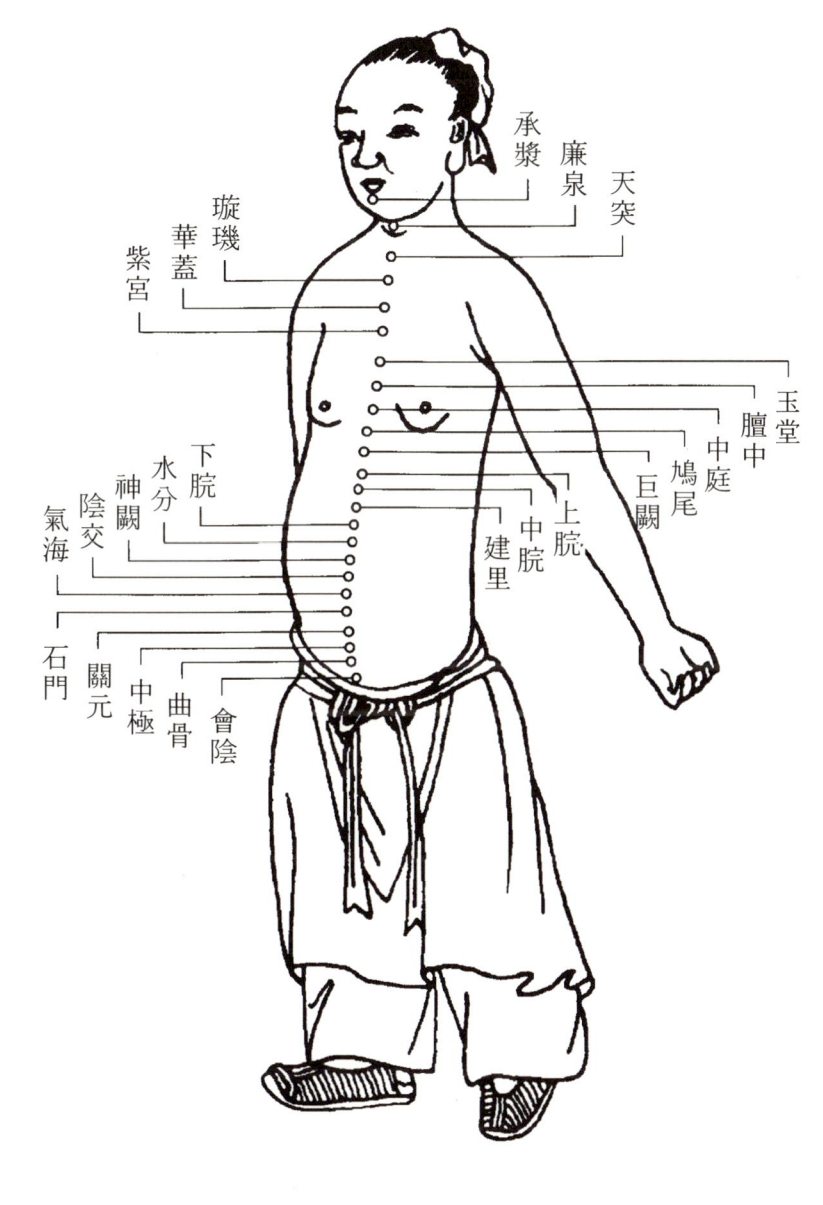

任脈
임맥

1. 會陰(회음)
2. 曲骨(곡골)
3. 中極(중극)
4. 關元(관원)
5. 石門(석문)
6. 氣海(기해)
7. 陰交(음교)
8. 神闕(신궐)
9. 水分(수분)
10. 下脘(하완)
11. 建里(건리)
12. 中脘(중완)
13. 上脘(상완)
14. 巨闕(거궐)
15. 鳩尾(구미)
16. 中庭(중정)
17. 膻中(전중)
18. 玉堂(옥당)
19. 紫宮(자궁)
20. 華蓋(화개)
21. 璇璣(선기)
22. 天突(천돌)
23. 廉泉(염천)
24. 承漿(승장)

經絡經穴
경락경혈
십사경十四經

주춘재周春才 글·그림 | 정창현·백유상 옮김 | 왕대王垈 추천

청홍

《中医經絡図典》

Copyright ⓒ 2002 by Zhou, Chuen-Cai
Originally Published in China Federation of Literary and Art Circles
Publishing House. Korean translation rights arranged with China
Federation of Literary and Art Circles Publishing House.
through Shin Won Agency Co. in Korea
Korean translation edition ⓒ2005 by JISANGSA(Cheong-Hong)

이 책의 한국어판 저작권은 신원에이젠시를 통한 저작권자와의 독점 계약이므로
지상사(청홍)에 있습니다. 신저작권법에 의해 한국 내에서 보호를 받는 저작물이므로
무단전재와 복제를 금합니다.

책머리에 | 과학성과 실천적 유효성의 근거 찾기

'경락(經絡)'은 한의학의 중요한 분야이며, 수혈(俞穴; 穴位)은 이 경락이 인체의 체표 상에서 반응하는 지점으로 그 속에 담긴 과학성과 실천적 유효성은 이미 오래전부터 세상 사람들에게 공히 인식되어 왔다. 근래에 와서 '삶의 질'이 높아짐에 따라 양생 보건에 대한 수요가 날로 늘어나고 있다.

이 책은 한의학을 중심으로 한 경락학설(經絡學說)을 정확히 파악하여, 양생 보건의 관점에서 경락(經絡)과 수혈(俞穴)의 신기하면서 오랫동안 깊이 간직된 면모를 밝혀내는데 힘을 쏟았으며, 깊이 있으면서도 쉬운 언어와 생동감 넘치는 형상 및 그림과 문장을 함께 섞어 표현하는 기법으로 읽는 사람으로 하여금 경락 양생의 진수를 모두 이해할 수 있도록 미천한 재능을 모아보았다.

특히 지식성, 취미성, 자료성을 하나로 모아 단지 수많은 독자로 하여금 의심나는 것을 풀고 지식을 넓혀 나가는 데에만 그치지 않고 한의학을 연구하는 사람들에게도 도움이 되도록 하였다.

저자 주춘재(周春才)

역자서문 | 한의학을 생활화할 수 있는 기본 입문서

한의학의 형성에 있어서 가장 중요한 뼈대가 되는 기본 이론을 들라고 하면 음양오행학설(陰陽五行學說), 장상학설(藏象學說), 경락학설(經絡學說) 등을 말할 수 있을 것이다. 이 중에서 가장 신비로우면서 인체 생명 활동의 미묘한 변화를 조절하고 각 부분들의 균형을 잡아주는 중요한 역할을 하는 것이 경락(經絡)이다. 또한 그 속에 분포되어 있는 경혈(經穴)들이라 할 수 있다.

경락은 안으로는 오장육부(五臟六腑)와 연락되어 기혈의 공급과 순환을 담당함으로써 우리 몸의 각 부분들을 자양하고 보호하는 역할을 하게 되며, 밖으로는 외부 육기(六氣)의 영향을 받아 천기(天氣)를 받아들임으로써 천인상응(天人相應) 현상의 중요한 매개 역할을 하고 있다.

또한 경혈은 바로 이러한 경락의 선상에 위치하여 기를 모아서 다른 곳으로 공급하거나 해당 경락의 기의 흐름을 조절하는 작용을 하게 된다. 기혈의 순환을 담당하는 이러한 경락, 경혈이 만약 없다면, 아무리 우리 몸의 오장육부가 튼튼하다고 하더라도 우리는 잠시라도 삶을 영위할 수 없을 것이다.

경락은 특히 삼음삼양(三陰三陽), 개합추(開闔樞), 장상(藏象) 등의 개념들이 결합되어 우리 몸의 각 부분을 차지하게 되는데, 손과 발, 등과 배, 그밖에 음분(陰分)과 양분(陽分)에 따라 분포하여 마치 우리 몸을 거미줄처럼 연결하며 기혈의 흐름을 조절해 주고 있다. 이러한 경락의 발견은 인류 역사상 가장 위대하고 획기적인 사건이라 할 수 있으며, 우주 변화의 신비가 그 속에 축약되어 있어 실제적이면서도 철학적인 체계를 갖추고 있다고 할 수 있다.

최근 들어 한의학에 대한 전반적인 관심이 높아지면서 경락(經絡), 경혈(經穴)에 대한 일반인들의 궁금증도 더해가고 있다. 경락학설은 단순히 한의학의 한 분야에 대한 이해에 그치는 것이 아니라 더 확대시켜 본다면 기공, 양생을 통한 질병의 예방 및 의식주 전반에 걸쳐서 이를 응용해 나감으로써 우리의 삶 전반에 걸쳐서 한의학을 생활화할 수 있는 커다란 문화를 형성해 나갈 수 있으리라 생각된다.

근간 중국에서는 중국전통문화총서가 계속 간행되어 한의학에 대한 일반인들 이해의 폭을 넓히고 있는데, 이중 주춘재(周春才) 선생의 경락(經絡), 경혈(經穴)에 대한 내용이 새롭게 발간됨으로써 그 이론 및 응용방법의 보급에 큰 전기를 마련하고 있다. 특히 일반인들이 접하기 쉬운 만화의 형식을 빌어서 어려운 내용들을 쉽게 풀이함으로써 남녀노소 누구나 편하게 읽을 수 있도록 하고 있다.

경락·경혈의 신비는 아직도 완전하게 밝혀지지 않았으며 지금도 그것을 바탕으로 계속 새로운 치료 방법들이 개발되어 임상에 응용하고 있는 것이 현실이다.

앞으로 경락학설(經絡學說)에 대한 깊은 연구가 이루어지고 많은 사람들의 이해의 폭이 넓어지기를 바라며 이 책의 역간(譯刊)에 도움을 주신 많은 분들께 감사를 드린다.

2005년 10월
경희대학교 한의과대학에서
역자 씀

추천사 | 경락학설의 심오한 면모를 하나하나 들춰냄

경락은 한의학의 중요한 분야이며, 수혈(俞穴)은 경락이 체표에 반응하는 점이다. 이들은 침구학의 이론적 기초이다. 생리, 병리, 진단, 치료, 양생, 도인, 안마 등 한의학의 여러 분야와 불가분의 관계에 있으며, 그 내재한 과학성과 유효성은 이미 널리 알려져 있다. 최근 국내외의 여러 연구들 또한 이러한 점을 입증해주고 있다.

"무릇 십이경맥은 사람이 살아갈 수 있는 까닭이고, 질병이 발생하는 원인이며 건강상태를 유지할 수 있는 까닭이고, 질병을 치료할 수 있는 원인이다." "의학을 배우면서 경락을 익히지 않으면 일체 치료행위가 잘못되기 십상이다." "무릇 경맥은 생사(生死)를 판단하고 온갖 병을 처리하며 허실을 조절하는 것이니 반드시 알아야 한다."

이와 같은 격언이나 경구들은 역대 의학 서적 중에서 흔히 볼 수 있다. 이처럼 경락학은 한의학에 있어서 중요한 의의를 갖는다. 한편으로는 한의학 임상 각과의 진단과 치료에 있어서 지침이 되며, 다른 한편으로는 일반인이 일상생활 속에서 간편하고 쉽게 행할 수 있는 질병치료의 수단이 되기도 한다. 그러나 그것이 형성된 시기가 매우 오래 되었다는 점과 용어가 너무 어렵다는 점은 현대의 독자들에게 커다란 장벽으로 작용해 왔다. 이는 수혈 이름의 의미를 파악하는 부분에서 더욱 두드러지게 나타났으며, 결과적으로 우수한 문화 유산의 보급과 계승에 곧바로 영향을 미쳤다. 많은 사람들이 기괴한 명칭들을 접할 때면 일순간 막막하여 그저 이름이 그렇다는 것만 알고 왜 그런 이름이 붙었는지 그 까닭을 알지 못하는 일이 흔히 발생해 왔다.

예를 들면, '족삼리(足三里)'는 왜 족삼리라고 하는가? '음릉천(陰陵泉)'은 왜 음릉천이라 부르는가? 그 근거가 무엇인가? 등이다.

이 책 ≪경락경혈≫을 다 읽고 나면 "책을 읽으면 이익이 있다."라는 말처럼 만족감과 정취를 느낄 수 있을 것이다.

옛사람들이 어떻게 '천인합일(天人合一)' 사상을 바탕으로 기능적인 측면에서 전신에 흩어져 있는 수혈을 오장육부, 사지백해(四肢百骸)와 연결하여 경락으로 통일시켰는가를 이해할 수 있을 것이며, 이를 통해 경락학설이 확고하게 자리잡을 수 있을 것이다. 또 비유, 상형(象形), 사실에 대한 기술(記述) 등의 방법으로 고대의 천문이나 지리 관련 지식과 역학 이론 등을 차용해서 어떻게 수혈을 명명하여 그 생리, 병리, 해부 부위, 주치증, 효능 등의 실질적인 내용을 반영하였는가를 이해할 수 있을 것이다.

이를 통해 수혈의 명명(命名)에 대한 학습과 연구가 수혈의 본질을 파악하는 데에 보탬이 되고, 수혈을 이해하고 기억하는 데 있어서도 크게 도움이 되며, 또 전통문화를 느끼게 해주고 우리들의 종합적인 소양을 증진시킨다는 사실을 발견할 수 있을 것이다.

주춘재 선생은 오래 전부터 중국 전통과학과 문화의 연구와 보급에 힘써 왔다. 동서문화의 세계관과 방법론을 중심으로 그 근원을 탐색하여 그 근본을 바로 잡는 데에 진력하여 만족할 만한 성과를 거두었다.

예를 들면 ≪의역동원역경易經≫ ≪황제내경소문편黃帝內經素問篇≫ ≪황제내경영추편黃帝內經靈樞篇≫ ≪경락경혈經絡經穴≫ 등은 이미 여러 국가에서 번역 출간되었으며, 특히 ≪의역동원역경易經≫은 내용 일부가 홍콩의 교과서에 수록되었다. 이런 모든 저작들이 관련 전문가들의 높은 평가와 많은 독자들에게 찬사를 받고 있다. 이는 참으로 보기 드문 일이다.

이 책에서 저자는 중국 전통 철학에 대한 자신의 깊은 이해와 경락학설에 대한 정확한 이해를 바탕으로 경락과 수혈이 내포하고 있는 본래의 신묘하고 심오한 면모를 하나하나 들춰내면서 일반 독자들에게 의혹을 해소해주는 기능이 있을 뿐만 아니라 의학 종사자들에게도 도움이 될 것이다. 이에 즐거운 마음으로 추천사를 지어 여러분에게 이 책을 추천하는 바이다.

중국 북경중의약대학에서
왕대(王岱)

왕대(王岱)_중국 북경중의약대학(北京中醫藥大學) 교수이다. 북경침구골상학원(北京鍼灸骨傷學院) 부원장(副院長)이며 이혈진치분과위원회(耳穴診治分科委員會) 주임위원(主任委員), 중국침구학회(中國鍼灸學會) 상무이사(常務理事)로 침구분야에서 중국 최고의 전문가 중 한 사람이다.

경락은 하나의 객관적인 사실로서
다른 민족들도 아주 오랜 옛날에는 이와 비슷한 인식이 있었다.
그러나 문화 선택기제의 작용으로 말미암아
그들은 눈으로 볼 수 있고 손으로 만질 수 있는 형상을 갖춘 구조에
더 많은 주의력을 집중하였고,
기능의 형태로 존재하는 경락 현상에는 관심을 기울이지 않았다.

| 목 차 |

책머리에 | 과학성과 실천적 유효성의 근거 찾기 … 33
역자서문 | 한의학을 생활화할 수 있는 기본 입문서 … 34
추천사 | 경락학설의 심오한 면모를 하나하나 들춰냄 … 36

제1장 | 수혈의 유래

돌침으로 시작된 침법 …………………………………………46
뜸법의 기원 ……………………………………………………48
문자로 본 침법과 뜸법 …………………………………………49

제2장 | 수혈과 경락

수혈과 경락의 개요 ……………………………………………54
수혈의 명명과 분류 ……………………………………………58
  1. 비의법 ………………………………………………………59
  2. 상형법 ………………………………………………………63
  3. 회의법 ………………………………………………………65
  4. 사실법 ………………………………………………………66
수혈을 명명하는 근거 …………………………………………69
  1. 인체 해부를 근거로 함 ……………………………………69
  2. 경혈의 기능을 근거로 함 …………………………………70
  3. 경혈의 치료 작용을 근거로 함 ……………………………70
  4. 한의학 이론을 근거로 함 …………………………………71
한의학의 해부학적 특징과 근거 ………………………………74
수혈의 위치를 정하는 방법 ……………………………………98
  1. 골도법 ………………………………………………………98
  2. 수지동신촌법 ………………………………………………99
  3. 해부학적 표지를 근거로 삼음 ……………………………100
특정혈의 분류와 의의 …………………………………………101

제3장 | 십사경

제1경 수태음폐경 ·· 124
제2경 수양명대장경 ·· 132
제3경 족양명위경 ·· 143
제4경 족태음비경 ·· 167
제5경 수소음심경 ·· 179
제6경 수태양소장경 ·· 185
제7경 족태양방광경 ·· 195
제8경 족소음신경 ·· 228
제9경 수궐음심포경 ·· 243
제10경 수소양삼초경 ·· 249
제11경 족소양담경 ·· 262
제12경 족궐음간경 ·· 286
제13경 독맥 ·· 294
제14경 임맥 ·· 310

제4장 | 수혈과 주치

음평양비 ·· 324
머리, 얼굴과 목 부위의 수혈과 주치 ··················· 325
가슴 부위의 수혈과 주치 ······································ 326
어깨, 등, 허리와 꽁무니 부위의 수혈과 주치 ····· 327
겨드랑이, 옆구리, 배 옆 부위의 수혈과 주치 ····· 328
팔 안쪽 부위의 수혈과 주치 ································ 329
팔 바깥쪽 부위의 수혈과 주치 ···························· 330
다리 뒤쪽 부위의 수혈과 주치 ···························· 331
다리 안쪽 부위의 수혈과 주치 ···························· 332
다리 바깥쪽 부위의 수혈과 주치 ························ 333
다리 앞쪽 부위의 수혈과 주치 ···························· 334

표목록

한의학 인체 부위도 ……………………………………………… 90
자오유주도 ………………………………………………………… 97
원혈 ………………………………………………………………… 102
배수혈과 모혈 …………………………………………………… 103
낙혈 ………………………………………………………………… 104
팔회혈 ……………………………………………………………… 105
팔맥교회혈 ………………………………………………………… 106
16극혈 ……………………………………………………………… 111
정형수원경합횡도 ………………………………………………… 114
경맥의 사가 ……………………………………………………… 118
사해와 그 통하는 혈위 ………………………………………… 119

들어가는 말

한의학의 경락학설은 옛사람들이 '天人合一'의 시공관을 바탕으로 穴을 기본 단위로 하고 기능에 따라 인체의 오장육부, 사지백해(四肢百骸)를 통일시킨 하나의 완벽한 체계이다. 이는 穴에 자극을 주었을 때의 시큰하고[酸], 저리고[麻], 묵직하고[重], 팽팽한[脹] 느낌이 흐르는 노선을 당시 중국 중원을 흐르던 12개의 큰 강으로 이미지화한 것이다. 이런 과정을 통해 경락학설이 확립되었다……

수혈에 대하여

'수(俞)'는 수(輸)와 통하는데, 운송하다라는 뜻이고, '혈(穴)'은 틈이란 뜻이다. 인체 장부경락(臟腑經絡)의 기혈(氣血)이 출입하는 곳이다. 문헌에서는 또한 '기혈(氣穴)' '공혈(孔穴)' '골공(骨空)' '혈위(穴位)' '혈도(穴道)' 등의 상이한 명칭으로 기록되어 있다. 수혈은 경락을 통해 장부와 밀접한 관계를 갖고 각 장부의 생리(生理) 혹은 병리변화(病理變化)를 반영하며, 침구(鍼灸)·안마(按摩) 등의 자극을 통해 인체 내의 항병능력(抗病能力)과 기체(機體)의 허실상태(虛實狀態)를 조절함으로써 질병을 예방한다. 또한 진단(診斷) 작용을 돕는다. 수혈은 경혈(經穴)과 경외혈(經外穴) 두 종류로 나뉜다. 이 밖에 구체적인 명칭이나 고정된 위치가 없이 압통점(壓痛點) 혹은 기타 반응으로 취하는 것을 아시혈(阿是穴)이라고 한다.

-동양의학대사전(成輔社 刊)에서

제1장

수혈의 유래

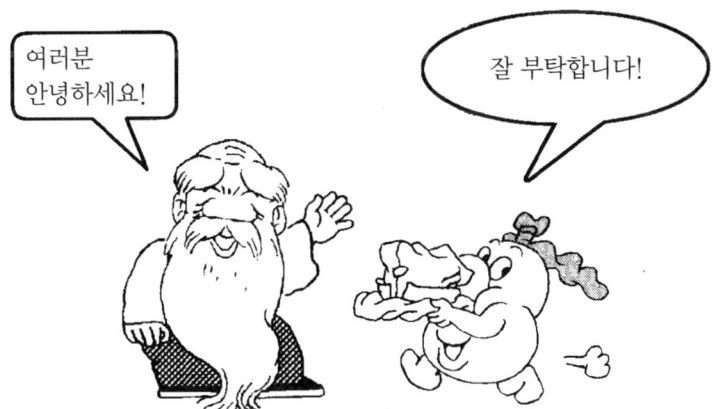

제1장 수혈의 유래

돌침으로 시작된 침법

경혈(經穴)에 대한 최초의 인식은 인류가 짐승을 날로 먹던 석기시대까지 거슬러 올라갈 수 있다. 하지만 그 시기 인류는 이제 막 동물의 무리에서 분화되기 시작하여 인식 능력이 매우 낮았고 생존환경 또한 열악하였다. 따라서 의료와 보건을 언급할 단계가 아니었다.

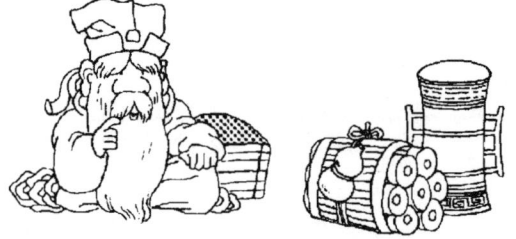

그러던 어느 날 인류는 날카로운 돌이나 가시 등에 신체의 특정 부위를 찔리게 되면, 심할 경우 피가 많이 남에도 불구하고 뜻밖에도 원래 가지고 있던 통증이 경감되는 현상을 우연히 발견하게 되었다.

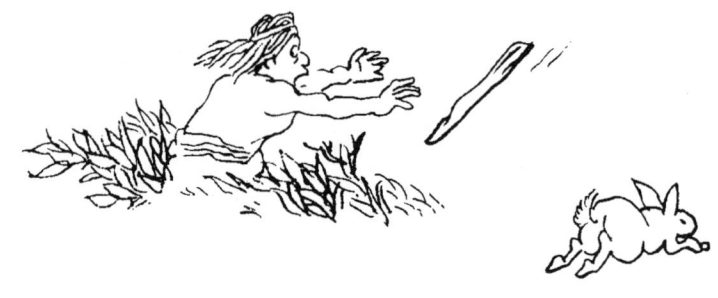

이와 비슷한 상황이 반복되면서 사람들은 이러한 현상에 관심을 갖게 되었고, 점차 의식적으로 돌조각 등을 써서 이 같은 상황을 재현하여 통증을 경감시키기 시작했다.

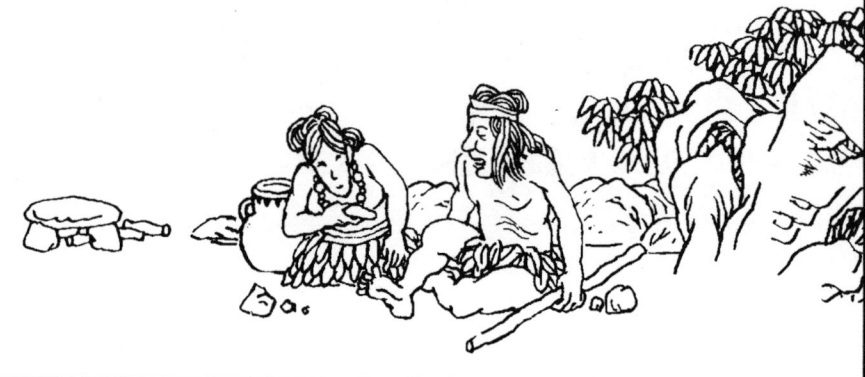

생산 능력이 점차 늘어나면서 신석기시대에 이르러 인류는 이미 연마기술을 습득하여 비교적 정밀하고 찌르기에 편리한 석기를 만들게 되었는데 이것이 곧 '폄석(砭石)' 이다.

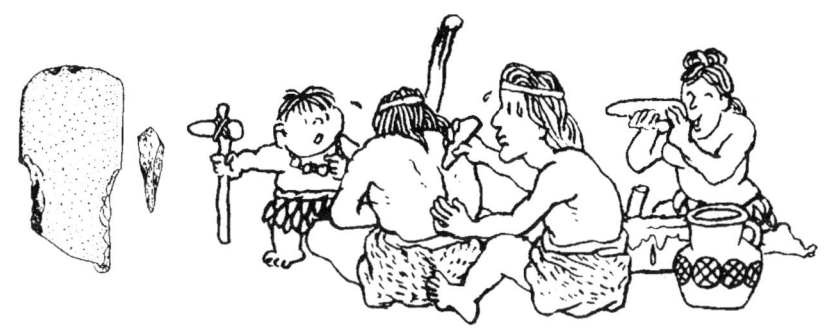

폄석은 침을 놓는 데 쓰였을 뿐만 아니라 외과의 화농성 감염 질환을 절개하고 고름을 제거하는 데도 쓰였다. 그래서 침석(針石)이라고도 하고 참석(鑱石)이라고도 한다.

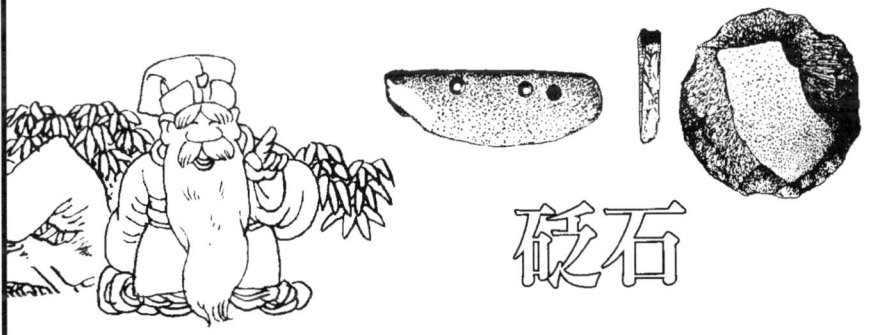

제작 기술이 발전함에 따라 인류는 동물의 골격, 대나무, 나무, 도자기 굽는 흙을 사용하여 폄석보다 편리한 침자 도구를 만들 수 있게 되었다. 이런 기록은 옛 문헌에서 많이 볼 수 있다.

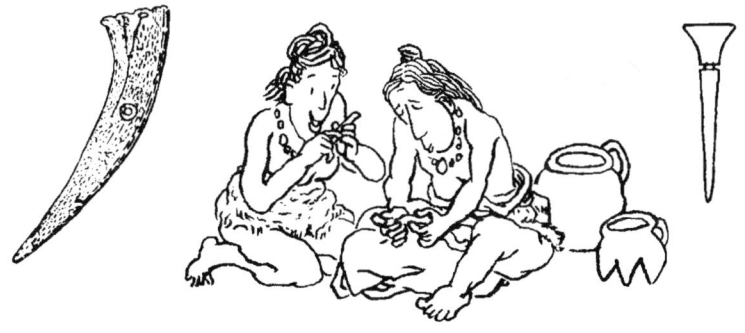

제1장 수혈의 유래

뜸법의 기원

뜸법[灸法]의 형성은 경혈의 발전을 크게 촉진하였는데, 이는 신체의 일정 부위에 온열자극을 가하여 질병을 치료하는 방법이다.

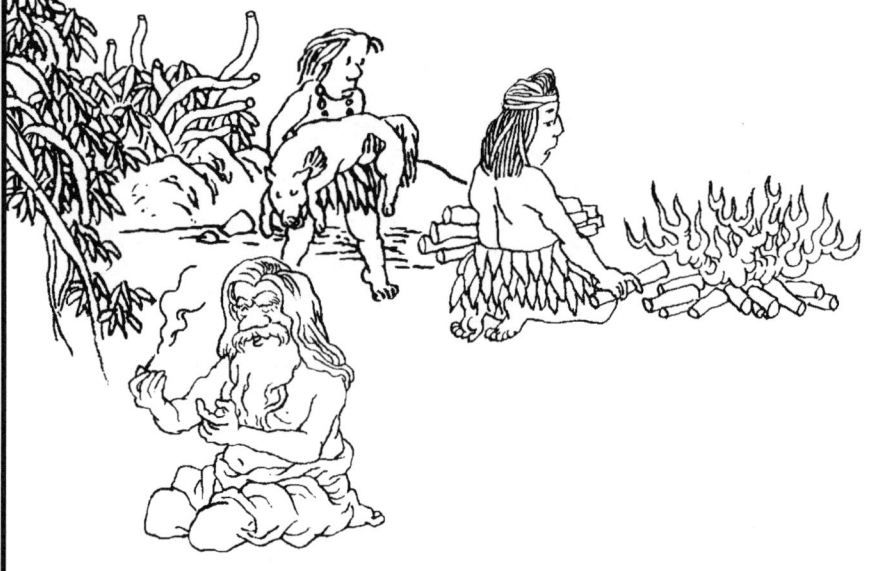

인류가 불을 사용하게 된 후 사람들은 불로부터 온기를 취하는 과정에서 뜨겁게 달궈진 돌덩이나 흙덩이를 몸에 대어 추위를 몰아냈다. 그렇게 오랜 시간이 흐른 뒤 인류는 뜨거운 물건을 대고 있으면 그 부위가 편안해지는 것은 물론이고 일정 부위의 통증이 경감되는 것을 발견할 수 있었다.

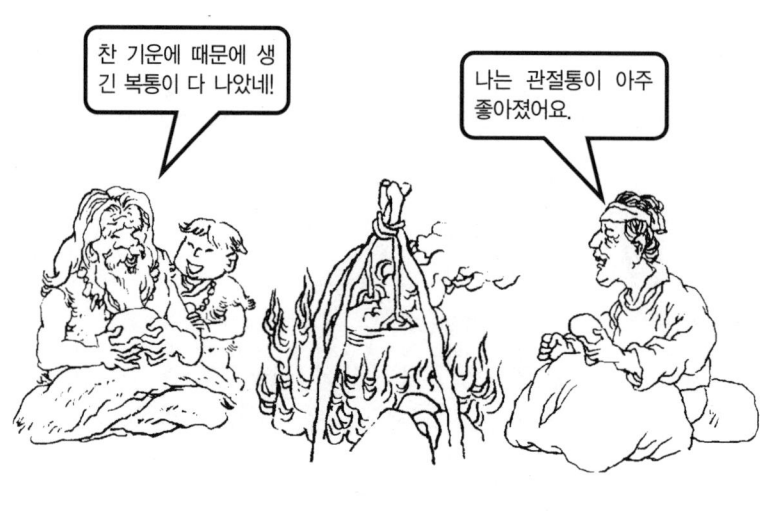

또 옛날 사람들은 신체의 국소 부위를 태웠을 때도 마찬가지로 일부 증상이 경감되는 것을 발견하였다. 예를 들어 바싹 마른 식물의 줄기나 잎을 특정 부위에 올려놓고 태우면 그 효과가 더욱 현저하였는데, 이것이 뜸법의 기원이다.

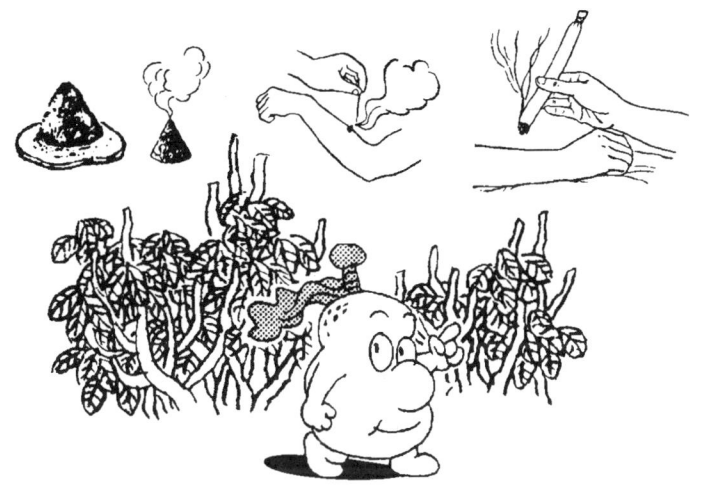

문자로 본 침법과 뜸법

복희가 구침(九鍼)*을 제작했다는 전설은 폄석(砭石)을 기초로 은상(殷商) 이래 진한(秦漢)시대에 이르기까지 발전해왔던 야금술(冶金術)이 결합된 결과이다.

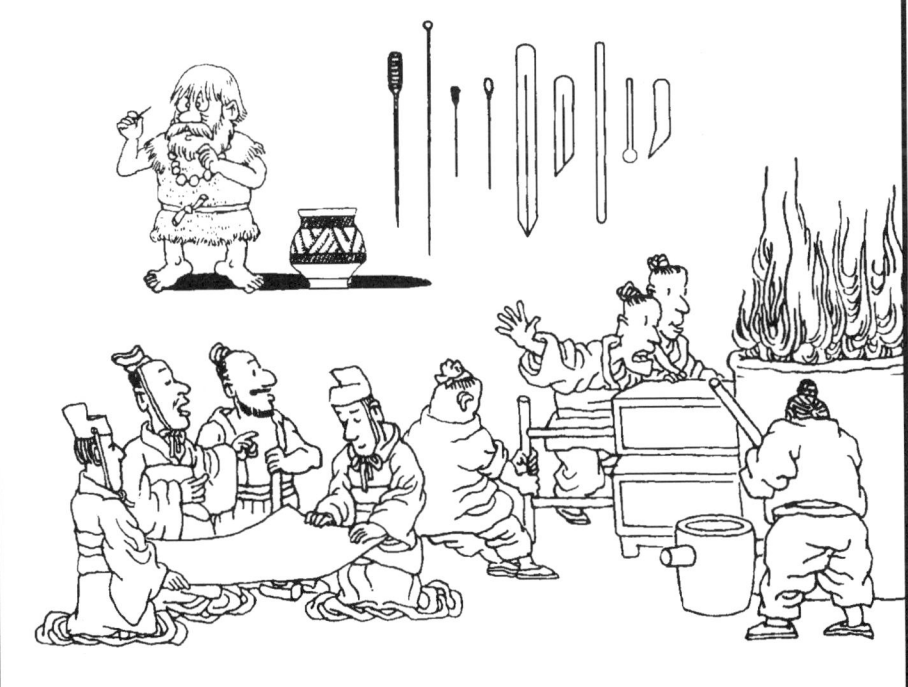

【역주】

구침(九鍼) : 옛날에 쓰던 9가지 침을 통틀어 이른 말. 즉 참침(鑱鍼), 원침(員鍼), 시침(鍉鍼), 봉침(鋒鍼), 피침(鈹鍼), 원리침(員利鍼), 호침(毫鍼), 장침(長鍼), 대침(大鍼) 등이다. 용도가 각기 다르므로 병세에 따라 선택하여 사용하여야 한다.

제1장 수혈의 유래

'은(殷)'에 해당하는 갑골문은 ' '인데, 글자의 형상이 마치 사람이 날카로운 도구로 배를 드러내놓고 있는 사람을 찌르는 모양이다.

'은(殷)'의 발음은 '의(衣)'자와 비슷한데 이것을 간략하게 줄인 글자는 '이(伊)'자이다. '이(伊)'자의 갑골문은 ' ', ' ', ' '으로 사람의 복부나 등에 침을 놓는 모습을 본뜬 것이다.

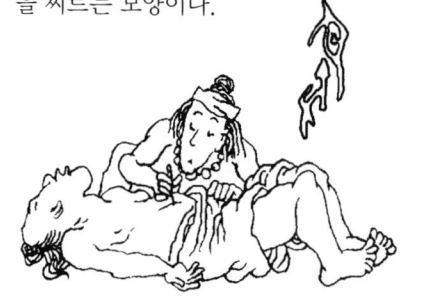
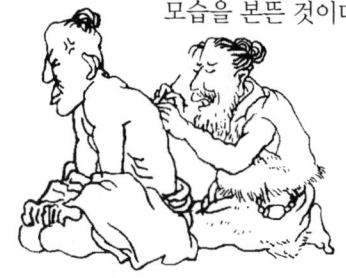

'윤(尹)'자의 갑골문인 ' ', ' ', ' '와 금문인 ' ', ' ', ' '은 모두 침을 놓을 때 침을 잡는 손의 모양을 본뜬 것이다.

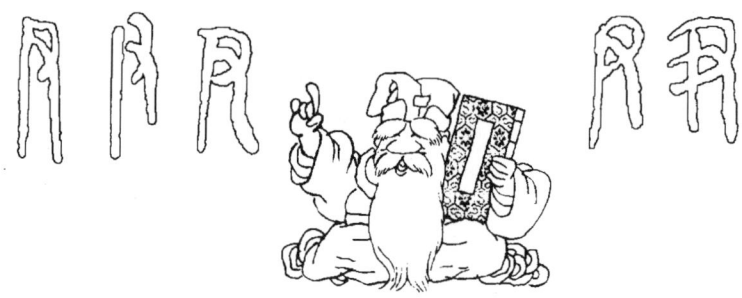

그리고 금문 중 ' ', ' ', ' ' 등의 '은(殷)'자는 곧 '의(醫)'자의 초기 문자나 본자(本字) 중의 하나이다.

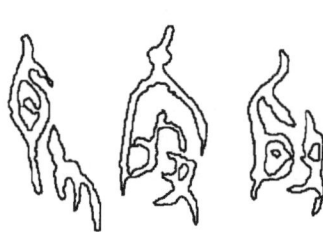
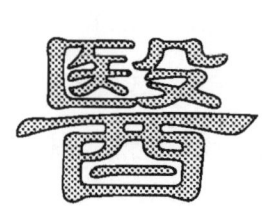
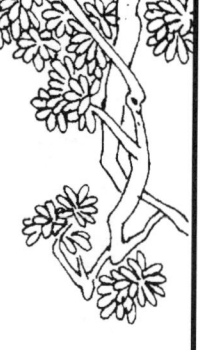

이로 볼 때 은상시대에 이미 침자요법이 유행하였으며 의술을 대표하고 있었음을 알 수 있다.

온침요법(溫鍼療法)*이나 뜸요법 역시 은상시대에 광범위하게 응용되었다.

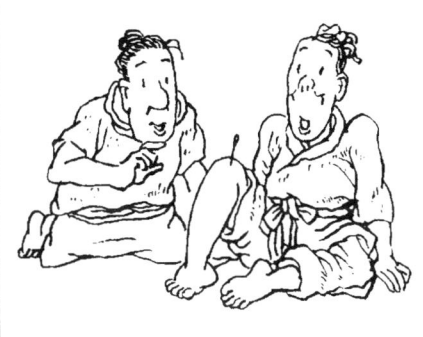

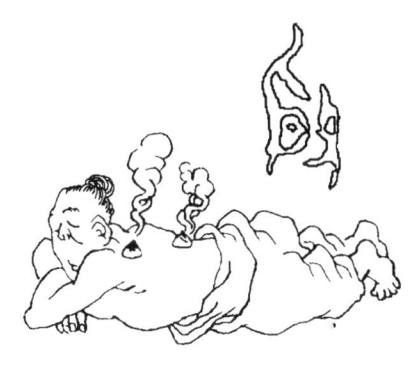

예를 들면, '진(疢)'자의 금문인 '📷', '📷', '📷' 등은 '📷', '📷' 등 '병(病)'자의 초기 문자로서, 이들은 모두 사람이 침상에 드러누워 있는 모습을 나타낸다. 글자의 형태가 '침(針)' 밑에 '불[火]'이 놓여 있는 모습이 뚜렷하다. 이는 사용한 침이 불에 달궈진 뜨거운 침임을 표현한 것이다.

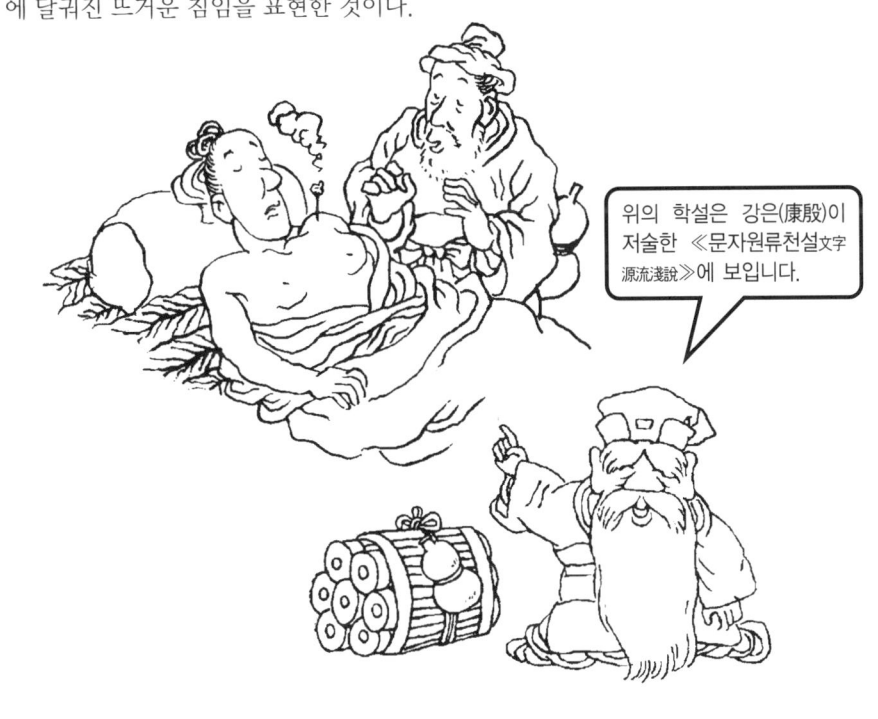

위의 학설은 강은(康殷)이 저술한 ≪문자원류천설文字源流淺說≫에 보입니다.

문자로 본 침법과 뜸법

【역주】

온침요법(溫鍼療法) : 침을 놓은 후 침병(鍼柄)에 뜸 뜸을 부착시켜 가열하는 방법.

제1장 수혈의 유래

또 '울(熨)'자의 금문인 '𤉷', '𤉶'은 ':' 모양의 물체를 불 위에 올려놓고 가열해서 등을 따뜻하게 덥혀 주는 모습을 본뜬 것이다.

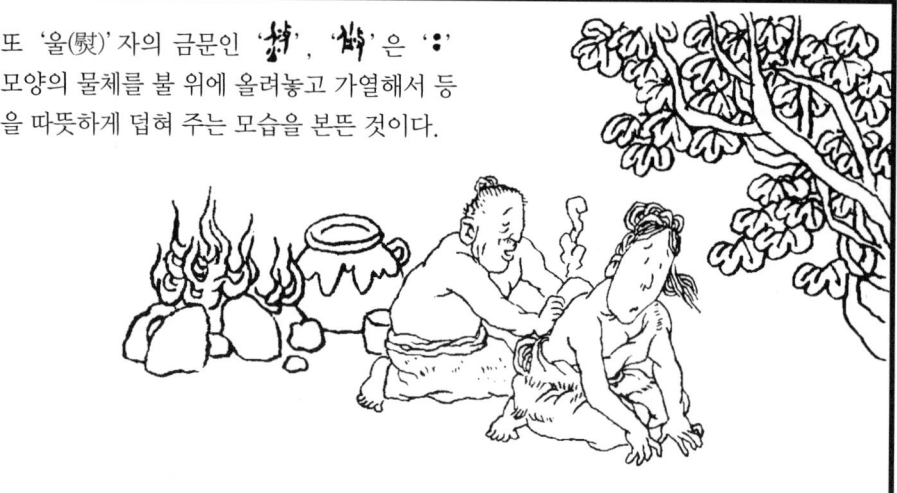

또 '구(灸)'자의 금문인 '𤎯', '𠂊'를 보면, 주변의 여러 곳에 약한 불로 뜸을 뜨는 모습이다.

이상은 모두 자침요법, 화침요법(火鍼療法)*, 울법(熨法)*, 뜸법[灸法] 등이 일찍부터 유행하였으며, 이들 요법의 작용점인 수혈 역시 이미 상당히 풍부하였다는 것을 표명하고 있다. 그러나 더 이상의 발전은 없었다. 옛날 사람들은 여전히 누르면 시원하고 아픈 부위를 수혈로 삼는 원시 단계에 머물러 있었다.

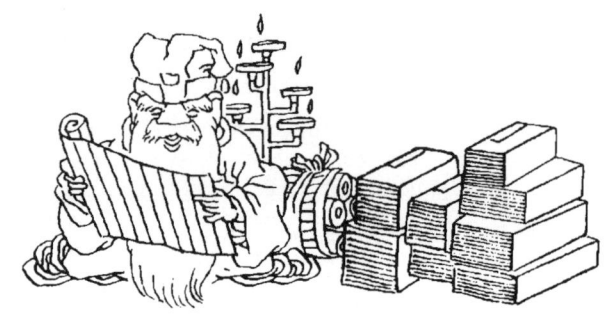

【역주】

화침요법(火鍼療法) : 불에 달군 침으로 치료하는 방법.
울법(熨法) : 약기운 또는 가진 약물을 베로 싸서 따뜻하게 하여 외부에서 찜질하는 방법. 위법(熨法)이라고도 한다.

제2장

수혈과 경락

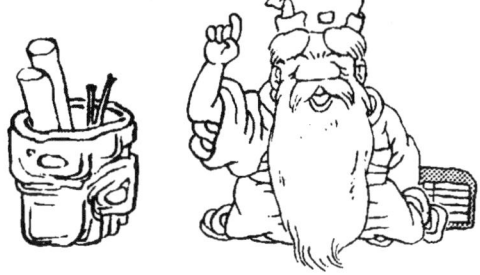

제2장 수혈과 경락

수혈과 경락의 개요

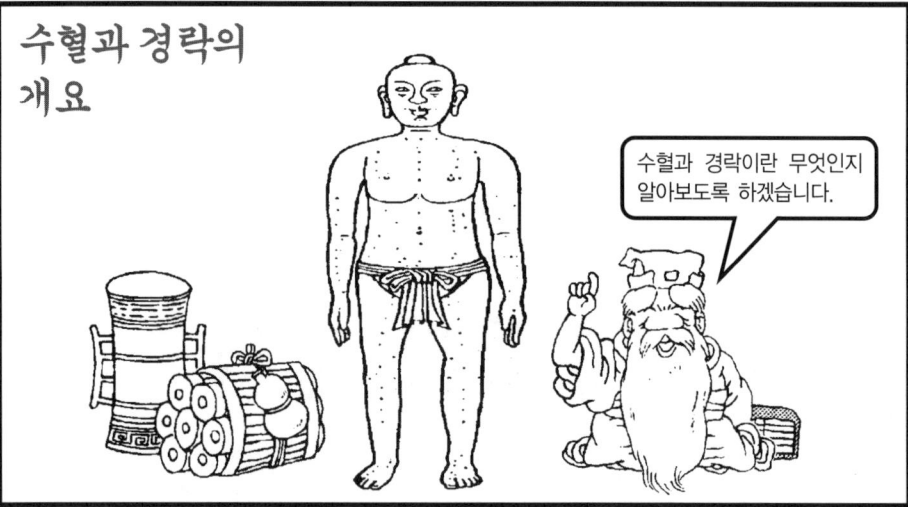

앞에서 말한 것처럼 수혈은 침구치료의 작용점이다. 장기간의 의료 실천 과정에서 옛날 사람들은 어떤 혈(穴)에 침을 놓으면 시큰하고[酸], 저리고[麻], 묵직하고[重], 팽팽한[脹] 느낌이 일정한 노선을 따라 전달되는 것을 발견하였고, 그 전달되는 경로 상에 있는 혈을 선으로 연결하였다. 이것이 바로 경락이다.

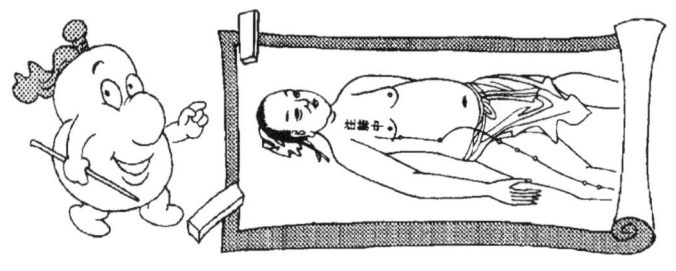

통하면 아프지 않고 아프면 통하지 않는 현상에 근거해서, 옛날 사람들은 이런 노선의 어느 부위에 장애가 발생하면 기혈이 정체되어 질병을 일으킬 수 있음을 발견하였다.

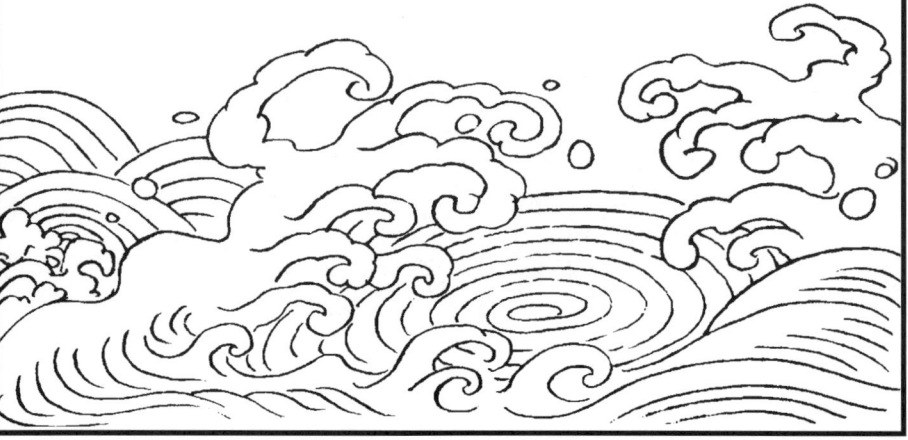

사람의 건강은 인체 내 원기가 음양운동의 리듬과 자연의 변화에 의지하여 끊임없이 순환함으로써 유지된다. 따라서 이들 노선은 바로 인체 원기의 정상적인 통로이다.

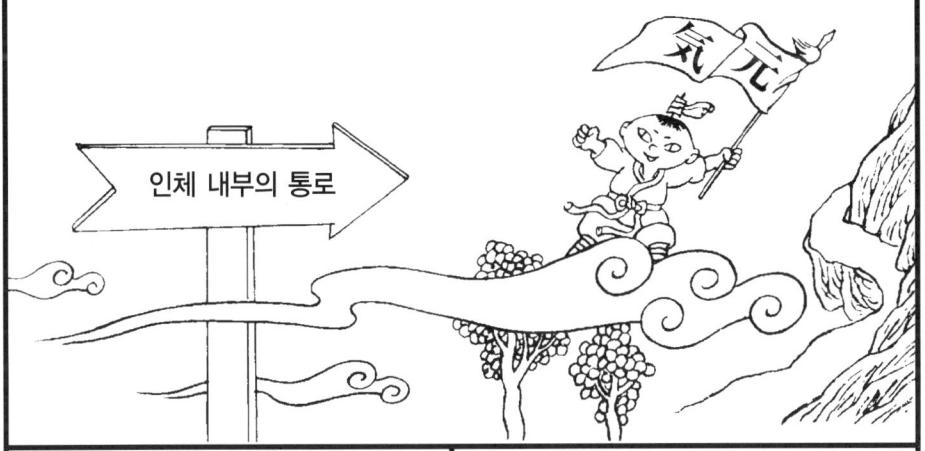

그들의 운행 규율을 파악하기만 하면 침구, 약물, 도인 등의 방법을 써서 질병을 치료할 수 있다.

예컨대, 후대의 도인술*이 바로 이를 기초로 한 것인데, 의념(意念)으로 기혈을 유도하여 어느 한 노선의 운행을 왕성하게 함으로써 막힌 것을 뚫고 정체된 것을 소통시키고 독을 흩트리고 맺힌 것을 푼다.

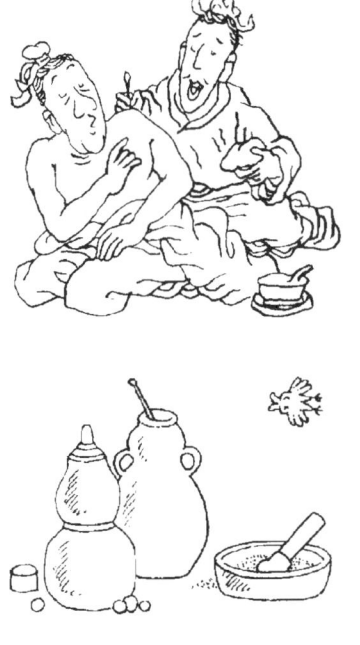

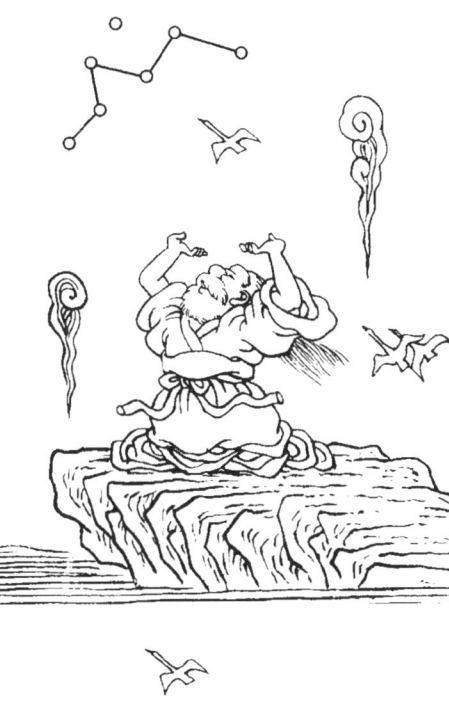

【역주】

도인술 : 도교에서 선인(仙人)이 되기 위하여 실행하는 장생양생법(長生養生法).

역학(易學)의 시공(時空) 이론과 '천인합일(天人合一)' 사상을 바탕으로 옛날 사람들은 이들 체내의 노선을 당시 중국 중원을 흐르던 12개의 큰 강에 배속하고, 아울러 인체의 장부, 사지백해(四肢百骸)를 배속하였다. 이로써 경락학설이 확립되었다.

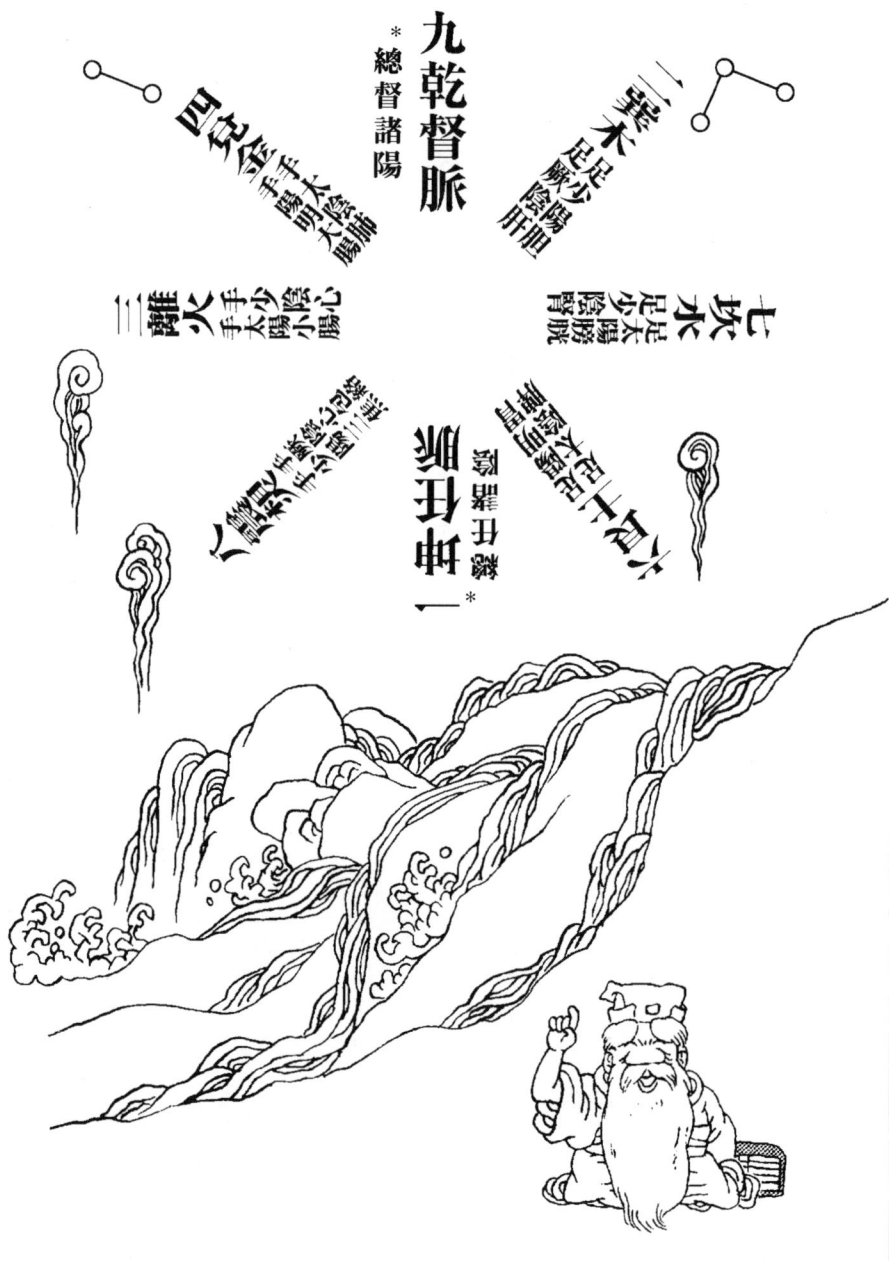

제2장 수혈과 경락

【역주】

총독제양(總督諸陽) : 모든 양기(陽氣)를 감독함.
총임제음(總任諸陰) : 모든 음기(陰氣)를 담당함.

경락은 하나의 객관적인 현상이며 다른 민족들도 아주 오랜 옛날에는 마찬가지의 인식이 있었다. 그러나 문화 선택기제의 작용으로 말미암아 그들은 눈으로 볼 수 있고 손으로 만질 수 있는 형상을 갖춘 구조에 더 많은 주의력을 집중하였고, 기능의 형식으로 존재하는 이러한 사실에는 관심을 기울이지 않았다.

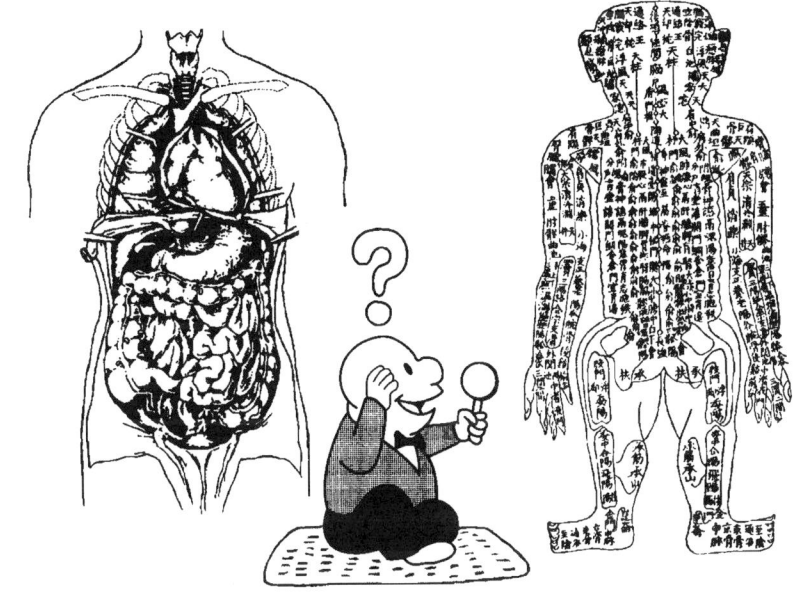

이런 관점에서 볼 때, 경락학설의 확립은 결코 우연이 아니라 선명한 세계관을 지침으로 삼고 고유한 방법론을 기초로 한 필연적인 결정체이다.

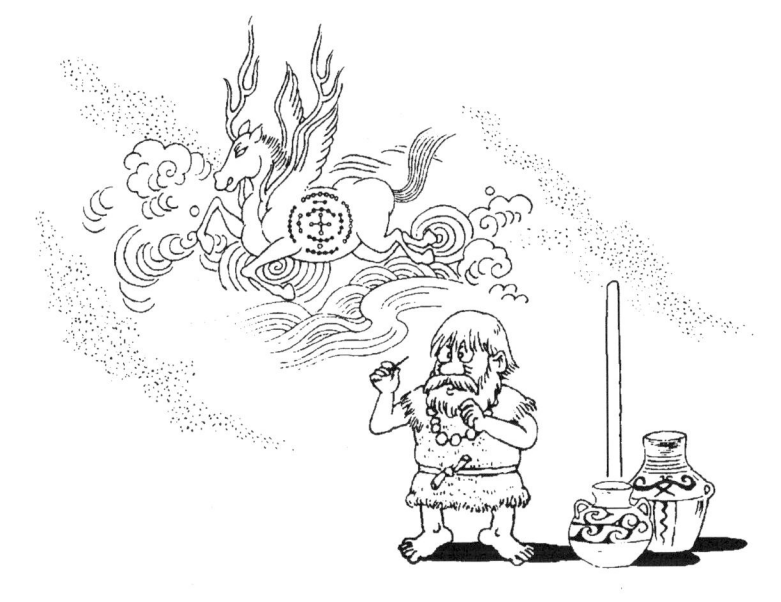

수혈의 명명(命名)과 분류

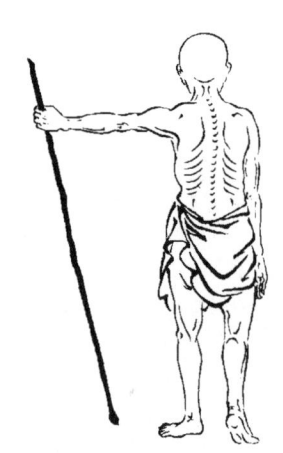

수혈의 주치(主治), 효능과 그 분포 부위에는 모두 일정한 특징이 있다. 옛사람들은 바로 이런 특징에 근거하여 장기간의 선별과 개괄을 거쳐 최종적으로 그 명칭을 제정하였다.

'수(腧)' 자는 '수(輸)' 자와 음이 같으며, 간단하게 '수(俞)' 라고도 쓴다. 옛날 문헌에서는 세 글자를 통용하였으나 그 의미에는 약간의 차이가 있다. '수(腧)' 자는 인체의 형육(形肉)과 연관이 있음을 나타낸 것이고, '수(輸)' 자에는 전수(轉輸)와 유주(流注)의 의미가 있으며, '수(俞)' 자는 '수(腧)' 자를 대신하여 간단하게 쓴 것으로 전신의 혈위(穴位)를 광범위하게 가리킨 것이다.

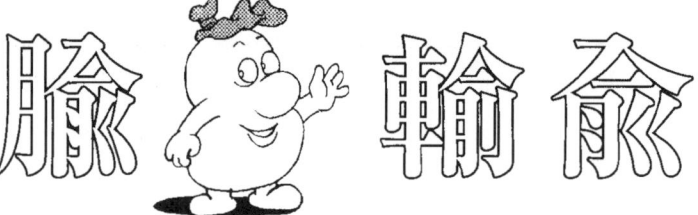

'수(腧)' 자의 금문은 ' ', ' ' 이며, '혈(穴)' 자의 금문은 ' ' 라고 쓴다. 전자는 날카로운 도구로 나무나 점토의 속을 파내는 모습을 본뜬 것이고, 후자는 처마 밑에 난 구멍을 본뜬 것으로 모두 구멍이 있음을 표시하고 있다. 따라서 '수혈(俞穴)'은 글자의 의미로 볼 때 분명히 인체 상에 구멍이 난 지점을 가리킨다.

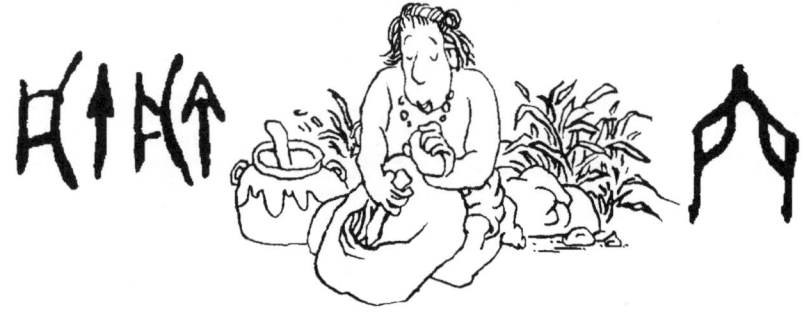

수혈의 명명과 분류

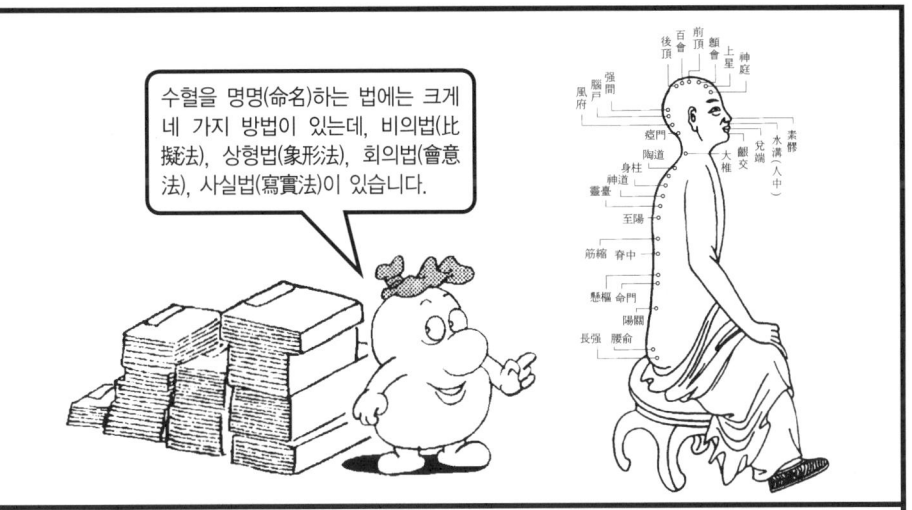

1. **비의법(比擬法)** : 이 방법은 천문, 지리, 인사(人事) 등을 비교적 광범위하게 차용하여 참조한 것이다. 이는 수혈의 특성, 주치 효능, 소재 부위를 기초로 하고, 사물 상호간의 작용과 그 성질에 근거하여 비유의 방법으로 해당 수혈의 특성을 묘사하고 서술한 것이다.

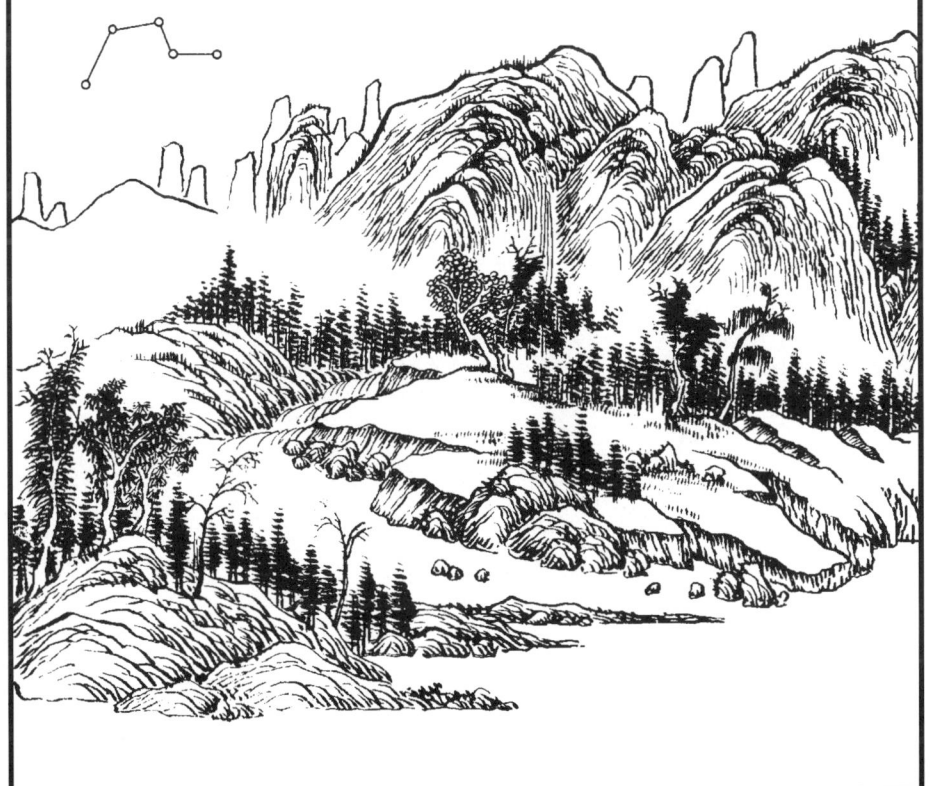

예를 들면, 옛사람은 인체의 경맥 속으로 기가 운행하는 것이 마치 물이 흐르는 것과 같다고 보았다. 그래서 샘[泉], 연못[池], 호수[澤], 바다[海]에 비유하였다.

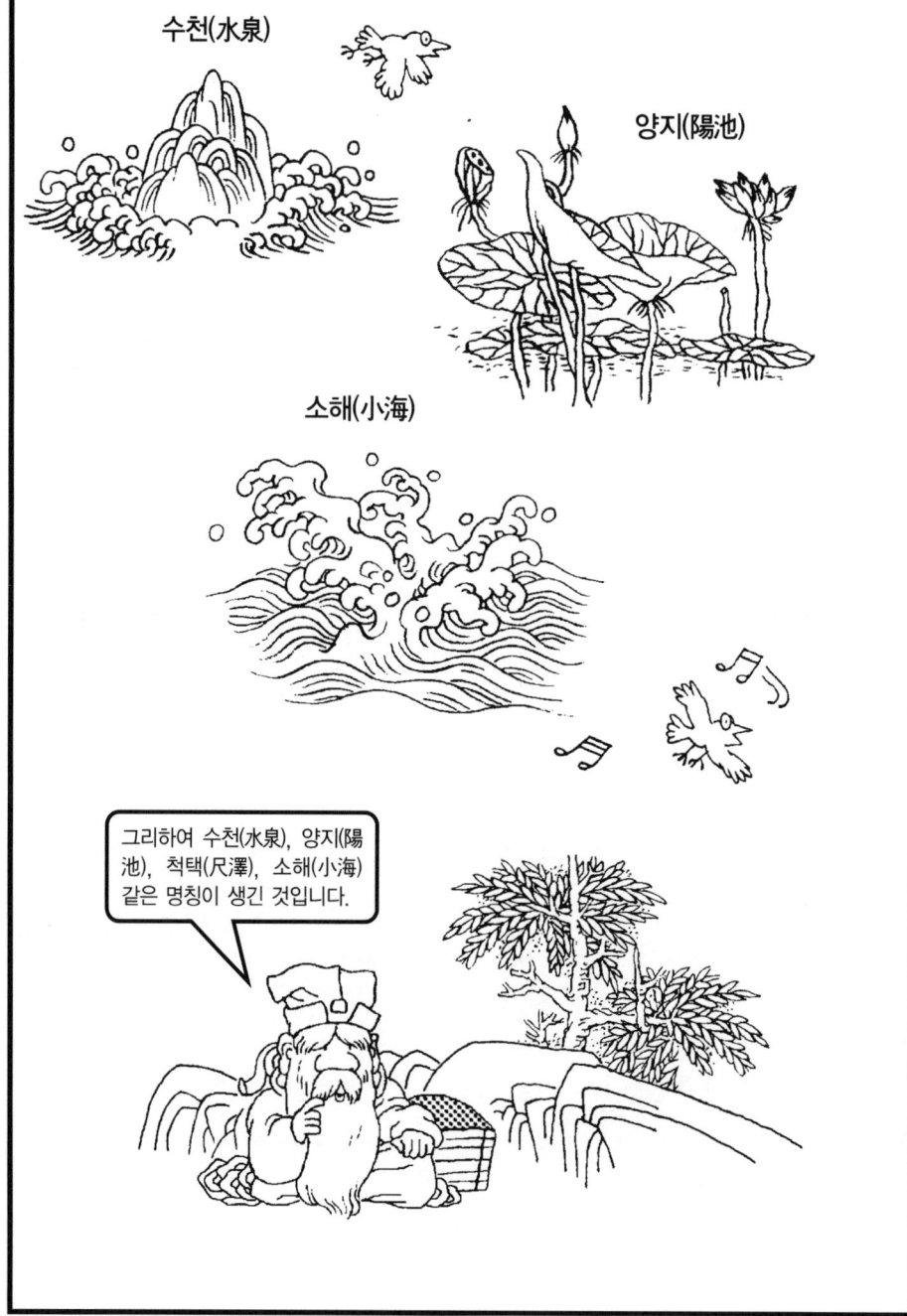

수천(水泉)

양지(陽池)

소해(小海)

그리하여 수천(水泉), 양지(陽池), 척택(尺澤), 소해(小海) 같은 명칭이 생긴 것입니다.

또 팔다리에 있는 일부 수혈은 돌출된 부위에 위치하는데, 이것을 산(山), 릉(陵), 구(丘), 허(墟)에 비유하였다. 그래서 승산(承山), 구허(丘墟), 상구(商丘), 음릉천(陰陵泉) 등의 명칭이 생겨났다.

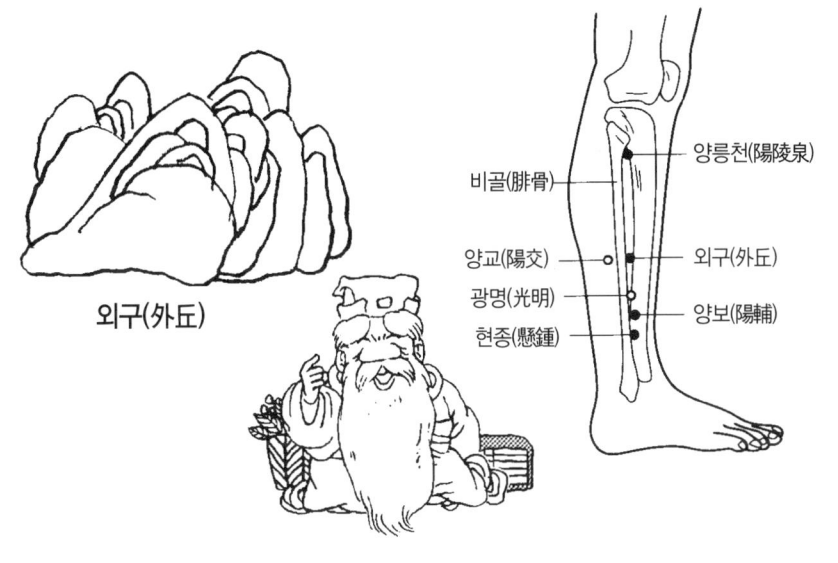

반대로 수혈 중에는 얕은 연못이나 깊은 샘처럼 골격이나 기육 사이의 움푹 들어간 곳에 위치한 것도 있는데, 이 경우에는 곡(谷), 계(溪), 구(溝), 독(瀆) 등의 글자를 사용하여 명명하였다. 예를 들면, 곡지(曲池), 합곡(合谷), 태계(太溪), 지구(支溝), 사독(四瀆), 견정(肩井) 등이다.

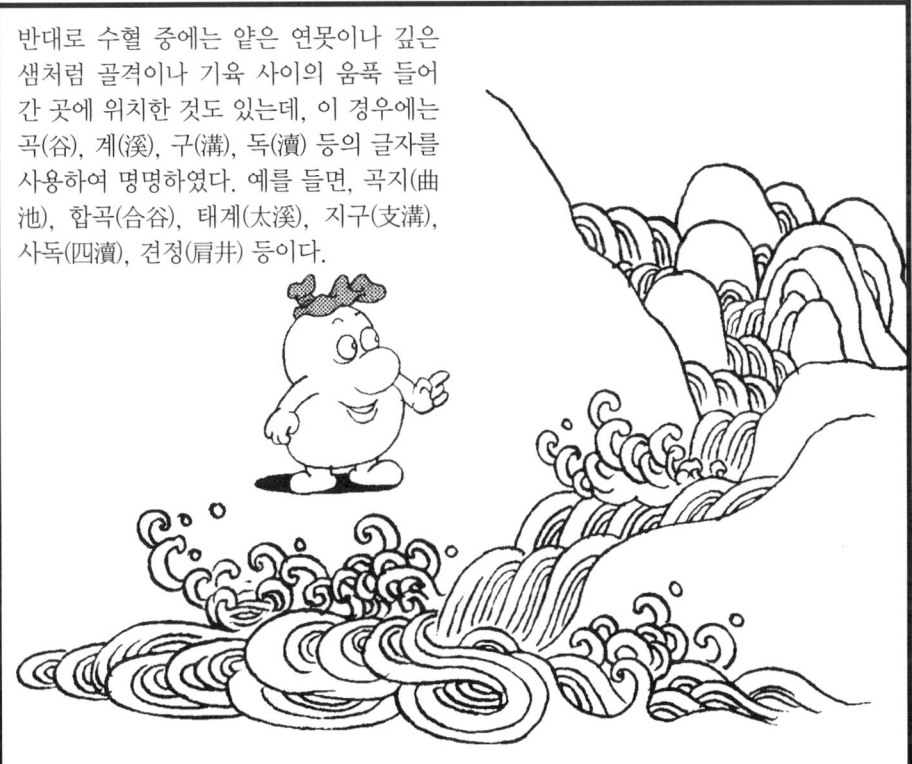

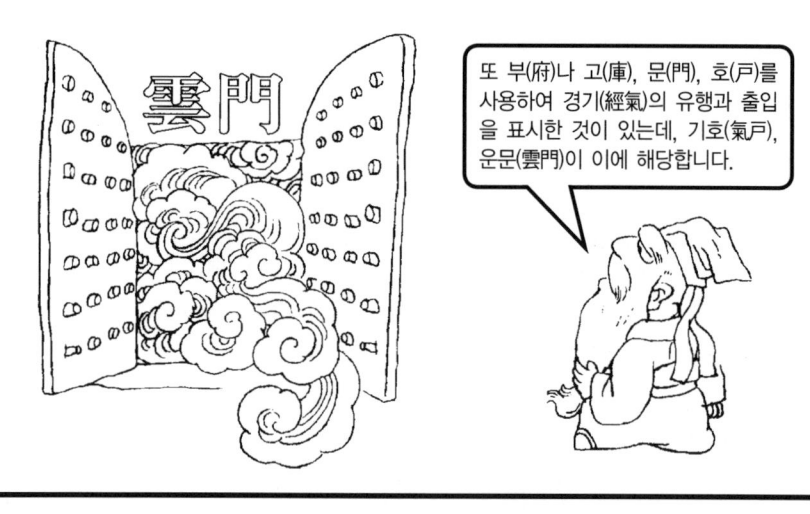

또 부(府)나 고(庫), 문(門), 호(戶)를 사용하여 경기(經氣)의 유행과 출입을 표시한 것이 있는데, 기호(氣戶), 운문(雲門)이 이에 해당합니다.

도(道)나 리(里)를 사용하여 경기(經氣)가 지나는 곳임을 표시한 것이 있는데, 삼리(三里)나 영도(靈道)가 그 예이다.

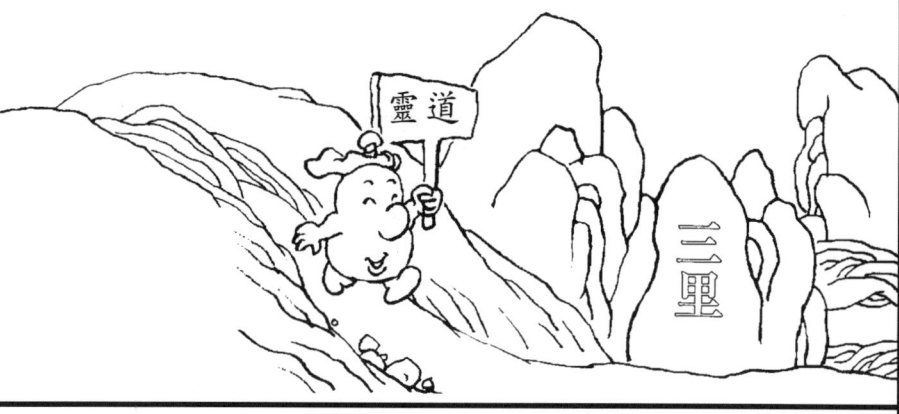

실(室)이나 사(舍)를 사용하여 경기(經氣)가 머물러 쉬는 곳임을 표시하였는데, 지실(志室), 기사(氣舍) 등이 그 예이다.

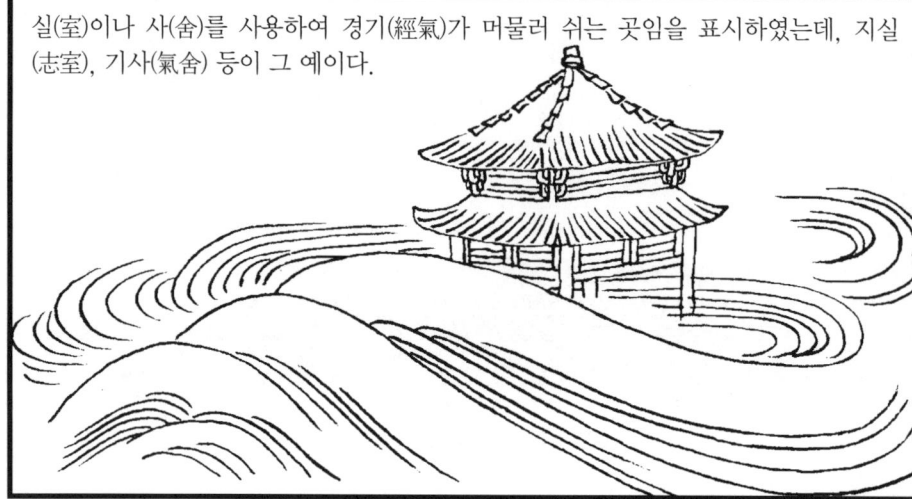

≪천금방千金方≫에 다음과 같은 말이 있다.
"이러한 까닭으로 신(神)이 깃드는 곳이 또한 각각 소속이 있다. 수혈 중에 부(府)라고 이름 붙인 곳은 신이 모이는 곳이고, 문(門)이나 호(戶)라고 이름 붙인 곳은 신이 출입하는 곳이고, 옥(屋)이나 사(舍)라고 이름 붙인 곳은 신이 편안히 쉬는 곳이고, 대(臺)라고 이름 붙인 곳은 신이 유람하며 구경하는 곳이다."

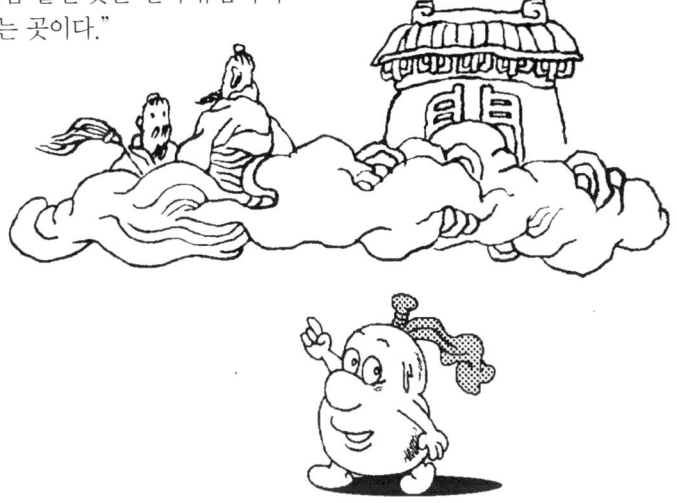

2. **상형법(象形法)** : 이 법은 수혈이 위치하는 부위의 골격, 기육, 피부 주름 등의 형상적 특징에 근거하여 다른 사물을 빗대어 모양을 본떠서 명명하는 것이다.

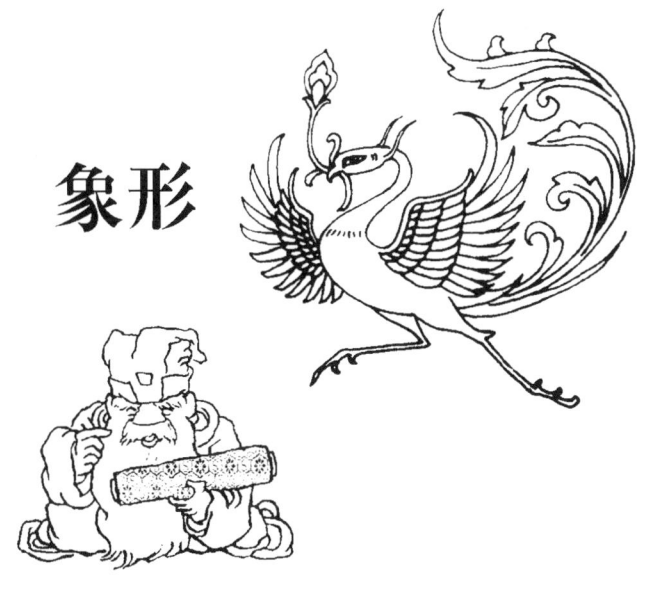

예를 들면, 임맥(任脈)의 구미(鳩尾)는 검상돌기 아래에 위치하는데, 인체 좌우 양쪽 늑골의 생김새가 비둘기과 새의 양날개와 비슷하고 검상돌기가 비둘기의 꼬리와 비슷하므로 이를 근거로 명명한 것이다.

또 어제(魚際)는 엄지손가락 장골(掌骨)의 손바닥과 손등이 나뉘는 경계부위인 적백육제(赤白肉際)*에 위치하는데 그 형상이 물고기의 배와 같고 경계부위에 위치하므로 이를 근거로 명명한 것이다.

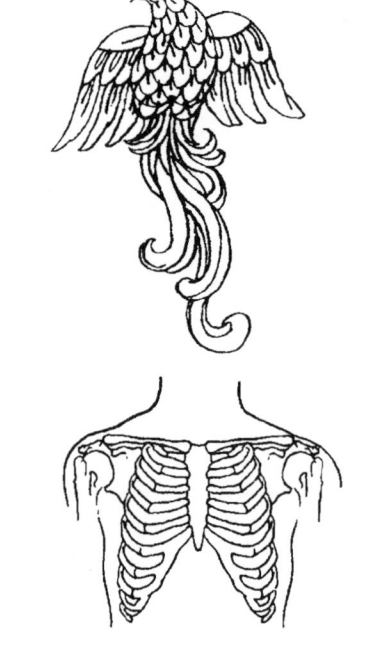

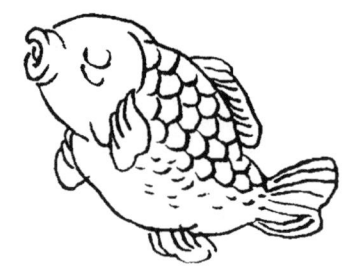

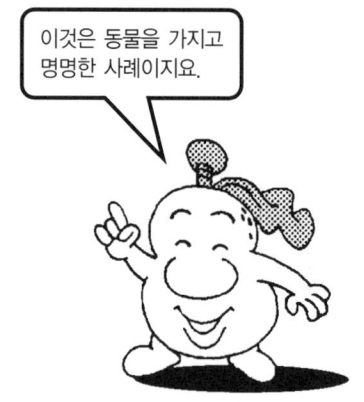

이것은 동물을 가지고 명명한 사례이지요.

찬죽(攢竹)은 눈썹 끝에 위치하는데, 눈썹이 모여 난 것이 대나무 숲과 비슷하므로 이 혈자리를 찬죽이라고 이름한 것이다.

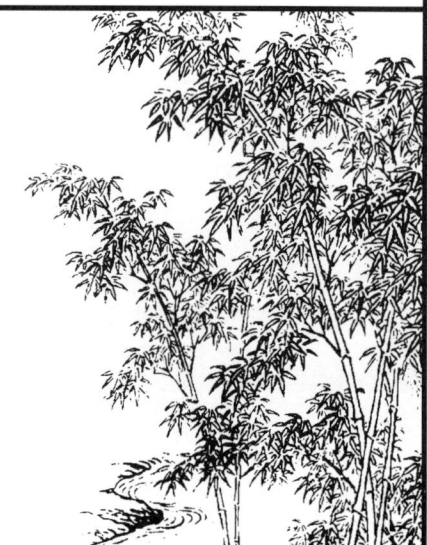

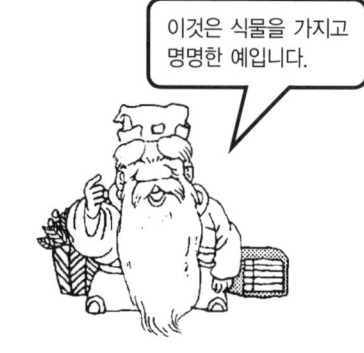

이것은 식물을 가지고 명명한 예입니다.

【역주】

적백육제(赤白肉際) : 손발과 팔다리의 안쪽에 있간 햇볕을 마는 살갗과 바깥쪽에 있간 햇볕을 마는 살갗과의 경계부위, 손바닥(혹은 발바닥)과 손가락(혹은 발가락)의 바닥쪽에 있는 피부와 생이 비교적 힘므로 백육(白肉)이라 하고, 등쪽에 붙이 나 있는 부위의 피부색은 비교적 짙으므로 적육(赤肉)이라 하는데 적육과 백육이 만나는 곳을 적백육제(赤白肉際)라고 한다.

제 2장 수혈과 경락

화료(禾髎)는 음식을 받아들이는 관문인 입의 윗입술에 위치하므로 이렇게 이름한 것이다.

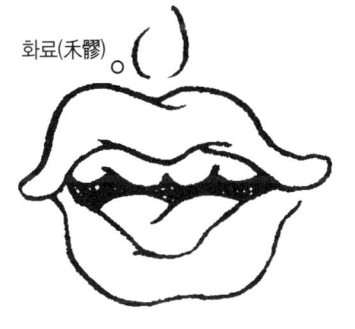

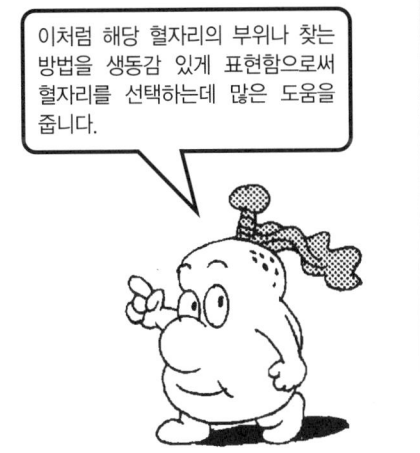

이처럼 해당 혈자리의 부위나 찾는 방법을 생동감 있게 표현함으로써 혈자리를 선택하는데 많은 도움을 줍니다.

3. 회의법(會意法) : 이 방법은 수혈 자체의 생리, 병리 및 부위의 해부학적 특징에 근거하여 의미를 취하는 방식을 사용하여 명명하는 것으로 명칭만 보아도 그 의미를 쉽게 알 수 있고 또 기억하기 쉽게 한 것이다.

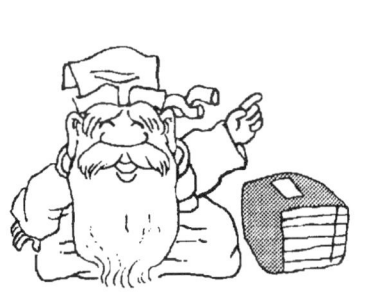
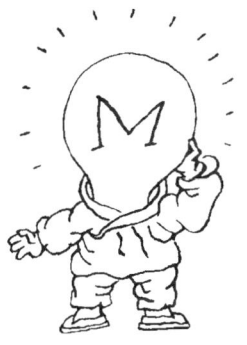

예들 들면, 귀 앞쪽에 있는 청궁(聽宮)과 손바닥에 있는 노궁(勞宮)은 귀가 청력을 주관하고 손이 노동을 주관하는 것에 근거하여 명명한 것이다.

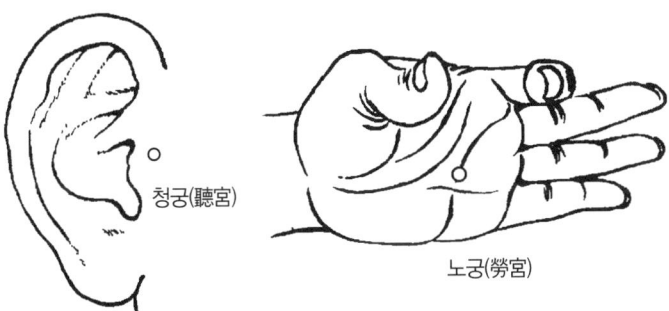

이 외에 아랫입술의 승장(承漿), 눈 아래의 승읍(承泣), 콧방울 옆의 영향(迎香) 등도 역시 마찬가지 방식으로 명명한 것이다.

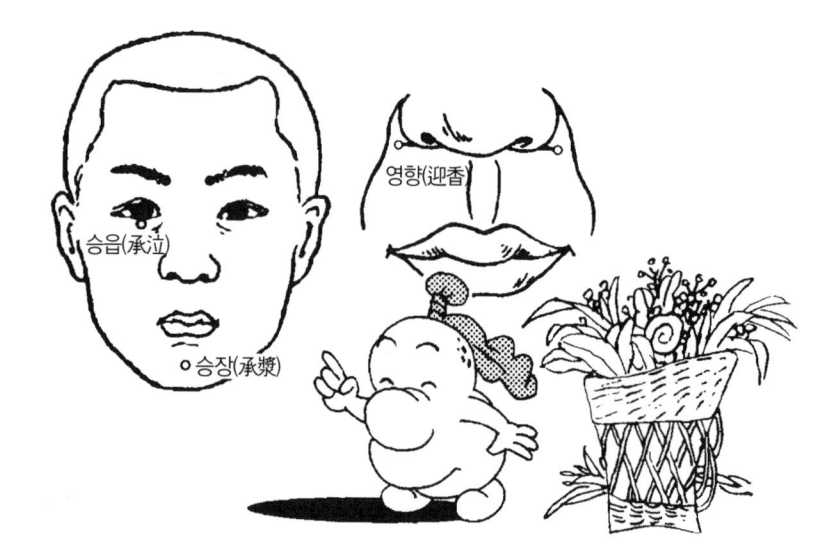

4. **사실법(寫實法)** : 이 방법은 경혈(經穴) 자체의 분포 부위 및 주요 치료 기능에 근거하여 있는 그대로를 서술하는 방식으로 명명한 것이다. 비경(脾經)의 혈해(血海)가 그 예이다.

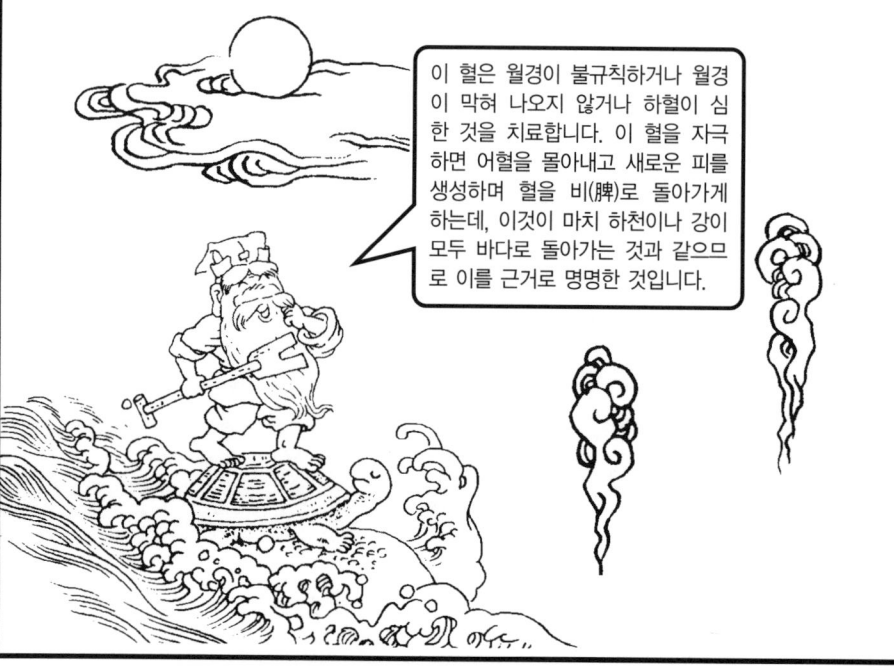

이 혈은 월경이 불규칙하거나 월경이 막혀 나오지 않거나 하혈이 심한 것을 치료합니다. 이 혈을 자극하면 어혈을 몰아내고 새로운 피를 생성하며 혈을 비(脾)로 돌아가게 하는데, 이것이 마치 하천이나 강이 모두 바다로 돌아가는 것과 같으므로 이를 근거로 명명한 것입니다.

또 견정(肩井)은 그 위치가 어깨 위쪽에 있으며 그 밑에 결분이 있는데, 해당하는 부위가 우물처럼 움푹 들어가 있기 때문에 이를 근거로 명명한 것이다.

아문(瘂門)은 혀가 늘어져 말을 하지 못하는 것을 치료하므로 말하지 못하는 병을 치료하는 문이라고 한 것이다.

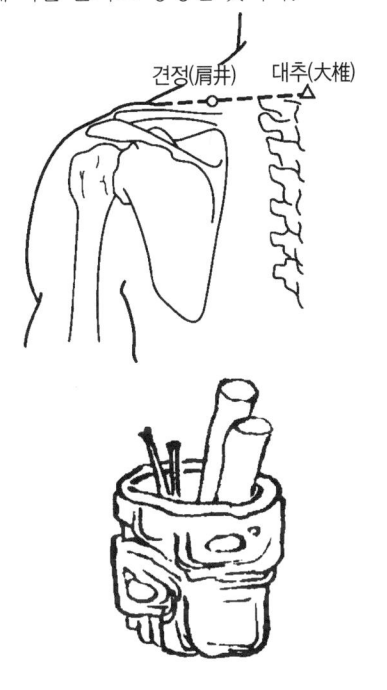

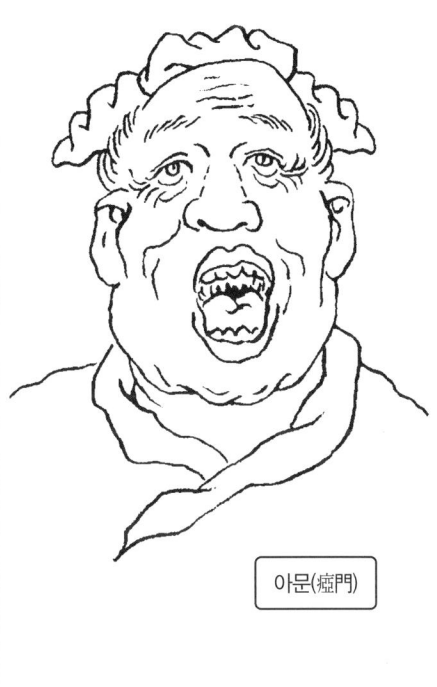

아문(瘂門)

이상의 네 가지 방법은 하나만 단독으로 응용된 경우도 있고 몇 가지 방법이 같이 응용된 것도 있다. 예를 들면, 음릉천(陰陵泉)은 무릎 아래 안쪽에 위치하고 비경(脾經)의 수혈(水穴)이다. 한의학에서 안쪽은 음(陰)에 속하고 비(脾)는 음(陰) 중의 음(陰)에 속하므로 회의법을 사용하여 '음(陰)'과 '천(泉)'이라 하였다. 또 이 혈이 무릎 아래 구릉처럼 솟아 나온 곳에 위치하므로 비의법을 사용하여 '릉(陵)'이라 하였다.
이것을 합치면 곧 '음릉천'이 된다.

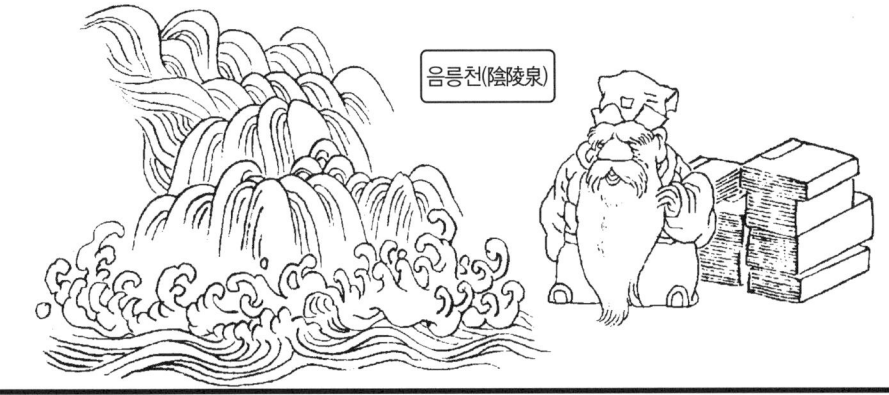

음릉천(陰陵泉)

복애(腹哀)는 복부에 있으므로 사실법을 사용한 '복(腹)'과

또 배가 아프면서 배에서 꿀렁꿀렁 소리가 나는 것을 치료하는데 그 소리가 슬피 우는 소리 같다고 하여 비의법을 사용하여 '애(哀)'라고 하였다.

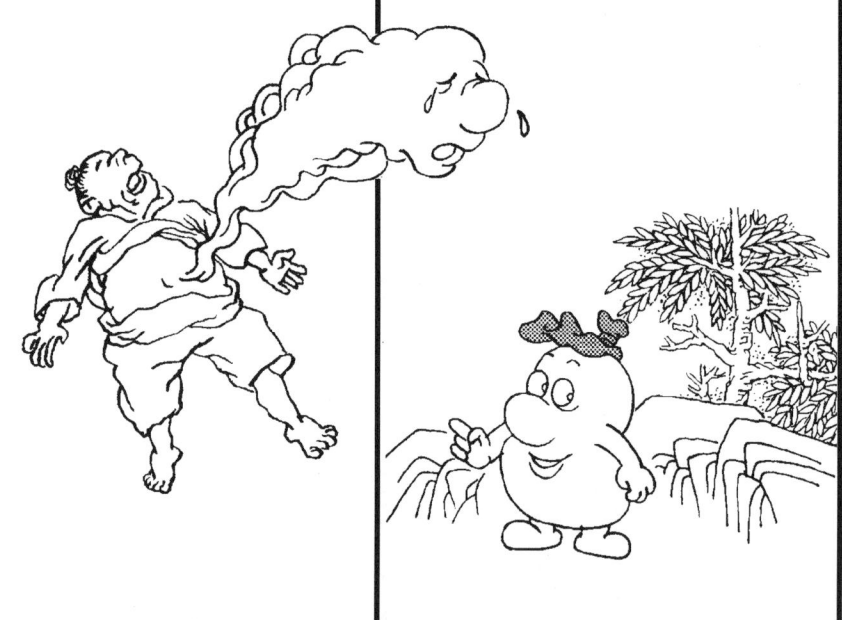

이상의 여러 예들을 살펴볼 때, 수혈의 명명이 각각의 생리, 병리, 위치, 특징, 주요 치료 기능 등과 밀접한 연관이 있음을 알 수 있다. 따라서 명명(命名)에 대한 연구는 실제로는 그 본질에 대한 파악이라고 볼 수 있다.

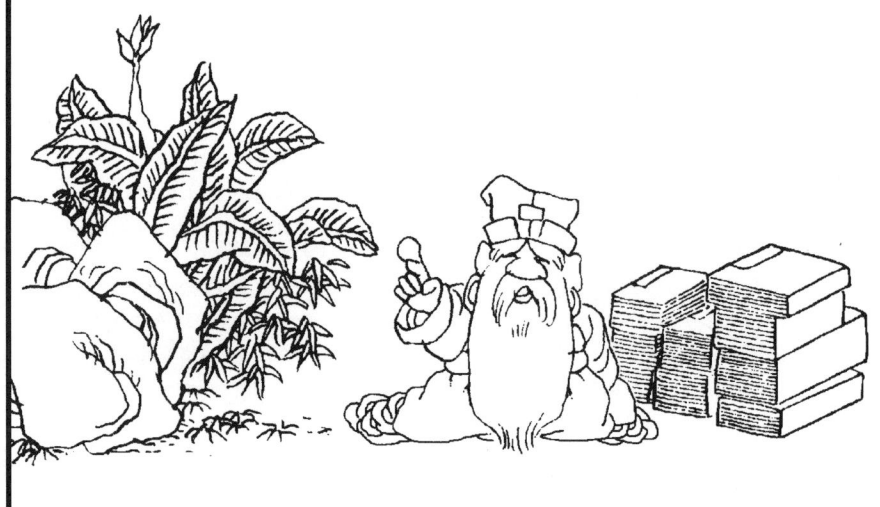

수혈을 명명하는 근거

앞에서 말했듯이 경혈의 명칭은 각각의 특징에 근거하고 앞서 언급한 네 방법을 운용하여 결정된 것이다. 따라서 경혈의 특징은 명칭을 정하는 데 있어서 가장 기본적인 근거가 된다. 이들 근거로는 대체로 아래 네 가지가 있다.

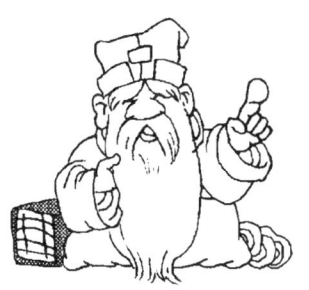

1. 인체 해부를 근거로 함

경혈이 위치하는 부위의 해부 명칭을 이용하여 명명하는 것이다. 팔목 관절 뒤쪽의 완골(腕骨)이나 귀 뒤쪽의 완골(完骨)이 그 예이다.

혹은 해당 부위의 해부학적 특징 및 관련 내용을 응용하기도 한다. 예들 들면, 앞쪽 숨구멍에 위치하는 혈을 신회(顖會)라고 명명하였고, 어깨 끝에 위치하는 혈을 견우(肩髃)라고 명명하였다.

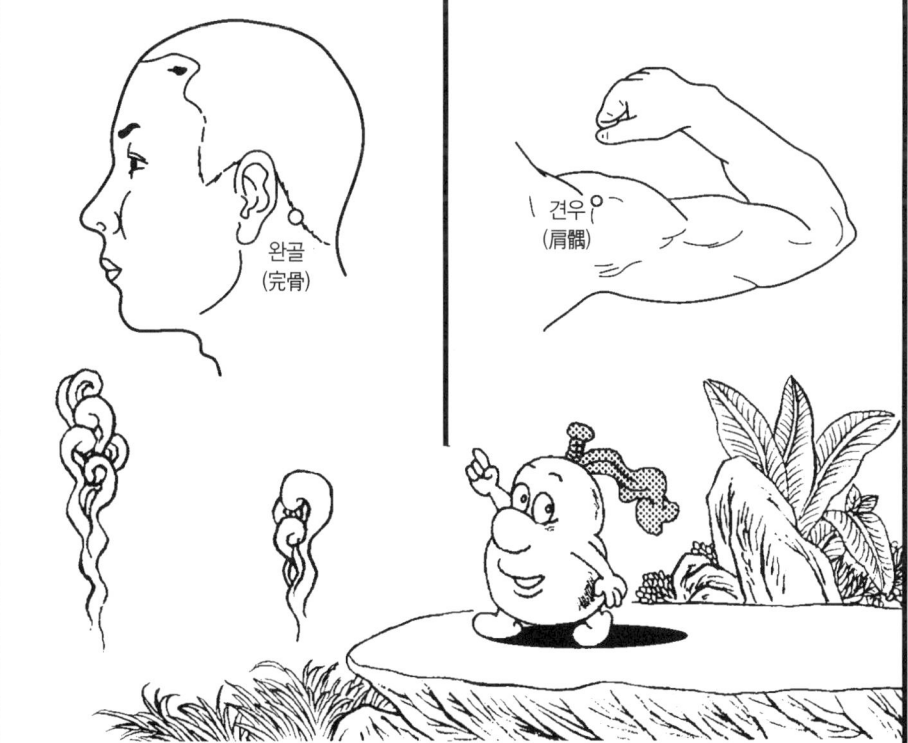

2. 경혈의 기능을 근거로 함

경혈의 생리 기능이나 병리 변화를 가지고 명명하는 것이다. 예들 들면, 신궐(神闕)은 배꼽 중앙에 해당하는데, 태아 시기에는 탯줄이 연결되어 있어 태아에게 영양을 공급하여 발육을 돕는다.

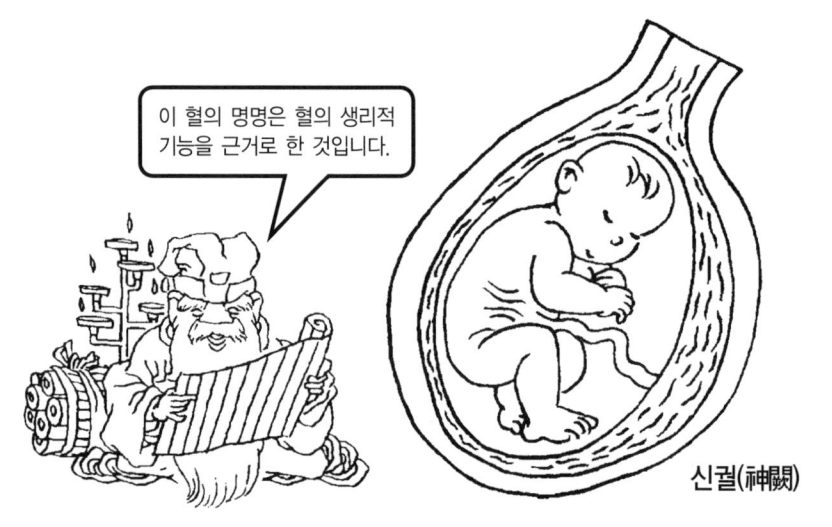

신궐(神闕)

3. 경혈의 치료 작용을 근거로 함

눈병을 치료하는 정명(睛明), 광명(光明), 승광(承光)이나 콧병을 치료하는 통천(通天) 등이 그 예이다.

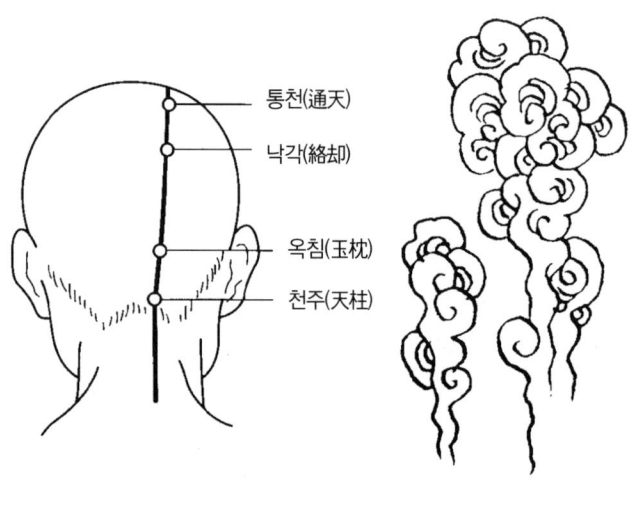

4. 한의학 이론을 근거로 함

예를 들면 인체의 각 부위를 음양으로 구분하고 그에 따라 명명한 것이 있는데, 팔목 부위에서 손등 쪽의 혈(穴)을 양지(陽池; 등 쪽은 양에 속함)라 하고 손바닥 쪽의 혈을 음극(陰郄)이라 하였다(안쪽은 음에 속함).

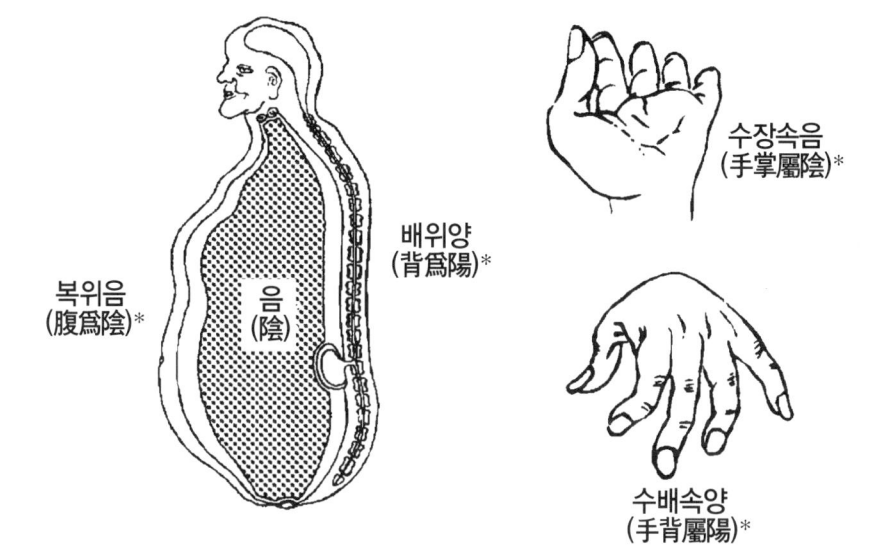

혹은 경락의 유주(流注)나 경락 간의 교차 등을 근거로 명명하기도 하였다. 예를 들면, 수태음폐경의 경거(經渠)는 경맥이 유주할 때 지나가는 중요한 통로이므로 이렇게 이름하였다.

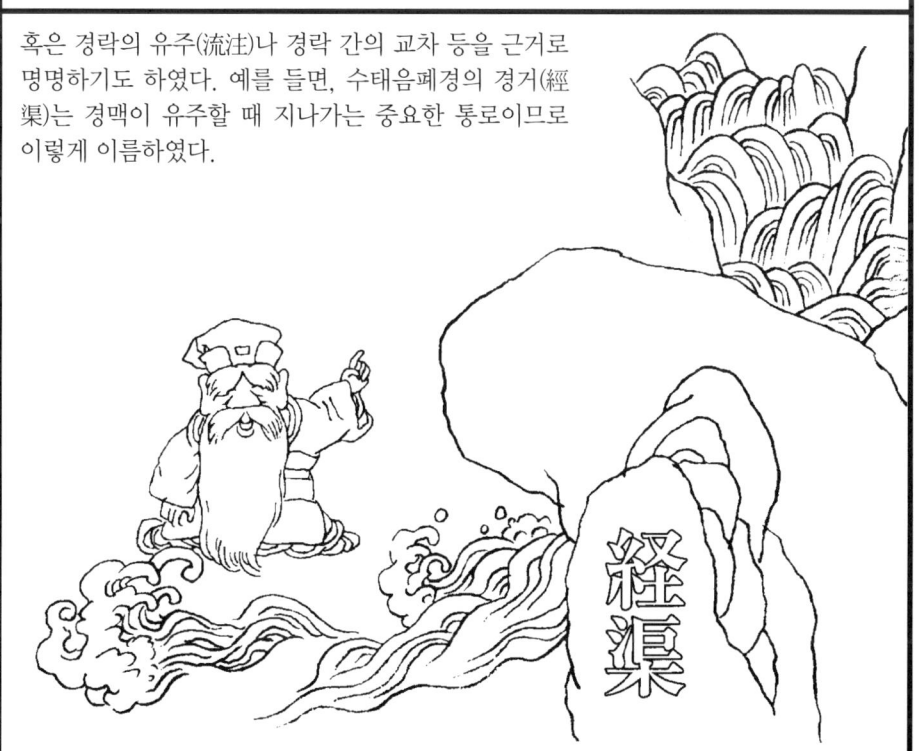

【 역주 】

복위음(腹爲陰) : 배는 음에 속함.
배위양(背爲陽) : 등은 양에 속함.
수장속음(手掌屬陰) : 손바닥은 음에 속함.
수배속양(手背屬陽) : 손등은 양에 속함.

장부(臟腑)의 기능상 특징이나 기혈의 작용을 근거로 명명한 경우도 있다. 예들 들면, 등으로 흐르는 방광경 중의 신당(神堂), 백호(魄戶), 지실(志室), 의사(意舍), 혼문(魂門) 등은 오장이 간직하고 있는 것을 근거로 명명한 것이다.

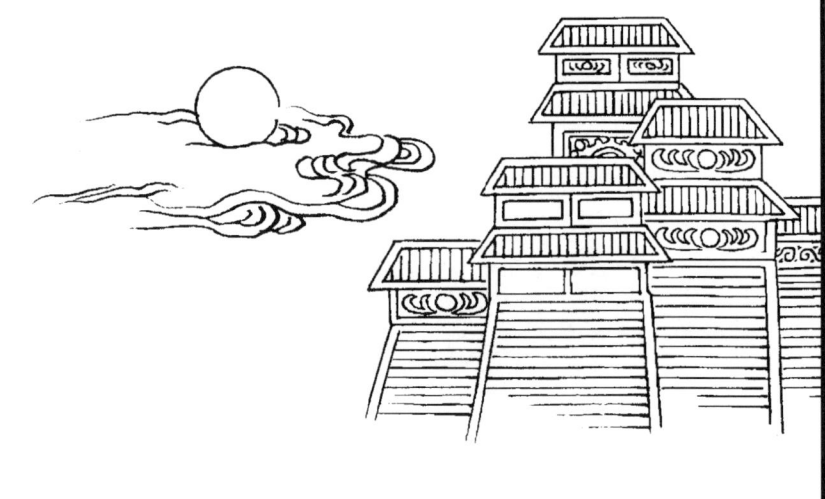

기혈을 근거로 명명한 것으로는 기호(氣戶), 기혈(氣穴), 기해(氣海), 혈해(血海), 기해수(氣海俞), 기사(氣舍) 등이 있다.

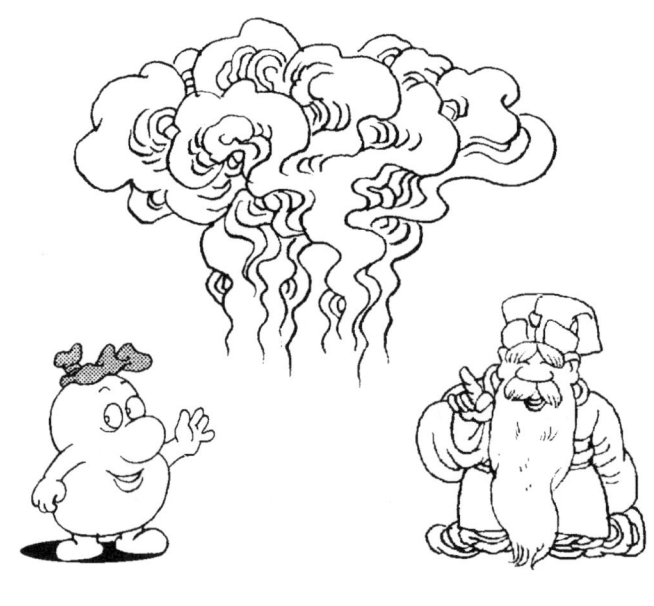

종합해 보면, 이상의 네 가지 근거를 바탕으로 비의법, 회의법, 상형법, 사실법을 응용하여 경혈을 명명하였기 때문에, 그 명칭이 경혈의 본질을 진실하고 합당하게 표현할 수 있었던 것이다.

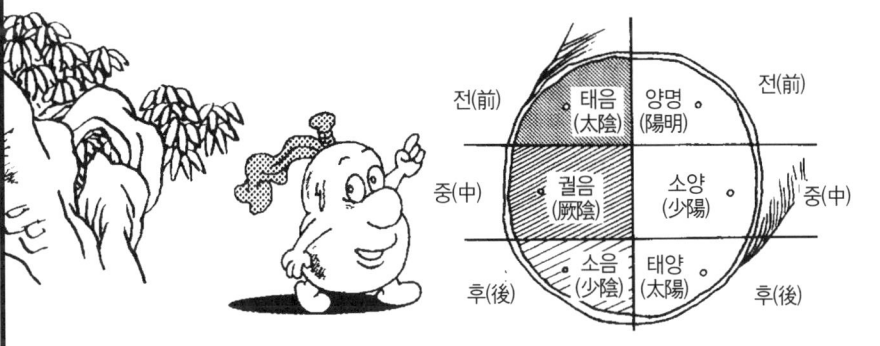

경혈 명칭에 내포되어 있는 의미를 분석함으로써 우리는 그 분포 규율을 파악할 수 있다. 예를 들면, '양(陽)' 자나 홀수가 혈명에 들어 있으면 그 혈은 모두 바깥쪽에 위치하며, '천(天)' 자가 들어 있으면 그 혈은 대부분 인체의 상부에 위치한다.

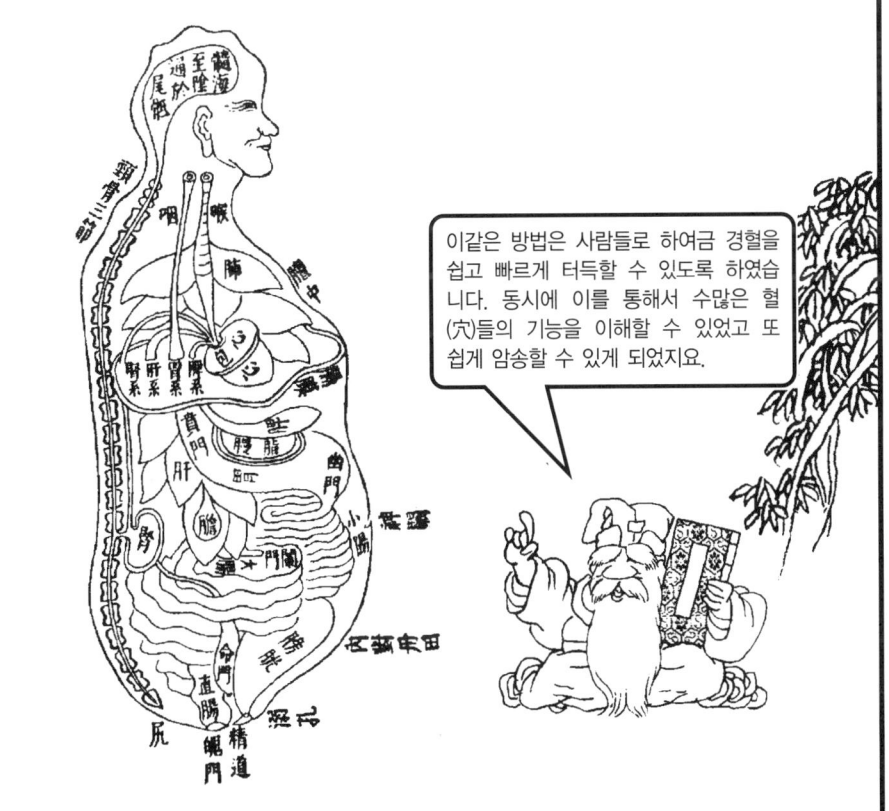

제2장 수혈과 경락

한의학의 해부학적 특징과 근거

수혈의 특징과 근거는 한의학과 마찬가지로 전통 과학문화의 주류로서 그들 자체의 원리와 논리를 가지고 있어 실증 의학과 서로 뒤섞일 수 없다. 청나라 시대 이영(李瀅)이 저술한 ≪신경통고身經通考≫의 관련 논술은 우리가 이들 개념을 인식하고 범주를 정하는 데에 도움이 된다.

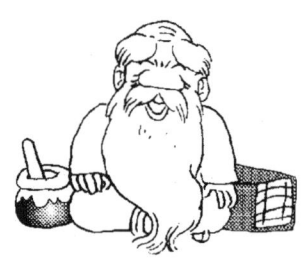

【역주】

인(人)과 임(任)은 중국어 발음이 같다.

≪신경통고≫ 권1에 다음과 같은 내용이 있다. "무엇을 인(人)이라 하는가? 인(人)은 임(任; 맡는다는 뜻)*이니 일을 맡을 수 있다는 뜻이다. 아버지의 정(精)과 어머니의 혈(血)이 합해져서 사람이 되는데 왼쪽은 양, 오른쪽은 음[左陽右陰]의 원리에 따라 남녀의 형상이 나뉘고 명칭이 정해졌다."

"왼쪽은 양 오른쪽은 음의 원리에 따라 남녀의 형상이 구분된다."는 말은 하락리수(河洛理數)에 나옵니다. '남자는 양, 여자는 음이라는 물질적 기초'를 주제로 삼은 것입니다. ≪의역동원역경醫易同源易經≫에 보면 자세한 해석이 나옵니다.

한의학의 해부학적 특징과 근거

"무엇을 신(身)이라 하는가? 신(身)은 신(伸; 펼친다는 뜻)*으로 삼재(三才)*를 포괄하고 있다. 위는 머리를 상징하고 아래는 발을 상징하고 앞은 배를 상징하고 뒤는 등을 상징한다. 이를 확대 해석하면 천지(天地)에 참여하여 인극(人極)*을 세움으로써 성인이 될 수 있다는 뜻이다."

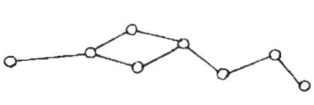

"형(形)은 털로 뒤덮인 것이니 영(影)이 이로부터 나온다."

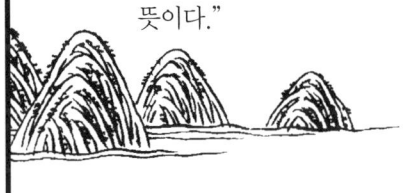

"구(軀)는 모든 구멍의 총칭으로, 땅[州]에 아홉 구역이 있으니 인체에도 아홉 구멍[九竅]이 있다."

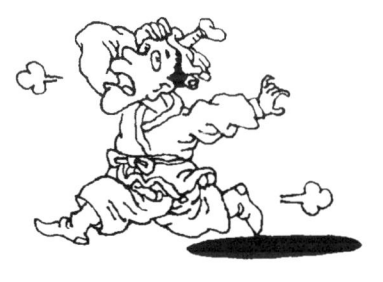

"체(體)는 뼈가 풍성한 것이니 태(態)가 이로부터 나온다."

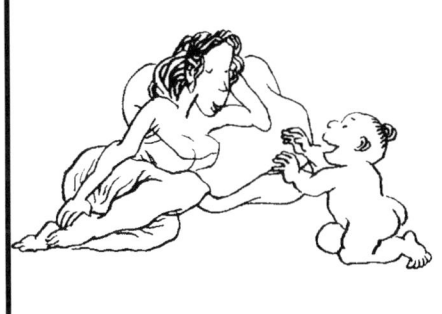

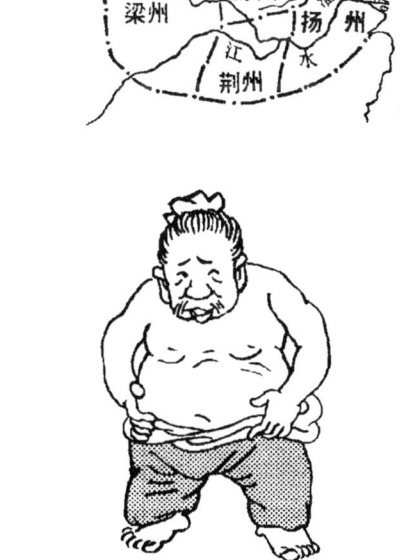

【역주】

신(身): 신(身)과 신(伸)도 중국어 발음이 같다. 아래로 대부분 이외 같은 방식이다.

삼재(三才): 하늘의 극[天極], 땅의 극[地極]과 대등한 인간의 극을 세우는 것을 의미한다. 극(極)은 본래 표준, 기준이라는 뜻이니, 여기서 인극은 인간으로서 해야할 도리 즉 인도(人道)를 의미한다.

인극(人極): 천(天), 지(地), 인(人)을 통틀어 가리키는 말.

제2장 수혈과 경락

"부(膚)는 펼친다[布]는 뜻이며, 피(皮)는 덮는다[被]는 뜻이다."

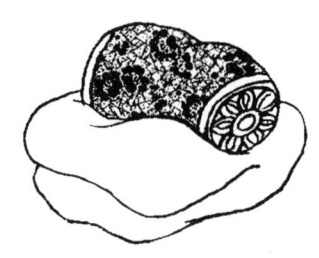

"막(膜)은 막(幕)과 같으니 전신을 가려 덮고 이어주는 것이다."

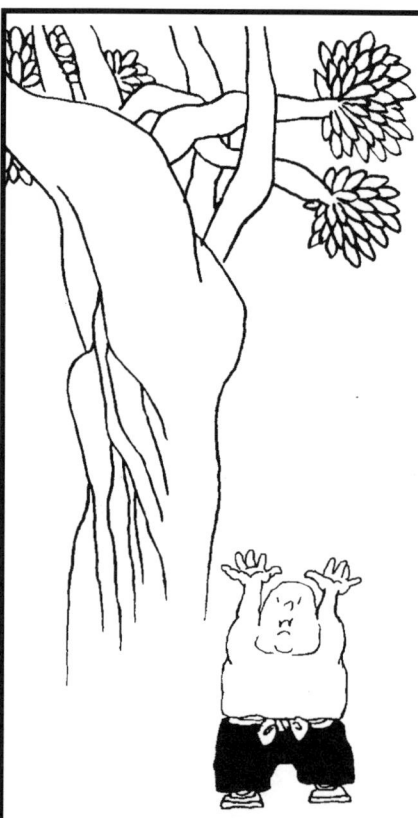

"지(肢)는 몸에 난 가지이다. 나무에 가지가 있고 거기에 잎이 붙어 있듯이 인체에는 사지(四肢)가 있고 거기에 털이 붙어 있다."

"근(筋)은 펴는 것[伸]이니 근이 조화로우면 굽히고 펴는 것이 쉬움을 이른 것이다. 글자에 역(力)자가 있고 또 죽(竹)자가 있는 것은 근이 많은 물결로 대나무만한 것이 없기 때문에 그것을 본뜬 것이다."

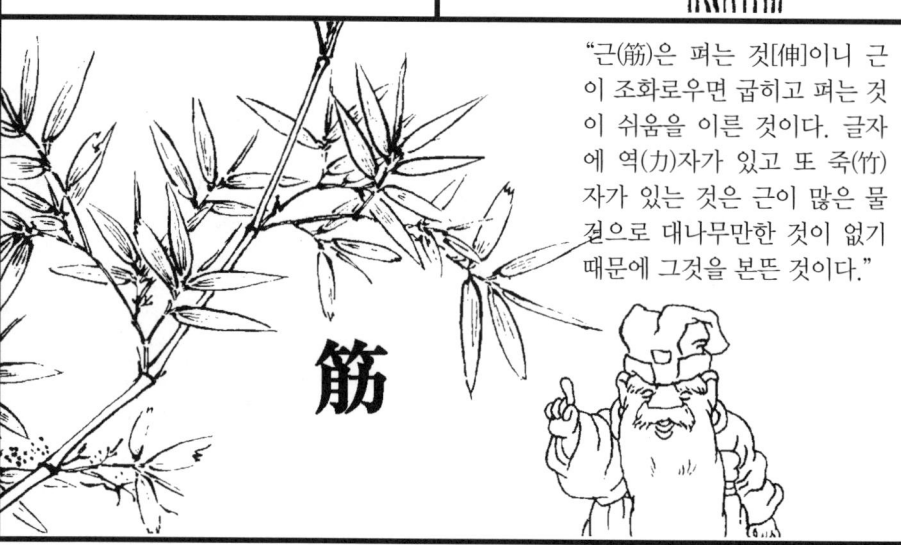

"육(肉)은 부드럽고 두텁고 끈적끈적한 것이다. 피육(皮肉) 중에 결이 있는 것이다."

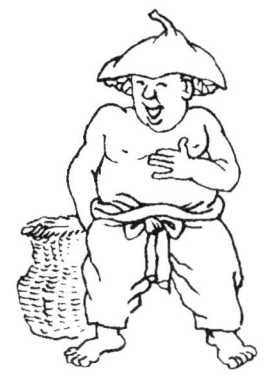

"골(骨)은 외로운 것[孤]이니 신기(腎氣)만이 홀로 운행함을 이른 것이다(신장이 뼈를 주관한다). 피, 육, 근, 혈을 빌려 전신의 구멍을 주관한다."

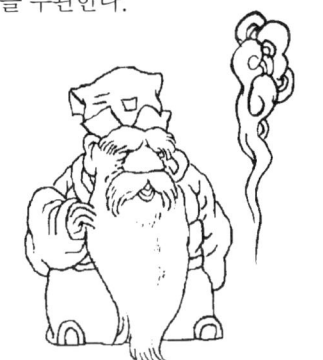

"수(髓)는 물[水]이고 따르는 것[隨]이니, 뼈의 정수(精水)가 공규(孔竅)로 흘러 들어가서 뇌로부터 척추를 따라 내려가 양쪽 신장으로 운반되는 것을 말한다."

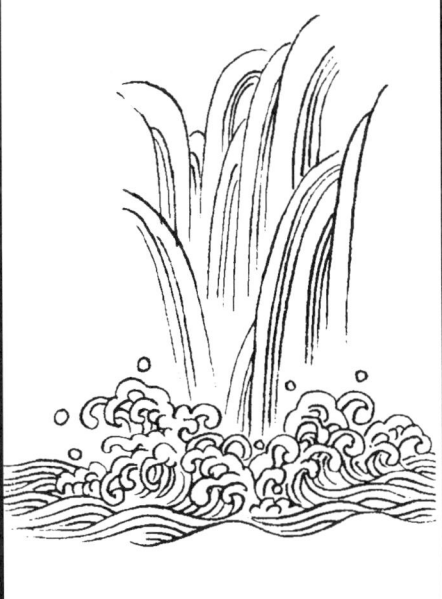

"수(首)는 지킴[守]이며 몸통에 우선한다. 그러므로 오관의 영혼을 지키고 뇌[泥丸]를 보호한다."

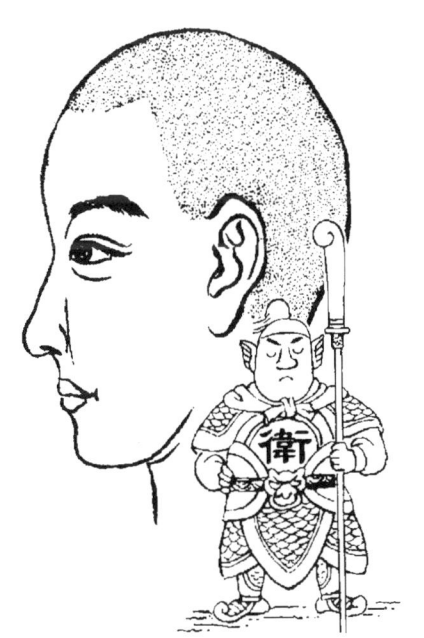

"두(頭)는 홀로 있음[獨]이니, 높은 곳에서 홀로 외로이 있는 것이다. 앞쪽에는 입과 수염이 있고 뒤쪽에는 뇌와 목덜미가 있다."

제2장 수혈과 경락

"권(顴; 광대뼈)은 권세[權]이니 뼈가 얼굴에서 두드러져 권세가 있는 것이다."

"함(頷; 턱)은 머금는 것[含]이니, 물건을 머금는 잇몸이다."

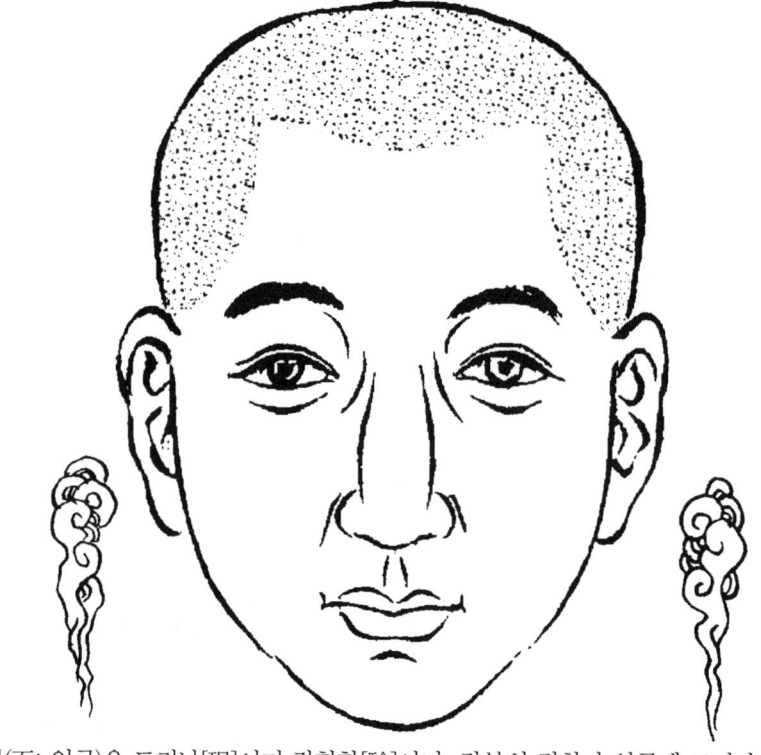

"면(面; 얼굴)은 드러남[現]이며 징험함[驗]이니, 장부의 정화가 얼굴에 드러나 혹 생기가 넘치거나 혹 초췌한 것이다."

"발(髮; 머리카락)은 펴는 것[發]이니 혈맥이 펼쳐지는 곳이다."

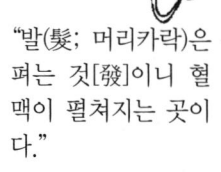

"모(毛; 털)은 외모[貌]이니 겉에 있으면서 외모를 특징짓는 것이다."

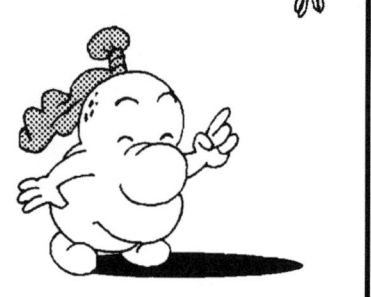

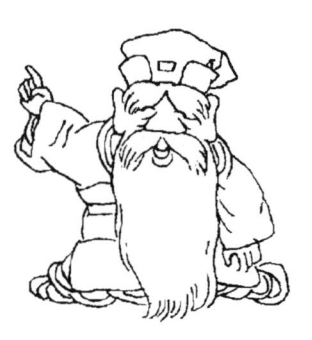

한의학의 해부학적 특징과 근거

"자(髭; 콧수염)는 자태[姿]이니 자태와 용모가 아름다운 것이다."

"빈(鬢; 귀밑털)은 험준함[峻]이니 높은 곳에서 자란다."

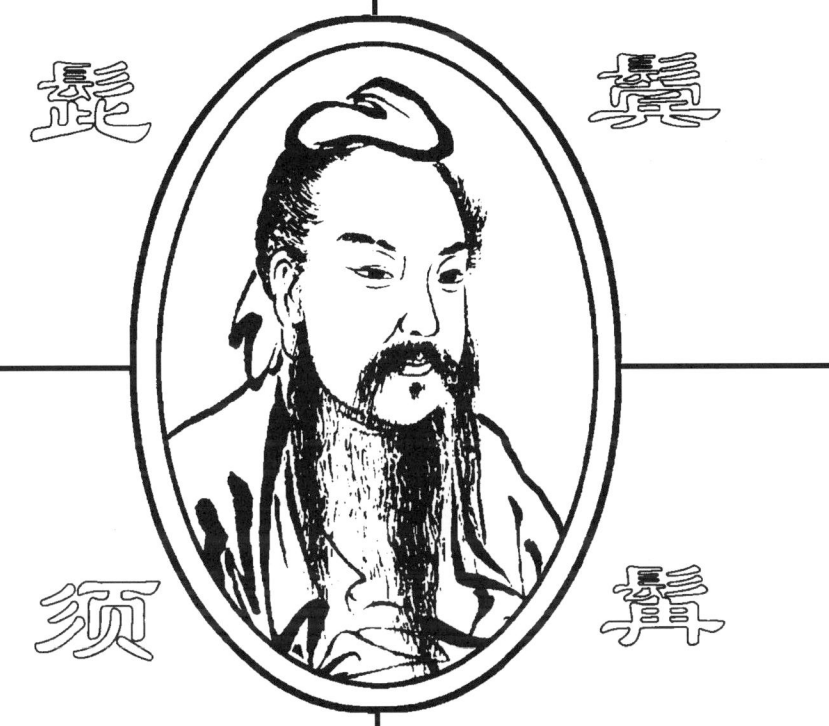

"수(鬚; 턱수염)는 이삭이 패는 것[秀]이니, 싹이 자라면 이삭이 패고 사람이 자라면 수염이 난다."

"염(髥; 구레나룻)은 입을 따라 움직이는 것이 여유로운 모습[冉冉然]이다."

"첩(睫; 속눈썹)은 잇는 것[接]이니 모든 사물의 모습이나 빛이 눈과 서로 이어지게 한다."

"안(眼; 눈)은 징험함[驗]이니 오장의 정화가 모두 눈에 모이므로 사람의 정직함과 사악함, 병듦과 건강함을 여기에서 살펴 증거로 삼는다."

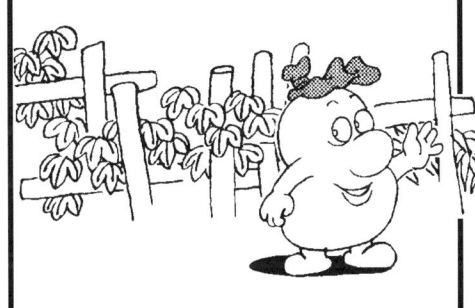

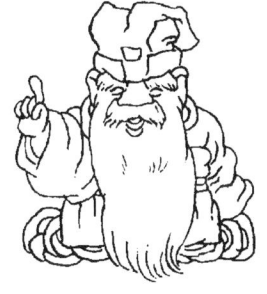

제2장 수혈과 경락

"목(目)은 묵묵함[黙]이니 말없이 아는 것이다."

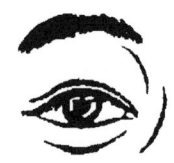

"동(瞳; 눈동자)은 아이[童]이니, 안으로 소인을 비춘다."

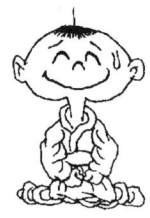

"모(眸; 눈동자)는 가지런함[侔]함이니 두 눈은 가지런하고 크기가 비슷하다."

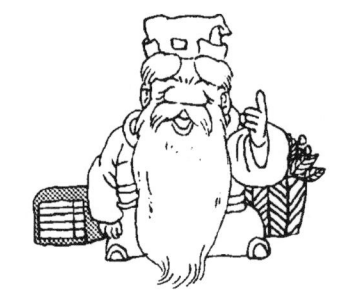

"누(涙; 눈물)는 어그러짐[戾]이니, 대개 사람들은 마음이 어그러지고 뜻이 꺾이면 눈물이 나온다."

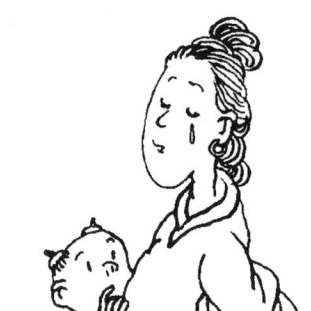

"미(眉; 눈썹)는 아첨함[媚]이니, 눈을 지그시 감고 남에게 아첨하는 것이다."

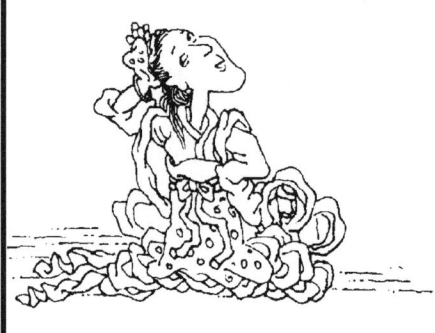

"비(鼻)는 돕는 것[裨]이니 폐기(肺氣)를 도와서 호흡하게 한다."

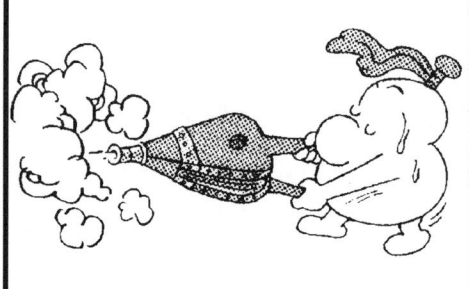

"체(涕; 콧물)는 낮음[卑]이니 콧물은 아래로 흘러 내려간다."

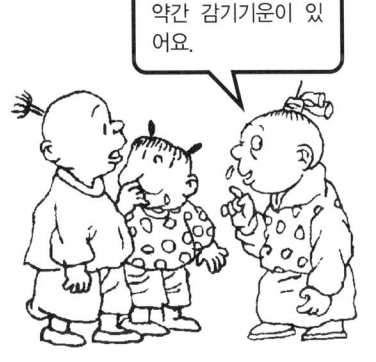

"읍(泣; 우는 것)은 서는 것[立]이니 눈물은 두 줄로 나란히 흘러내린다."

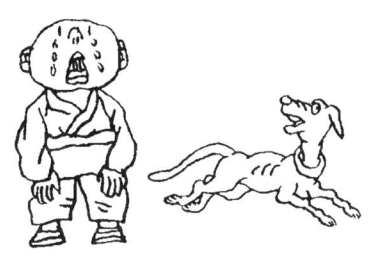

"곡(哭; 서럽게 우는 것)은 괴로움[苦]이다."

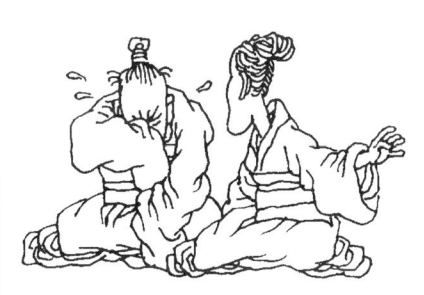

"소(笑; 웃는 것)는 닮는 것[肖]이니, 입을 크게 벌리는 것이다."

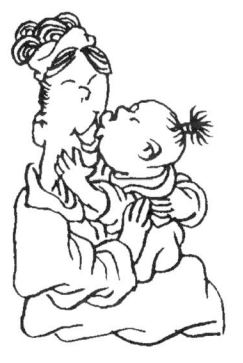

"액(額; 이마)은 코의 뿌리이다."

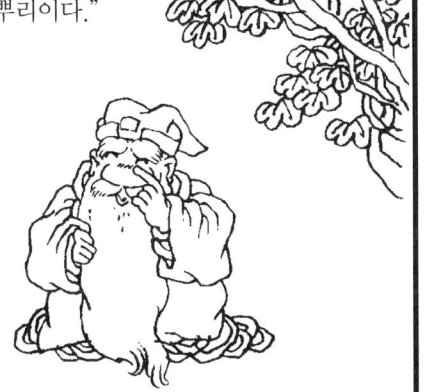

"구(口)는 모양을 본뜬 것이니, 마치 물건을 담는 자루와 같아서 집어넣을 수도 있고 꺼낼 수도 있다."

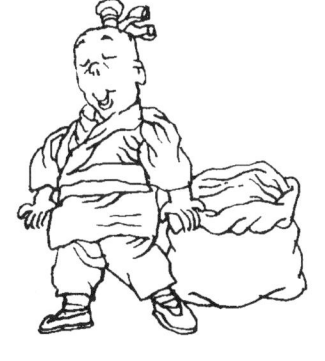

"순(脣)은 가장자리[緣]이니, 좌우의 위맥(胃脈)이 입에서 교차한다. 위맥은 진시(辰時)에 활동이 가장 왕성하다."

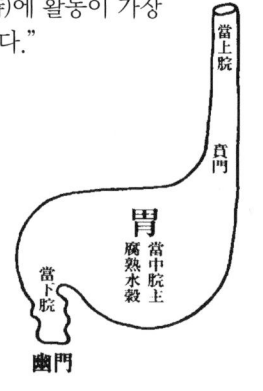

"문(吻)은 벗어남[免]이니, 안으로 들어가면 부서지고 밖으로 나오면 그것을 피할 수 있다."

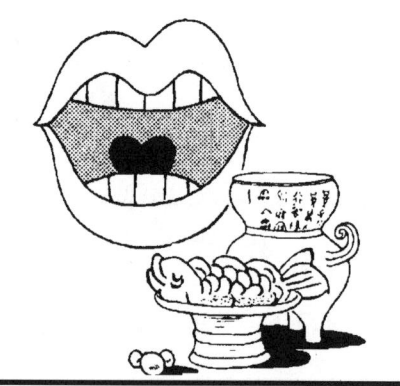

"인(咽; 식도)은 인함[因]이니 음식은 반드시 입을 통해 들어간다."

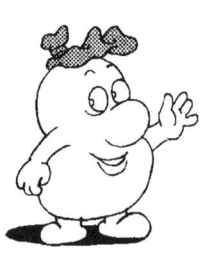

"후(喉; 기도)는 살핌[候]이니 호흡의 거칠고 가늚과 길고 짧음을 살피는 것이다."

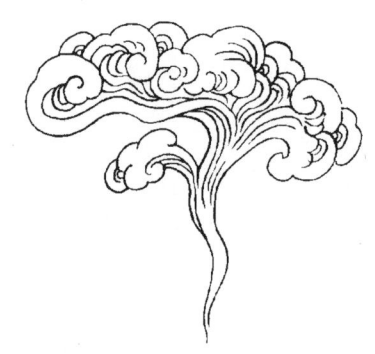

"아(牙; 송곳니)는 풀의 새싹처럼 날카롭다."

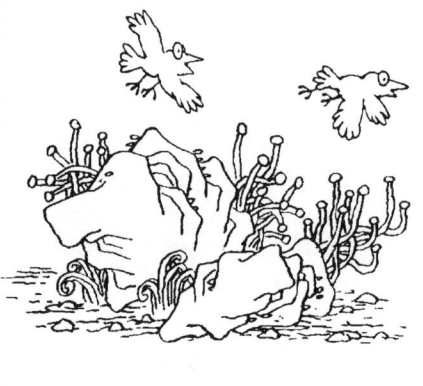

"치(齒)는 그침[止]이다. 따라서 거친 음식물이 그대로 목구멍으로 넘어가지 않도록 막는다."

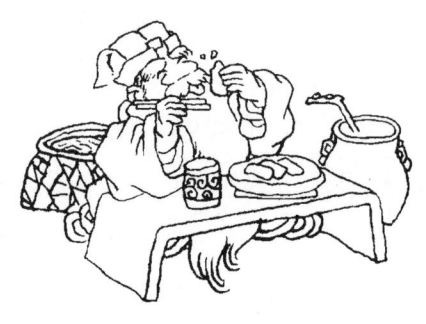

한의학의 해부학적 특징과 근거

"은(齦; 잇몸)은 이의 뿌리이다."

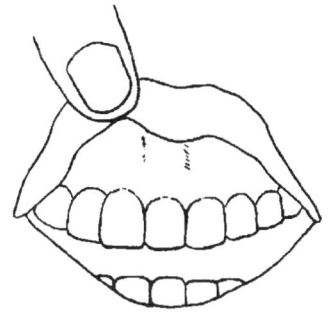

설(舌; 혀)은 집[舍]이니, 혀는 심장의 싹이며 심장의 기운이 머무는 집이다. 맛을 구별하고 소리를 낼 때에 심장이 혀와 관련이 있으므로 '구(口)' 자가 있다.

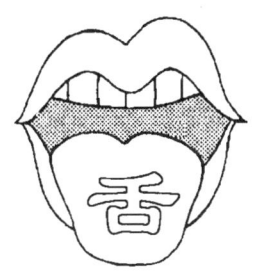

"익(嗌; 목구멍)은 중요함[要]이니, 기가 운행하는 중요한 통로이다."

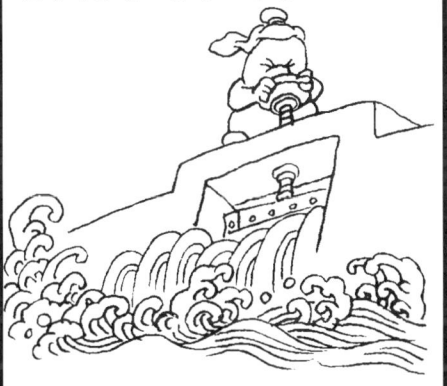

"이(耳)는 가까움[邇]이니, 멀리서 나는 소리도 가까운 곳에서부터 듣는다."

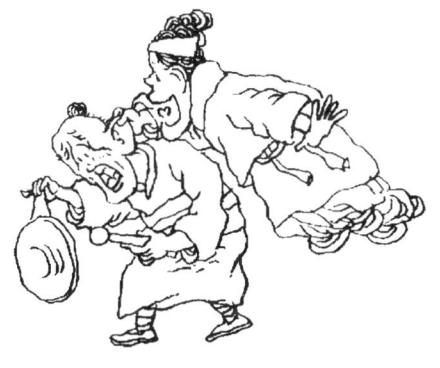

"항(項; 목덜미)은 견고함[確]이니, 견고한 베개를 베는 것이다."

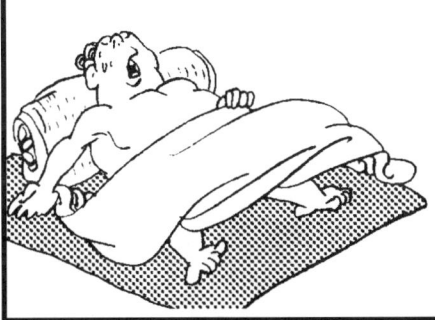

"경(頸)은 날줄[經]이니 쭉 뻗어 자라는 것이다."

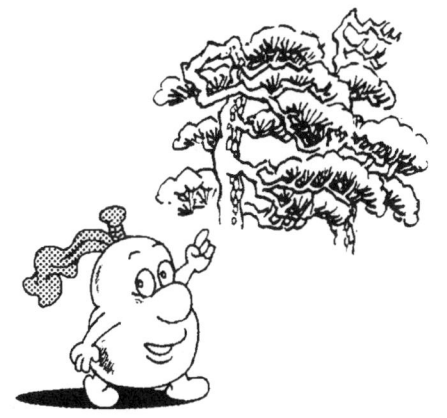

"견(肩; 어깨)은 짊어지는 것[任]이니, 모든 짐은 어깨로 짊어진다."

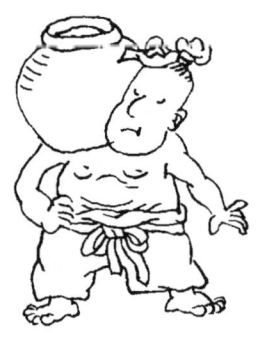

"비(臂; 팔뚝)는 부리는 것[俾]이니, 곁에 있어 부리고 시킬 수 있다."

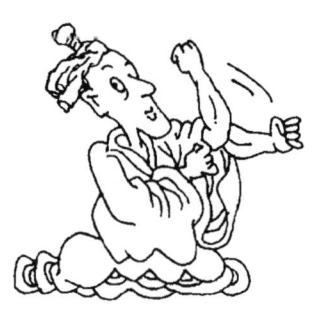

"주(肘; 팔꿈치)는 물이 모이는 것[注]이니, 촌구(寸口)의 맥이 흘러 모여드는 곳이다."

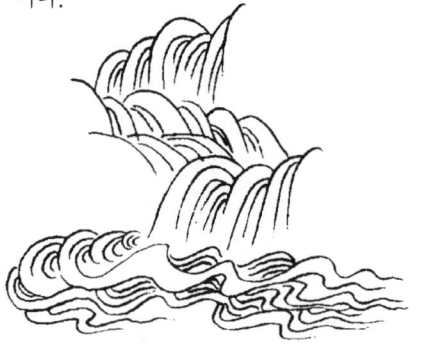

"완(腕; 팔목)은 구부러짐[宛]이니, 회전이나 굴신이 가능하다."

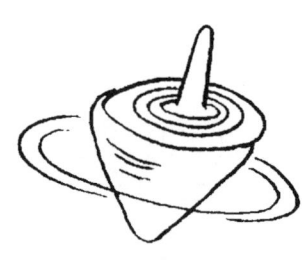

"수(手)는 받는 것[授]이니 물건을 잡아서 서로 주고 받는 것이다."

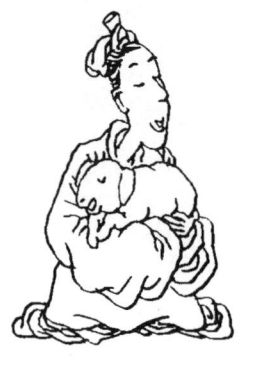

"장(掌; 손바닥)은 항상함[常]이니, 항상 손바닥 가운데에 머무르는 것이다."

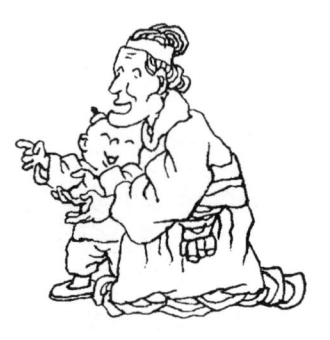

"지(指)는 가지[枝]이니, 나란히 늘어서서 어지럽지 않으면서 길이가 각각 다르다."

"흉(胸 ; 가슴)은 비어 있음[空]이니, 비어 있어 장부를 담을 수 있다."

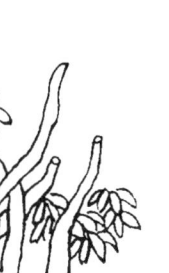

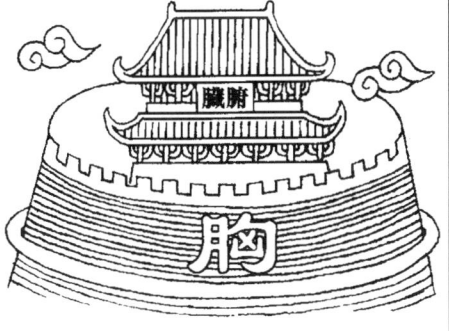

"응(膺; 가슴)*은 막힘[壅]이니, 기가 막히는 곳이다."

"격(膈; 횡경막)은 가로막음[隔]이니, 심장과 비장 사이에 지막(脂膜)이 있어서 사기를 가로막아 위로 올라가지 못하게 한다."

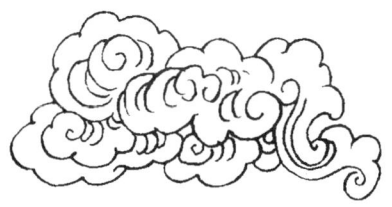

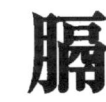

"억(臆; 가슴)은 의지[意]이니, 의지가 생겨나는 곳이다."

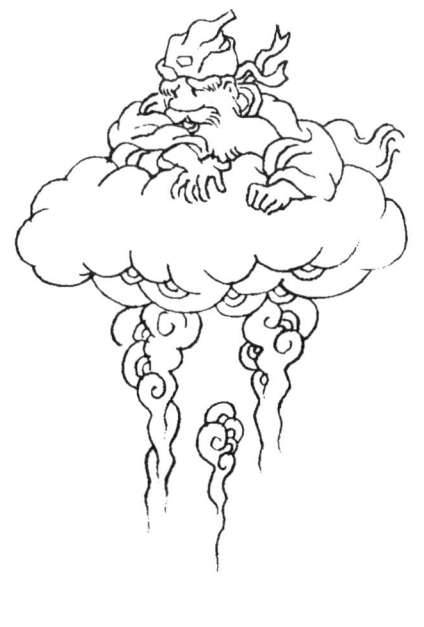

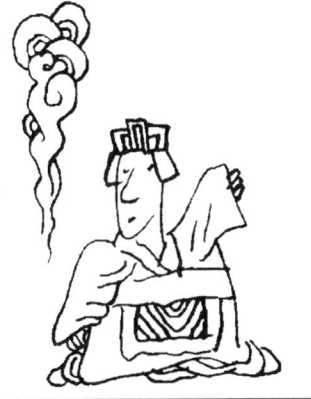

한의학의 해부학적 특징과 근거

【 역주 】

응(膺) : 앞가슴 양쪽에 융기된 기육(肌肉), 가슴 중에서 특히 폐와 같은 관련이 있으므로 폐가슴이라고도 한다.

85

제2장 수혈과 경락

"복(腹; 배)은 겹침[復]이요, 부유함[富]이니, 부자와 같이 속에 많은 물건을 담고 있다."

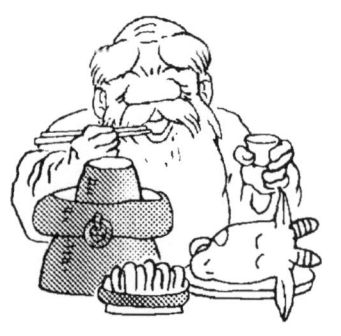

"제(臍; 배꼽)는 가지런히 자르는 것[齊]이니, 장(腸)의 끝이 잘려서 막힌 곳이다. 막 태어났을 때 반드시 잘라내야 한다."

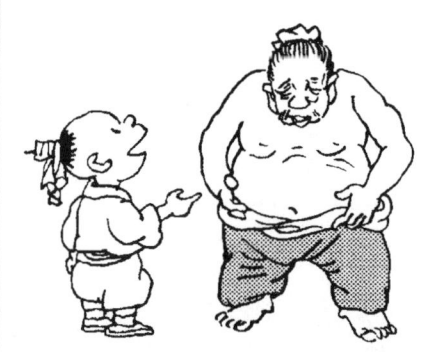

"포(胞; 자궁)는 싸는 것[包]는 것이니 태아를 싸고 있는 태포(胎胞)이다."

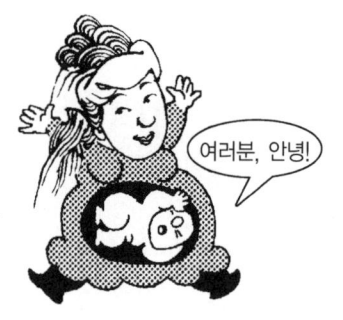

여러분, 안녕!

"늑(肋; 갈빗대)은 묶는 것[勒]이니 오장이 흩어지지 않도록 단단하게 묶는 것이다."

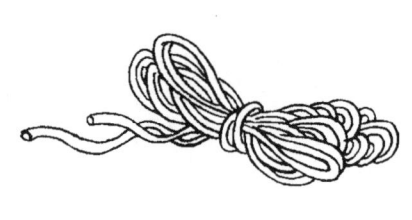

"협(脇; 옆구리)은 끼는 것[挾]이니 양팔 사이에 끼어 있다."

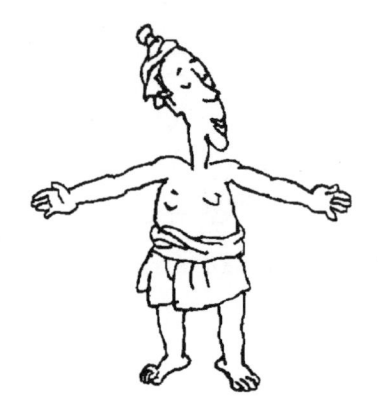

"액(腋; 겨드랑이)은 이어짐[繹]이니, 혈맥이 끊임없이 왕래하는 곳이다."

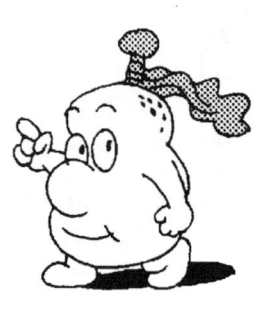

한의학의 해부학적 특징과 근거

"조(爪; 손톱)는 잇는 것[紹]이니, 손끝에서 이어지는 것이다."

"요(腰; 허리)는 중요함[要]이니, 신체의 가운데에 있어서 굴신할 때 중심축이 된다."

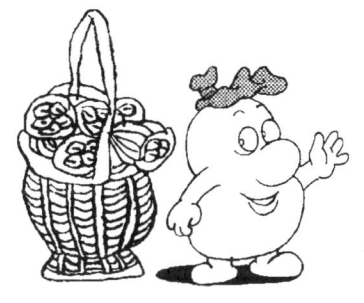

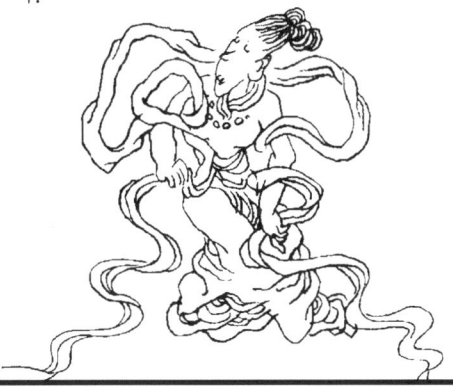

"관(髖; 엉덩이 뼈)과 비(髀; 넓적다리)*는 부드럽고 낮은 곳에 있다."

"슬(膝; 무릎)은 쉬는 것[息]이니, 구부리고 펼 때의 중심축이며 앉아서 휴식할 수 있다."

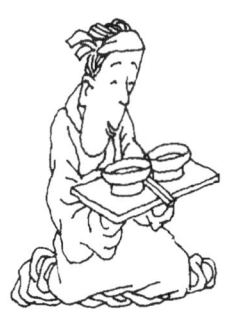

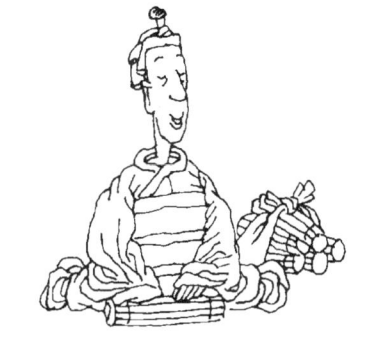

"고(股; 넓적다리)*는 부역함[役]이니, 시간을 쪼개어 분주하게 맡은 일을 수행하는 것이다."

"퇴(腿; 다리)는 물러남[退]이니, 돌아다니는 것을 주관한다. 앞으로 나아갈 수 있고 뒤로도 물러날 수 있다."

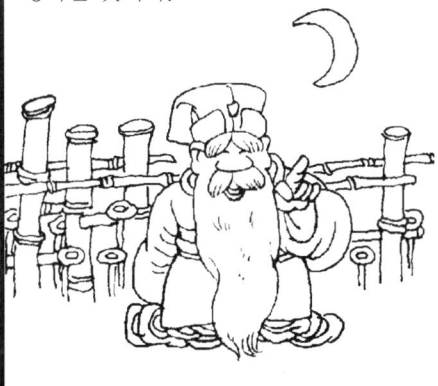

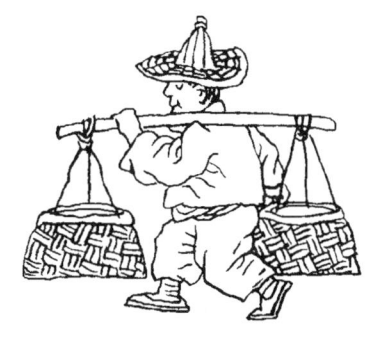

【역주】

비(髀) : 대개 대퇴부의 바깥쪽 즉 엉덩이쪽을 지칭함.
고(股) : 주로 안쪽 대퇴부위를 가리킴.

제2장 수혈과 경락

"둔(臀; 엉덩이)은 맨 끝[殿]이니, 큰 근육이 인체의 맨 뒤에 있는 것입니다."

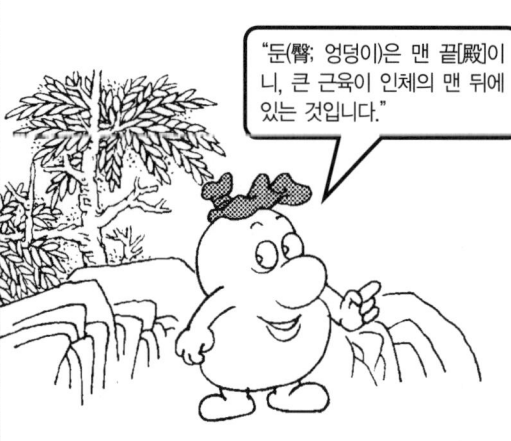
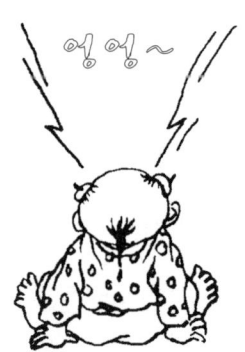

"각(脚; 다리)*은 물리침[却]이요, 또 민첩함[蹻]이니, 앉아 있을 때는 뒤로 물러나 있지만 또한 민첩하여 걸을 수 있음을 말한 것이다."

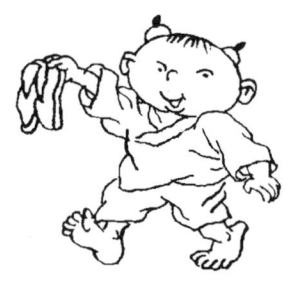

"경(脛; 다리)*은 지름길[徑]이니, 식물의 줄기처럼 곧게 뻗은 것이다."

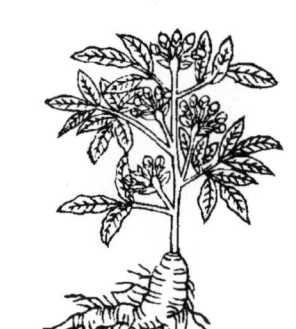

"족(足; 발)은 이음[續]이니 다리에서 이어지며, 걸을 때 쓰인다."

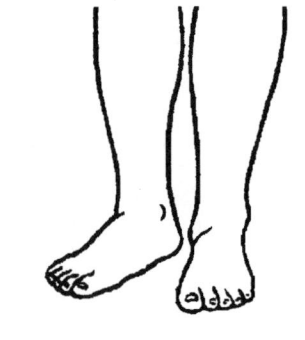

"과(踝; 복숭아뼈)는 뿔[角]이니, 발 양옆에 뿔처럼 튀어나온 것이다."

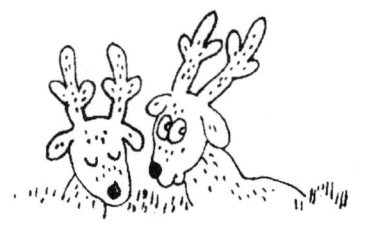

【역주】
각(脚) : 다리, 주로 무릎 아래를 가리킴.
경(脛) : 소퇴(小腿), 일반적으로 무릎 아래에서 발목 위까지를 가리킴.

"근(跟; 발꿈치)은 뿌리[根]이니, 나무에 뿌리가 있는 것과 같다." 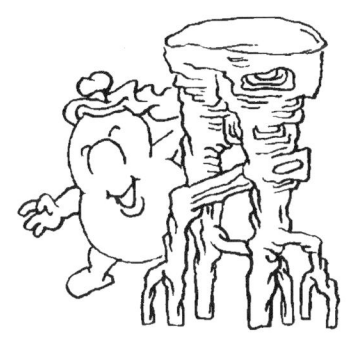	"종(踵; 발꿈치)은 모이는 것[鍾]이니, 체중이 모두 이곳에 몰린다." 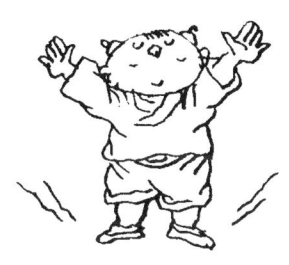
"지(趾; 발가락)는 그침[止]이니 나아가고 그치는 것이 자유로운 것이다." 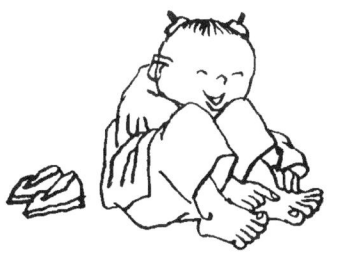	"맥(脈)은 물갈래[派]요, 또 영원함[永]이니, 기혈이 갈래를 나누어 끊임없이 흐르는 것이다."
"혈(血)은 물이 깊은 모양[濊]이니, 피가 경계를 구분하여 흐르는 것이다." 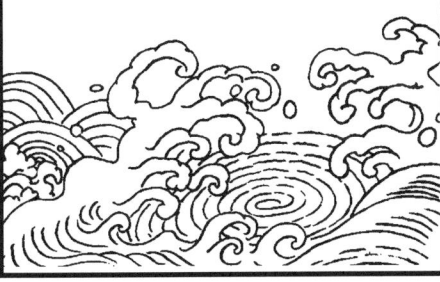	"한(汗)은 넓고 큰 모양[瀚]이니, 땀이 체표에서 크게 흐르는 것이다." 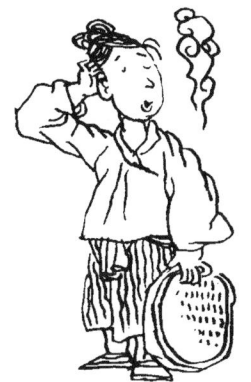

"진(津)은 나아감[進]이니 즙이 밖으로 나가는 것이다."

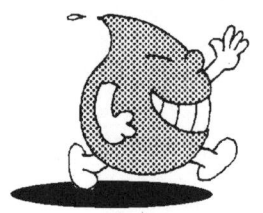

"농(膿; 고름)은 진한 술[醴]이니, 원래 기는 희고 혈은 붉은데 농은 그 즙이 진한 것이다."

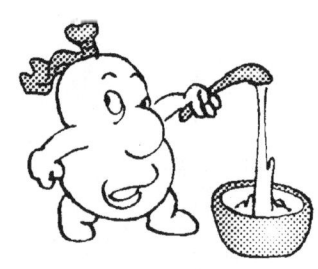

한의학 인체 부위도

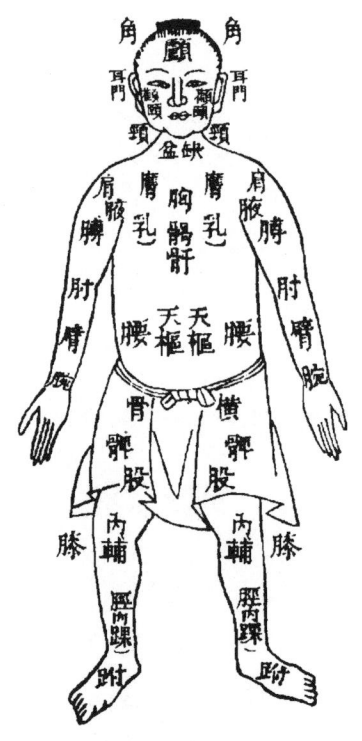

전면부위도

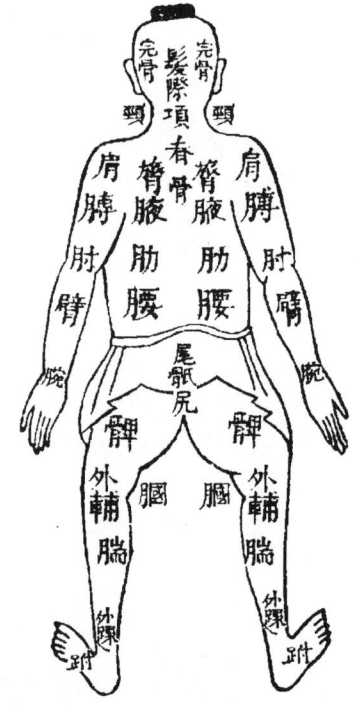

후면부위도

≪신경통고≫에서는 오장육부의 의미를 다음과 같이 해석하고 있다.
"장(臟)은 감추는 것[藏]는 것이니 마치 보물을 감추듯이 사물을 잘 간수하여 새나가지 않도록 하는 것이다."

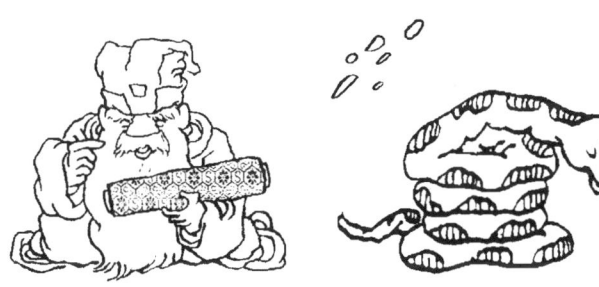

"장은 음에 속하지만 양에 뿌리를 두고 있으므로 그 수는 홀수인 5이다."

"폐(肺)는 왕성함[沛]이니, 중간에 24개의 구멍이 있어 청탁의 기운을 퍼뜨리는데 그 왕성함을 막을 수 없다."

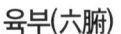

육부(六腑)

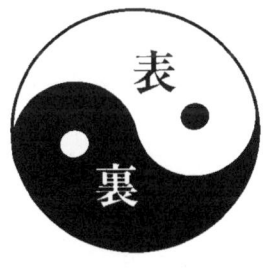

오장(五臟)

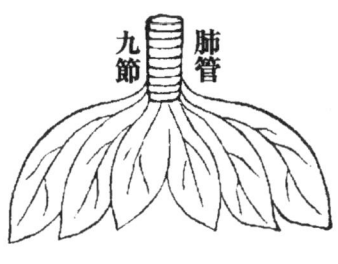

"부(府, 腑)는 모이는 것[聚]이니, 창고처럼 물건을 모았다가 운반하는 것으로 그 작용이 끝이 없다. 부는 양에 속하지만 음에 뿌리를 두고 있으므로 그 수가 짝수인 6이다."

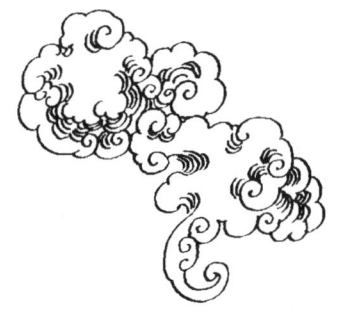

"시(市)는 기운이 모이는 곳을 의미하니 전중을 기의 바다[氣海]라 하는 것과 같은 이치이다. 그래서 '시(市)'자를 쓴 것이다."

제2장 수혈과 경락

"심(心)은 새로움[新]이니, 신명(神明)이 깃들어 있는 곳으로 매일매일 새로운 변화가 일어난다."

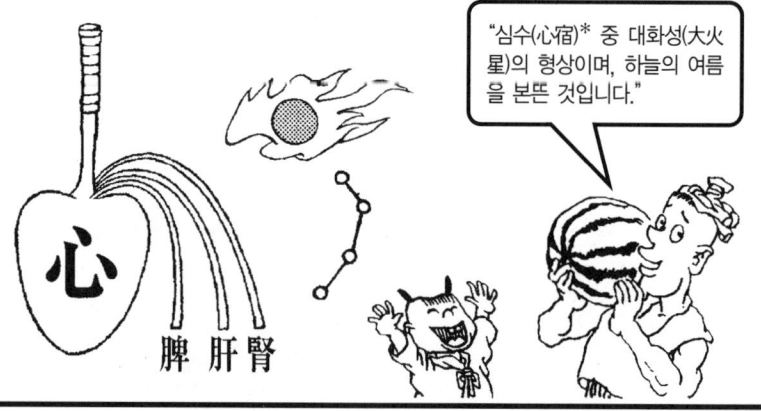

"심수(心宿)* 중 대화성(大火星)의 형상이며, 하늘의 여름을 본뜬 것입니다."

"신장으로부터 8치 4푼 떨어져 있으며, 남방의 이궁(離宮)에 위치하여 음을 낳습니다. 그래서 혈(血)을 생성할 수 있는 것이지요."

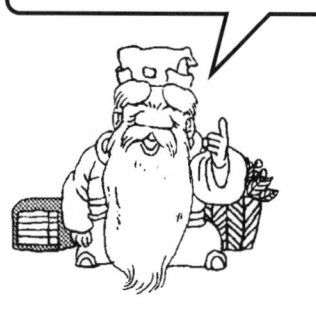

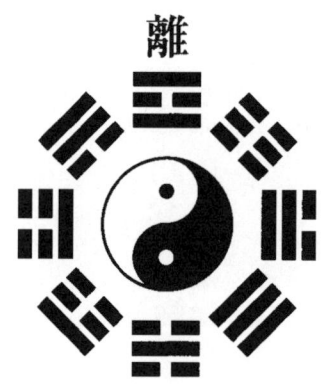

"비(脾)는 돕는 것[裨]이니 인체의 큰 창고[太倉]인 위(胃)를 엄호하고 위의 활동을 돕는다."

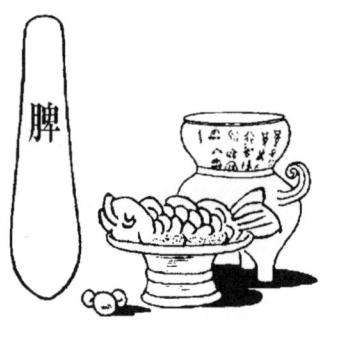

"심과 폐의 아래에 있기 때문에 '비(卑)'자를 쓴 것이다. 태음습토(太陰濕土)가 혈(血)과 같은 부류이므로 혈을 싸고 있다."

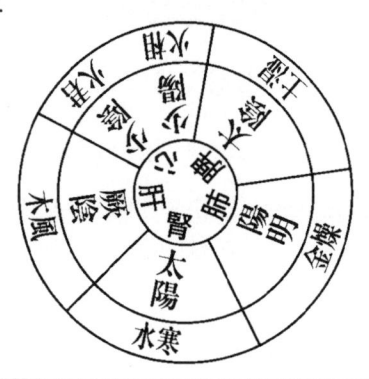

【역주】

심수(心宿) : 28수(宿) 중의 하나.

"간(肝)은 맡아 처리함[幹]이니, 장군에 해당하는 기관으로 지혜와 책략이 여기에서 나오므로 충분히 일을 맡아 처리할 수 있다."

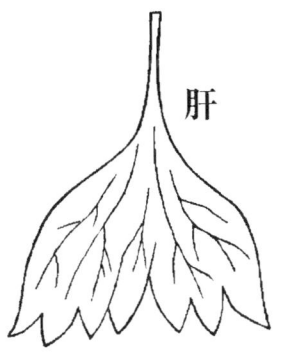

"진궁(震宮)에 거처하며 용(龍)이나 우레에 속하므로 잘 놀라고 화를 잘 낸다."

"목(木)은 화(火)를 낳으니 붉은 피의 어미이다. 그러므로 피를 저장한다."

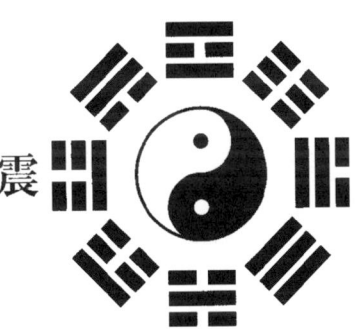

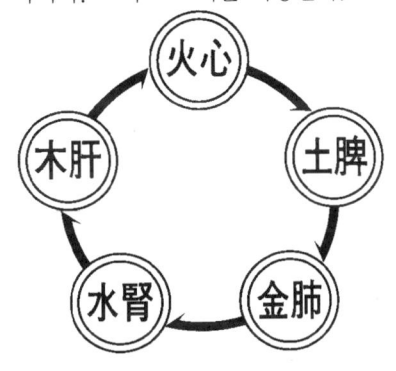

"신(腎)은 신중함[愼]이니, 정실(精室)*을 신중하게 지켜서 함부로 누설하면 안 된다."

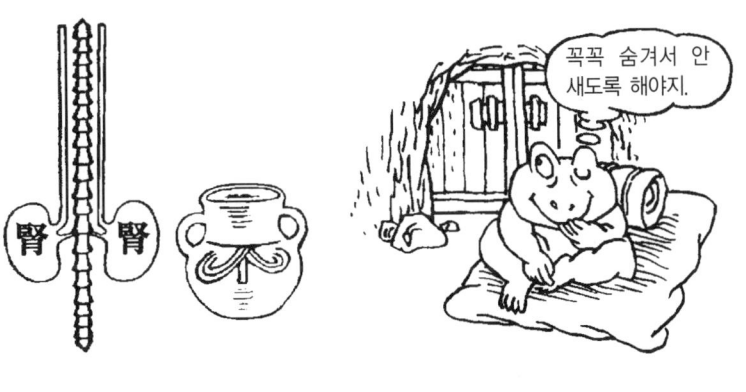

【역주】

정실(精室) : 정(精)을 간직해 두는 곳을 이르는 말. 남자는 정(精)이 저장되는 곳이며 여자는 포궁(胞宮)과 연결된 곳이어서 정실이라 하니, 흔히 남성의 장정처(藏精處)를 말한다.

"신은 또 인도함[引]이니, 물을 아래로 인도한다. 그 정관(精管)은 양쪽 신장과 척추뼈 사이에서 발원하여 대장의 우측을 돌고 요관(尿管)을 따라 내려가 전음(前陰)으로 이어지는데, 이를 통해 정액이 배설된다. 이상이 오장이다."

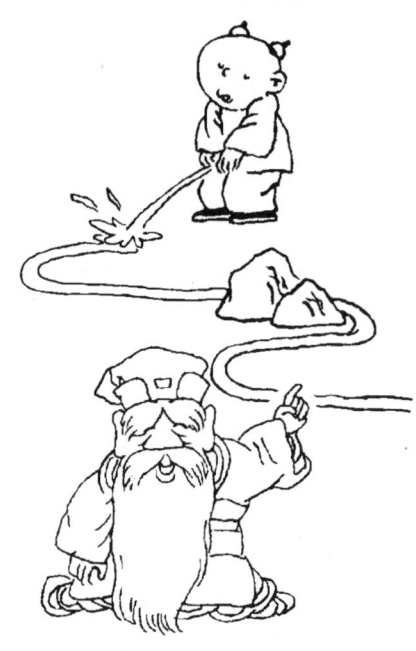

"위(胃)는 지킴[衛]이니, 음식물의 정미로운 기운이 전신에 퍼지면 외부를 보호하고 내부를 견고하게 한다."

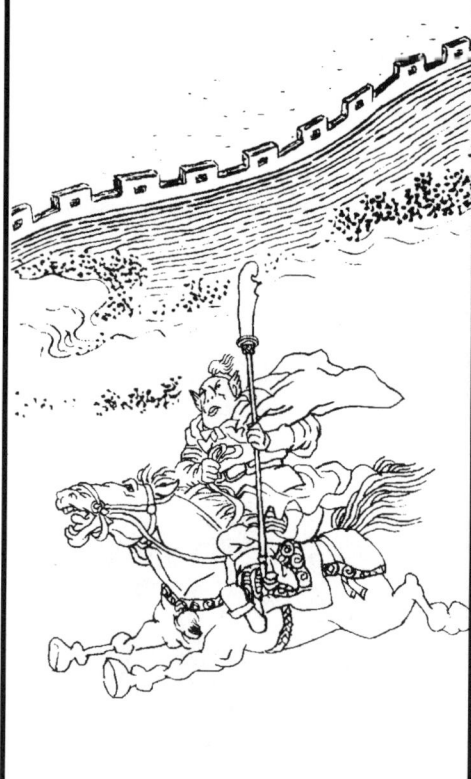

"위쪽은 분문(賁門)이고 아래쪽은 유문(幽門)이다. 창고에 해당하는 장기로 오곡이 모이는 곳이므로 '전(田)' 자를 쓴 것이다."

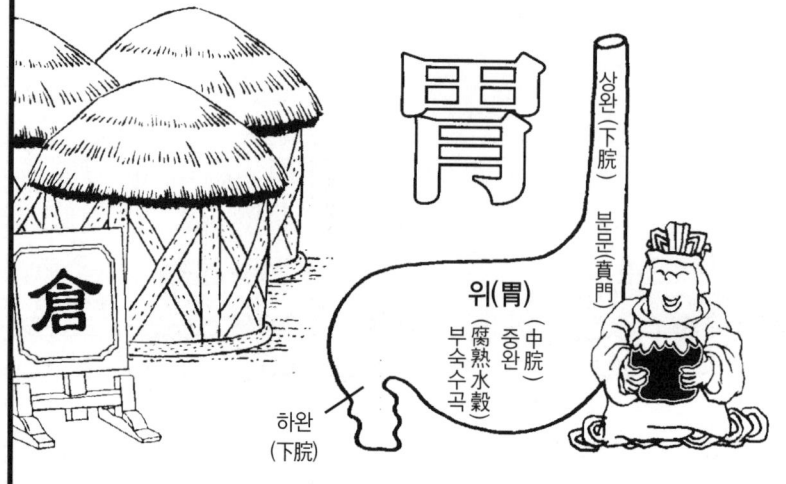

"담(膽)은 어깨에 메는 것[擔]이다. 11경의 활동이 모두 담의 결정에 의존하므로 천하의 일을 담당할 수 있다."

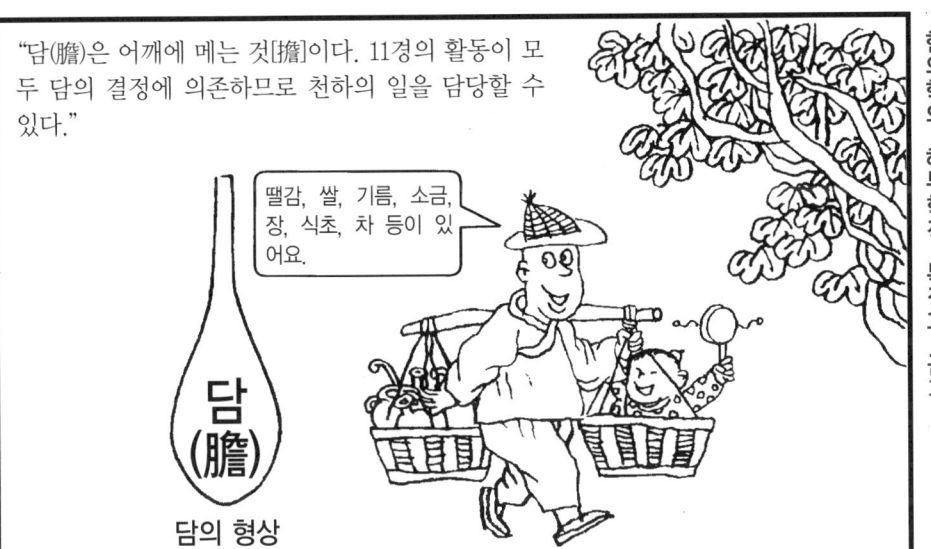

담의 형상

"장(腸)에는 대장과 소장이 있다. 장(腸)은 막힘 없음[暢]이니, 위기를 잘 통하게 하여 음식물 찌꺼기가 내려가게 한다. 위쪽은 난문(蘭門)이고 아래쪽은 백문(魄門)인데 항문(肛門)이라고도 한다."

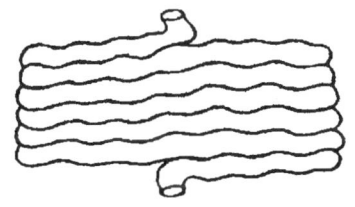

대장의 윗구멍이 곧 소장의 아래구멍이다.

소장(小腸)

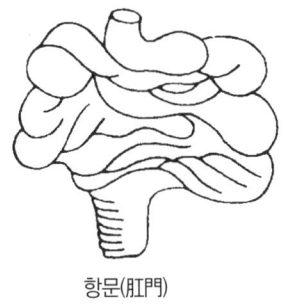

항문(肛門)

대장의 형상

"삼초(三焦)는 전신의 원기(元氣)를 통솔한다. 상초가 다스려지지 않으면 높은 곳에까지 물이 넘치고, 중초가 다스려지지 않으면 물이 중완(中脘)에 정체되고, 하초가 다스려지지 않으면 물이 대소변의 이상을 초래한다. 그래서 '결독지관(決瀆之官)'이라 이름한 것이다."

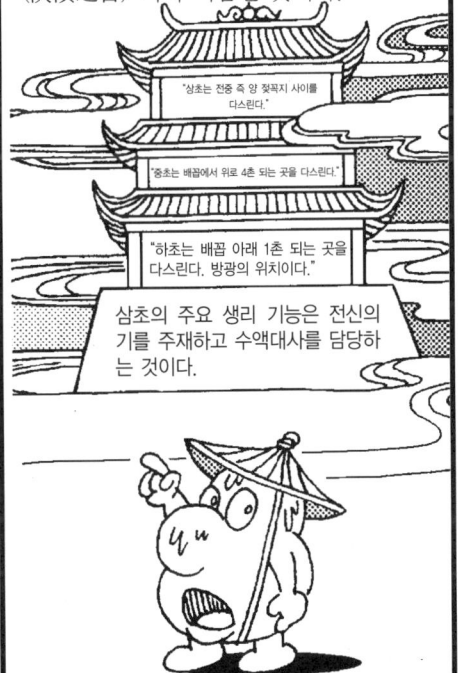

"상초는 전중 즉 양 젖꼭지 사이를 다스린다."

"중초는 배꼽에서 위로 4촌 되는 곳을 다스린다."

"하초는 배꼽 아래 1촌 되는 곳을 다스린다. 방광의 위치이다."

삼초의 주요 생리 기능은 전신의 기를 주재하고 수액대사를 담당하는 것이다.

"방(膀)은 물이 힘차게 흐르는 것[滂]이며, 광(胱)은 빛남[光]이다. 기해(氣海)가 충실하면 운화가 정상적으로 이루어져 기운이 왕성하고 빛이 나며 수액대사가 잘 이루어진다. 이상은 육부에 대한 내용이다."

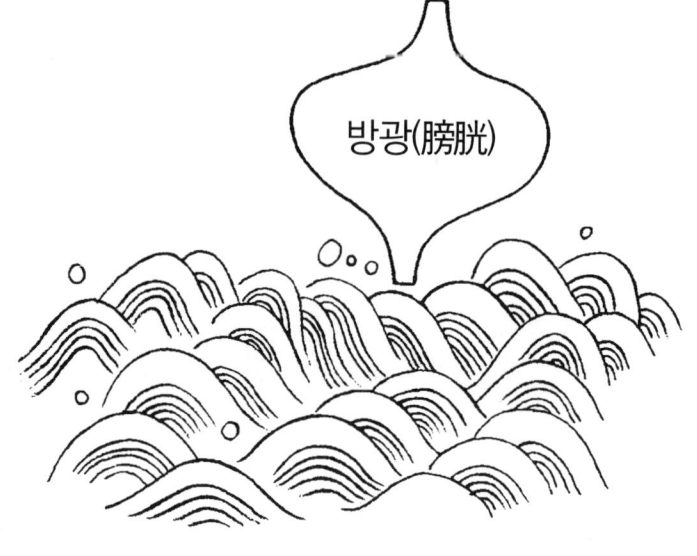

또 다음과 같이 말했다. "혼(魂)은 신(神)을 따라 왕래하는 것을 말하고, 백(魄)은 정(精)을 따라 출입하는 것을 말한다. 혼은 신이며 백은 영(靈)이니, 혼은 움직이려고 백은 고요하다. 간은 혼을 간직하고 폐는 백을 간직한다."

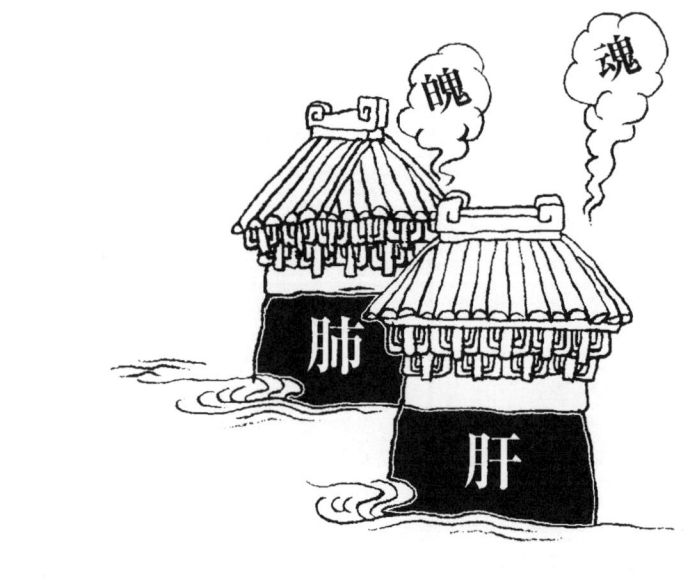

이상의 장부, 기육, 사지, 구규, 백해, 피모 등 여러 조직기관을 연결하여 하나의 통일된 정체로 만들어 주는 것이 곧 경락이다. 아래 그림은 인체를 출입하는 기혈이 일정한 순서에 따라 바다의 조수가 밀려왔다 밀려가듯이 규칙적으로 성쇠를 거듭하면서 끊임없이 전신을 흐르고 있는 상황을 표현하고 있다.

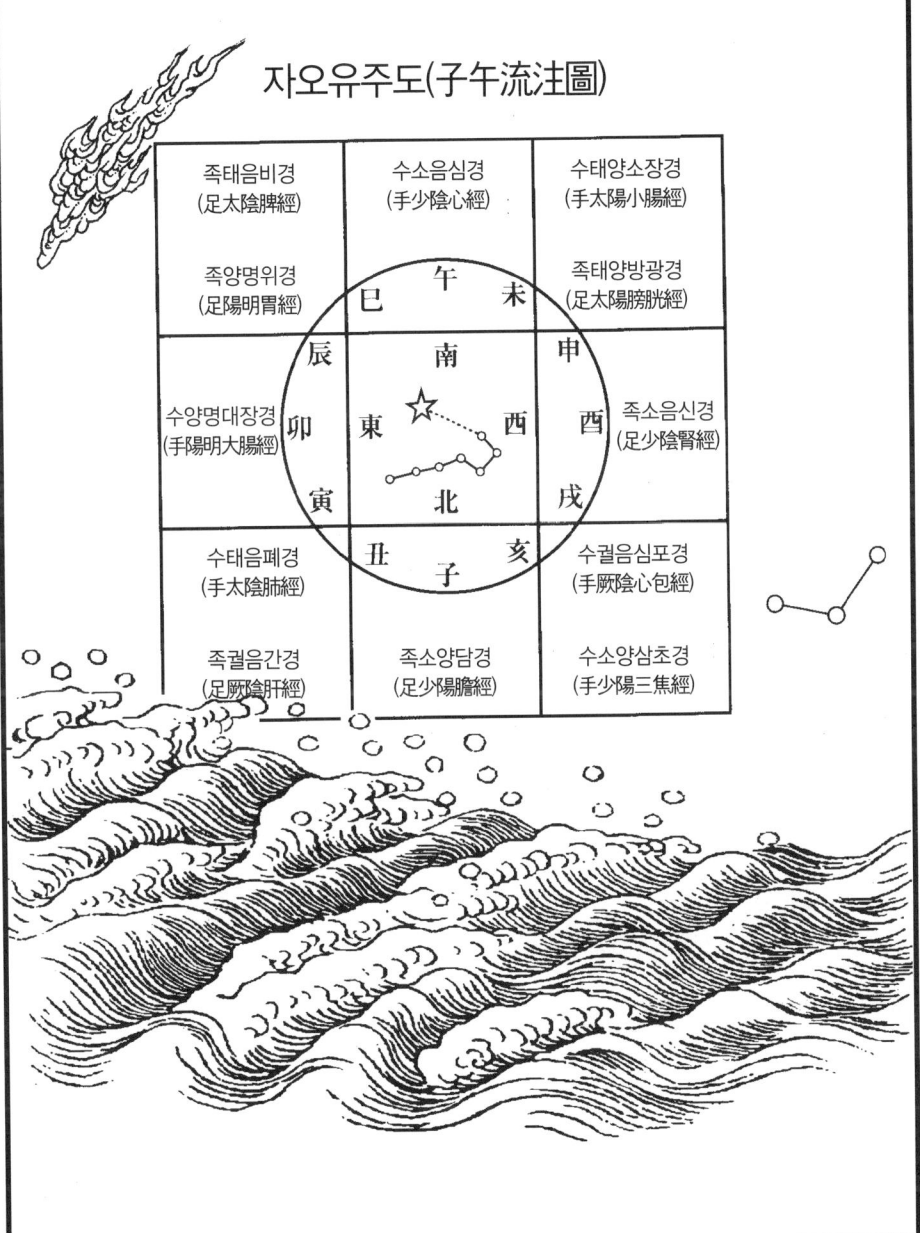

자오유주도(子午流注圖)

수혈의 위치를 정하는 방법

수혈의 위치를 정하는 것을 취혈(取穴)이라고 한다. 취혈의 정확성 여부는 치료 효과에 직접적으로 영향을 미친다. 그러므로 반드시 정해진 방법에 따라 시행해야 한다. 먼저 해당 혈자리에 대해 정확히 이해한 다음 환자의 체표 표지나 취하고 있는 자세 등을 잘 살펴야한다. 현재는 일반적으로 골도법(骨度法)*, 해부학적 표지, 수지동신촌법(手指同身寸法)을 주로 사용한다.

1. 골도법(骨度法)

이 법은 인체의 각 부분을 구분하여 그 길이를 규정하고, 이것을 혈위를 측정하는 표준으로 삼은 것이다. 남녀, 노소, 키가 크거나 작거나, 몸이 살쪘거나 야위었거나를 가리지 않고 모두 이것을 기준으로 삼는다. 이것은 한의학의 "같은 가운데 다름이 있고, 다른 가운데 같음이 있다."는 이론과 일맥상통하는 것이다.

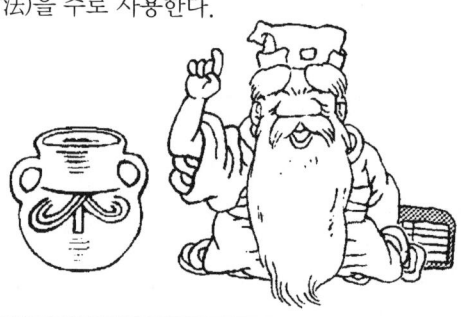

【역주】

골도법(骨度法): 혈자리를 정하는 방법. 골도분촌법(骨度分寸法)이라고도 함. 옛날에는 뼈마디를 기준으로 치수를 정하여 인체 각 부위의 길이와 크기를 재었는데 이를 골도(骨度)라고 한다. 그리고 이 방법을 사용하여 혈자리를 헤아려 찾는 것을 골도법(骨度法)이라고 한다.

2. 수지동신촌법(手指同身寸法)*

수지동신촌법은 환자의 손가락을 기준으로 삼아 취혈하는 방법인데, 여기에는 세 가지가 있다.

① 중지동신촌(中指同身寸) : 환자의 중지 가운데 마디를 구부렸을 때 생기는 양쪽 가로무늬 사이의 안쪽 길이를 1치[寸]로 정하는 방법으로, 팔다리 양경(陽經)의 세로 길이와 등의 가로 길이를 재는 데 쓰입니다.

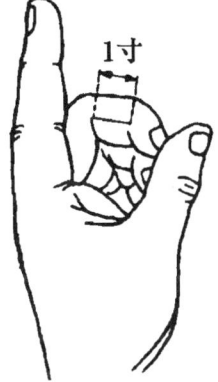

중지동신촌
(中指同身寸)

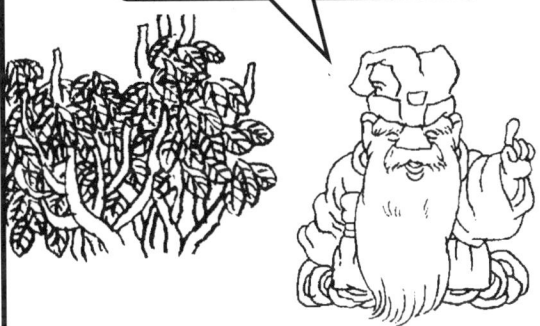

② 무지동신촌(拇指同身寸) : 환자의 엄지손가락 관절의 가로 길이를 1치[寸]로 한다. 이 역시 팔다리의 세로 길이를 재는 방법으로 쓴다.

③ 횡지동신촌(橫指同身寸) : 일부법(一扶法)이라고도 한다. 환자의 집게손가락, 가운뎃손가락, 넷째손가락, 새끼손가락을 펴서 나란히 모아 그 가운데 마디의 폭을 3치[寸]로 정한다. 팔다리와 복부의 취혈에 사용한다.

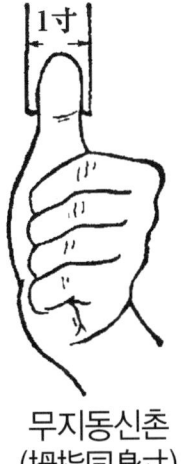

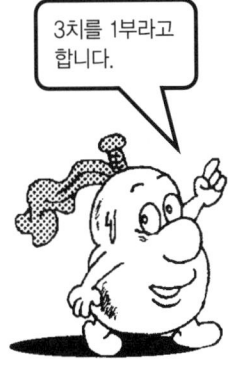

3치를 1부라고 합니다.

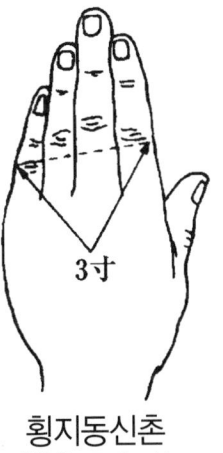

무지동신촌
(拇指同身寸)

횡지동신촌
(橫指同身寸)

【역주】

수지동신촌법(手指同身寸法) : 지촌법(指寸法)이라고도 함. 환자 자신의 손가락으로 촌수(寸數)를 정해서 혈자리를 재는 길이의 기준으로 삼는다.

3. 해부학적 표지를 근거로 삼음

이 방법은 간편하면서도 정확하기 때문에 임상에서 가장 많이 사용한다. 예를 들면, 양 눈썹사이의 정중앙에서 인당혈(印堂穴)을 취하고, 양손의 호구(虎口)*를 서로 교차시킬 때 집게손가락끝이 닿는 부위의 근골 사이에서 열결혈(列缺穴)을 취하고, 척추를 기준으로 제1흉추 위에서 대추혈(大椎穴)을 취하고, 제2흉추 위에서 도도혈(陶道穴)을 취한다.

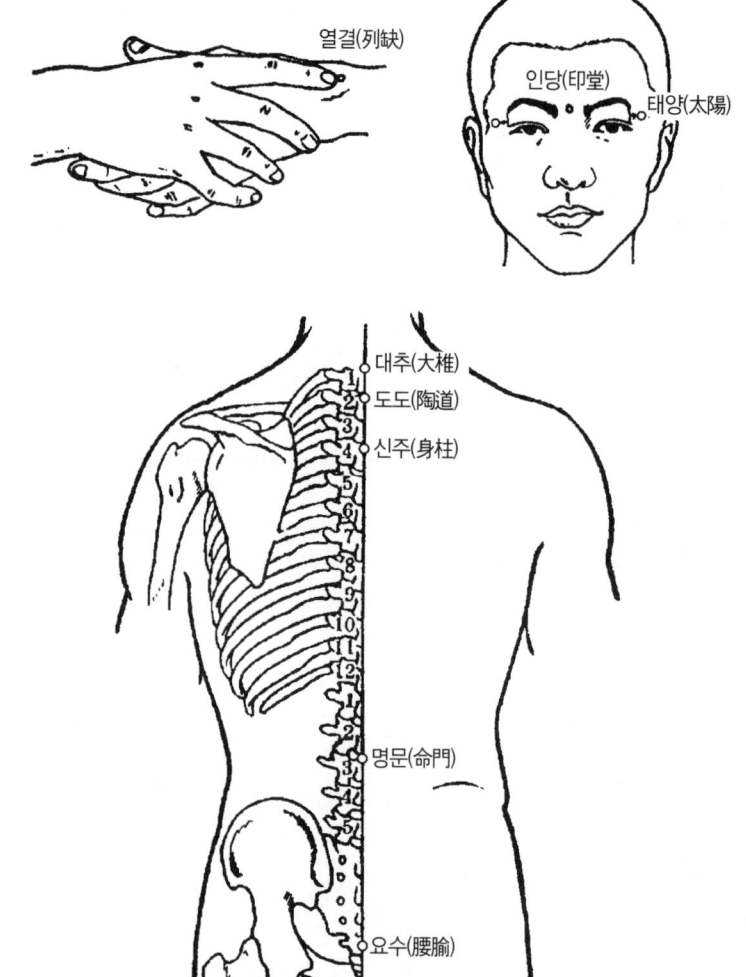

【 역주 】 호구(虎口) : 엄지와 집게손가락의 사이로 벌어지를 가리킴.

특정혈의 분류와 의의

특정혈은 특수한 작용을 갖춘 것으로, 각기 다른 계통에 속하는 경혈들로 구성된다. 14경(經)의 수혈 중에는 일반적인 경혈에 속하는 것도 있지만, 특정한 경혈에 속하는 것도 있다. 이들은 특별한 명칭을 가지고 있는데, 그 속에 숨은 뜻을 파악하는 것은 수혈을 이해하고 운용함에 도움이 된다.

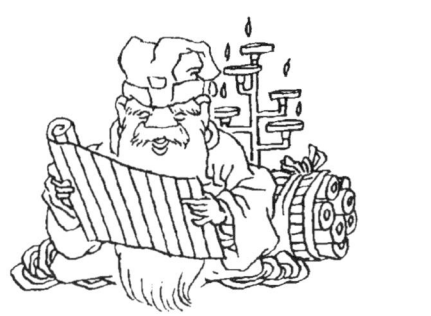

특정혈은 팔다리의 오수혈(五腧穴 : 井, 滎, 輸, 經, 合), 육부하합혈(六腑下合穴), 원혈(原穴), 낙혈(絡穴), 극혈(郄穴)과 몸통 부위의 장부 수혈(俞穴), 모혈(募穴) 및 각 경락이 서로 교차하는 혈인 팔회혈(八會穴), 팔맥교회혈(八脈交會穴) 등을 포괄한다.

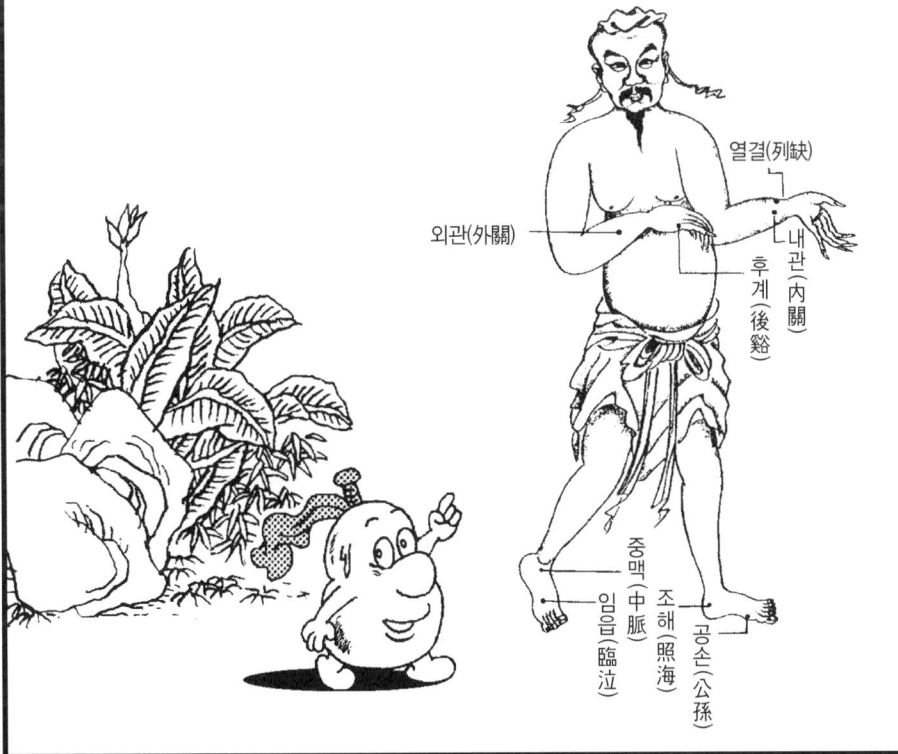

원혈 : 원(原)은 생명의 본원을 지칭한다. 원혈은 장부의 진기(眞氣)가 경락으로 흘러 드는 부위이다. 원기가 모이고 출입하는 곳이기 때문에 원혈이라고 부른다. 팔꿈치나 무릎 아래쪽에 위치한다.

原 穴

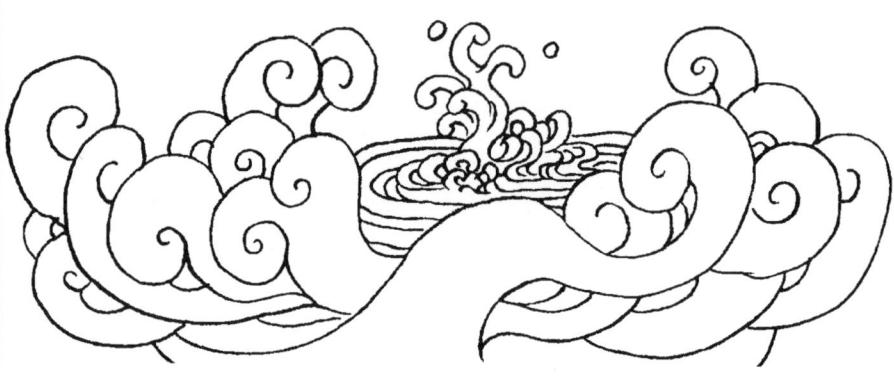

경맥(經脈)	원혈(原穴)	경맥(經脈)	원혈(原穴)
수태음폐경(手太陰肺經)	태연(太淵)	수양명대장경(手陽明大腸經)	합곡(合谷)
수소음심경(手少陰心經)	신문(神門)	수태양소장경(手太陽小腸經)	완골(腕骨)
수궐음심포경(手厥陰心包經)	대릉(大陵)	수소양삼초경(手少陽三焦經)	양지(陽池)
족태음비경(足太陰脾經)	태백(太白)	족양명위경(足陽明胃經)	충양(衝陽)
족소음신경(足少陰腎經)	태계(太溪)	족태양방광경(足太陽膀胱經)	경골(京骨)
족궐음간경(足厥陰肝經)	태충(太衝)	족소양담경(足少陽膽經)	구허(丘墟)

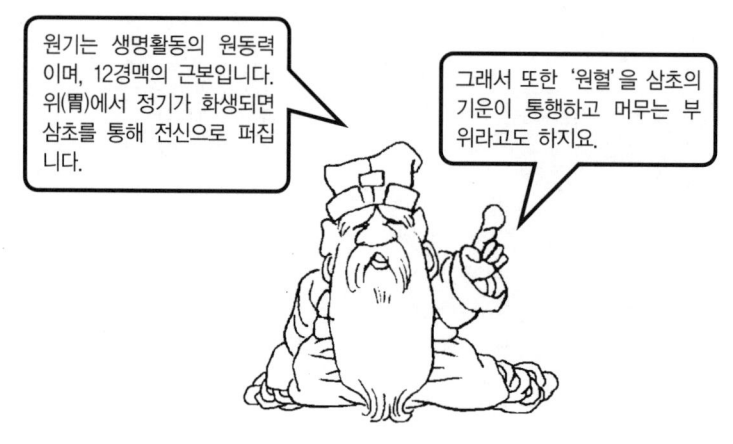

원기는 생명활동의 원동력이며, 12경맥의 근본입니다. 위(胃)에서 정기가 화생되면 삼초를 통해 전신으로 퍼집니다.

그래서 또한 '원혈'을 삼초의 기운이 통행하고 머무는 부위라고도 하지요.

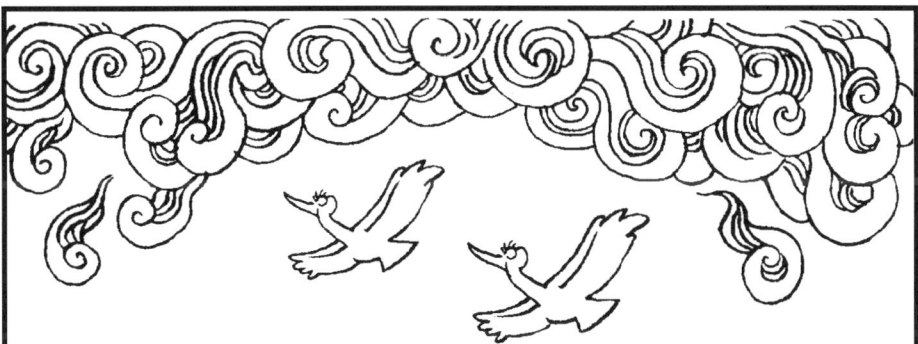

배수혈(背俞穴) : 장부의 기가 운송되어 주입되는 등 쪽의 특수한 혈자리. 오장, 심포락 및 육부에 각각 1개의 배수혈이 있다. 이는 각 장부의 기가 등 쪽으로 운반되어 퍼지는 곳이고, 또한 풍한(風寒) 등의 외부 사기가 침입하는 곳이며, 장부의 기능이 비정상일 때 압통 등의 증상이 나타나는 곳이기도 하다. 대부분 장부의 위치와 상응하므로 장부를 가지고 명명하였다. 배수혈에는 모두 장부와 경락의 기를 소통시키고 조절하는 기능이 있다. 대부분 해당 장부와 관련된 질환을 치료하는데 쓰인다.

장(臟)	수(俞)	모(募)	부(腑)	수(俞)	모(募)
폐(肺)	폐수(肺俞)	중부(中府)	대장(大腸)	대장수(大腸俞)	천추(天樞)
심(心)	심수(心俞)	거궐(巨闕)	소장(小腸)	소장수(小腸俞)	관원(關元)
심포(心包)	궐음수(厥陰俞)	전중(膻中)	삼초(三焦)	삼초수(三焦俞)	석문(石門)
비(脾)	비수(脾俞)	장문(章門)	위(胃)	위수(胃俞)	중완(中脘)
신(腎)	신수(腎俞)	경문(京門)	방광(膀胱)	방광수(膀胱俞)	중극(中極)
간(肝)	간수(肝俞)	기문(期門)	담(膽)	담수(膽俞)	일월(日月)

모혈(募穴) : 막(幕)이라고도 쓰며 막(膜)자와 뜻이 통한다. 장부 바깥쪽의 근막을 가리킨다. 장부와 경락의 기가 흉복부에 모이는 곳으로, 그 명칭은 근접한 장부에 따라 붙인 것이다. 따라서 해당 장부의 모혈은 반드시 해당 경맥에 있지 않고 정중앙에 있거나 양 옆에 있다. 예를 들면, 위(胃)의 모혈인 중완(中脘)은 임맥(任脈) 상에 있다. 장부에 병변이 발생하면 해당하는 모혈에 압통 반응이 나타난다. 그러므로 장부에 병이 있을 때 모혈을 활용하여 치료할 수 있다. 배수혈과 함께 사용하면 효과가 더욱 좋다.

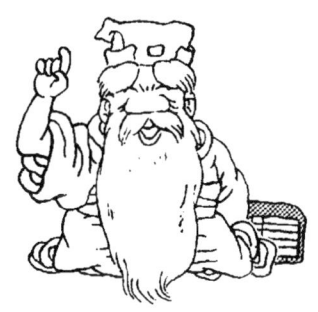

【역주】

심포락(心包絡) : 심(心)의 바깥을 둘러싸고 있는 조직기관. 심포(心包)라고도 함. 심이편의 하나로서 심의 외막(外膜)과 거기에 붙어 있는 기혈의 통로인 낙맥(絡脈)을 통틀어 이른다. 심의 외위(外衛)로서 심장을 보호하는 작용이 있다.

낙혈(絡穴) : 비교적 크고 중요한 낙맥으로 전신에 15개가 있다. 14경에서 각 1개씩의 낙맥이 갈라져 나오는데, 여기에 비(脾)의 대락(大絡)을 더해서 15낙맥이라고 한다. 그 주요 기능은 체표에서 표리가 되는 두 경맥의 연결을 강화하여 각 조의 음경과 양경이 서로 잘 통하도록 하는 것이다. 예를 들면, 수태음의 낙맥은 수양명으로 이어지고, 수양명의 낙맥은 수태음으로 이어진다.

치료시 원혈과 낙혈을 배합하면 효과가 아주 좋다. 예를 들면, 수소음심경의 질환에는 수태양경의 낙혈인 지정(支正)과 수소음경의 원혈인 신문(神門)을 배합한다.

또 낙혈은 표리가 되는 두 경맥의 여러 병증을 치료한다. 이밖에 낙맥에 나타나는 색택(色澤)의 변화를 살피는 것은 의사가 병정을 파악하는데 도움이 된다.

경맥(經脈)		명칭(名稱)	부위(部位)	분포(分布)
수삼음 (手三陰)	수태음지별(手太陰之別)	열결(列缺)	거완촌반(去腕寸半)	별주양명(別走陽明)
	수소음지별(手少陰之別)	통리(通里)	거완일촌(去腕一寸)	별주태양(別走太陽)
	수궐음지별(手厥陰之別)	내관(內關)	거완이촌(去腕二寸)	별주소양(別走少陽)
수삼양 (手三陽)	수양명지별(手陽明之別)	편력(偏歷)	거완삼촌(去腕三寸)	별주태음(別走太陰)
	수태양지별(手太陽之別)	지정(支正)	거완오촌(去腕五寸)	내주소음(內注少陰)
	수소양지별(手少陽之別)	외관(外關)	거완이촌(去腕二寸)	합심주(合心主(厥陰))
족삼양 (足三陽)	족양명지별(足陽明之別)	풍륭(豊隆)	거과팔촌(去踝八寸)	별주태음(別走太陰)
	족태양지별(足太陽之別)	비양(飛陽)	거과칠촌(去踝七寸)	별주소음(別走少陰)
	족소양지별(足少陽之別)	광명(光明)	거과오촌(去踝五寸)	별주궐음(別走厥陰)
족삼음 (足三陰)	족태음지별(足太陰之別)	공손(公孫)	본절후일촌(本節後一寸)	별주양명(別走陽明)
	족소음지별(足少陰之別)	대종(大鍾)	당과후요양(當踝後繞踉)	별주태양(別走太陽)
	족궐음지별(足厥陰之別)	여구(蠡溝)	거내과오촌(去內踝五寸)	별주소양(別走少陽)
전후흉협 (前後胸脇)	임맥지별(任脈之別)	미예(尾翳)	하구미(下鳩尾)	산어복(散於腹)
	독맥지별(督脈之別)	장강(長強)	협척(挾脊)	협려상항,산두상(挾膂上項,散頭上)
	비지대락(脾之大絡)	대포(大包)	출연액하삼촌(出淵腋下三寸)	포흉협(布胸脇)
	위지대락(胃之大絡)	허리(虛里)	출좌유하(出左乳下)	상관폐(上貫肺)

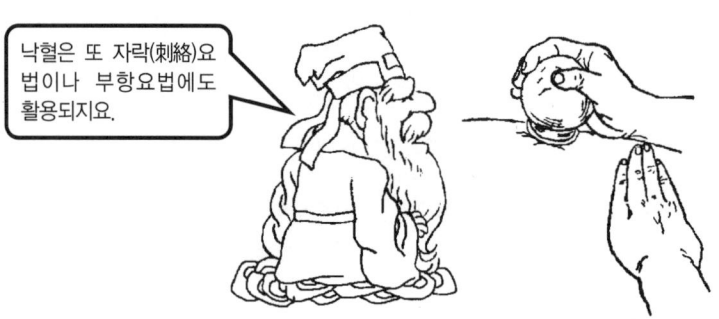

낙혈은 또 자락(刺絡)요법이나 부항요법에도 활용되지요.

팔회혈(八會穴) : 회(會)는 모인다는 뜻이니, 팔회혈은 장(臟), 부(腑), 기(氣), 혈(血), 근(筋), 맥(脈), 골(骨), 수(髓)의 정기가 모이는 곳이다. 그 혈은 대부분 몸통에 분포한다. 부회(腑會)는 중완(中脘), 장회(臟會)는 장문(章門), 근회(筋會)는 양릉천(陽陵泉), 수회(髓會)는 절골(絕骨), 혈회(血會)는 격수(膈俞), 골회(骨會)는 대저(大杼), 맥회(脈會)는 태연(太淵), 기회(氣會)는 전중(膻中)이다.

팔회혈(八會穴)

장회(臟會)	장문(章門)	근회(筋會)	양릉천(陽陵泉)
부회(腑會)	중완(中脘)	맥회(脈會)	태연(太淵)
기회(氣會)	전중(膻中)	골회(骨會)	대저(大杼)
혈회(血會)	격수(膈俞)	수회(髓會)	현종(懸鍾)*

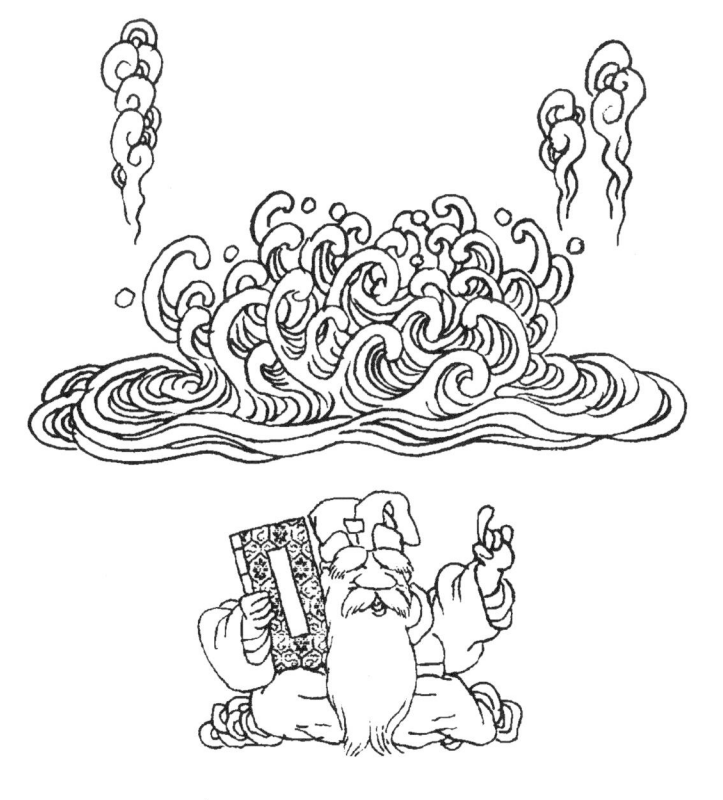

【 역주 】

현종(懸鍾) : 절골(絕骨)의 다른 이름.

제2장 수혈과 경락

팔맥교회혈(八脈交會穴) : 기경팔맥(奇經八脈)과 12경맥의 기가 서로 통하는 8개의 수혈이다. 교경팔맥(交經八脈)이라고도 한다. 기경(奇經)과 정경(正經)의 경기(經氣)가 이 여덟 혈과 서로 회통하므로 이 여덟 혈은 기경의 병뿐만 아니라 정경의 병도 치료할 수 있다. 예를 들면, 공손(公孫)은 충맥에 통하므로 공손은 족태음비경의 병뿐만 아니라 충맥의 병을 치료할 수 있다. 내관(內關)은 음유맥(陰維脈)에 통하므로 내관은 수궐음심포경의 병외에 음유맥의 병도 치료할 수 있다. 영구팔법(靈龜八法)* 에서는 기경팔맥과 이 여덟 혈을 기초로, 이들을 구궁팔괘에 나누어 배속하고 일(日)과 시(時)의 간지(干支)에 따라 열리는 혈을 추산하는데 치료효과가 더욱 뛰어나다.

팔맥교회혈(八脈交會穴)

경속(經屬)	팔혈(八穴)	통팔맥(通八脈)	회합부위(會合部位)
족태음(足太陰)	공손(公孫)	충맥(衝脈)	위(胃), 심(心), 흉(胸)
수궐음(手厥陰)	내관(內關)	음유(陰維)	
수소양(手少陽)	외관(外關)	양유(陽維)	바깥 눈초리, 협(頰), 경(頸), 이후(耳後), 견(肩)
족소양(足少陽)	족임읍(足臨泣)	대맥(帶脈)	
수태양(手太陽)	후계(後谿)	독맥(督脈)	안쪽 눈초리, 항(項), 이(耳), 견갑(肩胛)
족태양(足太陽)	신맥(申脈)	양교(陽蹺)	
수태음(手太陰)	열결(列缺)	임맥(任脈)	흉(胸), 폐(肺), 격(膈), 후롱(喉嚨)
족소음(足少陰)	조해(照海)	음교(陰蹺)	

【역주】

영구팔법(靈龜八法) : 영귀팔법이라고도 함.

> 저자의 다른 작품인 ≪의역동원역경≫* 중 자오유주(子午流注)와 영귀팔법(靈龜八法)을 참고하세요.

비(脾)는 주로 음식물의 정미(精微)를 운화하므로 오장육부와 사지백해(四肢百骸)가 모두 이로부터 영양분을 공급받는다. 따라서 '후천의 근본[後天之本]'이며 기혈을 생산하는 근원이 된다. 오장이 모두 비(脾)에서 기를 받으며, 장문은 비(脾)의 모혈이므로 장문이 장회혈이 된다.

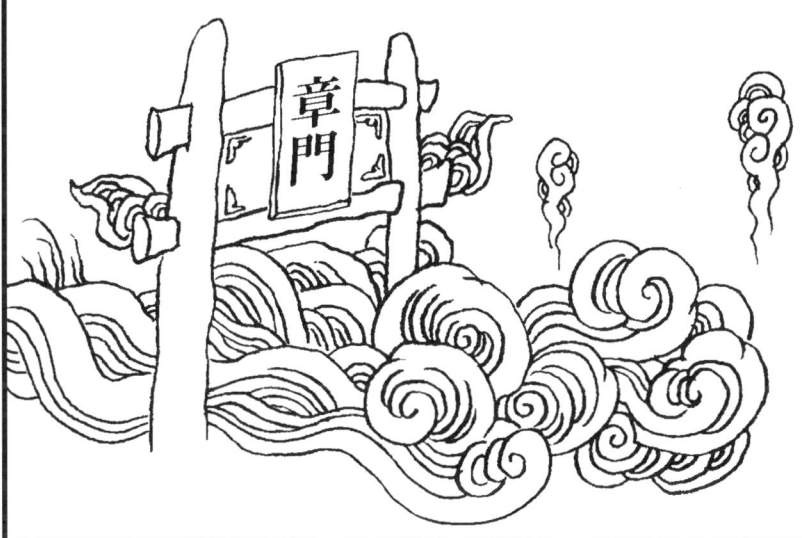

위(胃)는 '큰 창고[太倉]'로서 음식물을 받아서 부숙(腐熟)하는 일을 주로 한다. 그래서 '수곡과 기혈의 바다[水穀氣血之海]'가 되며, 비(脾)와 함께 '후천의 근본[後天之本]'이라고 불린다. 육부는 모두 위(胃)에서 기를 받고, 중완은 위(胃)의 모혈이므로 부회혈이 된다.

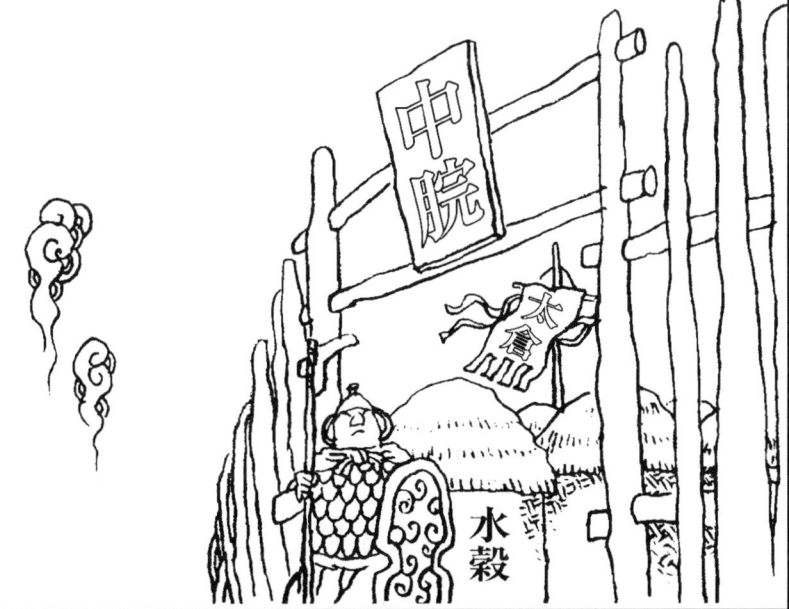

전중은 흉중의 종기(宗氣)*가 모이는 곳으로 '기해(氣海)"라고 한다. ≪영추靈樞≫ 사객편(邪客篇)에 보면 "종기는 흉중에 쌓였다가 목구멍으로 나오는데, 심맥을 관통하고 호흡을 주관한다."라고 했다. 전중은 심포락의 모혈에 속하므로 기회혈이 된다.

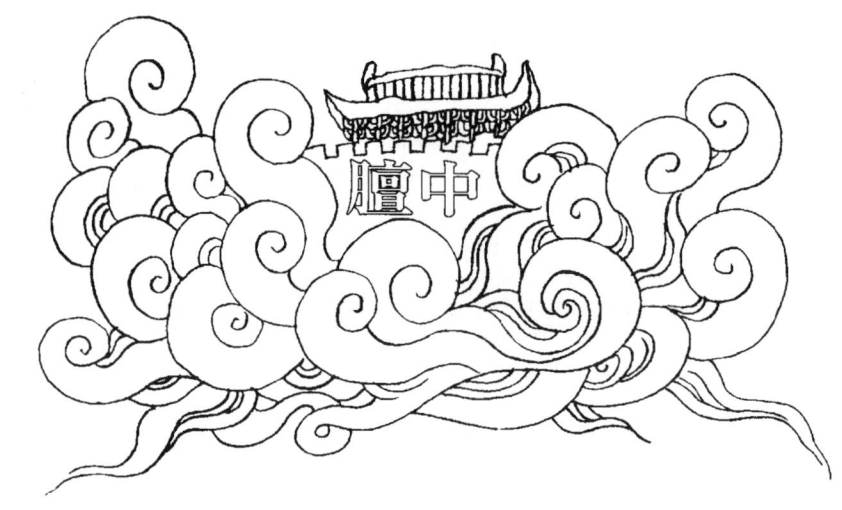

격수혈은 제7흉추 밑에서 양옆으로 1치[寸] 5푼[分] 떨어진 곳에 위치한다. 그 위쪽은 심수(心俞)이고 아래쪽은 간수(肝俞)이다. 심은 혈맥을 주관하고 간은 혈을 저장한다. 그러므로 격수를 혈회혈이라고 한다.

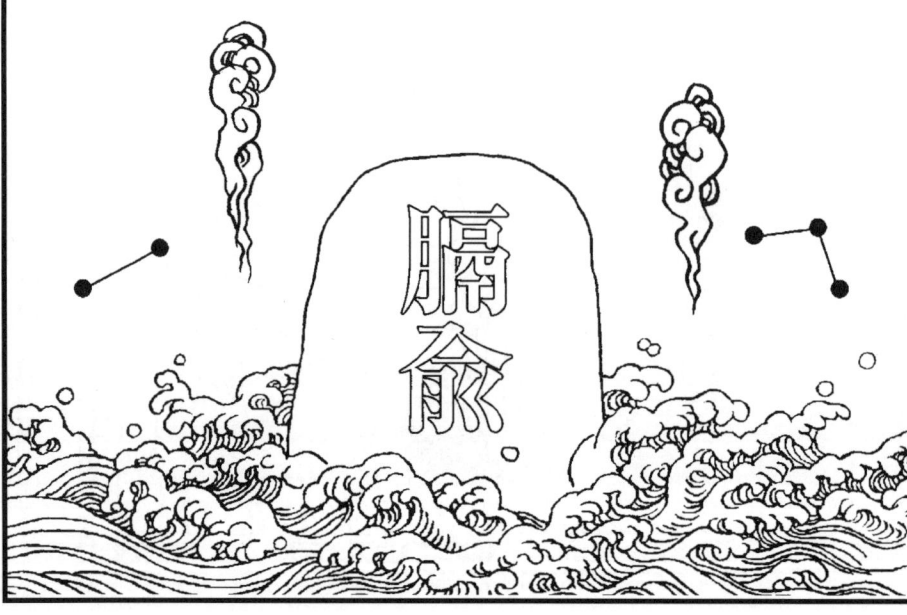

【역주】

종기(宗氣) : 수곡정미(水穀精微)에서 화생(化生)되는 영위기(營衛氣)와 흡입된 대기(大氣)가 합하여 형성된 것을 이르는 말. 이것은 흉중(胸中)에 축적되어 있으며 음이 기운이 체내에 고루 퍼져 질 돌게 하는 출발점이 된다. 종기의 성쇠는 인체의 기혈운행(氣血運行), 한온조절(寒溫調節), 지체활동(肢體活動) 및 호흡(呼吸), 섬음(聲音)의 강약과 밀접한 관계가 있다.

양릉천은 무릎 아래 비골(腓骨, fibula) 머리 앞쪽 아래의 오목한 곳에 자리한다. 이것은 담경(膽經)의 합혈(合穴)이다. 간은 담과 서로 표리가 되는데, 간은 근을 주관하고 무릎은 또한 근의 부(府)이다. 그러므로 양릉천을 근회혈이라고 한다.

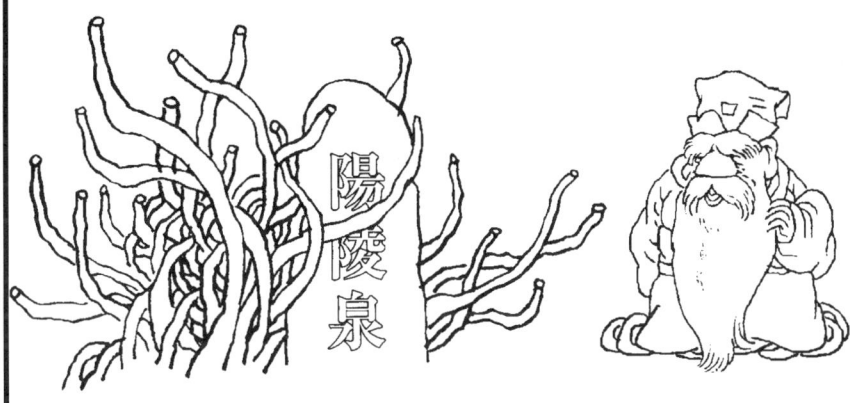

태연혈은 수태음경의 동맥처인 촌구에 위치하는데, 맥이 크게 모이는 곳이다. 폐는 모든 맥을 조회(朝會)하므로 태연이 맥회혈이 된다.

대저는 제1흉추 아래 양옆에 위치하며 족태양방광경에 속한다. 방광과 신(腎)은 서로 표리가 되는데, 신(腎)은 뼈를 주관한다. 한의학에서는 척추를 저골(杼骨)이라고 한다. 수(髓)는 뇌에서 척추로 흘러 들어가 아래로 꼬리뼈까지 관통하면서 뼈마디에 스며든다. 수(髓)는 모두 뼈에 속하므로 대저를 수회혈로 삼은 것이다.

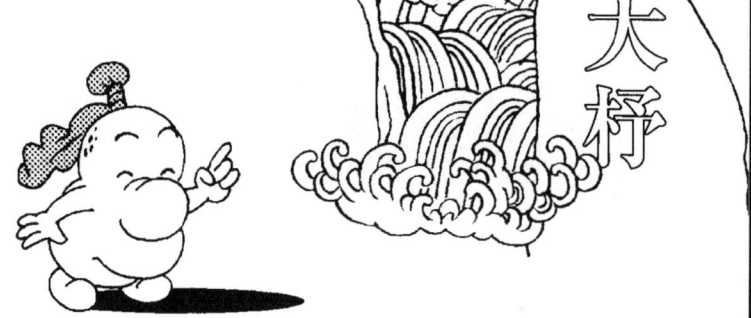

팔회혈이 장(臟), 부(腑), 기(氣), 혈(血), 근(筋), 맥(脈), 골(骨), 수(髓)와 생리상 특수한 관계에 있기 때문에 치료에 있어서도 특수한 효과가 있다. 이 여덟 부류에 속하는 각종 질병은 모두 해당 회혈(會穴)을 배합하여 치료할 수 있다.

臟 腑 氣 血 筋
脈 骨 髓

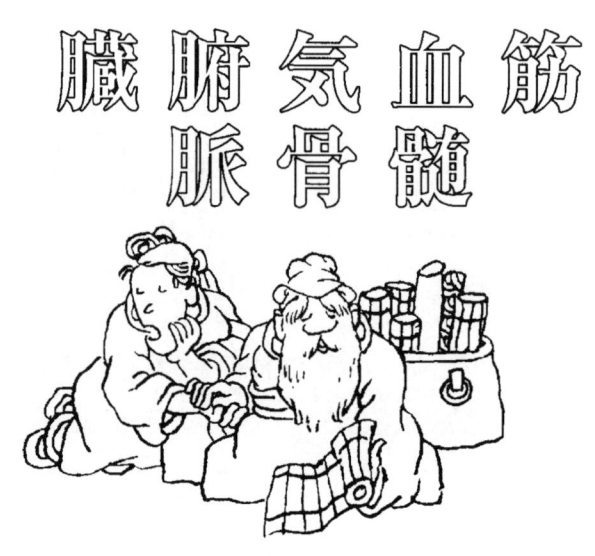

극혈 : 극(郄)은 극(隙)과 같은 뜻이니 틈새[孔隙]를 의미한다. 경맥의 기가 깊이 숨어 드는 곳으로, 장부와 경락의 기능이 비정상일 때 이 부위에 뚜렷한 압통 등의 이상 현상이 나타난다. 대부분 팔다리의 팔꿈치나 무릎 아래 근골 사이의 틈새에 위치한다. 12경맥과 음교맥(陰蹻脈), 양교맥(陽蹻脈), 음유맥(陰維脈), 양유맥(陽維脈)에 각 1개씩 모두 16개이다. 주로 병세가 급한 경우에 활용하는데, 경기(經氣)를 유도하고 장부를 조정하는 작용이 있다.

16극혈

경맥(經脈)	극혈(郄穴)	경맥(經脈)	극혈(郄穴)
수태음폐경(手太陰肺經)	공최(孔最)	족궐음간경(足厥陰肝經)	중도(中都)
수소음심경(手少陰心經)	음극(陰郄)	족양명위경(足陽明胃經)	양구(梁丘)
수궐음심포경(手厥陰心包經)	극문(郄門)	족태양방광경(足太陽膀胱經)	금문(金門)
수양명대장경(手陽明大腸經)	온류(溫溜)	족소양담경(足少陽膽經)	외구(外丘)
수태양소장경(手太陽小腸經)	양로(養老)	양교맥(陽蹻脈)	부양(跗陽)
수소양삼초경(手少陽三焦經)	회종(會宗)	음교맥(陰蹻脈)	교신(交信)
족태음비경(足太陰脾經)	지기(地機)	양유맥(陽維脈)	양교(陽交)
족소음신경(足少陰腎經)	수천(水泉)	음유맥(陰維脈)	축빈(築賓)

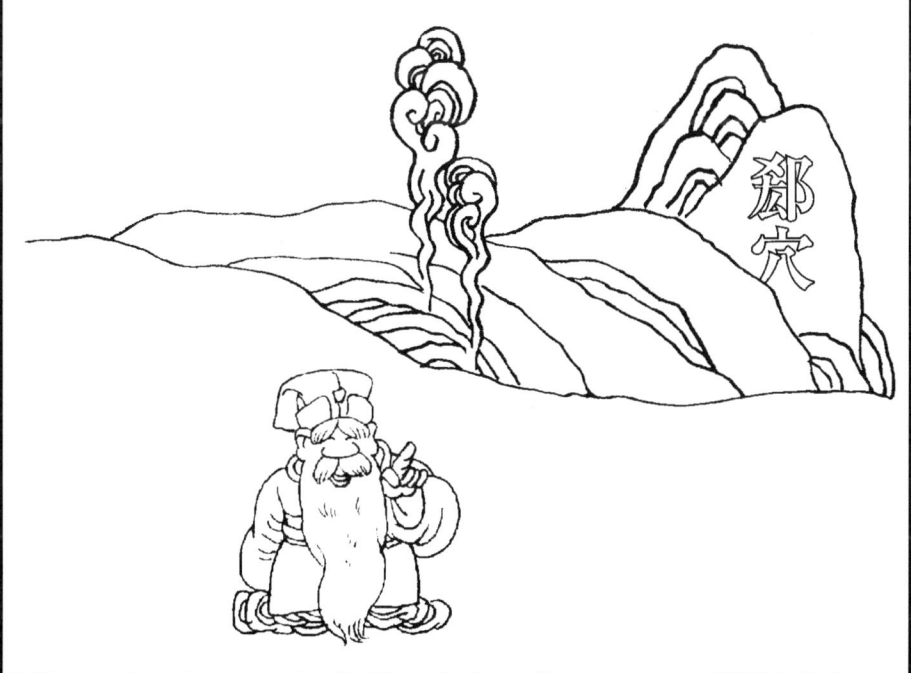

하합혈 : 합(合)은 회(會)의 뜻이다. 6개가 있는데, 모두 슬관절 이하에 위치한다. 이는 육부의 기가 아래로 족삼양경(足三陽經)과 만나는 수혈(腧穴)이므로 '하합혈'이라고 한다. 위경(胃經)은 족삼리(足三里), 대장경은 상거허(上巨虛), 소장경은 하거허(下巨虛), 삼초경은 위양(委陽), 방광경은 위중(委中), 담경은 양릉천(陽陵泉)에서 만나서 들이긴다.

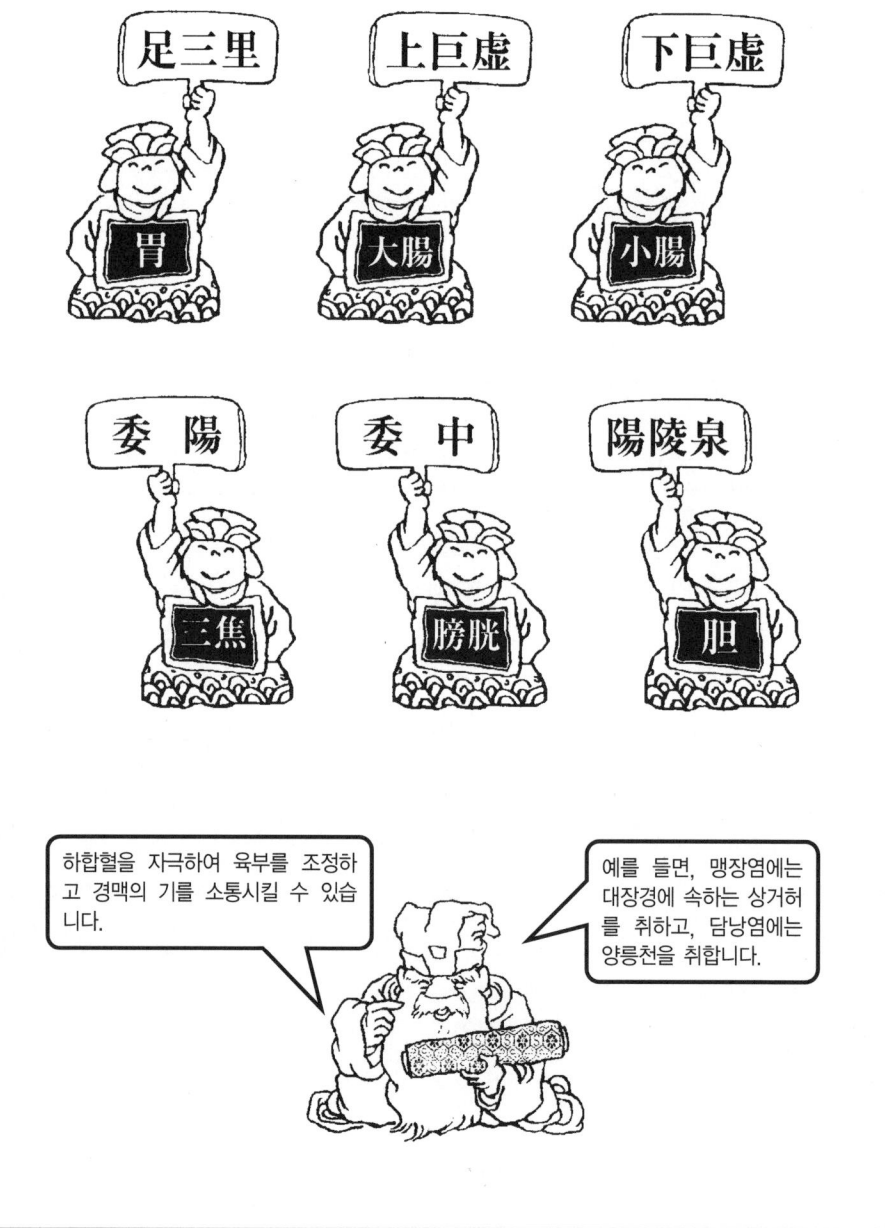

오수혈 : 오수혈은 임상에서 자주 사용하는 중요한 수혈이다. 음경에는 각각 정혈(井穴), 형혈(滎穴), 수혈(輸穴), 경혈(經穴), 합혈(合穴)이 있어서 모두 30개의 수혈이 있으며, 양경에는 원혈(原穴)이 하나 추가되어 각각 정혈, 형혈, 수혈, 원혈, 경혈, 합혈이 있으므로 모두 36개의 수혈이 있다. 이들은 12경맥의 기혈이 출입하는 곳이므로 장부의 질환에는 모두 이들을 이용하여 치료한다. 《영추靈樞》 구침십이원(九鍼十二原)에는 하천이 원천에서 발원하여 모두 바다로 흘러 들어가는 형상에 비유하여 12경맥의 기혈이 운행하는 정황을 묘사하였다.

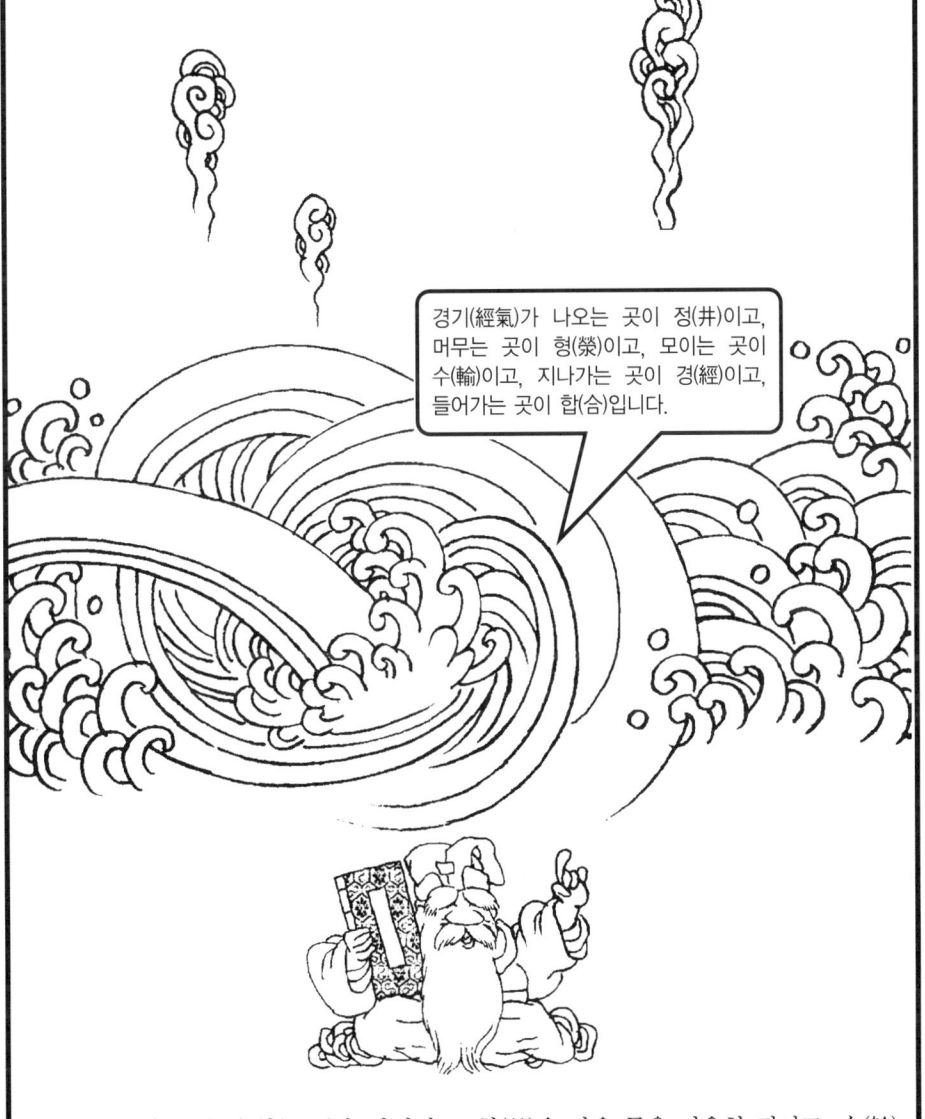

경기(經氣)가 나오는 곳이 정(井)이고, 머무는 곳이 형(滎)이고, 모이는 곳이 수(輸)이고, 지나가는 곳이 경(經)이고, 들어가는 곳이 합(合)입니다.

그 가운데 정(井)은 수원(水源)을 가리키고, 형(滎)은 작은 물을 비유한 것이고, 수(輸)는 깊은 도랑을 의미하고, 경(經)은 지나가는 것이고, 들어가는 것이 합(合)이 된다.

양경의 경우는 앞의 오수혈 외에 원혈이 더 있다. 원혈은 인체의 원기가 모여 작용하는 곳이며, 삼초는 또 원기의 별도의 사신[別使]으로서 원기를 소통하고, 삼초의 기는 모든 양경을 운행한다. 따라서 양경에는 독립적인 원혈이 있으나 음경에서는 수혈(輸穴)이 원혈을 대신한다.

정형수원경합횡도(井滎俞原經合橫圖)

	폐(肺)	비(脾)	심(心)	신(腎)	심포락(心包絡)	간(肝)	
井(木)	소상(少商)	은백(隱白)	소충(少衝)	용천(湧泉)	중충(中衝)	대돈(大敦)	춘자(春刺)
滎(火)	어제(魚際)	대도(大都)	소부(少府)	연곡(然谷)	노궁(勞宮)	행간(行間)	하자(夏刺)
輸(土)	태연(太淵)	태백(太白)	신문(神門)	태계(太溪)	대릉(大陵)	태충(太衝)	계하자(季夏刺)
經(金)	경거(經渠)	상구(商丘)	영도(靈道)	부류(復溜)	간사(間使)	중봉(中封)	추자(秋刺)
合(水)	척택(尺澤)	음릉천(陰陵泉)	소해(少海)	음곡(陰谷)	곡택(曲澤)	곡천(曲泉)	동자(冬刺)

	대장(大腸)	위(胃)	소장(小腸)	방광(膀胱)	삼초(三焦)	담(膽)	
井(金)	상양(商陽)	여대(厲兌)	소택(少澤)	지음(至陰)	관충(關衝)	규음(竅陰)	소출(所出)
滎(水)	이간(二間)	내정(內庭)	전곡(前谷)	통곡(通谷)	액문(液門)	협계(俠溪)	소유(所溜)
輸(木)	삼간(三間)	함곡(陷谷)	후계(後谿)	속골(束骨)	중저(中渚)	임읍(臨泣)	소주(所注)
原	합곡(合谷)	충양(衝陽)	완골(腕骨)	경골(京骨)	양지(陽池)	구허(丘墟)	소과(所過)
經(火)	양계(陽溪)	해계(解溪)	양곡(陽谷)	곤륜(崑崙)	지구(支溝)	양보(陽輔)	소행(所行)
合(土)	곡지(曲池)	삼리(三里)	소해(小海)	위중(委中)	천정(天井)	양릉천(陽陵泉)	소입(所入)

> 그러나 음경, 양경에 상관없이 오수혈은 모두 사지 말단에서 시작됩니다.

> 즉 경맥의 기혈은 말단에서부터 밖으로 나와서 흐름을 이루고 모였다가 흘러서 깊이 들어가는 과정을 차례로 거치는데, 작은 것에서 점차 커지며, 얕은 데서 점차 깊어지는 것이지요.

경기(經氣)가 운행하면서 지나는 부위의 깊이가 다르므로 그에 따라 작용도 달라진다. 따라서 치료시에는 잘 선택해야 한다. 예컨대, ≪영추靈樞≫ 순기일일분위사시편(順氣一日分爲四時篇)에는 "병이 오장에 있으면 정혈을 취하고, 병으로 안색이 변하면 형혈을 취하고, 병이 덜했다 심했다하면 수혈을 취하고, 병으로 음성에 문제가 생기면 경혈을 취하고, 경맥이 그득하여 어혈이 있거나 병이 위(胃)에 있거나 음식 조절을 잘못해서 병이 생긴 것이면 합혈을 취한다."라고 했다.

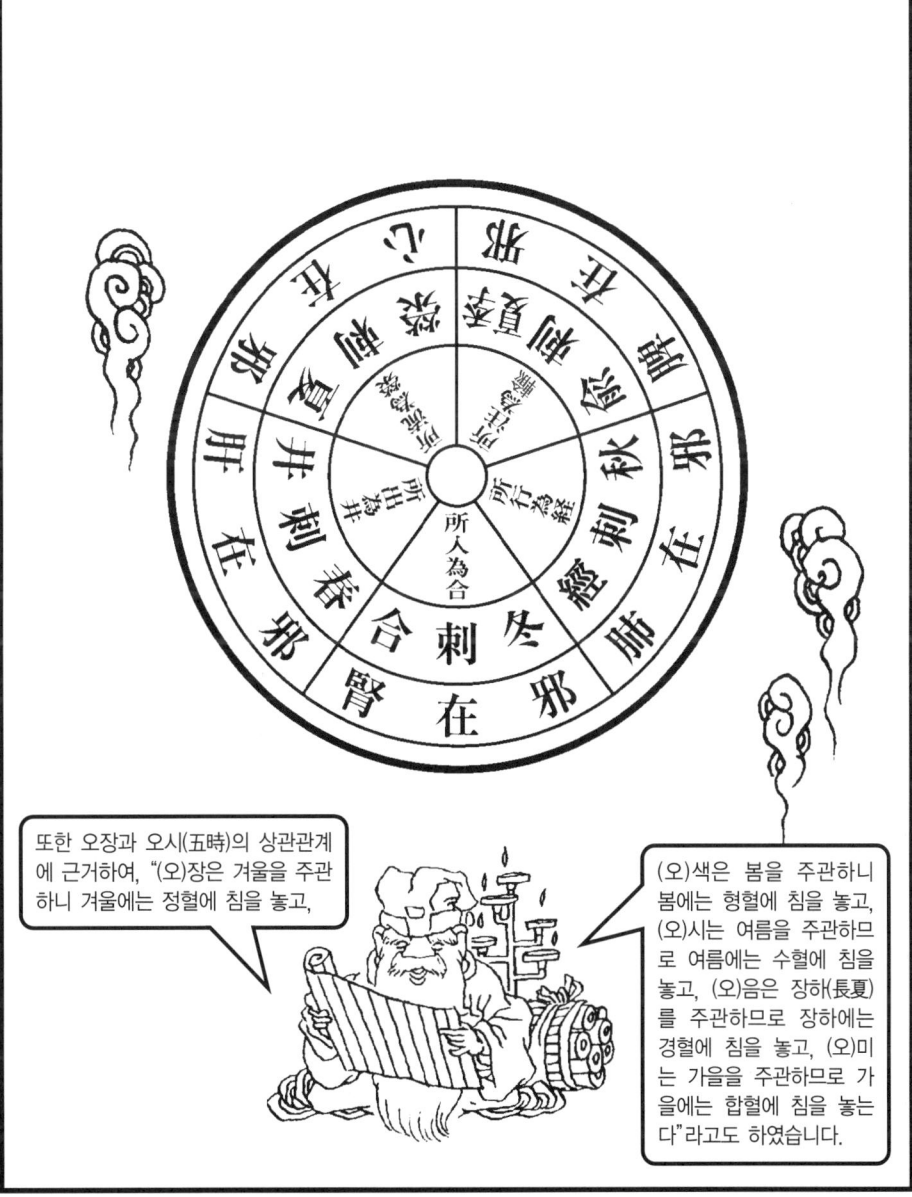

또한 오장과 오시(五時)의 상관관계에 근거하여, "(오)장은 겨울을 주관하니 겨울에는 정혈에 침을 놓고,

(오)색은 봄을 주관하니 봄에는 형혈에 침을 놓고, (오)시는 여름을 주관하므로 여름에는 수혈에 침을 놓고, (오)음은 장하(長夏)를 주관하므로 장하에는 경혈에 침을 놓고, (오)미는 가을을 주관하므로 가을에는 합혈에 침을 놓는다"라고도 하였습니다.

사총혈(四總穴) : 총(總)은 총괄하는 것이다. 사총혈은 합곡(合谷), 열결(列缺), 족삼리(足三里), 위중(委中)을 가리킨다. 이것은 ≪영추靈樞≫ 종시편(終始篇)의 "허리 이상은 수태음경과 수양명경이 주관하고, 허리 이하는 족태음경과 족양명경이 주관한다."라는 내용이 발전한 것이다. 인체 12정경, 기경팔맥에 속하는 모든 혈의 기능을 이 안에 귀납시킬 수 있다. 이것으로 얼굴[面口], 머리와 목[頭項], 복부[肚腹], 허리와 등[腰背] 등의 질환을 구분하여 치료한다. 그래서 '사총혈'이라고 부른다. 치료의 효과가 신속하게 나타나고 범위도 광범위하다. 원위취혈*의 전형이다. 사총혈 중에서 습관적으로 횡격막 이하의 질환에는 족삼리를 많이 활용하고 횡격막 이상의 질환에는 합곡혈을 많이 활용한다. 이 두 혈은 임상에서 가장 많이 쓰는 혈이다.

【역주】

원위취혈(遠位取穴) : 병이 있는 곳에서 비교적 멀리 떨어져 있는 해당 경맥의 혈자리를 선택하는 것을 말함. 경도선혈(遠道選穴)이라고도 함.

명양증(亡陽證) : 양기가 몹시 손상되어 나타나는 병증. 주요 증상은 땀이 크게 나서 구슬처럼 나오고 손발이 차가워지며 정신이 희미해지고 얼굴색이 창백(蒼白)하며 호흡이 미약하고 갈증은 없으나 더운물을 마시고 싶어하며 맥은 몹시 미약(微弱)해 끊어지려 하거나 부삭(浮數)하면서 힘이 없는 등의 증상이 나타난다.

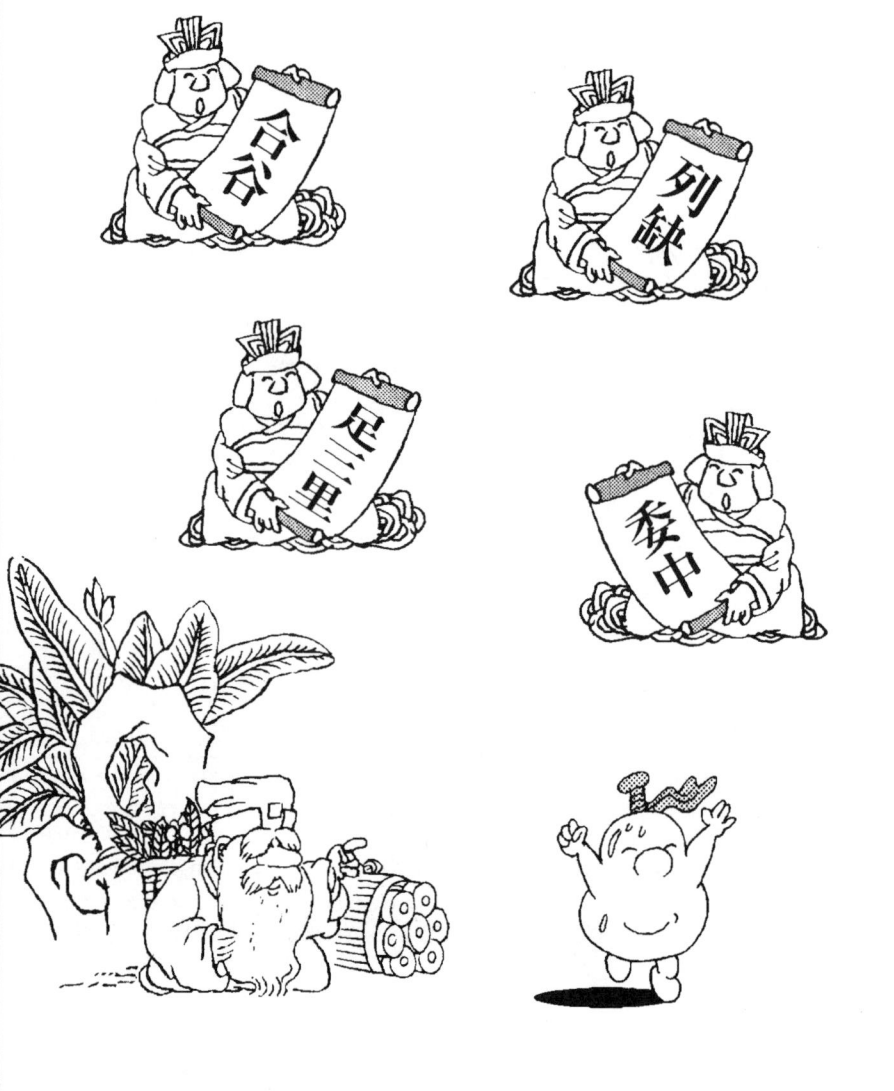

회양구혈(回陽九穴) : ≪침구대성鍼灸大成≫과 ≪침구취영針灸聚英≫에 수록되어 있다. 환자가 위독한 상태에 빠져 망양증(亡陽證)*이 출현하거나 망음(亡陰)*으로 인해 망양(亡陽)이 초래된 경우에 쓸 수 있는데, 급히 아홉 혈에 침을 놓아 양기를 회복시켜 궐역(厥逆)을 낫게 한다[回陽救逆]. 아홉 혈은 아래에 제시한 것과 같다. 이 아홉 혈은 모두 급증을 치료할 때 다른 유효한 혈들과 같이 배합하여 쓰면 더욱 효과가 좋다.

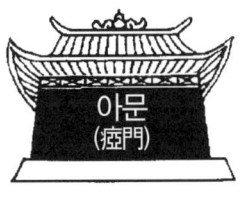
아문(瘂門)

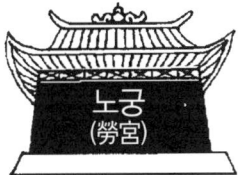
노궁(勞宮)

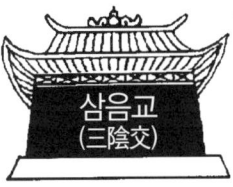
삼음교(三陰交)

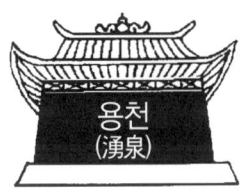
용천(湧泉)

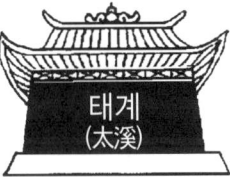
태계(太溪)

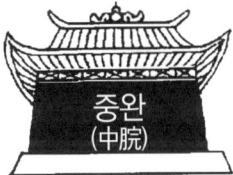
중완(中脘)

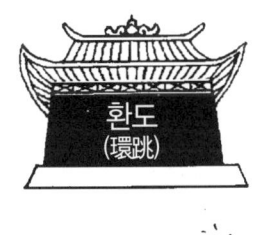
환도(環跳)

족삼리(足三里)

합곡(合谷)

【역주】

망음(亡陰) : 음액(陰液)이 모손되 위중한 증후. 고열이 나거나 땀이 나면서 설사를 하기도 하고, 또 피를 흘리거나 기타 만성적인 소모성 질환이 발전하여 발생한다. 몸이 바싹 여위고 살결이 쭈글쭈글해지며 눈자위가 깊게 꺼지나 의식이 흐려져 헛소리를 한다. 이 증상이 망양(亡陽)과 다른 점은 비록 땀을 내지만 손발과 몸은 따뜻하다는 것이다. 또한 맥이 허삭(虛數)하거나 세삭(細數)하다. 몸이 마르면서 자꾸 찬물을 마시려 해며, 숨결이 거칠고 얼굴과 혀가 마르고 붉으스름하다.

기가(氣街)와 기해(氣海) : 기가는 네 곳에 있는데, 머리[頭], 가슴[胸], 배[腹], 다리[脛]에 있다. 그 정의는 《영추靈樞》 동수(動輸)에서 "사가(四街)는 기의 경로이다."라고 했다.

경맥의 사가(四街)

기가(氣街)	머리	가슴	배	다리
부위	뇌에 모임	가슴과 배수(背俞)에 모임	배수와 충맥(衝脈)이 배꼽 양쪽 옆으로 지나면서 뛰는 곳에 모임	기충혈(氣衝穴)과 승산혈(承山穴)과 복사뼈 위아래에 모임

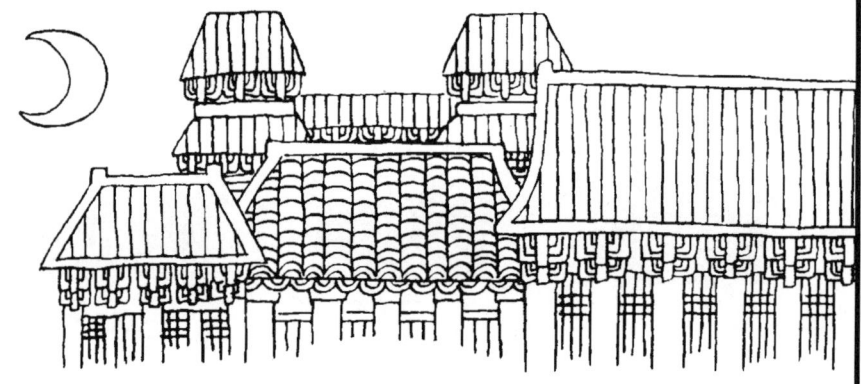

머리는 뇌가 거처하는 곳이며, 뇌는 수(髓)의 바다로서 "모든 수(髓)는 다 뇌에 속한다." 이곳은 인체의 정수(精髓)가 모이는 곳이므로 머리의 기가(氣街)는 뇌에 있다. 가슴과 배의 기가(氣街)는 그 위치가 오장육부의 모혈(募穴)과 배수혈(背俞穴) 배속 이론을 따랐다. 이는 경기(經氣)가 가슴과 배에서는 배수혈이나 모혈의 부위와 상통하는 것에 근거하여 기가(氣街)가 형성되었음을 설명하는 것이다. 그래서 가슴과 배수에 있는 것이 흉부의 기가(氣街)가 된다.

복부 충맥 좌우의 모혈과 배수혈이 서로 통하는 곳이 복부의 가(街)가 됩니다. 다리의 기는 좌우 하지의 경기(經氣)를 통솔하는데 그 기가(氣街)는 아랫배의 기충혈 부위에 있는데, 대퇴와 소퇴, 복사뼈 등의 기혈을 모아 위로 끌어올려 복부에 도달하게 합니다.

사해(四海)의 정의는 모든 하천이 모여 바다가 되는 뜻을 취한 것이다. 경락학설은 경맥을 따라 기혈이 순환하는 것을 물이 흐르는 강이나 하천에 비유하고, 나아가 기혈이 크게 모이는 곳을 대해(大海)에 비유하였다.

사해(四海)와 그 통하는 혈위

사해(四海)	부위	통하는 혈위
뇌(腦)-수해(髓海)	머리	개(蓋 : 百會), 풍부(風府)
전중(膻中)-기해(氣海)	가슴	주골(柱骨)*의 위아래, 인영(人迎)
위(胃)-수곡해(水穀海)	상복부	기충(氣衝), 삼리(三里)
충맥(衝脈)-혈해(血海)	하복부	대저(大杼), 상거허(上巨虛), 하거허(下巨虛)

사람이 먹는 음식물은 모두 위(胃)로 들어가므로 위(胃)는 수곡의 바다[水穀之海]가 되며 여기서 기혈이 생성된다. 또 오장육부의 정기가 모두 수곡에서 비롯된 것이기에 "오장육부가 모두 위에서 기를 받는다."라고 하였다. 그래서 또한 "오장육부의 바다[五臟六腑之海]"라고도 부른다. 그 기가 운반되는 부위는 위쪽은 아랫배의 기충혈이 있는 곳이고, 아래쪽은 족양명경의 족삼리혈이 있는 곳이다. 12경맥의 기혈이 모이는 곳은 충맥상에 있는데, 충맥은 신(腎) 아래쪽 자궁에서 시작하여 위아래로 흐르면서 전신에 기혈을 공급한다. 그러므로 충맥을 12경맥의 바다라고 하며 또한 혈해(血海)라고도 한다. 그 기가 운반되는 부위는 위쪽은 방광경의 대저혈이 있는 자리이고 아래쪽은 위경의 상거허(上巨虛), 하거허(下巨虛)의 자리이다. 대기를 호흡하는 곳은 가슴으로, 여기에 종기(宗氣)가 머무른다. 전중혈의 자리가 바로 가슴에 해당하므로 기의 바다가 된다. 그 기가 운반되는 부위는 위로 뒷목에 있는 아문(瘂門)과 대추(大椎) 사이이며, 앞쪽의 인영혈이 있는 곳이다. 모든 수(髓)는 다 뇌(腦)에 속하므로 뇌는 수(髓)의 바다이다. 그 기가 운반되는 곳은 위로는 머리 꼭대기의 백회혈이 있는 곳이고, 아래로는 뒷목의 풍부혈이 있는 자리이다.

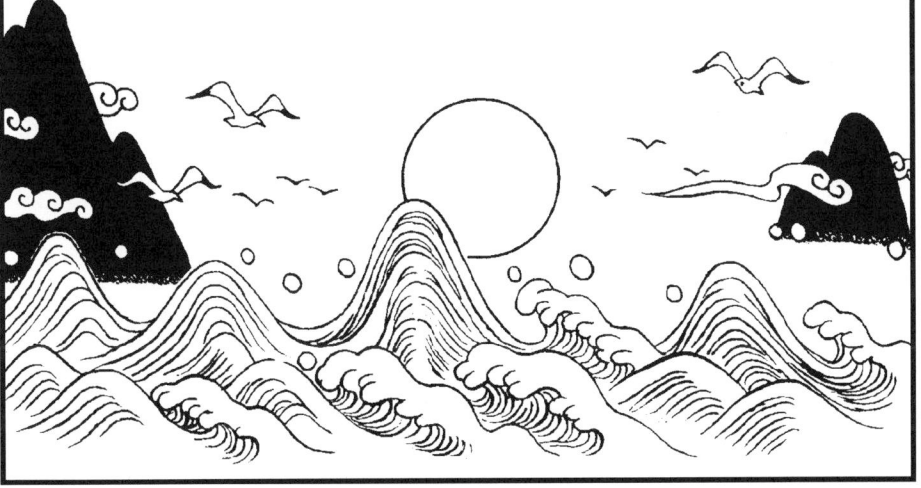

【역주】

주골(柱骨) : 제7경추[第七頸椎]의 극돌기(棘突起).

이들 사해(四海)의 병증에 대해서는 ≪영추靈樞≫ 해론(海論)에서 다음과 같이 설명하고 있다. "기해가 유여하면 기가 흉중에 그득하여 호흡이 가쁘고 얼굴이 붉어지며, 기해가 부족하면 기운이 모자라서 말을 하지 못한다."

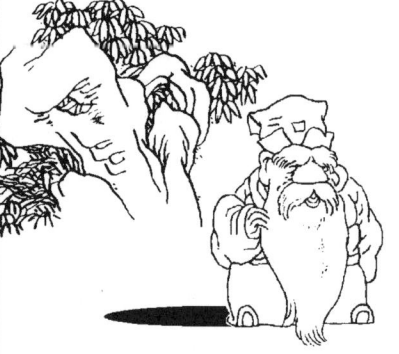
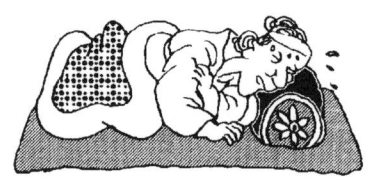

혈해가 유여하면 항상 몸이 큰 것같이 느껴져 답답하지만 뚜렷한 증상은 없다.

혈해가 부족하면 항상 몸이 작은 것같이 느껴져 꼭 조여드는 것 같지만 뚜렷한 증상은 없다.

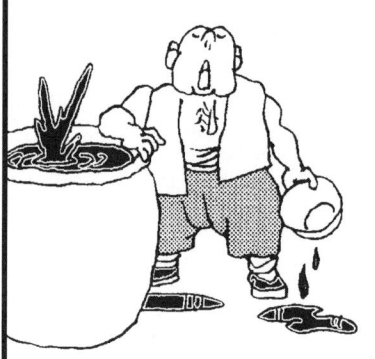
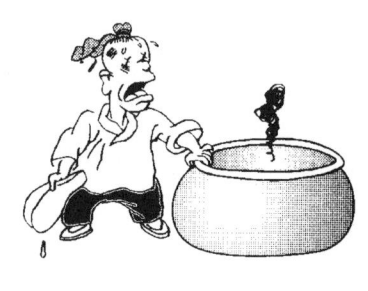

수곡지해가 유여하면 배가 그득하며,

수곡지해가 부족하면 배가 고파도 음식을 먹지 못한다.

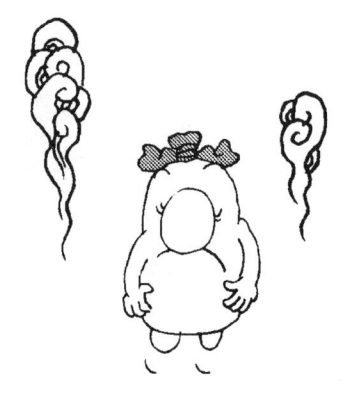
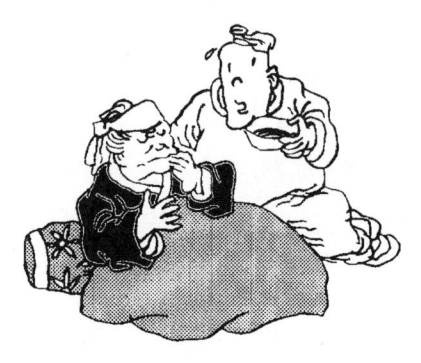

수해(髓海)가 유여하면 몸이 가볍고 힘이 넘쳐 평소에 못하던 일도 할 수 있으며,

수해가 부족하면 어지럽고 귀에서 소리가 나며 종아리가 저리고 눈앞이 캄캄해지며 눈에 아무것도 보이지 않고 몸에 힘이 없어서 눕기를 좋아한다.

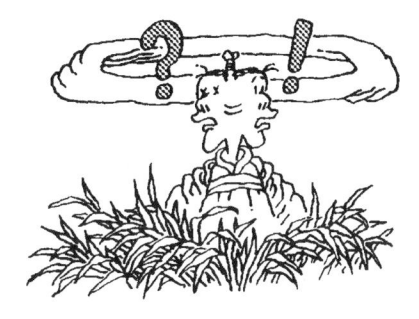

임상에서 침구치료법을 시행할 때는 항상 기가(氣街)와 사해(四海) 이론을 지침으로 삼는데, 배수혈과 복모혈을 배합하는 방법도 여기에서 유래한 것이다. 등은 양이고 배는 음이니, 표리가 되는 음양을 서로 배합하여 흉복부와 배수(背俞)의 경기(經氣)를 소통하면 그 효과가 좋다.

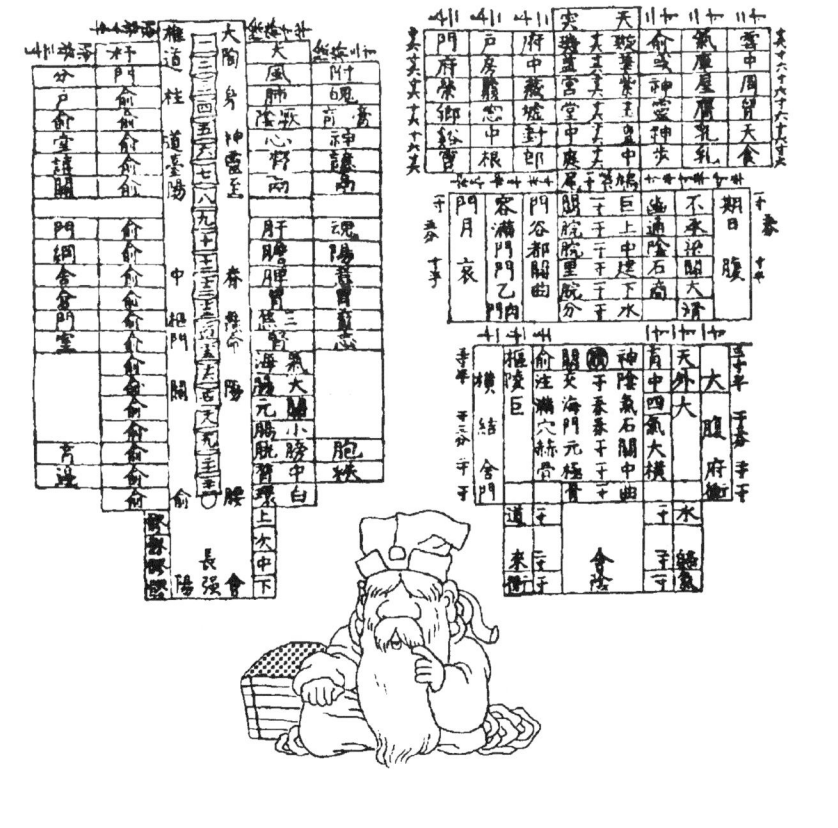

12경맥순행시의도(十二經脈循行示意圖)

영기(營氣)의 순행은 수태음폐경에서 시작해서 다시 수태음폐경에서 만나므로 태음(太陰)이 안을 주관하고, 위기의 순행은 족태양방광경에서 시작해서 다시 족태양방광경에서 만나므로 태양이 밖을 주관한다고 말합니다.

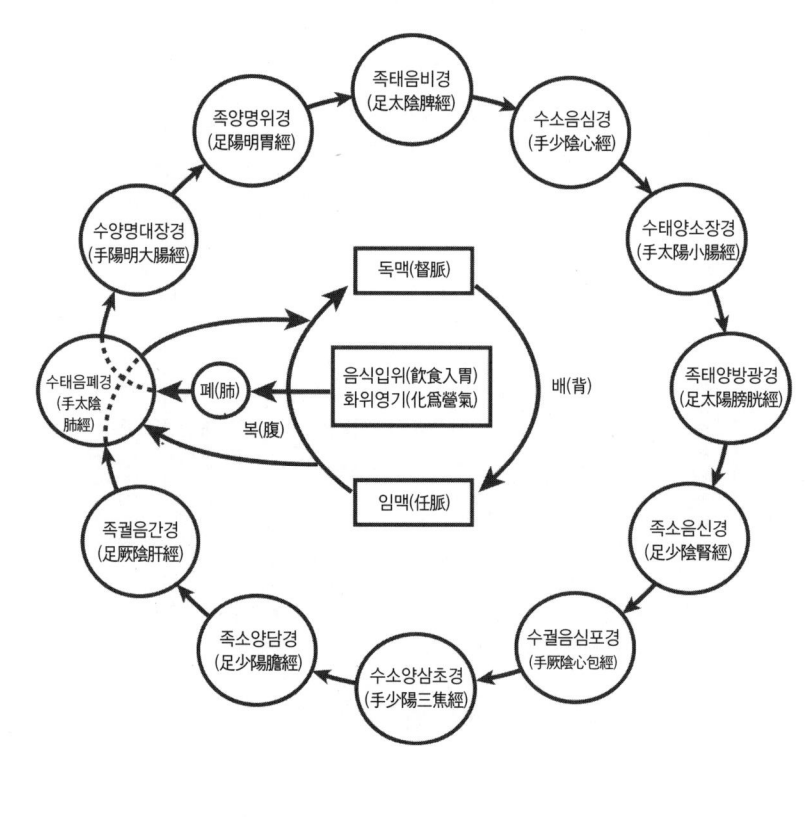

제3장

십사경

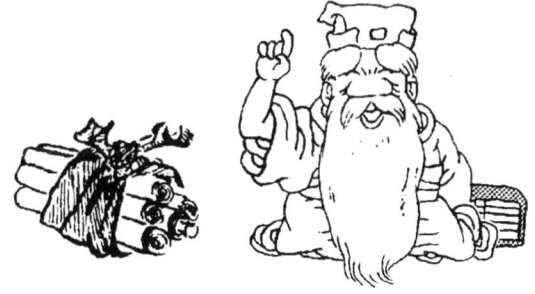

제1경 수태음폐경(手太陰肺經)

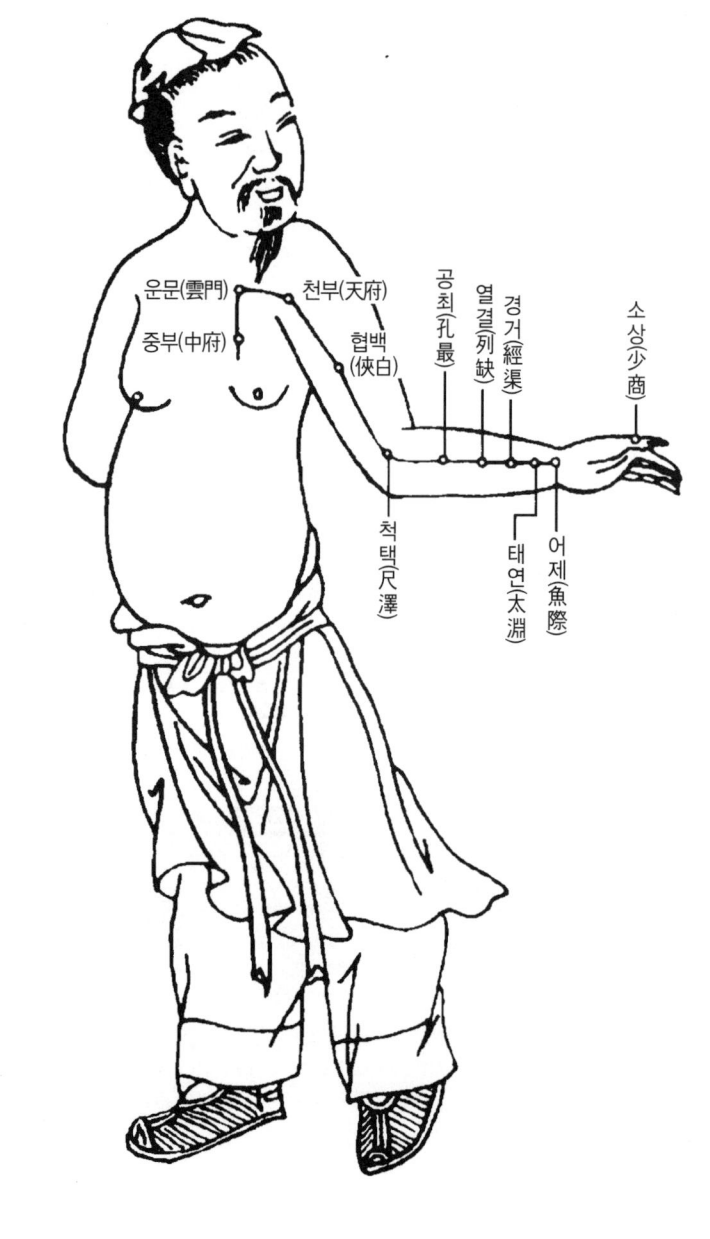

제1경 수태음폐경

① **중부(中府)** : 모이는 곳을 고(庫)라 하고 부(府)라 한다. 수태음경맥이 중초에서 일어나므로 이 혈은 중초의 기가 모이는 곳이며, 또한 폐의 모혈(募穴)이다. 그래서 중부라고 이름한 것이다. 이 혈은 폐기를 숙강(肅降)하고 위(胃)를 조화롭게 하며 소변이 잘 나가게 한다.

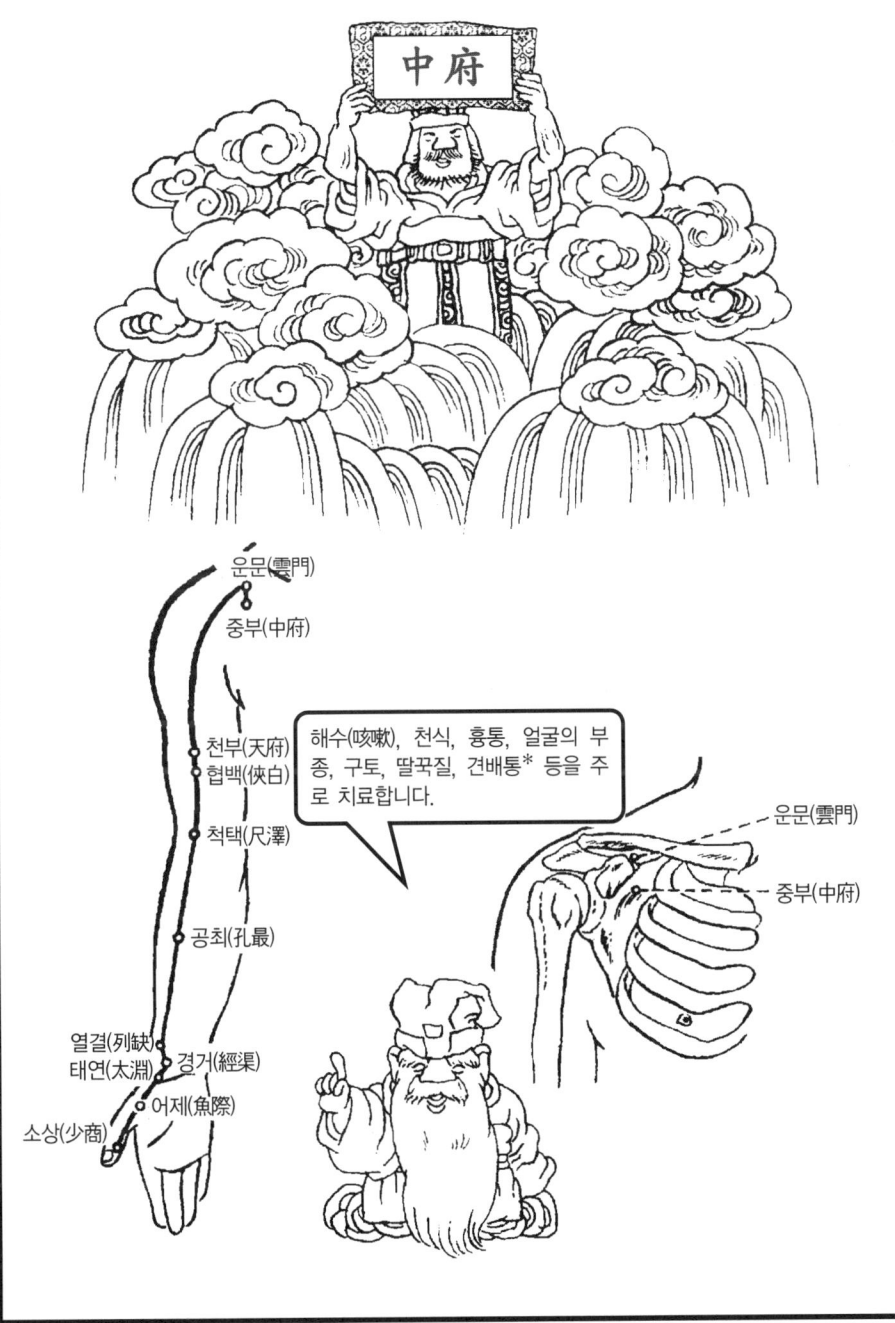

해수(咳嗽), 천식, 흉통, 얼굴의 부종, 구토, 딸꾹질, 견배통* 등을 주로 치료합니다.

【역주】
견배통 : 어깨와 등의 통증을 말한다.

2 운문(雲門) : 운(雲; 구름)은 무(霧; 안개)와 같은 의미이며, 드나드는 곳이 문이다. ≪소문素問≫ 음양응상대론(陰陽應象大論)에서 "구름은 천기(天氣)에서 나오며, 천기(天氣)는 폐로 통한다."라고 하였다. 이 혈은 수태음폐경의 기가 펼쳐지는 곳으로 윗가슴에 위치하여 안으로 상초의 폐기와 상응하니, 폐기가 출입하는 문이 된다. 그래서 '운문(雲門)'이라고 이름하였으니, 기혈이 먼저 운문으로 나오는 것이 마치 구름이 공중에 떠다니면서 만물을 기르는 것과 같음을 비유한 것이다. 폐기를 숙강하는 효능이 있다.

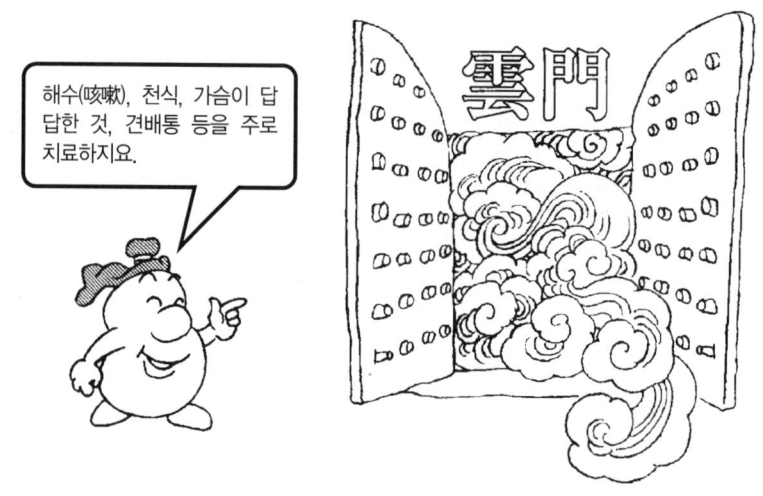

3 천부(天府) : 천(天)은 인체의 상부를 가리키며, 부(府)는 모인다는 뜻이다. 옛날에는 이 혈을 취할 때 환자의 팔을 쭉 뻗어 들어올려 코끝에 닿는 곳을 혈로 삼았다. 코가 오관(五官) 중 폐에 속하므로 폐는 코를 통해 천기(天氣)와 통하며, 폐는 또 인체의 모든 기가 모이는 창고[府]이다. 그래서 천부라고 이름한 것이다.

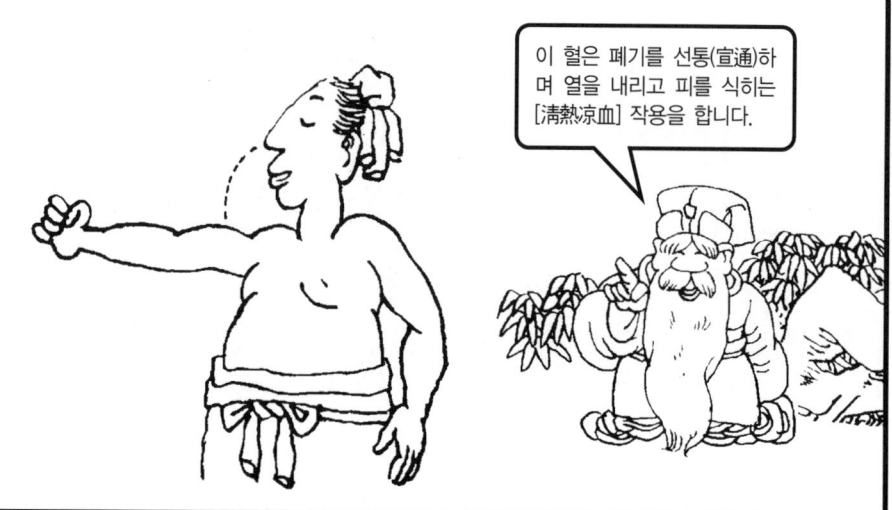

4 협백(俠白) : 협(俠)은 협(夾)과 같으니, '옆'을 가리킨다. 백(白)은 백색을 가리킨다. ≪수세보원壽世保元≫*에서는 이 혈을 취하는 방법에 대해 "먼저 젖꼭지에 먹물을 칠하고 양쪽을 곧게 펴서 옆구리에 붙였을 때 먹물이 묻는 곳이 이 혈이다."라고 했다. 이 혈은 윗팔 안쪽에 있는데 바로 폐의 양옆이다. 폐가 오색 중 백색에 속하고, 또 혈이 폐의 양옆에 위치하므로 이같이 이름한 것이다. 이 혈은 폐기를 펼치고 기를 소통시켜 가슴을 편안하게 효능이 있다. 해수, 심통(心痛), 건구(乾嘔), 흉만, 윗팔 안쪽의 통증 등을 주로 치료한다.

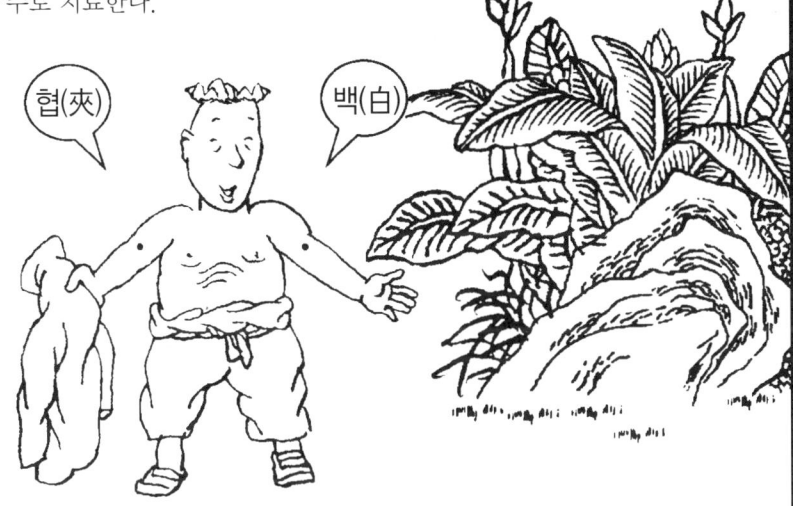

5 척택(尺澤) : 척(尺)은 팔꿈치 부위를 가리키며, 택(澤)은 물이 모이는 곳이다. 이 혈은 팔꿈치 안쪽의 움푹 들어간 곳에 위치한다. 폐경의 합혈(合穴)인데 합혈은 수(水)에 속하니, 수태음맥의 기가 여기에 이르는 것이 마치 물이 모여드는 것과 같음을 비유한 것이다. 그래서 이같이 이름한 것이다. 폐기를 숙강하고 음액을 길러 폐를 적셔 준다.

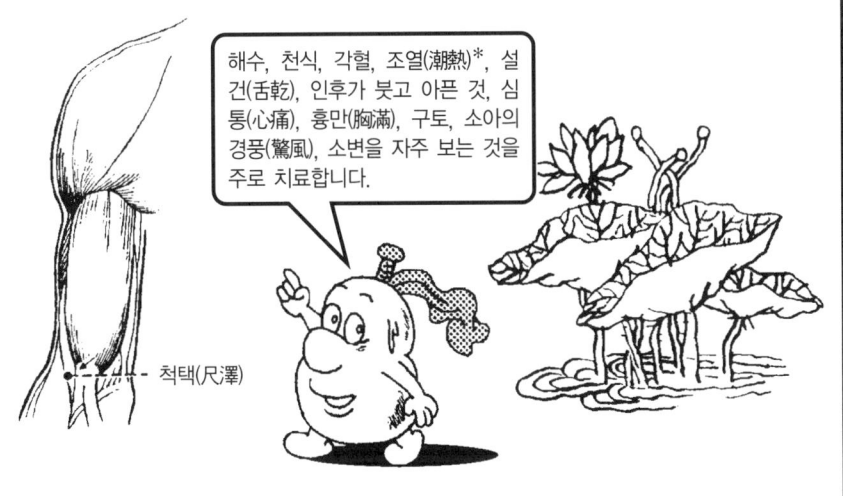

⑥ **공최(孔最)** : 공(孔)은 틈새를 가리키며, 최(最)는 '취(聚; 모인다)' 또는 '제일'의 뜻이다. 공최는 구멍을 소통시키는 능력이 탁월하며, 폐경의 극혈(郄穴)에 속한다. 막힌 것을 뚫고 구멍을 소통시키고자 할 때 가장 많이 쓰이는 혈이다. 그래서 이렇게 이름한 것이다. 폐기를 선통(宣通)하고 피를 식히며 출혈을 멎게하는 효능이 있다.

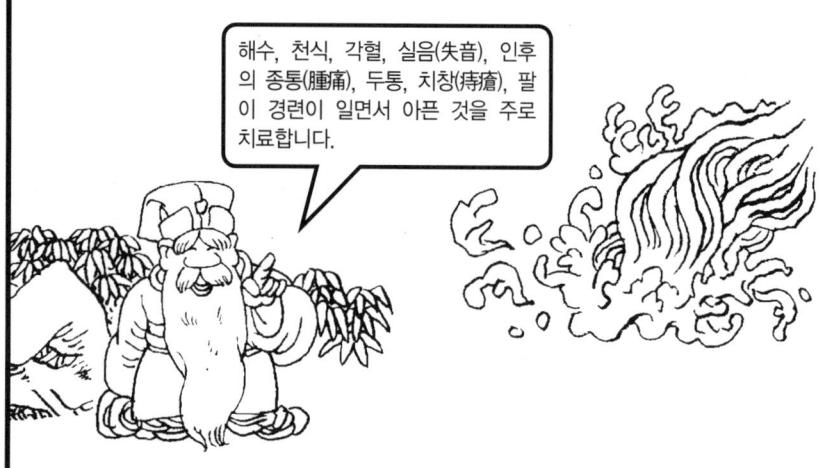

해수, 천식, 각혈, 실음(失音), 인후의 종통(腫痛), 두통, 치창(痔瘡), 팔이 경련이 일면서 아픈 것을 주로 치료합니다.

⑦ **열결(列缺)** : 열(列)은 분해(分解)를 의미하며, 결(缺)은 이빨이 빠진 그릇을 가리킨다. 손목 측면에 있는 요골 돌기의 갈라져 패인 자리에 위치하므로 이렇게 이름한 것이다.

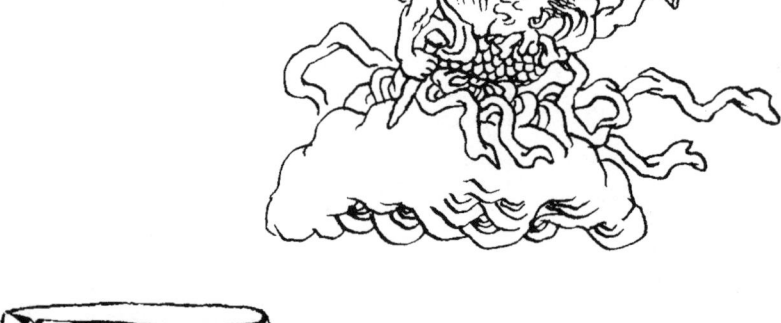

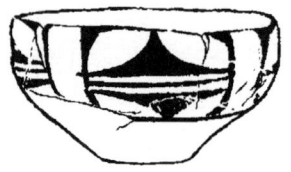

또한 옛날에는 우레를 담당하는 신(神)을 열결(裂缺)이라 하였는데, 번개에는 위아래로 관통하는 속성이 있다.

머리 꼭대기나 뒷목에 묵직하면서 답답하며 아픈 병증이 있어 머리가 무겁고 눈앞이 캄캄할 때 이 혈에 침을 놓으면 개운해진다. 이는 마치 번개가 번쩍 하늘을 가르자 어둡고 음산한 기운이 싹 가시는 것과 같다. 그래서 이를 비유한 것이다. 이 혈은 임상에서 상용하는 사총혈(四總穴) 중의 하나이다. 폐열을 흩뜨리고 흉격을 편안하게 하는 효능이 있다.

열결(列缺)

뒷목이 뻣뻣하니 아픈 것, 해수(咳嗽), 천식, 인후의 종통(腫痛), 구안와사, 치통, 팔목이 아프고 힘이 없는 것을 주로 치료합니다.

⑧ **경거(經渠)** : 경(經)은 움직이고 머물러 있지 않는 것이며, 거(渠)는 도랑이나 계곡을 가리킨다. 폐경 오수혈 중의 경혈(經穴)이다. 지나가는 곳이 경(經)이니, 그 맥기(脈氣)가 이곳에서 멈추지 않고 계속 흐름을 말한 것이다. 이 곳은 폐경의 기가 지나는 통로 중 요충지로서, 요골의 경상돌기 안쪽과 요골동맥 사이의 길게 파인 곳에 위치한다. 그것이 마치 도랑에 물이 흐르는 모습과 비슷하므로 이처럼 이름한 것이다. 막힌 것을 풀고 열을 제거하며 폐기를 조절하는 효능이 있다.

경거(經渠)

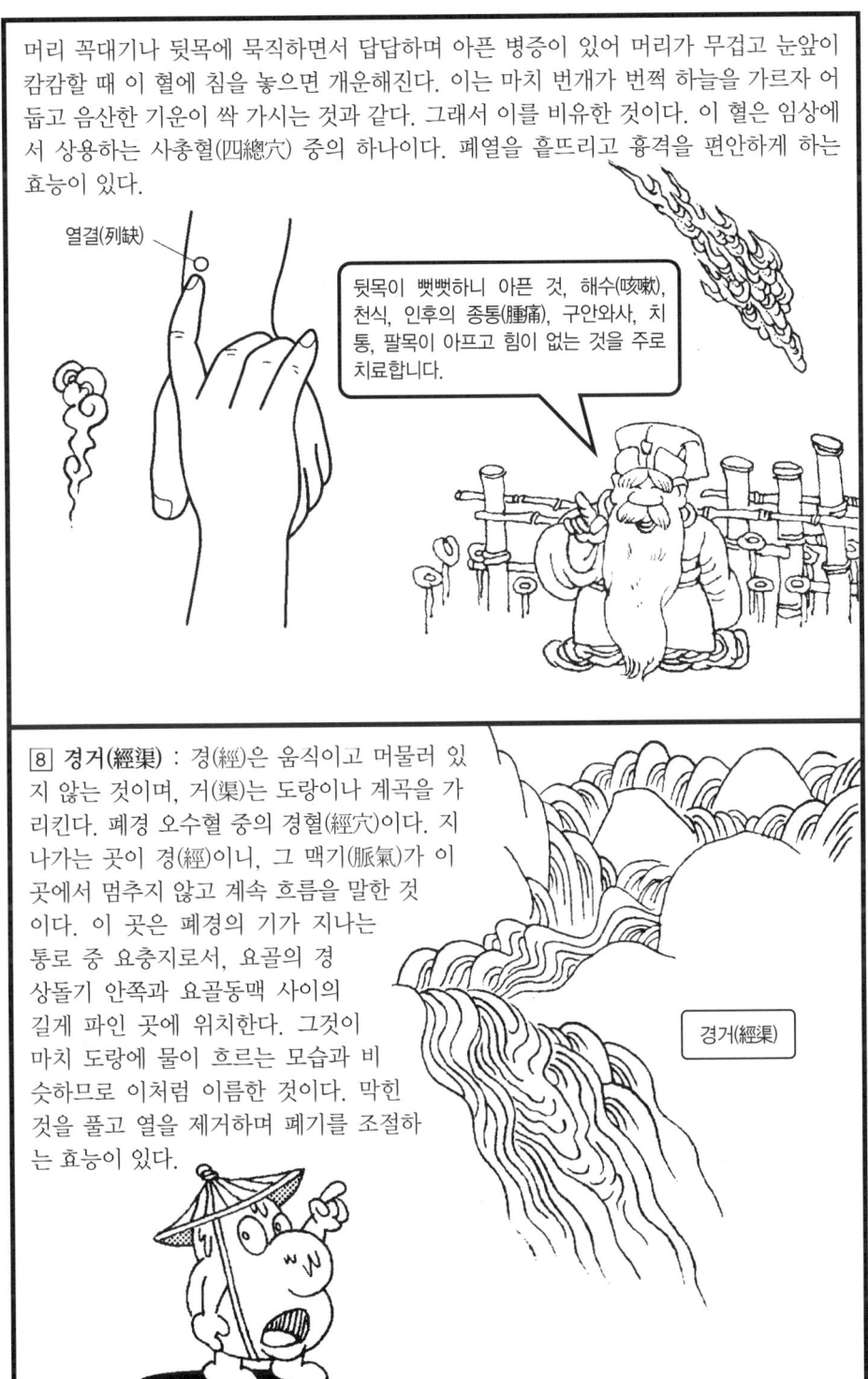

⑨ **태연(太淵)** : 태(太)는 크다는 뜻이며 연(淵)은 깊다는 뜻이니, 경기(經氣)가 깊숙한 곳에 모인 것을 비유하여 '연'이라고 표현한 것이다. 이 혈은 폐경의 원혈(原穴)이며 팔회혈(八會穴) 중의 맥회혈(脈會穴)이며 '폐가 모든 맥을 조회'하는 자리로 넓고 크며 깊다. 그래서 이처럼 이름한 것이다. 이 혈은 기를 순하게 하여 천식을 진정시키며 가래를 삭여 기침을 멎게 하는 효능이 있다.

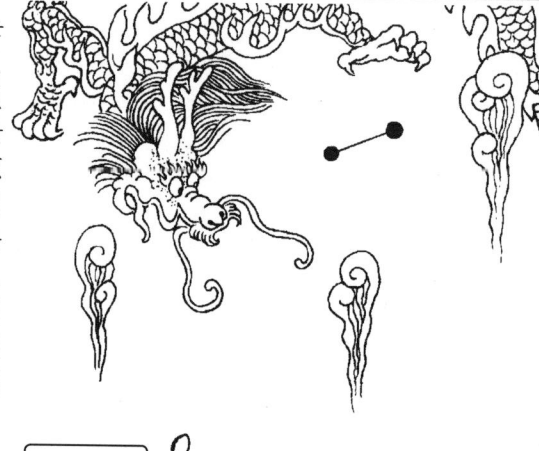

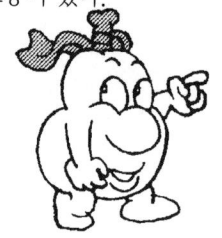
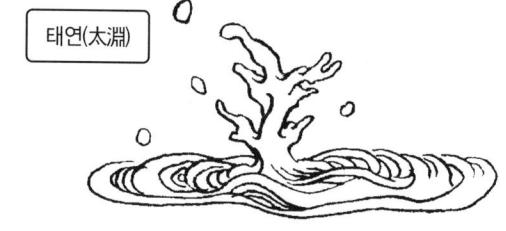

⑩ **어제(魚際)** : 제(際)는 경계 부위를 가리킨다. 이 혈은 엄지손가락 아래 제1장골(掌骨) 중간지점에서 안쪽으로 손바닥과 손등의 경계부위[赤白肉際]에 위치한다. 그 형상이 물고기의 배와 비슷하므로 옛날에 이곳을 '어(魚)'라고 불렀고, 또 흰 살과 붉은 살의 경계 지점에 있기 때문에 '어제'라고 이름한 것이다. 폐경의 형혈(滎穴)에 속하며, 기를 다스리고 목구멍을 편안하게 하는 효능이 있다. 주로 해수(咳嗽), 해혈(咳血), 실음(失音), 후비(喉痺), 인건(咽乾), 유옹(乳癰), 팔꿈치 경련 등을 다스린다.

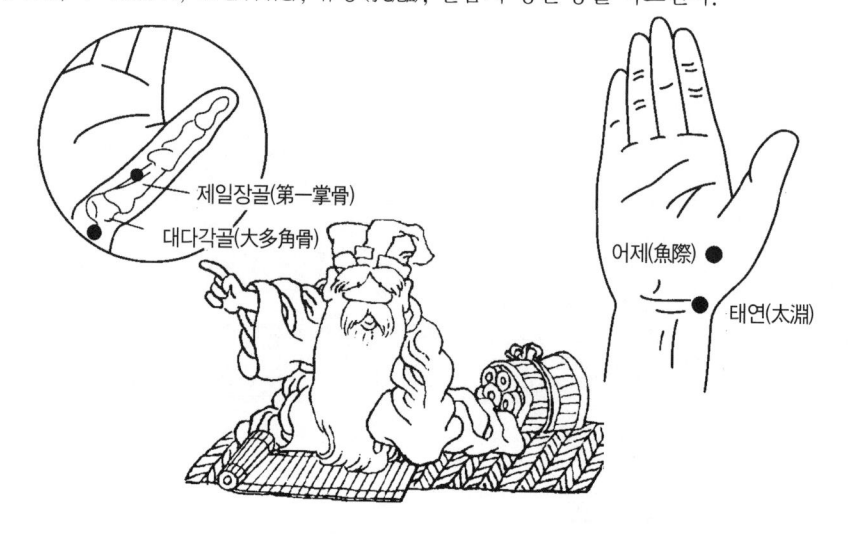

11 **소상(少商)** : 소(少)는 작다[小]는 뜻이다. 상(商)은 오음(五音) 중의 하나로서 폐에 속하는 음(音)이다. 이 혈은 폐경의 정혈(井穴)에 속하니, 경기가 나오는 곳이 정(井)이다. 그 맥기(脈氣)가 발생하는 것이 마치 얕고 조그만 개울이 흐르는 것과 같으므로 이렇게 이름한 것이다. 열을 배설하고 구멍이 막힌 것을 열며 양기를 회복하여 급증을 구하며 목구멍을 편하게 해주고 경련을 진정시키는 효능이 있다. 응급혈 중의 하나이다.

척택(尺澤)
공최(孔最)
열결(列缺)
태연(太淵)
경거(經渠)
어제(魚際)
소상(少商)

후비(喉痺)*, 해수(咳嗽), 천식, 중설(重舌)*, 코피, 명치가 그득한 것, 중풍으로 정신이 혼미한 것, 전광(癲狂)*, 더위 먹은 것, 구토, 열병, 소아 경풍, 손가락이나 손목의 경련을 주로 치료합니다.

제1경 수태음폐경

【역주】

후비(喉痺) : 목이 메어 숨을 쉬지도 삼키지도 못하는 병.
중설(重舌) : 혀 밑에 혀 모양의 군살이 돋는 병증.
전광(癲狂) : 일종의 정신 착란 질병. 전(癲)은 음에 속하여 대부분 허증이며 환자가 조금하게 행동한다.

131

제2경 수양명대장경(手陽明大腸經)

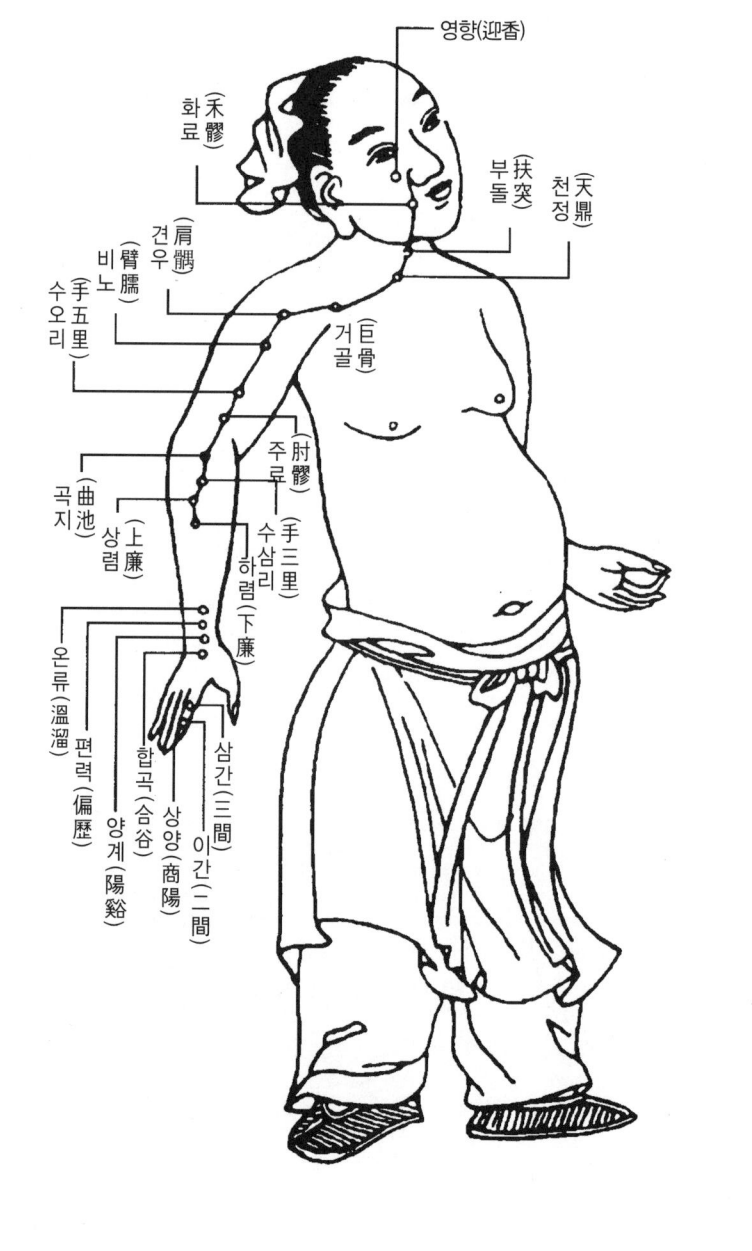

① **상양(商陽)** : 이 혈은 수양명대장경의 오수혈 중 정혈(井穴)로서 금(金)에 속한다. 상(商)은 오음(五音) 중의 하나다. 대장은 폐와 상합하며 폐경의 바깥쪽[陽分]으로 운행한다. 또 폐의 음(音)은 상(商)이며, 상(商)은 금(金)에 속하는 음이다. 그래서 상양이라고 이름한 것이다. 막힌 구멍을 열어 정신을 맑게 하며 열을 식히고 종기를 제거하는 효능이 있다.

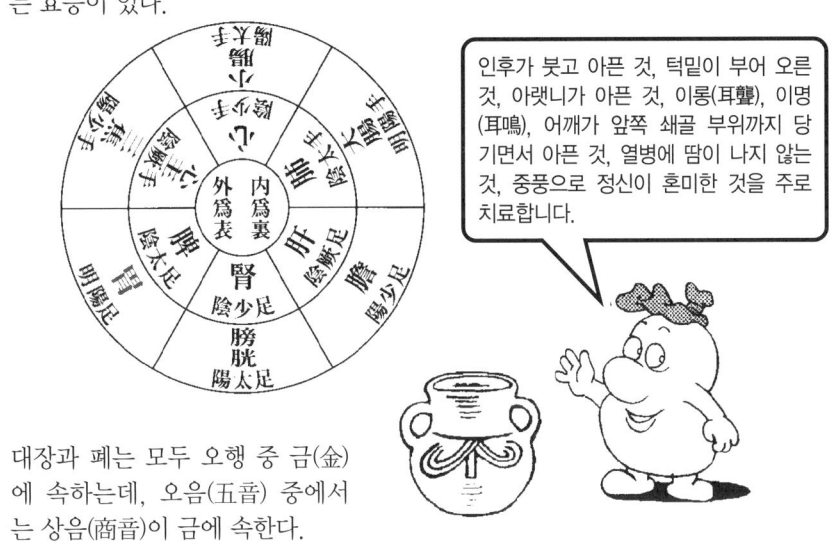

인후가 붓고 아픈 것, 턱밑이 부어 오른 것, 아랫니가 아픈 것, 이롱(耳聾), 이명(耳鳴), 어깨가 앞쪽 쇄골 부위까지 당기면서 아픈 것, 열병에 땀이 나지 않는 것, 중풍으로 정신이 혼미한 것을 주로 치료합니다.

대장과 폐는 모두 오행 중 금(金)에 속하는데, 오음(五音) 중에서는 상음(商音)이 금에 속한다.

② **이간(二間)** : 간(間)은 받아들이는 것[容]이니, 곧 거처한다는 뜻이다. 이 혈이 집게 손가락의 두 번째와 세 번째 마디 사이에 있기 때문에 이간(二間)이라고 이름한 것이다. 대장경의 형혈(滎穴)이며 열을 식히고 부은 것을 가라앉히는 효능이 있다.

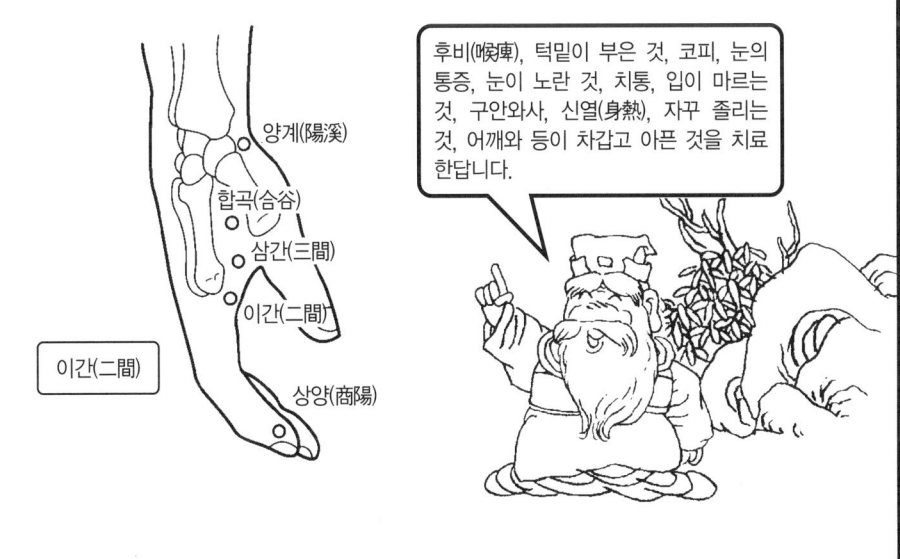

후비(喉痺), 턱밑이 부은 것, 코피, 눈의 통증, 눈이 노란 것, 치통, 입이 마르는 것, 구안와사, 신열(身熱), 자꾸 졸리는 것, 어깨와 등이 차갑고 아픈 것을 치료한답니다.

3 **삼간(三間)** : '간(間)'의 뜻은 위와 같다. 집게손가락 세 번째 마디 뒤쪽의 엄지손가락과 집게손가락의 뼈가 갈라지는 지점 앞쪽에 위치하므로 삼간(三間)이라고 이름했다. 대장경의 수혈(輸穴)이다. 열을 배설하여 부어 오른 것을 가라앉히며, 속이 그득한 것을 없애고 설사를 멎게 한다.

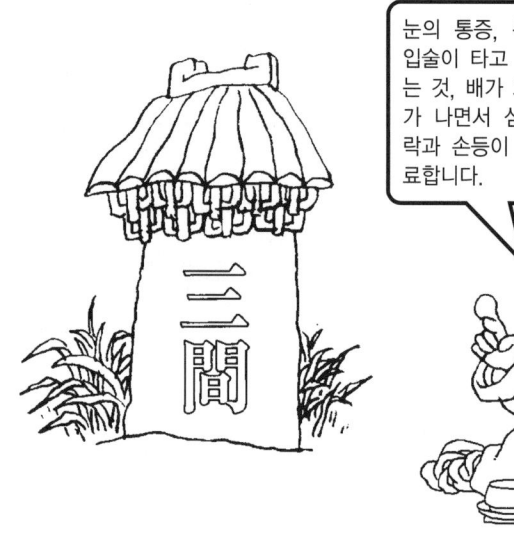

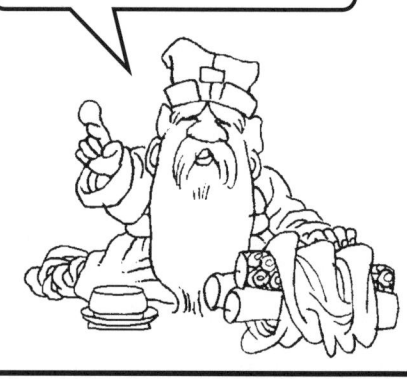

눈의 통증, 목구멍이 부은 것, 코피, 입술이 타고 입이 마른 것, 자꾸 졸리는 것, 배가 그득한 것, 뱃속에서 소리가 나면서 심하게 설사하는 것, 손가락과 손등이 붓고 아픈 것을 주로 치료합니다.

4 **합곡(合谷)** : 이 혈은 옛날의 산 이름에서 그 뜻을 취하였다. 살[肉]이 크게 모인 것을 곡(谷)이라 하고, 두 위치가 서로 이어지는 것을 합(合)이라고 하는데, 합(合)에는 교결(交結) 또는 집회(集會)의 의미도 있다. 엄지손가락과 집게손가락을 모으면 호구(虎口)에 불룩하게 살이 솟아오르는데 그 모습이 마치 산봉우리 같으므로 이름을 '합곡(合谷)'이라 한 것이다. 수양명경의 원혈(原穴)에 속하며, 또 사총혈(四總穴) 중의 하나다. 막힌 구멍을 열어 정신을 맑게 하고 양명의 열을 식히며 풍사를 제거하여 통증을 억제하는 효능이 있다.

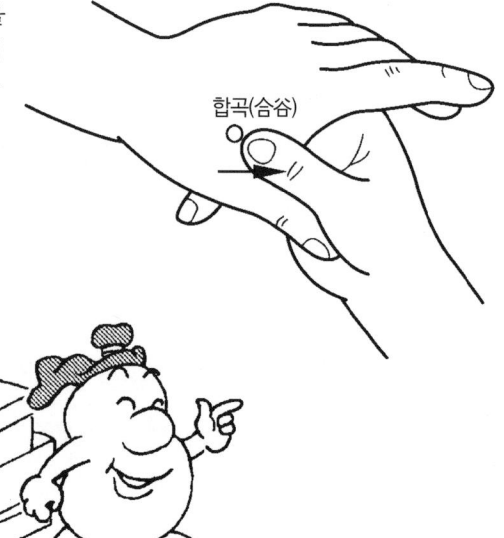

5 **양계(陽谿)** : 경기(經氣)가 상대적으로 얕은 곳을 통과하므로 작은 계곡에 비유한 것이다. 이 혈이 손목 뼈 손등 쪽의 안쪽 가장자리에서 움푹 들어간 틈새에 위치하므로 이처럼 이름한 것이다. 대장경의 경혈(經穴)이다. 양명의 열을 식히고, 근육의 긴장을 풀어 관절의 움직임을 원활하게 하는 효능이 있다.

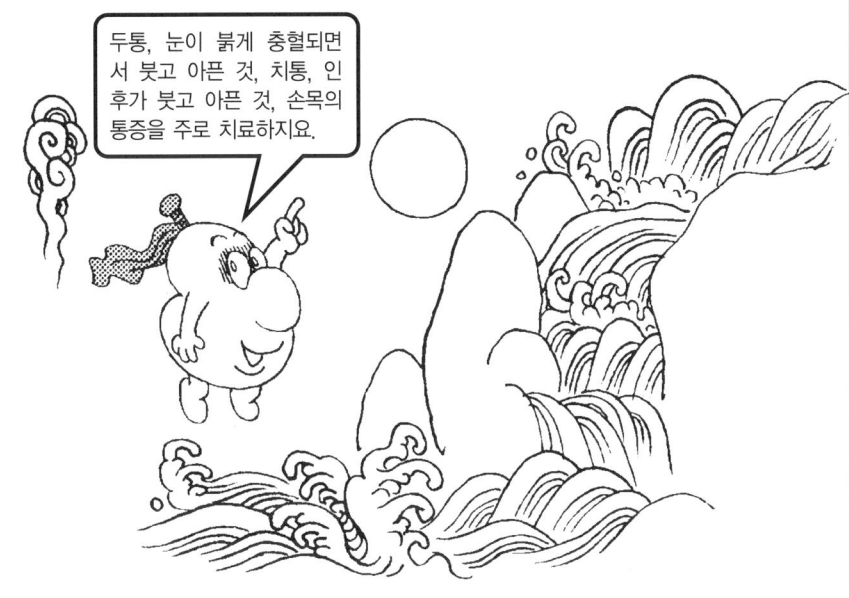

두통, 눈이 붉게 충혈되면서 붓고 아픈 것, 치통, 인후가 붓고 아픈 것, 손목의 통증을 주로 치료하지요.

6 **편력(偏歷)** : 양 옆을 편(偏)이라 하고, 지나가는 것을 력(歷)이라 한다. 이 혈이 요골(橈骨) 손등 쪽으로 팔목 근처 측면의 모서리에 위치하기 때문에 이렇게 이름한 것이다. 대장경의 낙혈(絡穴)로 여기에서 가지가 나와 폐경(肺經)으로 흐른다. 근육의 긴장을 풀고 낙맥을 소통시키는 효능이 있다.

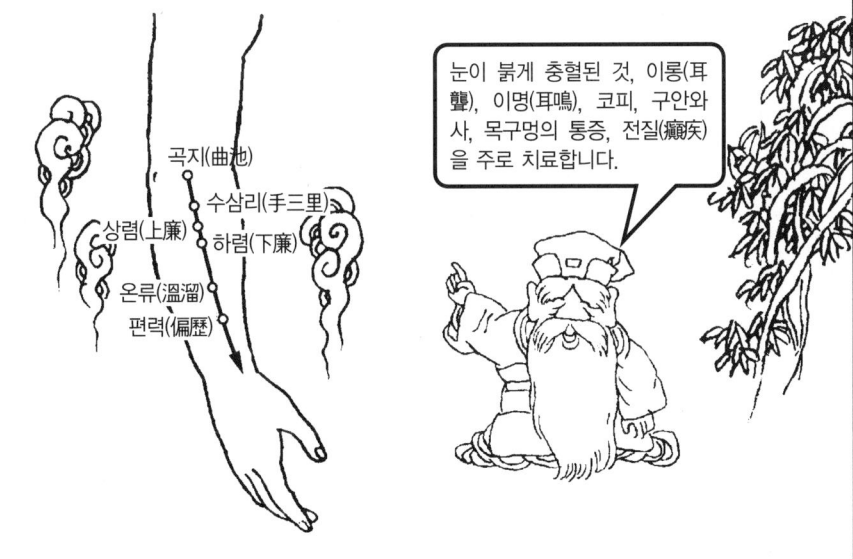

눈이 붉게 충혈된 것, 이롱(耳聾), 이명(耳鳴), 코피, 구안와사, 목구멍의 통증, 전질(癲疾)을 주로 치료합니다.

⑦ **온류(溫溜)** : 온(溫)은 포근하고 따뜻한 것이며, 류(溜)는 흐르는 것이다. 이 혈이 경맥을 따뜻하게 해서 한기(寒氣)를 흩뜨리는 효능이 있기 때문에 '온류(溫溜)'라고 이름한 것이다. 대장경의 극혈(郄穴)이다. 두통, 얼굴이 부은 것, 인후가 붓고 아픈 것, 배에서 소리가 나는 것[腸鳴], 복통, 팔이 시큰거리고 아픈 것을 주로 치료한다.

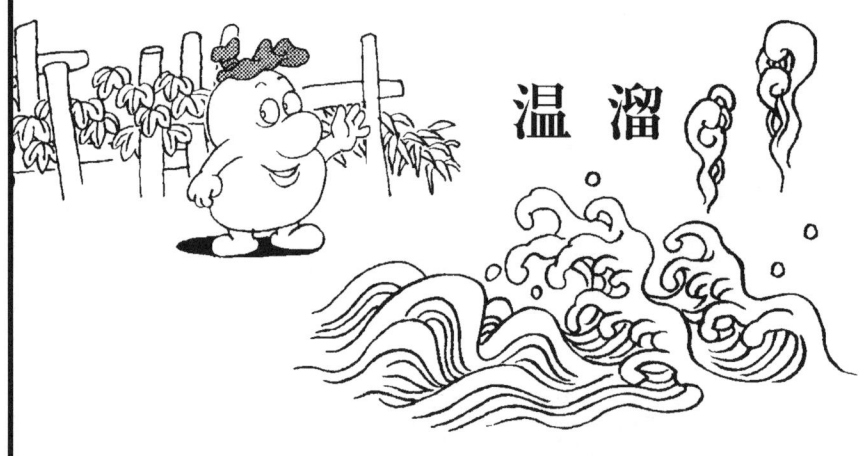

⑧ **하렴(下廉)**, ⑨ **상렴(上廉)** : 렴(廉)은 측면 또는 언덕[陵]의 뜻이다. 두 혈은 앞팔 외측의 근육이 언덕처럼 불룩하게 솟아난 곳에 있는데, 그 하단이 하렴(下廉)이고 상단이 상렴이다. 이는 소재 부위를 가지고 명명한 것이다. 두 혈의 효능은 거의 같아서 근육의 긴장을 풀어주고 낙맥을 소통시키며, 기를 다스려 대변을 나가게 한다.

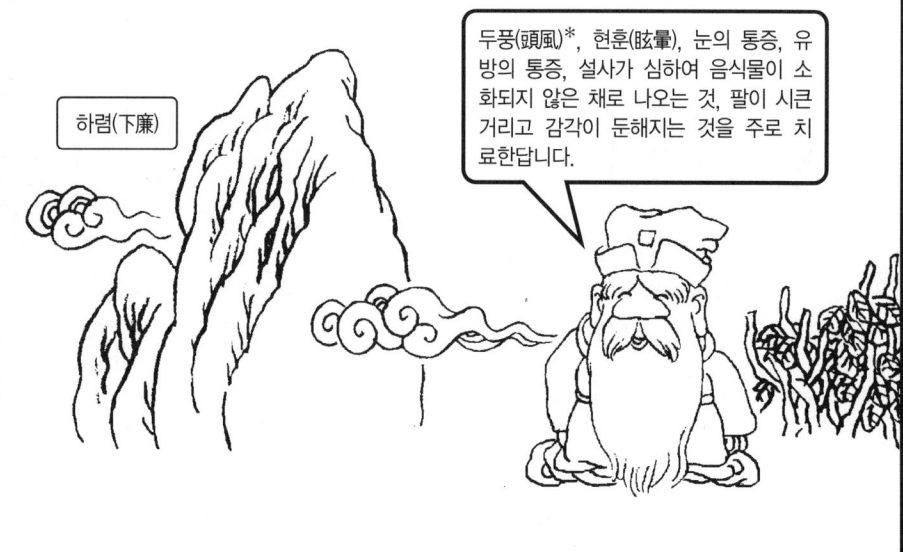

【역주】

두풍(頭風) : 오래도록 낫지 않는 두통.

⑩ **수삼리(手三里)** : 리(里)는 거처 또는 마을의 뜻이다. 주료혈(肘髎穴)에서 3치[寸] 떨어진 곳으로 큰 혈맥이 지나가는 자리에 위치하므로 삼리(三里)라고 이름한 것이다. 양명의 열을 식히고 풍사(風邪)를 제거하며 낙맥을 소통시키는 효능이 있다.

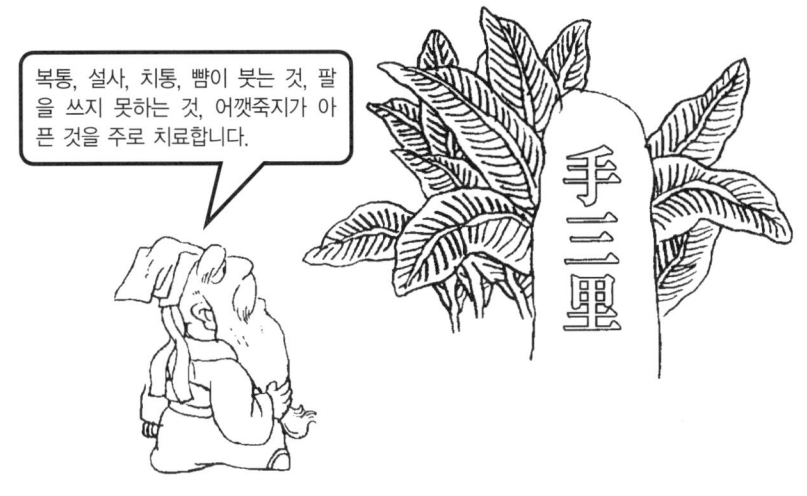

복통, 설사, 치통, 뺨이 붓는 것, 팔을 쓰지 못하는 것, 어깻죽지가 아픈 것을 주로 치료합니다.

⑪ **곡지(曲池)** : 이 혈은 팔꿈치 외측의 보골(輔骨)과 팔꿈치뼈 사이에 있다. 팔을 굽히면 그 자리가 움푹 들어가는데 그 형상이 얕은 연못과 비슷하기 때문에 이렇게 이름한 것이다. 대장경의 합혈(合穴)이다. 풍사(風邪)를 흩뜨려 체표의 사기를 제거하며, 기혈을 조화롭게 하는 효능이 있다.

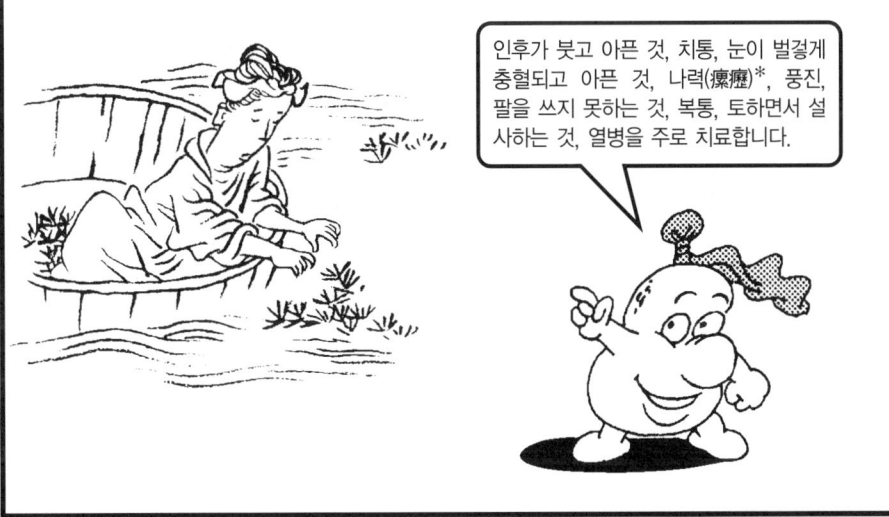

인후가 붓고 아픈 것, 치통, 눈이 벌겋게 충혈되고 아픈 것, 나력(瘰癧)*, 풍진, 팔을 쓰지 못하는 것, 복통, 토하면서 설사하는 것, 열병을 주로 치료합니다.

【 역주 】

나력(瘰癧) : 연주창. 목덜미에 생기는 구슬을 꿰어 놓은 것처럼 멍울이 지는 종기. 서루(鼠瘻), 서찰(鼠瘡), 서력(鼠癧)이라고도 한다.

12 **주료(肘髎)** : 료(髎)는 뼈에 있는 빈틈이다. 이 혈이 팔꿈치 관절 외측의 움푹 들어간 곳에 있기 때문에 '주료(肘髎)'라고 이름한 것이다. 근육의 긴장을 풀어주고 관절의 움직임을 원활하게 하는 효능이 있다.

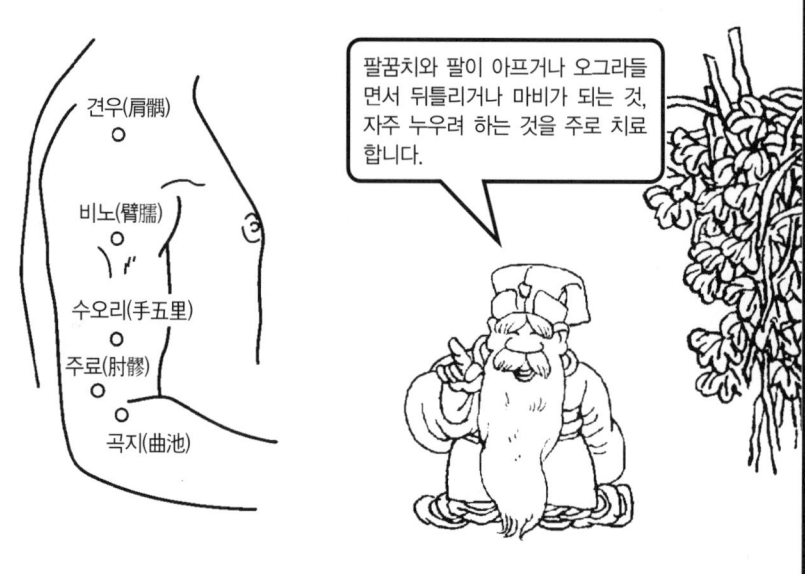

팔꿈치와 팔이 아프거나 오그라들면서 뒤틀리거나 마비가 되는 것, 자주 누우려 하는 것을 주로 치료합니다.

13 **수오리(手五里)** : 리(里)는 곧 거처, 마을의 뜻이다. 수삼리(手三里)에서 위로 정확히 5치[寸] 떨어진 곳에 이 혈이 위치한다. 1치를 1리로 계산해서 '오리(五里)'라고 한 것이다. 기를 운행시켜 어혈을 흩뜨리는 효능이 있다.

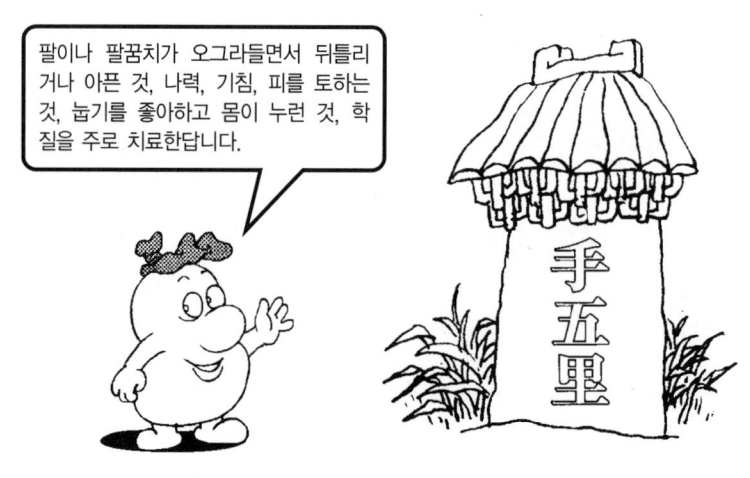

팔이나 팔꿈치가 오그라들면서 뒤틀리거나 아픈 것, 나력, 기침, 피를 토하는 것, 눕기를 좋아하고 몸이 누런 것, 학질을 주로 치료한답니다.

14 비노(臂臑) : 근육이 뼈에 붙어있지 않아서 근육의 전체 모습을 파악할 수 있는 것이 곧 '노(臑)'이다. 이 혈이 위팔의 근육이 뼈에 붙어있지 않은 곳에 위치하고 있으므로 이렇게 이름한 것이다. 경락을 소통시켜 풍사(風邪)를 흩뜨리는 효능이 있다. 또 대장경, 소장경, 방광경, 양유맥(陽維脈)이 만나는 혈이다.

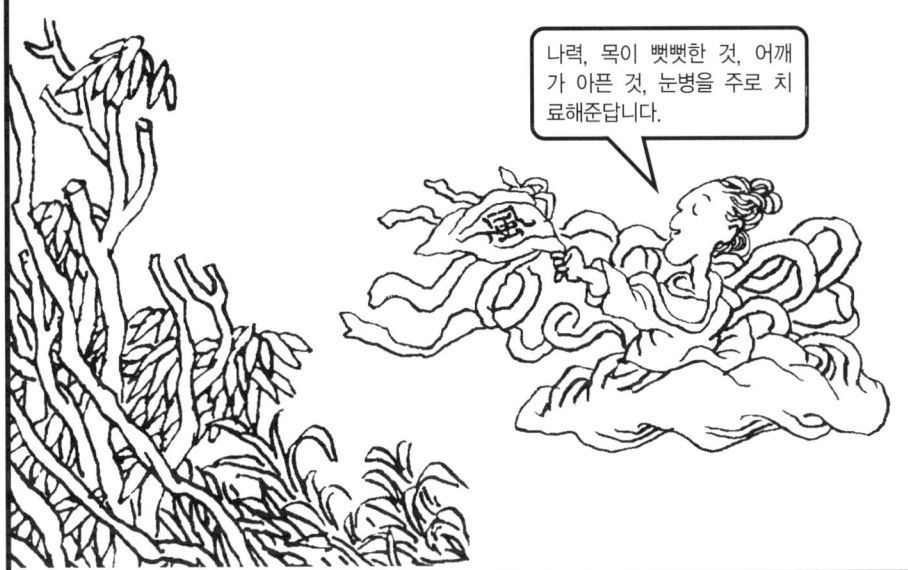

나력, 목이 뻣뻣한 것, 어깨가 아픈 것, 눈병을 주로 치료해준답니다.

15 견우(肩髃) : 우(髃)는 뼈 사이의 틈새를 가리키며, 우(腢) 또는 견두(肩頭)와 같은 뜻이다. 이 혈이 팔을 들어올렸을 때 어깨 끝부분의 두 뼈 사이로 움푹 들어간 곳에 있기 때문에 이렇게 이름한 것이다. 대장경과 양교맥(陽蹻脈)이 만나는 혈(穴)이다. 기를 다스려 담(痰)을 제거하며 근육의 긴장을 풀어 관절을 부드럽게 하는 효능이 있다. 풍열(風熱)로 인한 두드러기, 일체의 나력 관련 질환, 견비통(肩臂痛), 손과 팔이 뒤틀리고 오그라드는 것, 반신불수(半身不遂)를 주로 치료한다.

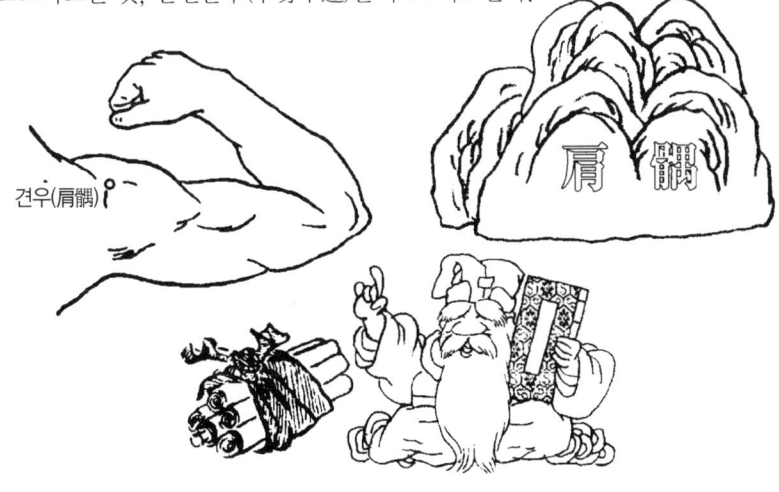

16 **거골(巨骨)** : 거(巨)는 크다는 뜻이다. 거골은 곧 쇄골(鎖骨)이다. 이 혈은 쇄골의 외측 끝에 있다. 비록 쇄골이 아주 크다고 할 수는 없지만 일단 위치는 어깨의 끝에 있으며, 무거운 것을 멜 수 있고 흉부 속의 장기를 보호할 수 있다. 그래서 쇄골이라 하지 않고 거골이라 명명한 것이다. 대장경과 양교맥(陽蹻脈)이 만나는 혈(穴)이다. 기를 다스려 담을 없애며, 놀란 것을 진정시켜 정신을 편안히 하는 효능이 있다.

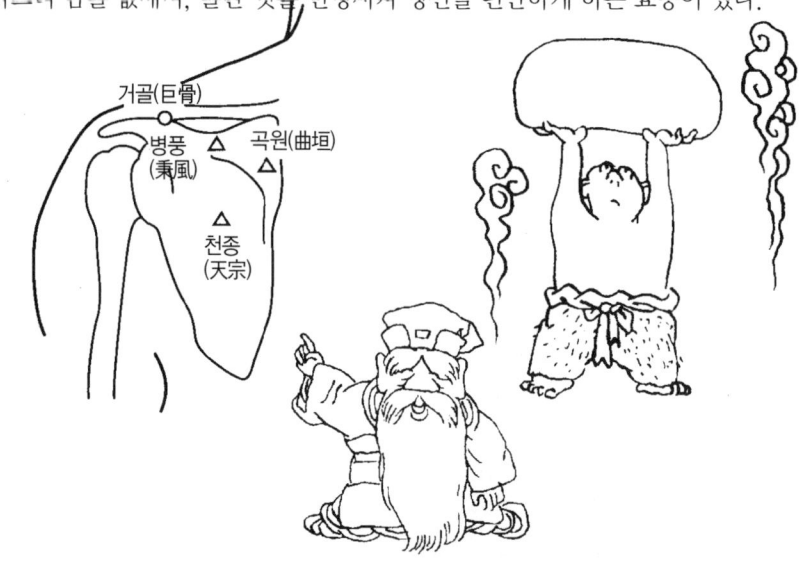

17 **천정(天鼎)** : 고대 식기(食器) 중에 정(鼎)이라는 것이 있는데, 그 형상이 위에 두 귀가 있고 밑에 세 다리가 있다. 인체의 뒷목 한가운데 대추혈에 돌기가 하나 있는데 마치 다리가 하나 나와있는 것과 같으며, 이 천정혈이 양쪽 목 근육이 뚜렷하게 돌출된 곳에 위치하니 합쳐서 세 다리의 모습을 갖추었다. 또 머리가 둥근 것이 위로 하늘을 본뜬 것이므로 이에 근거하여 '천정(天鼎)'이라 이름지었다. 열을 식히고 부은 것을 가라앉히며 기를 다스려 가래를 삭이는 효능이 있다.

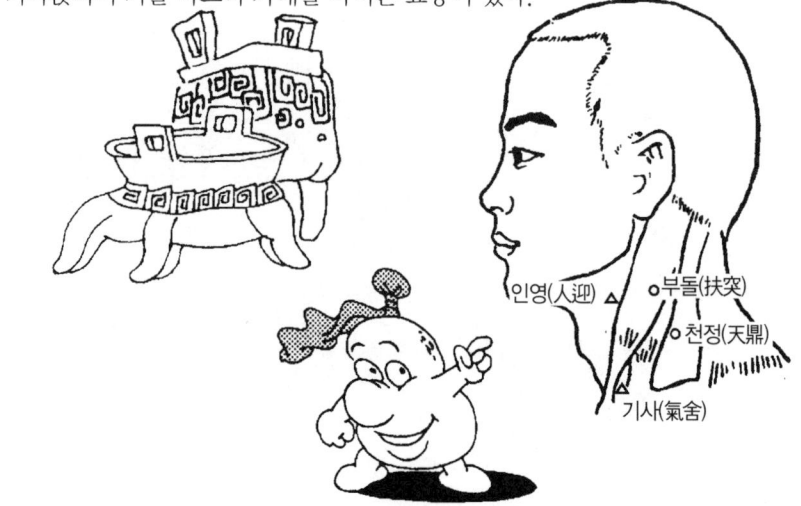

18 **부돌(扶突)**: 높이 솟은 곳을 돌(突)이라 한다. 고대에 "네 손가락을 가지런히 모아 펼친 것이 부(扶)"라는 이론이 있었다. 부(扶)는 네 손가락을 모았을 때의 가로 길이에 해당하며 동신촌(同身寸)으로는 3치[寸]이다. 이 혈이 목 울대 옆으로 3치 떨어진 곳에 위치하므로 이렇게 명명한 것이다. 기를 다스려 가래를 삭이며 목구멍과 흉격의 열을 식히고 소통시키는 효능이 있다.

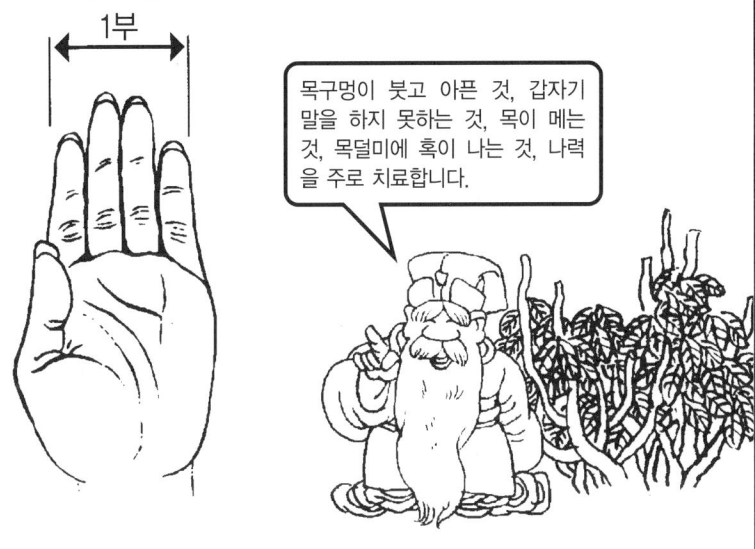

> 목구멍이 붓고 아픈 것, 갑자기 말을 하지 못하는 것, 목이 메는 것, 목덜미에 혹이 나는 것, 나력을 주로 치료합니다.

19 **화료(禾髎)**: 화(禾)는 곡물을 가리킨다. 료(髎)는 규(窌)와 같으니 구멍[孔穴]을 의미한다. 그 혈이 콧구멍의 아래, 입의 위, 인중의 옆에 위치하니 그 코로 냄새를 맡고 입으로 곡식을 먹는 뜻을 취하였고, 또 그 혈이 입 근처에 있으므로 이렇게 이름한 것이다. 이 혈은 풍사(風邪)를 흩뜨리고 열을 식히는 효능이 있다. 기침, 천식, 목구멍이 붓고 아픈 것, 갑자기 말을 못하는 것, 목에 혹이 나는 것, 나력을 주로 치료한다.

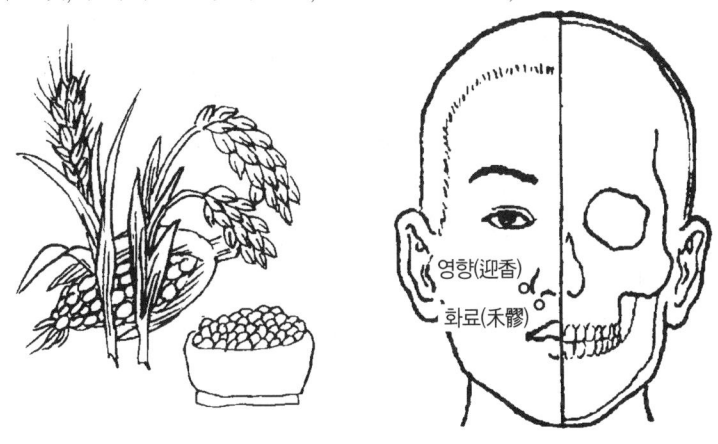

[20] **영향(迎香)** : 이 혈은 콧구멍에서 옆으로 5푼[分] 떨어진 곳에 있으며, 후각의 요충지이다. 사람이면 누구나 향기를 좋아하고 악취를 싫어하므로 '영향(迎香)'이라고 이름한 것이다. 여기에 침을 놓으면 코가 막힌 것을 뚫어서 후각을 회복시켜 향기를 맞이할 수 있게 한다. 대장경과 위경(胃經)이 만나는 혈이다.

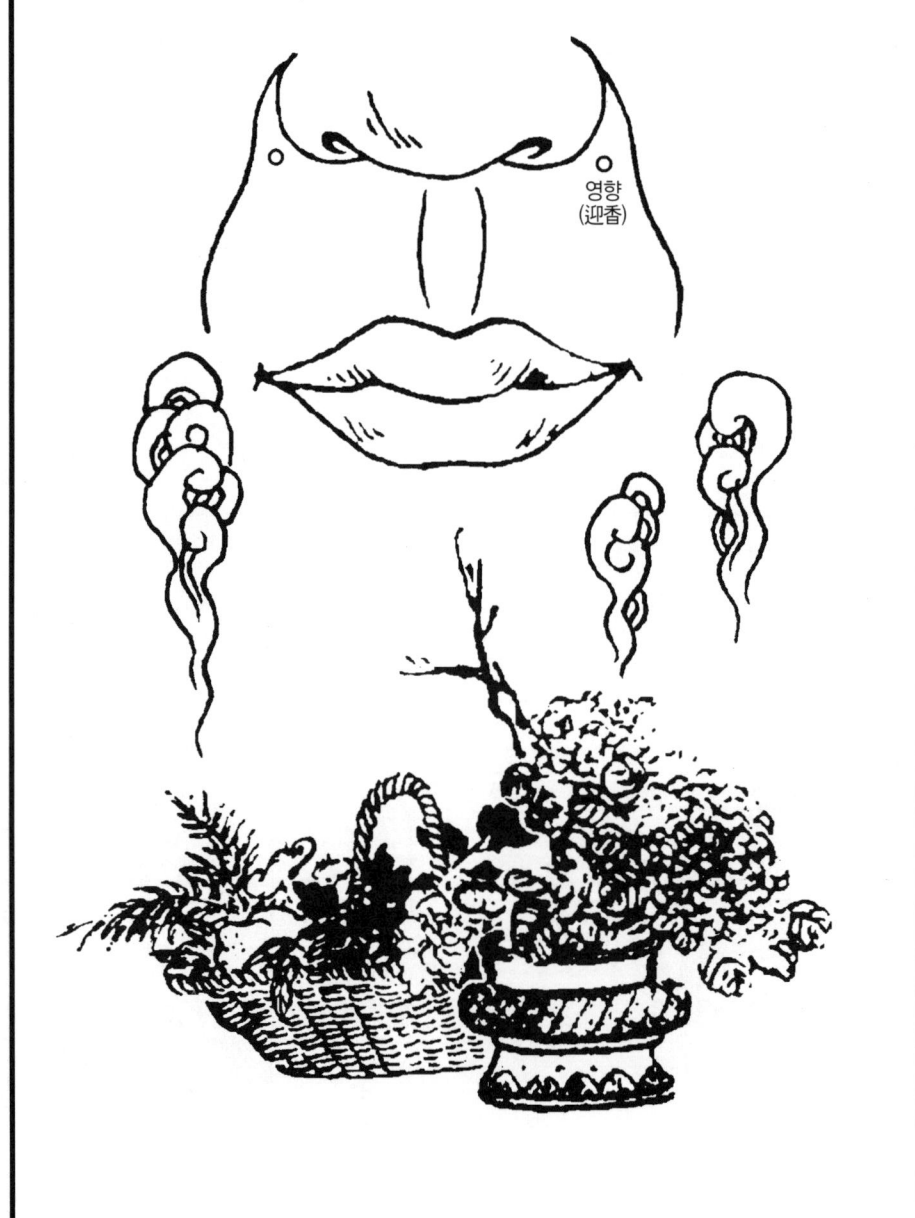

제3경 족양명위경 (足陽明胃經)

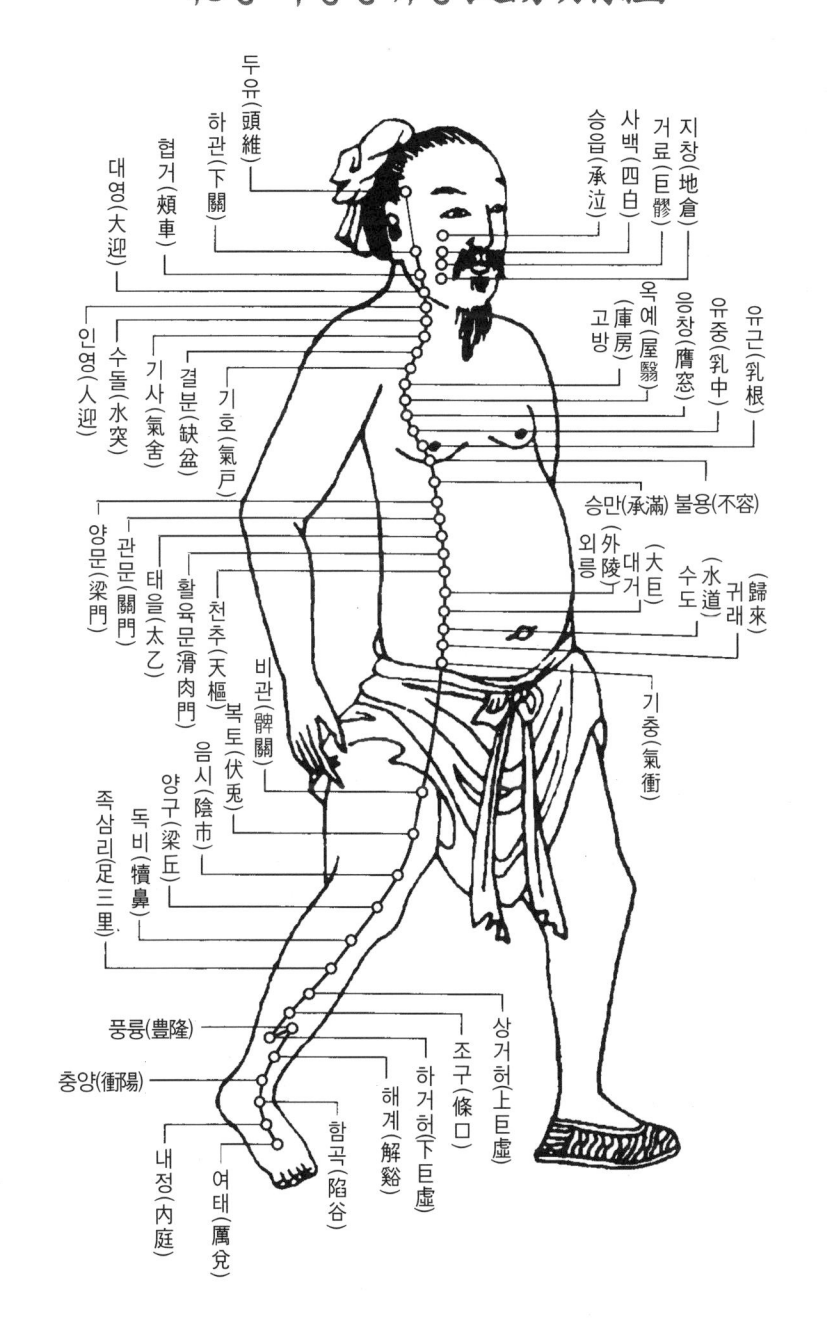

① **승읍(承泣)** : 승(承)은 받는다[受]는 뜻이며, 읍(泣)은 우는 것[哭]이다. 이 혈이 눈물을 받는 곳에 위치하므로 이렇게 이름한 것이다. 위경(胃經), 양교맥(陽蹻脈), 임맥(任脈)이 만나는 혈이다. 풍사(風邪)를 흩뜨리고 열을 식히며 눈을 맑게 하고 눈물을 그치게 하는 효능이 있다.

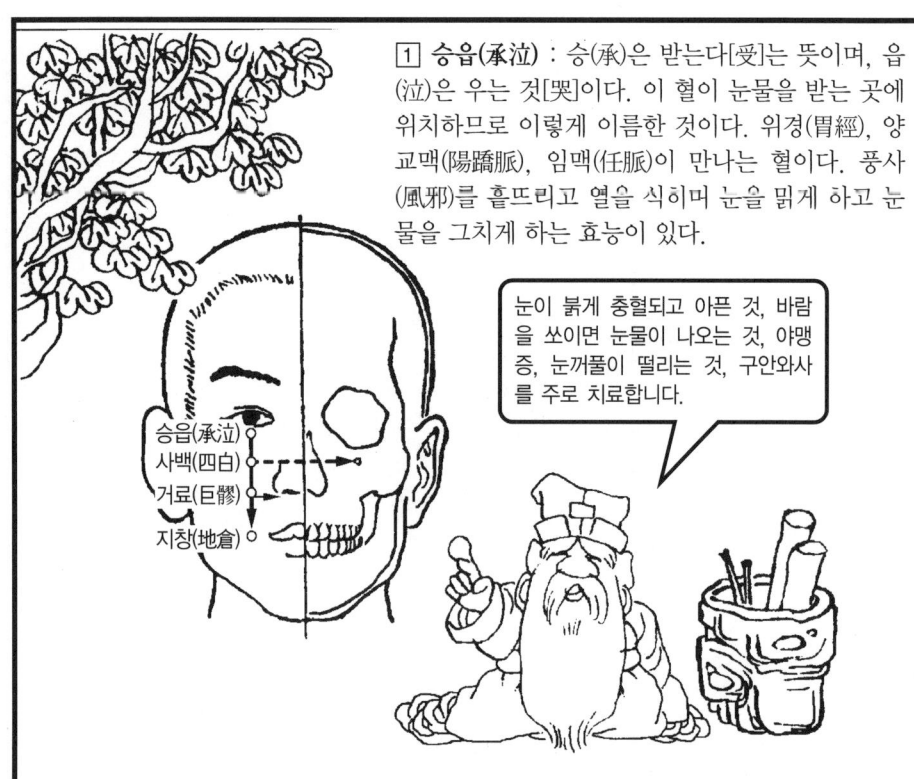

눈이 붉게 충혈되고 아픈 것, 바람을 쏘이면 눈물이 나오는 것, 야맹증, 눈꺼풀이 떨리는 것, 구안와사를 주로 치료합니다.

② **사백(四白)** : 사(四)는 광활함을 가리키고, 백(白)은 밝은 것이다. 이 혈은 눈 밑에 위치하는데, 눈은 만물을 볼 수 있다. 따라서 이 혈은 눈앞이 캄캄하고 헛것이 어른거리는 증상[目眩], 눈이 붉게 충혈된 것, 눈이 가렵고 막이 생긴 것을 주로 치료한다. 이곳에 침을 놓으면 시력이 사방으로 발산되어 시야가 밝아지므로 이렇게 이름한 것이다. 머리를 맑게 하고 눈을 밝게 하는 효능이 있다.

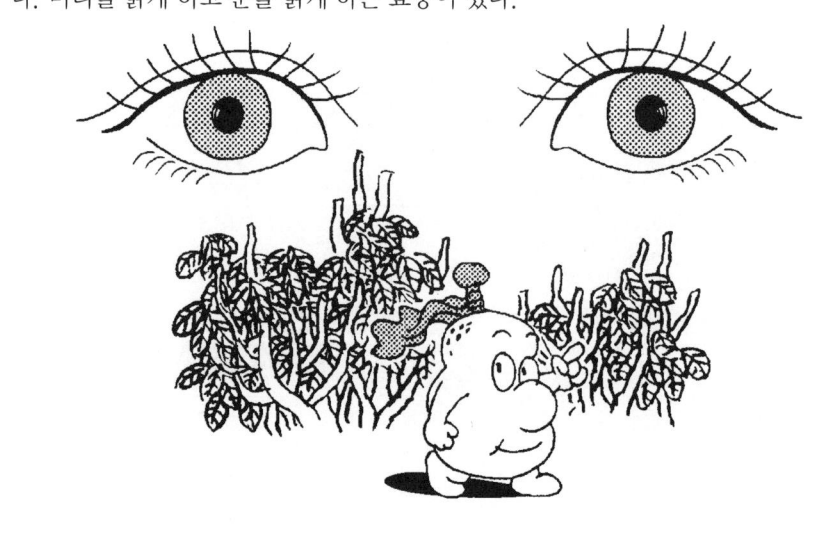

제3경 족양명위경

③ **거료(巨髎)** : 거(巨)는 크다는 뜻이다. 이 혈은 상악골과 광대뼈가 만나는 곳으로 얼굴뼈에 있는 큰 틈새이므로 이렇게 이름한 것이다. 눈을 밝게 하고 풍사(風邪)를 흩뜨리며 경락을 소통하여 통증을 진정시키는 효능이 있다. 수양명대장경, 족양명위경, 양교맥(陽蹻脈)이 만나는 혈이다.

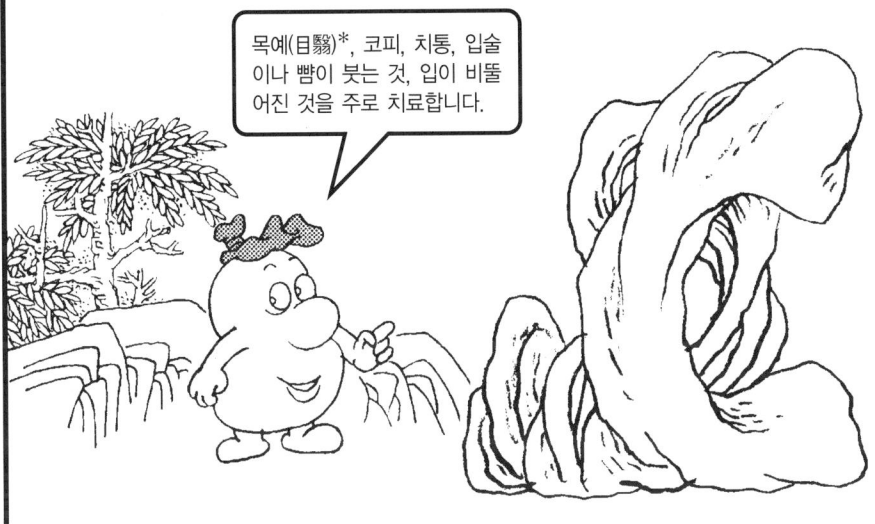

목예(目翳)*, 코피, 치통, 입술이나 뺨이 붓는 것, 입이 비뚤어진 것을 주로 치료합니다.

④ **지창(地倉)** : 지(地)는 아래[下]를 가리키며, 창(倉)은 곡물을 저장하는 집이다. 옛사람들이 사람의 얼굴을 살필 때, 이마를 천정(天庭)이라 하고 뺨을 지각(地角)이라 했다. 사람이 음식물을 머금을 때 항상 뺨과 치아의 사이에 담고 있으므로 이를 창고에 비유한 것이다. 그래서 이름을 '지창(地倉)'이라 한 것이다. 대장경, 위경, 양교맥이 만나는 혈이다. 풍사(風邪)를 흩뜨리고 낙맥을 소통시키며 정기를 북돋으며 통증을 멎게 하는 효능이 있다.

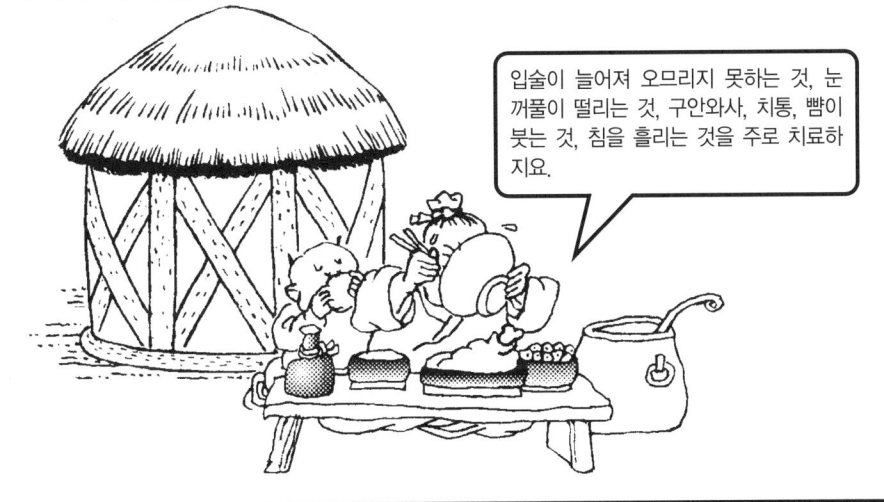

입술이 늘어져 오므리지 못하는 것, 눈꺼풀이 떨리는 것, 구안와사, 치통, 뺨이 붓는 것, 침을 흘리는 것을 주로 치료하지요.

【 역주 】

목예(目翳) : 눈동자에 막이 생겨 흐려지는 병.

5 **대영(大迎)** : 영(迎)은 맞이하여 만나는 것이다. 이 혈은 아래턱 모서리 앞쪽 즉 대영골(大迎骨)에 위치한다. 이 혈 앞쪽으로 얼굴 동맥(facial artery)이 지나가므로 이 혈을 누르면 대동맥의 박동이 손가락에 부딪히는 것을 느낄 수 있다. 그래서 이처럼 이름한 것이다. 머리를 맑게 하고 풍사(風邪)를 흩뜨리며 턱관절을 부드럽게 하는 효능이 있다. 이를 악물고 입을 벌리지 못하는 것[牙關緊閉], 갈증, 빰이 붓는 것, 치통, 얼굴이 붓는 것 등등의 병증을 주로 치료한다.

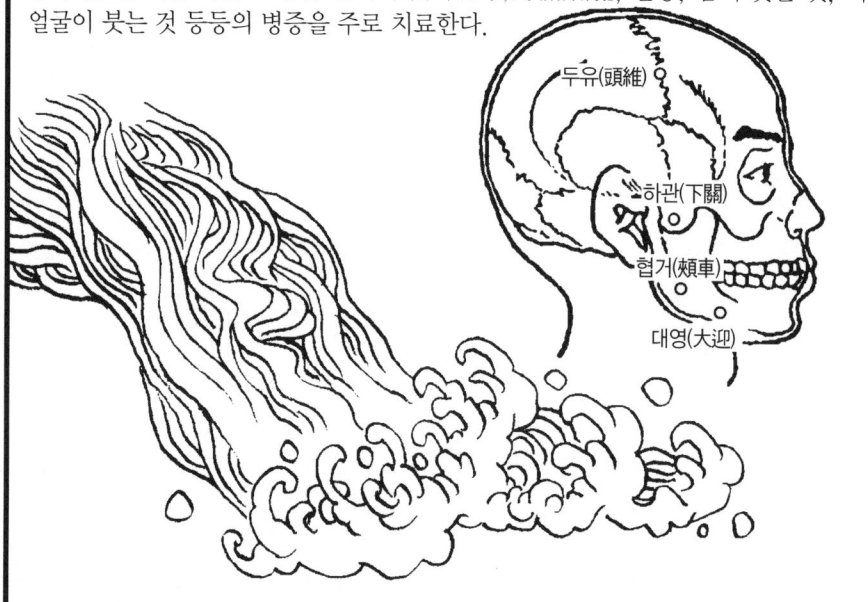

6 **협거(頰車)** : 얼굴의 양 옆을 협(頰)이라 한다. 옛날에는 턱을 거(車)라 하였으므로 자연스럽게 아래턱뼈를 협거골(頰車骨)이라 하였다. 이 뼈는 치아를 싣고서 크랭크축이 움직이는 것처럼 열고 닫는데, 그 사이에 이 혈이 위치하므로 이처럼 이름한 것이다. 턱관절을 부드럽게 하며 풍사(風邪)를 흩뜨리고 통증을 그치게 하는 효능이 있다.

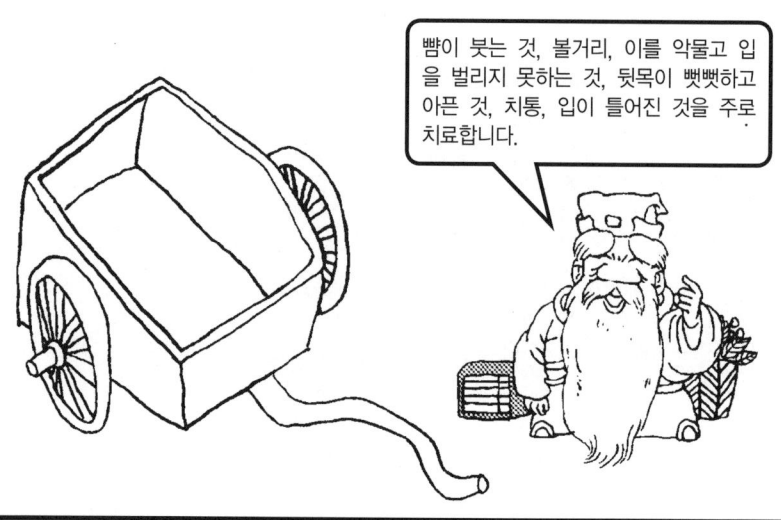

> 빰이 붓는 것, 볼거리, 이를 악물고 입을 벌리지 못하는 것, 뒷목이 뻣뻣하고 아픈 것, 치통, 입이 틀어진 것을 주로 치료합니다.

[7] **하관(下關)** : 관(關)은 지도리[樞機]이다. 이 혈이 위턱과 아래턱이 서로 연결되는 부위의 아래쪽에 위치하여 턱뼈가 움직일 때 지도리가 되므로 이렇게 이름한 것이다. 풍사(風邪)를 흩뜨리고 낙맥을 소통시키며 막힌 구멍을 열어 정신을 맑게 하는 효능이 있다. 치통, 얼굴의 통증, 이롱(耳聾), 이명(耳鳴), 입을 벌리거나 다물지 못하는 것, 구안와사 등을 주로 치료한다.

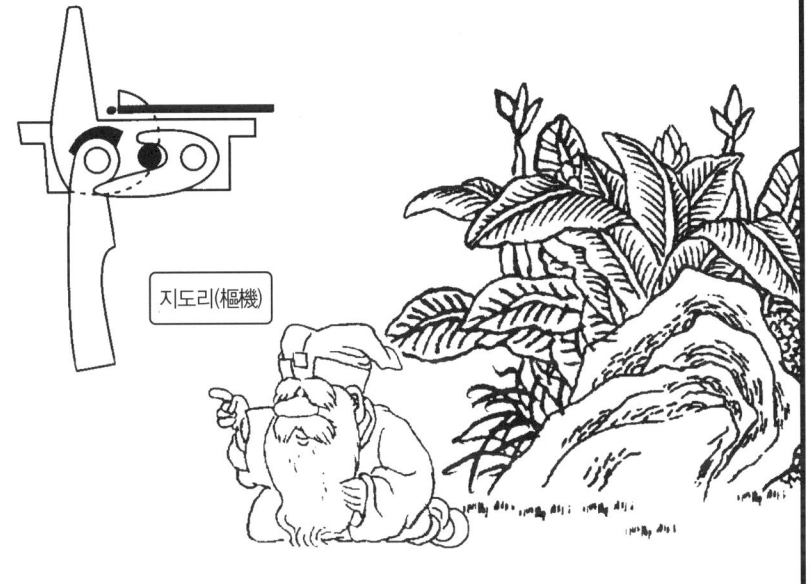

[8] **두유(頭維)** : 유(維)는 모서리[角]를 가리킨다. 이 혈은 이마 양끝의 모서리[額角]에 위치하는데 짐승들이 방어할 때 쓰는 뿔에 해당한다. 그래서 '두유(頭維)'라고 이름한 것이다. 머리를 맑게 하고 눈을 밝게 하는 효능이 있다. 두통, 안통(眼痛), 목현(目眩), 시야가 흐린 것, 바람을 쏘이면 눈물이 흐르는 것 등을 주로 치료한다.

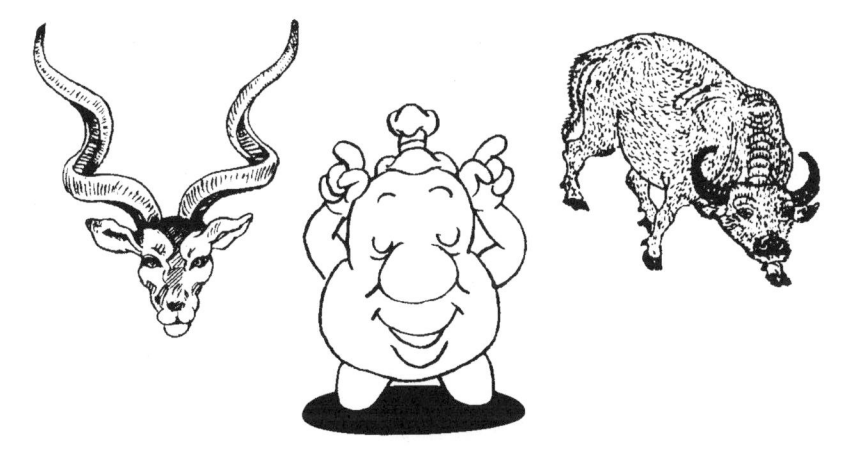

⑨ **인영(人迎)** : 이 혈은 턱 밑, 목 양쪽 측면에 눈에 띄게 앞으로 튀어나온 곳에 있는데, 음식을 삼킬 때 그 형상이 마치 손님을 맞이하고 보내는 것과 같으므로 이렇게 이름한 것이다. 족양명위경과 족소양담경이 만나는 혈(穴)이다. 가슴에 울체된 기를 소통하여 천식을 멎게 하며, 맺힌 것을 풀고 열을 식히는 효능이 있다.

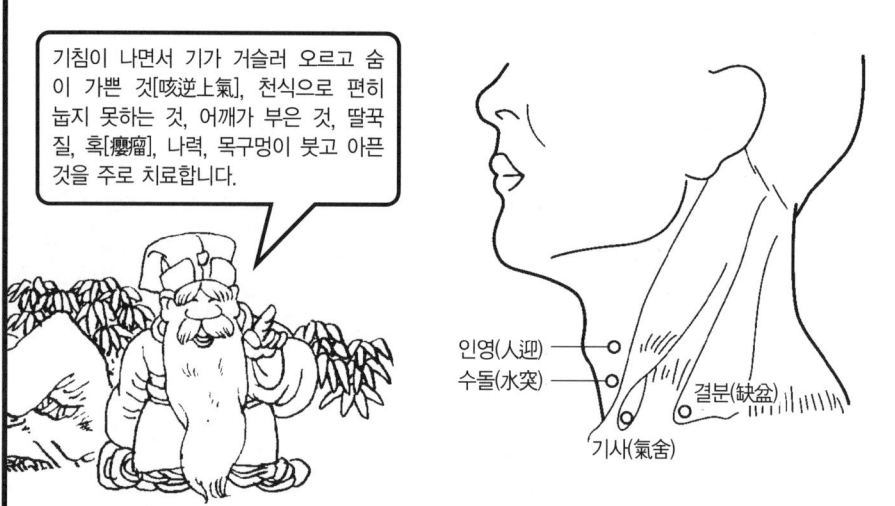

기침이 나면서 기가 거슬러 오르고 숨이 가쁜 것[咳逆上氣], 천식으로 편히 눕지 못하는 것, 어깨가 부은 것, 딸꾹질, 혹[癭瘤], 나력, 목구멍이 붓고 아픈 것을 주로 치료합니다.

⑩ **수돌(水突)** : 인영(人迎) 아래, 목의 울대[結喉] 양 옆에 위치한다. 사람이 음식을 삼킬 때 이 혈이 위로 충동하면서 기가 위로 충동하는데 바로 돌(突)의 의미이다. 기(氣)와 수(水)는 근원이 같은 것이므로 이렇게 이름한 것이다. 폐를 식히고 목구멍을 부드럽게 하며, 기를 다스려 가래를 삭이는 효능이 있다. 기침이 나면서 기가 거슬러 오르고 숨이 가쁜 것, 천식으로 편히 눕지 못하는 것, 어깨가 부은 것, 딸꾹질, 혹[癭瘤], 나력, 목구멍이 붓고 아픈 것을 주로 치료한다.

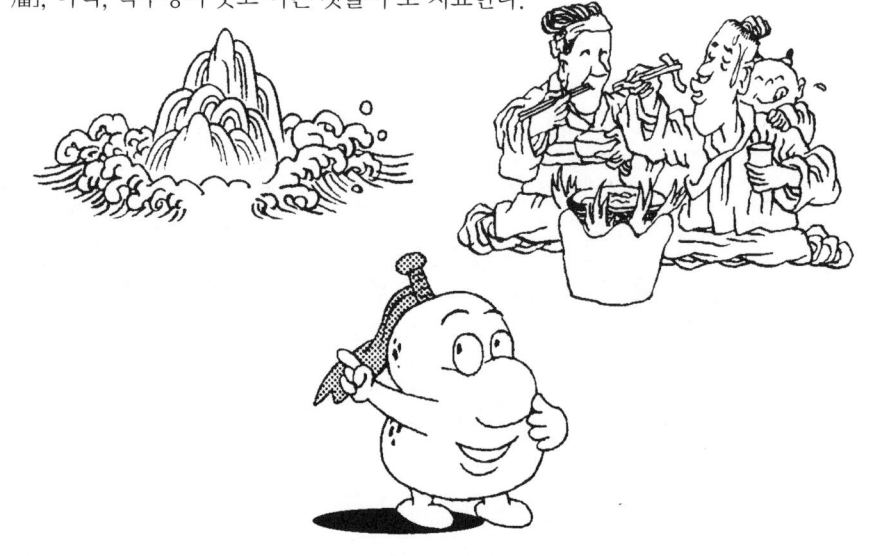

11 **기사(氣舍)**: 사(舍)는 거처(居處)를 가리킨다. ≪갑을경甲乙經≫에서 "오곡(五穀)이 위(胃)로 들어가면 조박(糟粕), 진액, 종기(宗氣) 세 가지로 나뉜다. 그러므로 종기는 흉중에 머물러 있다가 목구멍으로 나와서 심폐를 관통하여 호흡을 행한다."라고 하였다. 이 혈이 기침이 나면서 기가 거슬러 올라 숨이 가쁜 것, 목이 메인 것, 트림을 주로 치료하는 것이 종기가 흉중에 머무는 것과 통한다고 보아 이렇게 이름한 것이다. 목구멍을 소통시키고 부은 것을 가라앉히며 천식을 진정시키고 상역(上逆)하는 기운을 끌어내리는 효능이 있다.

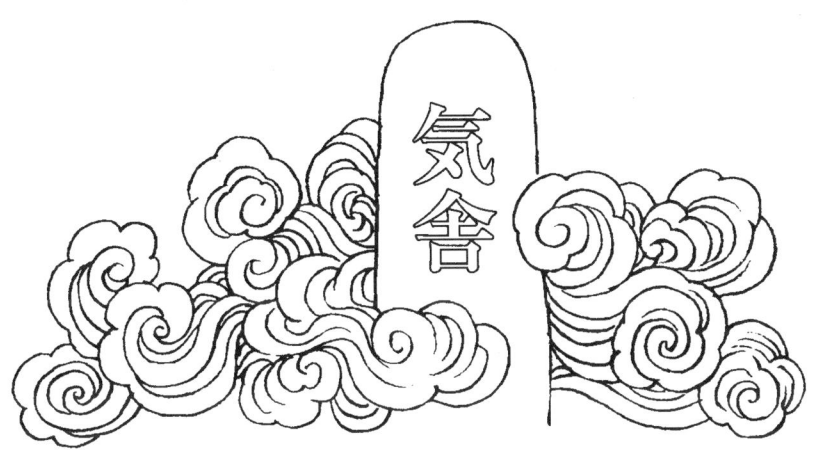

12 **결분(缺盆)**: 깊숙하게 패인 것이 분(盆)이며, 결(缺)은 깨진 것이다. 이 혈은 쇄골 위의 오목한 곳에 해당하는데, 겉으로 보기에 깨진 그릇처럼 생겼다. 혈이 그 한가운데 있으므로 이처럼 이름한 것이다. 기를 다스려 가래를 삭이는 효능이 있다.

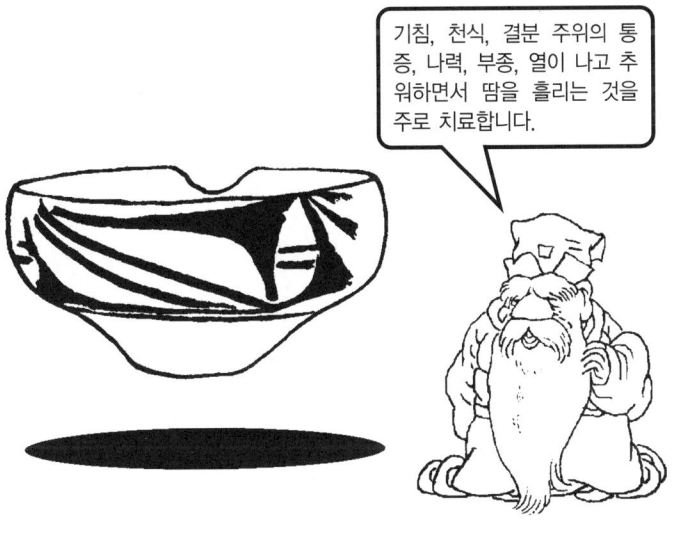

기침, 천식, 결분 주위의 통증, 나력, 부종, 열이 나고 추워하면서 땀을 흘리는 것을 주로 치료합니다.

13 **기호(氣戶)** : 출입하는 곳이 호(戶)이다. 한의학에서 입과 코는 기가 출입하는 문호(門戶)로서, 코는 폐의 출입구이며 입은 위의 출입구이다. 이 혈은 주치증이 대부분 기분(氣分)에 속하고 보법(補法)과 사법(瀉法)에 다 쓸 수 있는데, '문을 열면 나가 움직이고 문을 닫으면 들어가 숨는 것'과 이치가 같으므로 이렇게 이름한 것이다. 열을 식히고 가슴이 막힌 것을 소통시키는 효능이 있다. 기침이 나면서 기가 거슬러 오르고 숨이 가쁜 것[咳逆上氣], 천식으로 편히 눕지 못하는 것을 치료한다.

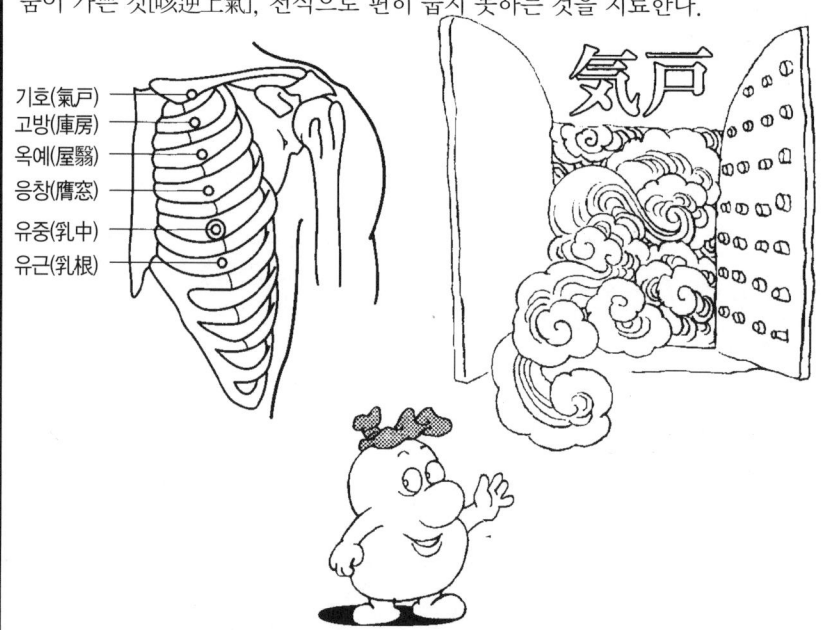

14 **고방(庫房)** : 고(庫)는 창고이다. 이 혈의 주치증이 폐와 관련이 많은데, 폐가 곧 쌓아 저장하는 곳이므로 '고방(庫房)'이라 이름한 것이다. 기를 다스려 가래를 삭이는 효능이 있다. 가슴과 옆구리가 결리고 그득한 것, 기침이 나면서 기가 거슬러 오르고 숨이 가쁜 것을 주로 치료한다.

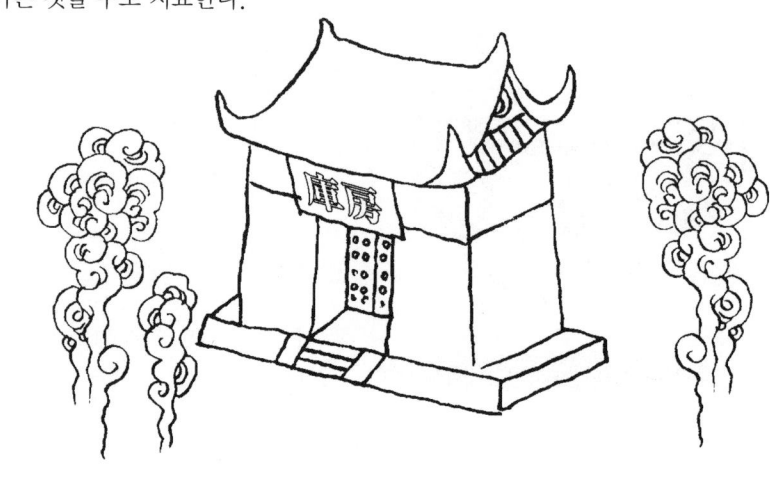

15 **옥예(屋翳)**: 옥(屋)은 덮개를 가리키며, 예(翳)는 닭 꽁무니에 있는 부채 모양의 큰 깃털을 가리킨다. 이 혈은 위쪽에 고방(庫房)이 있고 아래쪽에 응창(膺窓)이 있어 집에 비유하면 마치 처마의 차양과 같다. 그래서 이렇게 이름한 것이다. 기를 다스려 정신을 안정시키며 낙맥을 소통시켜 젖이 잘 나오게 한다.

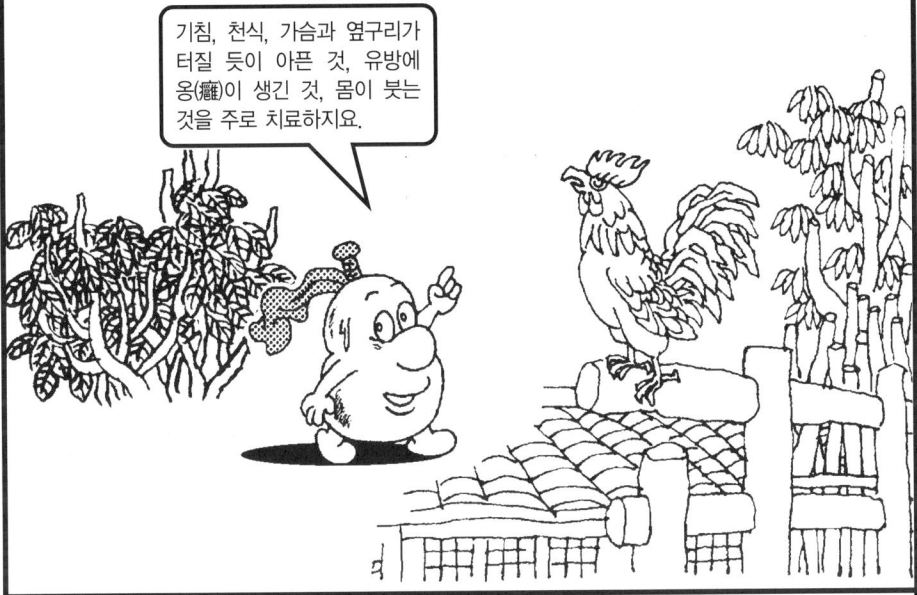

기침, 천식, 가슴과 옆구리가 터질 듯이 아픈 것, 유방에 옹(癰)이 생긴 것, 몸이 붓는 것을 주로 치료하지요.

16 **응창(膺窓)**: 응(膺)은 가슴을 가리키며, 창(窓)의 용도는 공기를 소통시키고 빛을 받아들이는 것이다. 이 혈은 가슴이 그득하고 기가 꽉 막힌 것, 옆구리가 아프고 창만(脹滿)한 것을 주로 치료하는데, 여기에 침을 놓으면 맺힌 것이 풀리고 막힌 것이 뚫린다. 이것이 집으로 비유하자면 창문이 공기를 소통시키고 빛을 받아들이는 것과 같으므로 이렇게 이름한 것이다. 기를 다스려 정신을 안정시키며 낙맥을 소통시켜 젖이 잘 나오게 하는 효능이 있다.

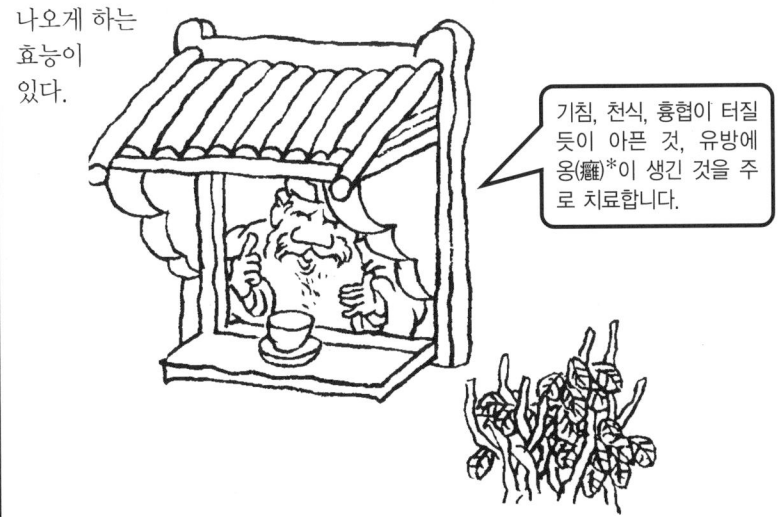

기침, 천식, 흉협이 터질 듯이 아픈 것, 유방에 옹(癰)*이 생긴 것을 주로 치료합니다.

【역주】

옹(癰): 빛깔이 밝고 걸쭉하지 않은 종기.

17 유중(乳中) : 유(乳)는 유방이다. 이 혈이 유방의 정중앙에 있기 때문에 이렇게 이름한 것이다. 그러나 보통은 취혈의 기준으로만 삼을 뿐, 침을 놓거나 뜸을 뜨는 것은 금지한다.

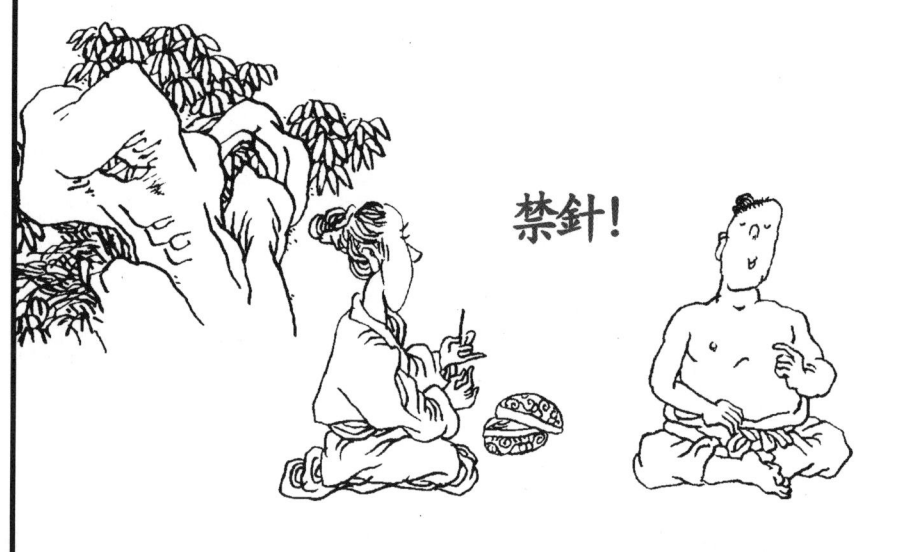

18 유근(乳根) : 근(根)은 바닥을 가리킨다. 이 혈이 유방의 아래 가장자리에 위치하므로 이를 근거로 명명한 것이다. 기침을 그치게 하고 천식을 진정시키며 가슴의 울체된 기운을 소통시키고 젖이 잘 나오게 한다.

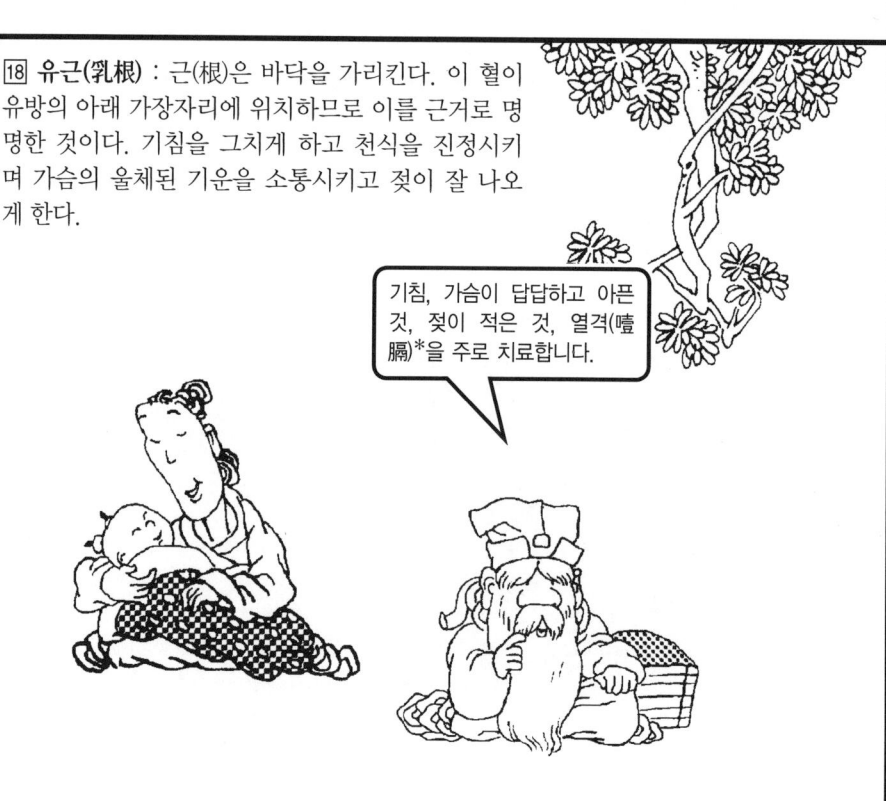

기침, 가슴이 답답하고 아픈 것, 젖이 적은 것, 열격(噎膈)*을 주로 치료합니다.

【역주】

열격(噎膈) : 뼈가 고파 음식을 먹으려 하지만, 목구멍과 흉격(胸膈)의 사이가 막혀 음식이 들어가기도 전에 음식이 담연(痰涎)과 함께 도로 나오는 병증.

[19] **불용(不容)** : 용(容)은 수납한다는 뜻이다. 위경에 속하는 혈이며 위완(胃脘) 부위에 해당한다. 이 혈은 구토로 음식을 먹지 못하거나 양 옆구리가 가스가 차서 불룩한 것을 주로 치료하는데, 그 증상이 마치 물건을 수납할 수 없는 형국이다. 그래서 '불용(不容)'이라 명명한 것이다. 중초를 조절하여 위(胃)를 조화롭게 하는 효능이 있다.

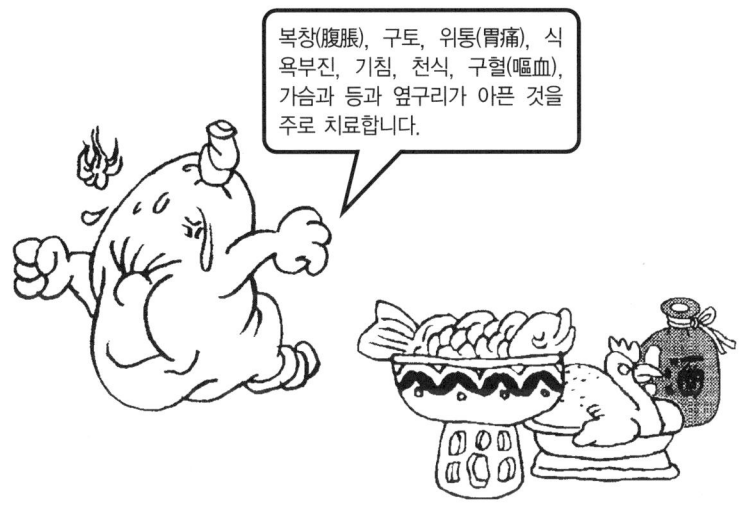

> 복창(腹脹), 구토, 위통(胃痛), 식욕부진, 기침, 천식, 구혈(嘔血), 가슴과 등과 옆구리가 아픈 것을 주로 치료합니다.

[20] **승만(承滿)** : 승(承)은 받는 것을 가리키며, 만(滿)은 융성한 것[盛]을 가리킨다. 이 혈이 불용(不容)의 아래에 위치하므로 승(承)이라 하였고, 성(盛)은 음식물이 이미 가득 찼음을 말한 것이다. 또 '옆구리 아래가 단단하고 그득한 것[脇下堅滿]'을 주로 치료하므로 이렇게 명명한 것이다. 위기(胃氣)를 조절하는 효능이 있다.

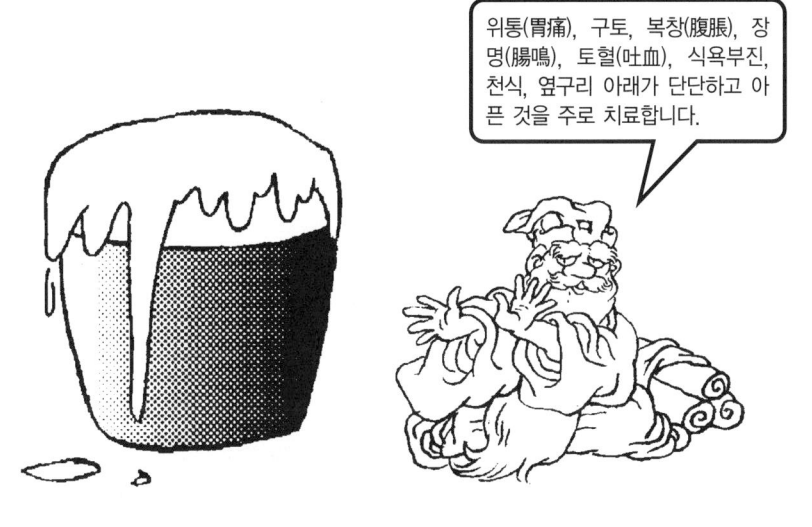

> 위통(胃痛), 구토, 복창(腹脹), 장명(腸鳴), 토혈(吐血), 식욕부진, 천식, 옆구리 아래가 단단하고 아픈 것을 주로 치료합니다.

21 **양문(梁門)**: 경기(經氣)가 유주하는 통로 중에서 중요한 곳을 '양(梁)' 또는 '관(關)'이라고 한다. 이 혈이 바로 위기가 출입하는 곳에 해당하므로 '양문(梁門)'이라 명명한 것이다. 양문은 위기를 조절하는 효능이 있다. 주로 기가 울체되어 아픈 것, 가슴이나 옆구리에 기가 울체되어 생긴 복량(伏梁)*을 치료한다.

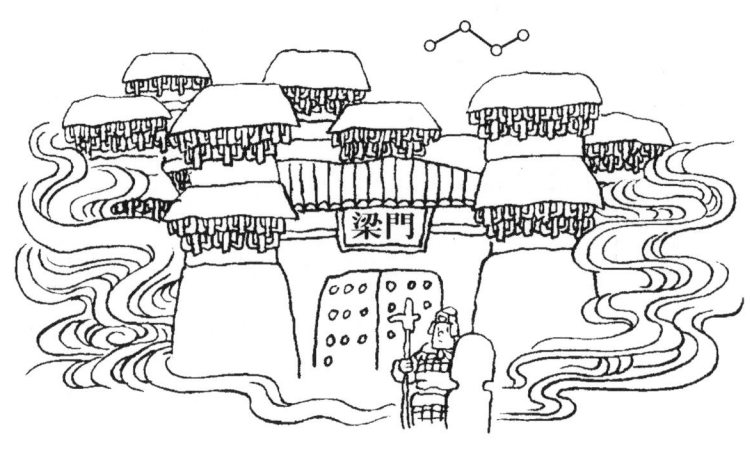

【역주】
복량(伏梁): 적취병 중의 하나. 오적(五積) 중 심적(心積)에 해당함.

22 **관문(關門)**: 이 혈은 앞 혈과 의미가 같다. 위기(胃氣)가 출입하는 곳으로 열거나 닫음으로써 기를 소통하여 기의 출납에 관여하므로 '관문(關門)'이라고 이름한 것이다. 위기(胃氣)를 조절하는 효능이 있어서 식욕이 부진한 것을 주로 치료한다.

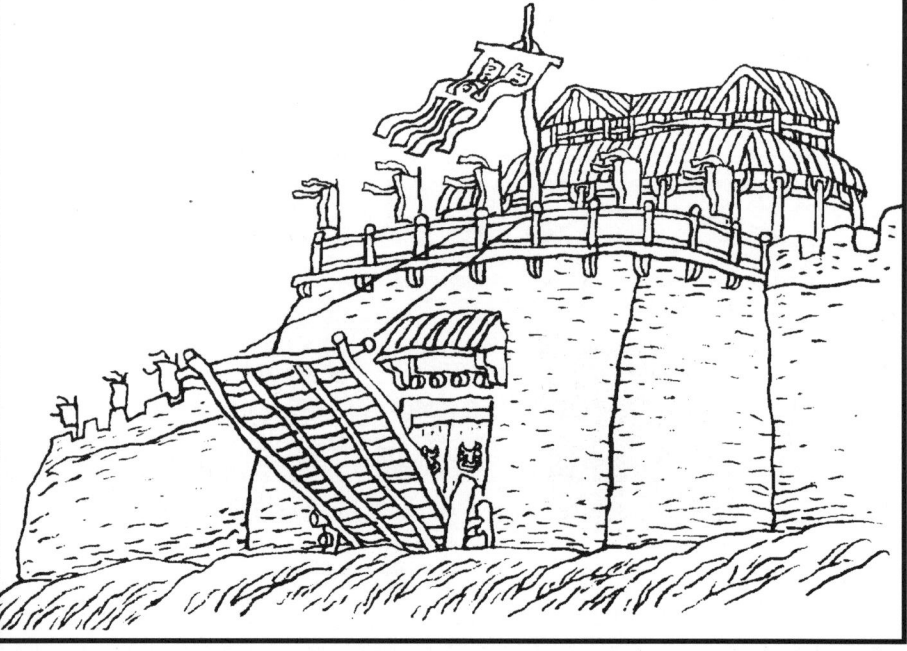

23 **태을(太乙)** : 태(太)는 크다는 뜻이고, 을(乙)은 곧 일(一)이다. 이는 역학(易學)의 우주 만물이 일(一)에서 생겨났다는 설에서 유래한 것이다. 태을은 또한 북극성을 가리키는데, 북극성은 뭇 별들의 중앙에 위치하여 움직이지 않고 북두칠성이 그 주위를 돈다. 비위(脾胃)가 태을처럼 배 한가운데에 있으면서 선천을 기르는 것을 비유하여 이렇게 명명한 것이다.

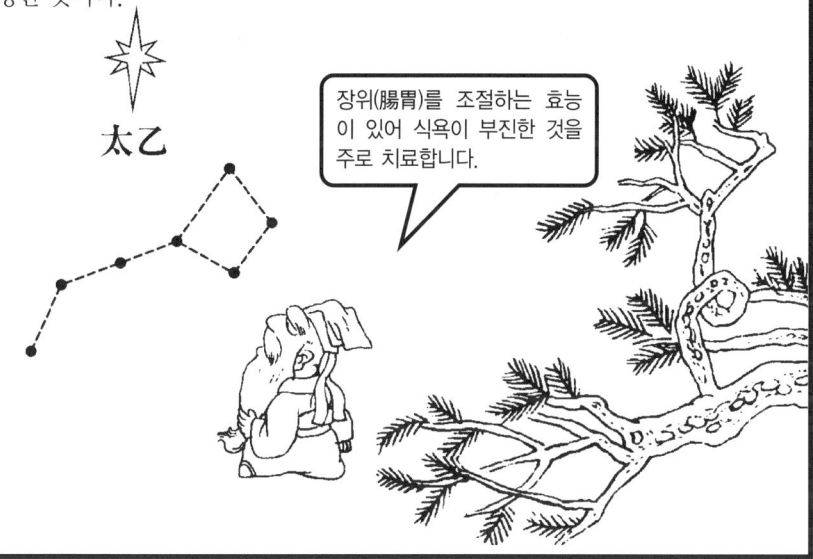

24 **활육문(滑肉門)** : 활(滑)은 매끄러운 것이며, 육(肉)은 기육(肌肉)을 가리킨다. 비(脾)는 기육을 만들고 족양명위경은 기육을 주관한다. 이 혈은 위경에 속하여 비위(脾胃)의 질환을 다스리므로 비위를 통리(通利)하는 문이 된다. 또 혀는 그 살이 매끌매끌하고, 이 혈은 가래를 삭이고 정신을 안정시키며 위를 조화롭게 하여 구토를 멎게 하는 효능을 갖고 있어 전광(癲狂), 토설(吐舌)*, 설강(舌强)* 등의 질환을 주로 치료한다. 따라서 그 치료 효능에 근거해서 이름을 지은 것이다.

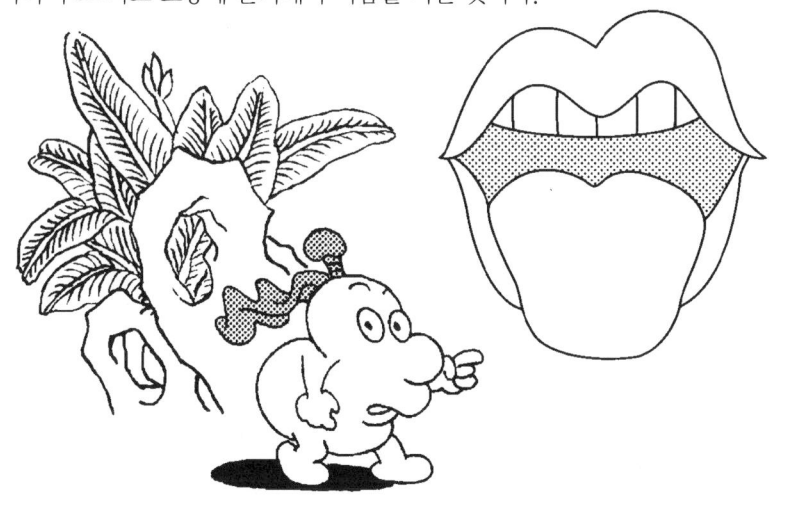

【역주】

토설(吐舌) : 혀가 늘어져 혀를 내밀고도 거두어들이지 못하는 병증.

설강(舌强) : 혀가 굳어져 잘 움직이지 못하는 병증.

25 **천추(天樞)** : 추(樞)는 중추[樞紐]이다. 고대 점성가들은 북두칠성의 첫 번째 별을 하늘의 중추[天樞]로 삼아 하늘가의 각 별들이 운행하는 규율을 관장하였다. 의사들이 이 이론을 취하여 배꼽 바퀴[臍輪]를 만들어 회전시켜 천도를 본떴는데, 위는 하늘에 응하고 아래는 땅에 응한다. 이에 근거해서 '천추(天樞)'라고 이름한 것이다. 이 혈은 배꼽 옆에 위치하며, 대장경의 모혈(募穴)이다. 소화기계 질환을 치료할 때 상용하는 중요한 혈 가운데 하나이다. 중초를 조절하여 위를 조화롭게 하며 기를 다스려 비(脾)를 튼튼하게 하는 효능이 있다.

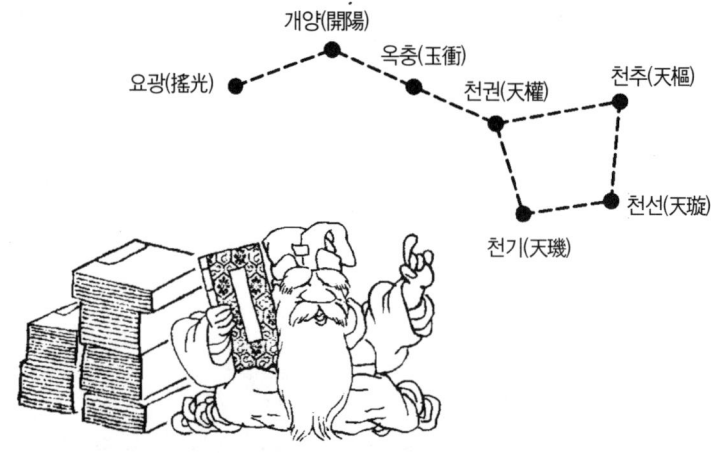

26 **외릉(外陵)** : 외(外)는 곁을 의미하고, 릉(陵)은 돌기를 가리킨다. 사람이 힘을 쓸 때면 배꼽 주위의 기가 반드시 안에서 뭉치게 되어 겉으로 딱딱한 돌기가 출현한다. 이 돌기의 바깥쪽이 혈이다. 그래서 이렇게 이름한 것이다. 이 혈은 기를 다스리고 혈을 조화롭게 하는 효능이 있다.

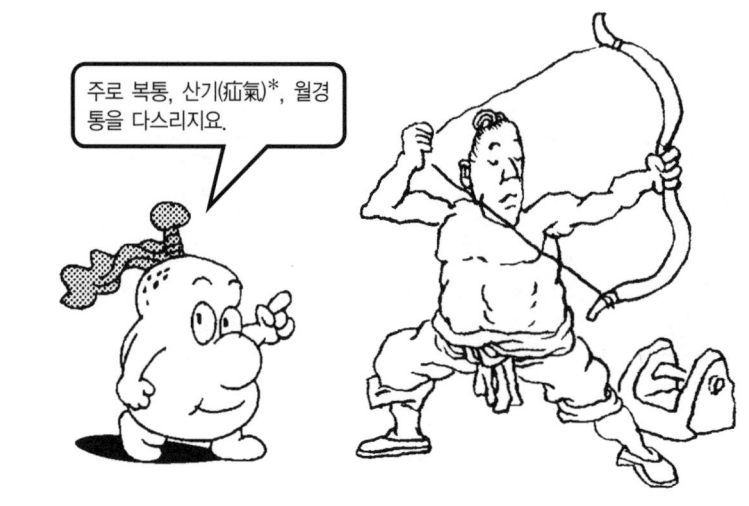

27 **대거(大巨)** : 거(巨)는 거대(巨大)하다는 뜻이니, 이 혈은 복부에서 가장 크게 융기한 곳이다. 또 이 혈은 안으로 소장과 방광에 상응하는 부위에 있어 수태양경과 족태양경에 속하는데, 두 경맥이 모두 태양이라고 불리우니 태(太)는 대(大)와 뜻이 통한다. 그래서 이렇게 이름한 것이다.

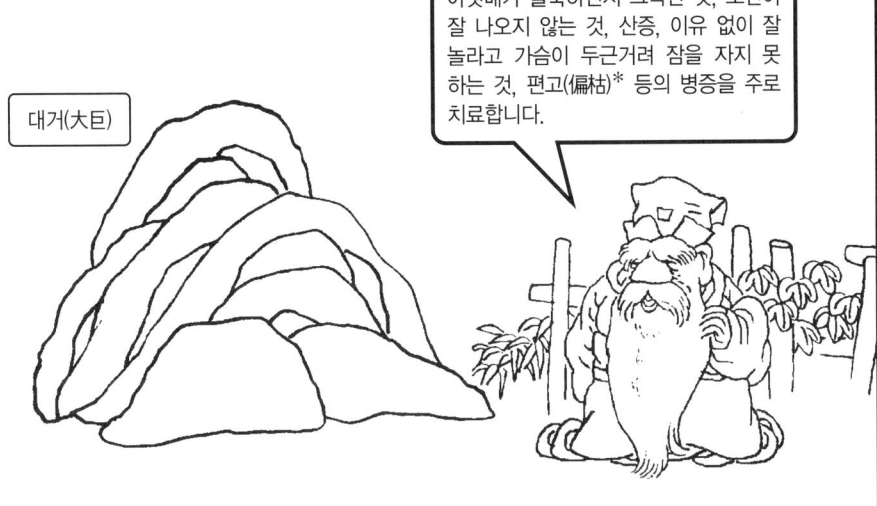

아랫배가 불룩하면서 그득한 것, 소변이 잘 나오지 않는 것, 산증, 이유 없이 잘 놀라고 가슴이 두근거려 잠을 자지 못하는 것, 편고(偏枯)* 등의 병증을 주로 치료합니다.

28 **수도(水道)** : 도(道)는 곧 도로이다. 이 혈이 방광 상부에 위치하며 체내 수액을 다스리는 효능이 있으므로 이렇게 이름한 것이다. 수액이 다니는 길을 소통시키는 작용이 있다. 방광에 열이 맺혀 소변이 나오지 않거나, 방광이 허한(虛寒)하여 음부(陰部) 쪽으로 당기면서 아픈 것을 주로 치료한다.

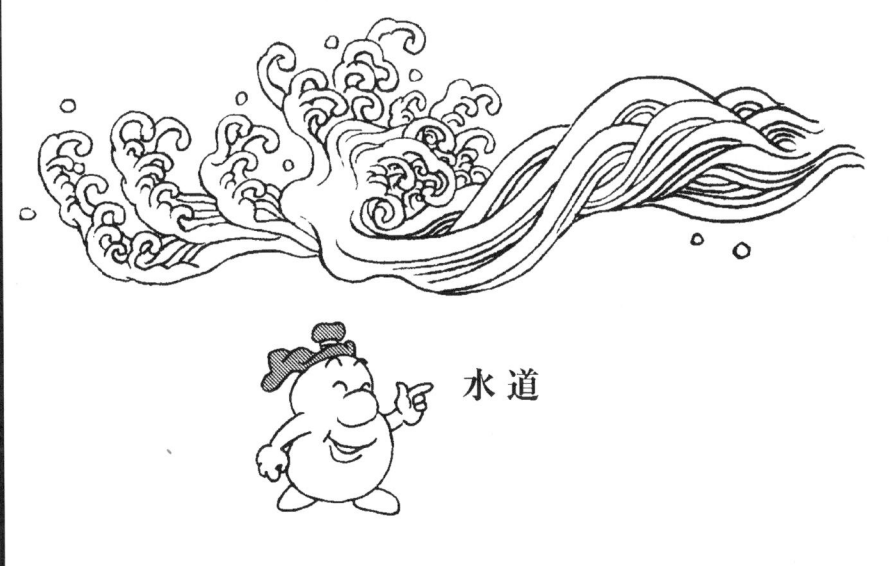

【 역주 】

편고(偏枯) : 한쪽 팔다리를 쓰지 못하는 병증. 편풍(偏風), 반신불수(半身不遂)라고도 함.

㉙ **귀래(歸來)** : 돌아오는 것을 귀(歸)라 한다. 대개 호흡 수련을 하는 사람은 숨을 들이쉬면 뱃속의 기가 상승하여 기해(氣海)에서 중초의 기운과 서로 만나고, 숨을 내쉬면 뱃속의 기가 하강하는데 이를 '호흡이 뿌리로 돌아간다'고 말한다. 이 혈이 뱃속의 기가 하강할 때의 뿌리가 되므로 '귀래(歸來)'라고 이름한 것이다.

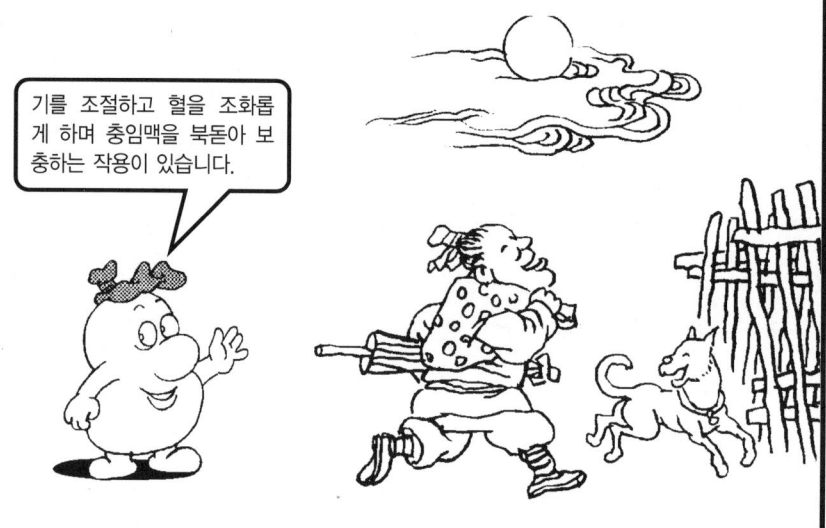

기를 조절하고 혈을 조화롭게 하며 충임맥을 북돋아 보충하는 작용이 있습니다.

㉚ **기충(氣衝)** : 충(衝)에는 움직인다[動]는 뜻이 있다. 이 혈은 귀래혈(歸來穴)의 아래에 위치하여 복부의 기가 출입하는 요충지가 되므로 '기충(氣衝)'이라고 이름한 것이다. '기가(氣街)'라고도 부르는데, 가(街)는 시장을 의미한다. 충맥은 12경맥의 바다이다[《영추靈樞》 해론(海論)]. 충맥이 이 혈에서부터 시작되므로 이렇게 이름한 것이다. 기가 잘 흐르도록 하고 혈을 조화롭게 하며 간(肝)을 조절하고 신(腎)을 돕는 효능이 있다.

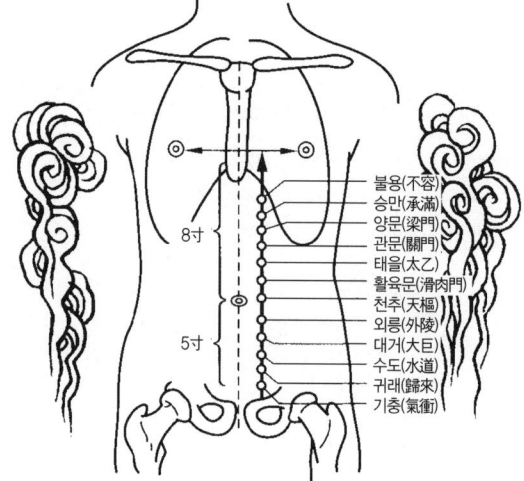

불용(不容)
승만(承滿)
양문(梁門)
관문(關門)
태을(太乙)
활육문(滑肉門)
천추(天樞)
외릉(外陵)
대거(大巨)
수도(水道)
귀래(歸來)
기충(氣衝)

8寸
5寸

31 비관(髀關) : 안팎으로 다 통하는 곳이 관(關)이다. 무릎 위의 큰 뼈가 비(髀)이다. 비골의 상단은 절구공이처럼 생겨서 비추(髀樞)*에 끼워져 있다. 하단은 망치처럼 생겼으며 정강이뼈에 이어져있다. 이 혈이 대퇴골과 골반이 연결되는 지점에 있기 때문에 이렇게 이름한 것이다. 근육의 긴장을 풀고 낙맥을 소통시키는 효능이 있다.

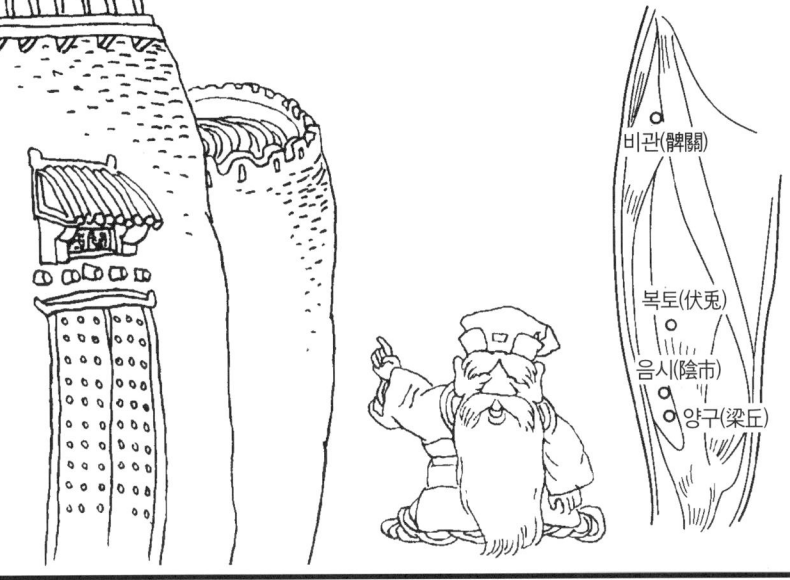

32 복토(伏兎) : 복(伏)은 엎드리는 것이다. 대퇴골 전방 위쪽에 기육이 융기한 것이 있는데 그 모습이 마치 토끼가 엎드려 있는 것과 같다. 이 혈이 그 사이에 있기 때문에 '복토(伏兎)' 라고 이름한 것이다. 근육의 긴장을 풀고 낙맥을 소통시키는 효능이 있다.

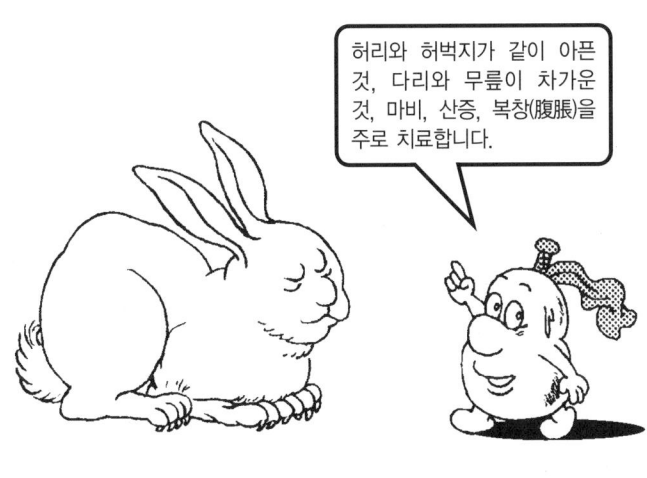

허리와 허벅지가 같이 아픈 것, 다리와 무릎이 차가운 것, 마비, 산증, 복창(腹脹)을 주로 치료합니다.

【역주】

비추(髀樞) : 골반(骨盤) 바깥쪽 중앙의 관골(髖骨) 부위로 대퇴골이 삽입된 곳. 고관절 그 골(股骨)의 대전자(大轉子) 부위.

33 음시(陰市) : 모이는 곳이 시장이다. 이 혈은 대퇴 외측에 위치하므로 본래 양경(陽經)에 속한다. 그러나 주치증은 한산(寒疝)이나 무릎이 얼음처럼 차가운 병증 등 음증(陰證)이 도리어 많다. 그래서 '음시(陰市)'라고 이름한 것이다. 근육의 긴장을 풀고 낙맥을 소통시키는 효능이 있다.

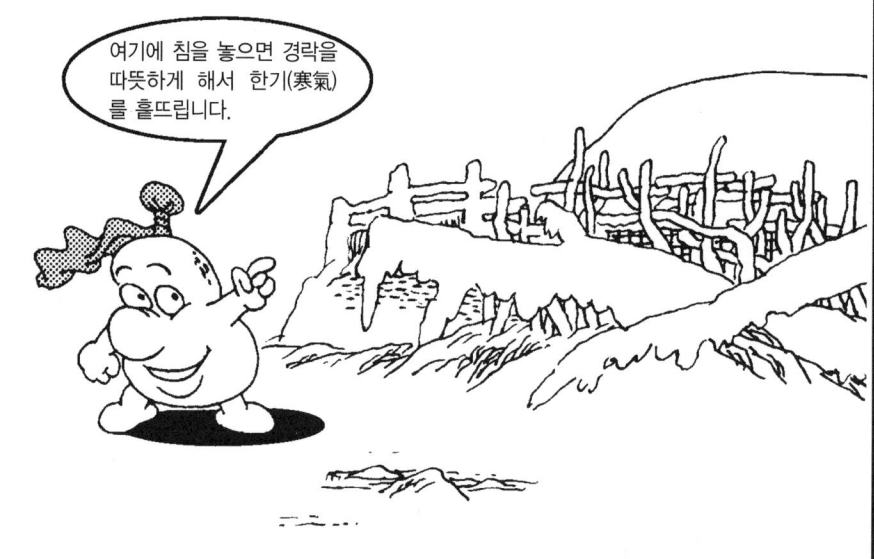

34 양구(梁丘) : 언덕처럼 솟아오른 것이 구(丘)이다. 이 혈은 무릎 위 근육 틈새에 위치하며 무릎을 굽힌 상태에서 취혈한다. 뼈가 곧게 뻗은 것이 들보와 같고 근육이 작은 언덕 같아서 이렇게 이름한 것이다. 위경의 극혈(郄穴)로서 간을 소통시키고 위를 조화롭게 하며 경맥과 낙맥이 잘 흐르게 하는 효능이 있다.

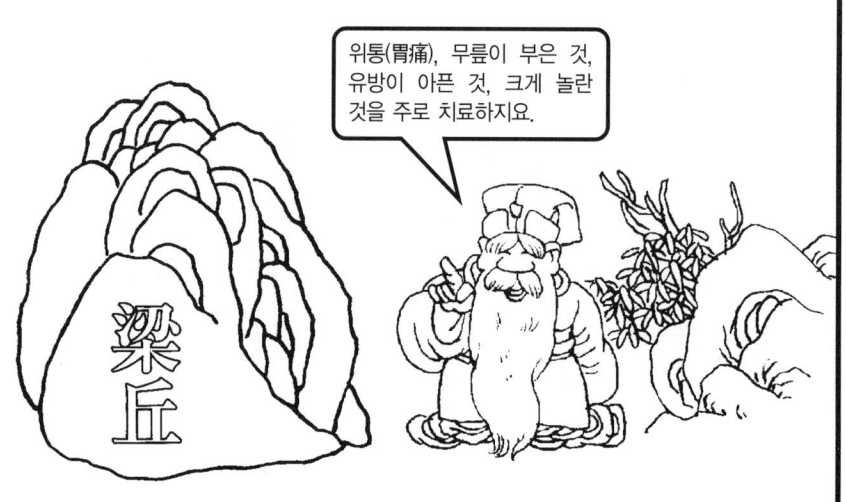

35 **독비(犢鼻)** : 독(犢)은 송아지를 가리킨다. 이 혈은 슬개골 옆의 외측 슬안(膝眼)*에 위치한다. 이 혈은 슬관절의 질병을 치료할 때 상용하는 혈 중의 하나이다. 경맥과 낙맥을 소통시키고 풍한(風寒)의 사기를 흩뜨리며 부은 것을 가라앉히고 통증을 그치게 하는 효능이 있다.

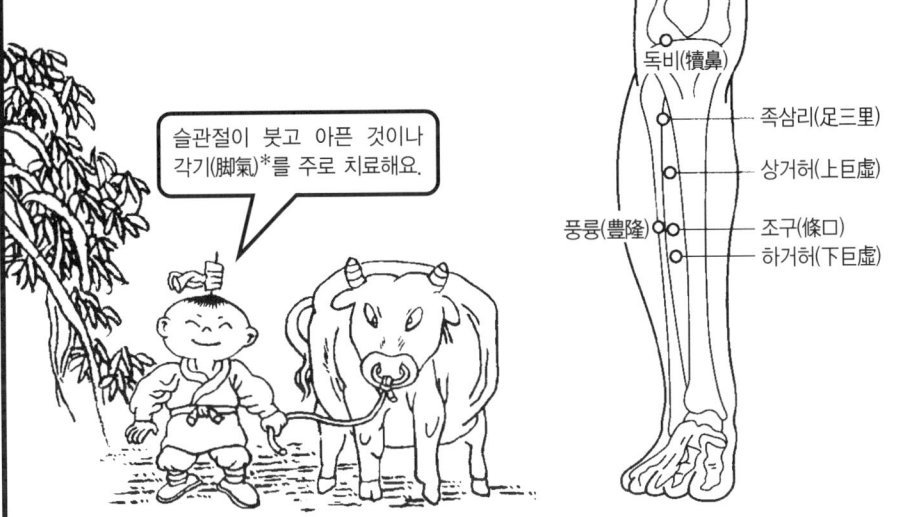

36 **족삼리(足三里)** : 리(里)는 마을, 거처, 집회, 통달(通達)을 의미한다. 삼(三)은 무릎 아래 3치[寸]되는 곳을 가리킨다. 또 리(里)는 리(理)와 통한다. 이 혈은 상중하 세 부위의 모든 질환을 통치하지만 위치가 하지(下肢)에 있기 때문에 '족삼리'라고 이름한 것이다. 위경의 합혈(合穴)이며, 사총혈(四總穴) 가운데 하나이다.

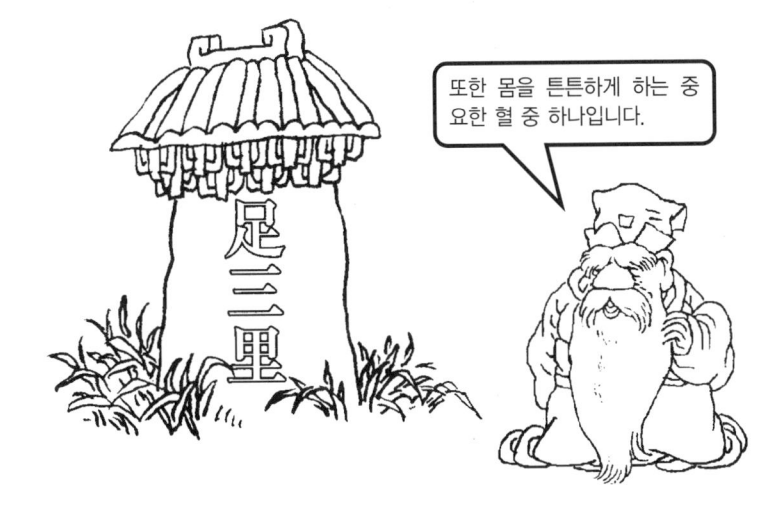

【역주】

슬안(膝眼) : 슬개골 정중선 아래 1치(寸)에서 슬개골 양쪽의 움푹 패인 곳으로, 좌우(左 하) 4혈(穴)이다. 슬목(膝目)이라고도 함.

각기(脚氣) : 다리가 나무처럼 뻣뻣해지는 병증.

제3장 십사경

37 상거허(上巨虛): 거(巨)는 크다는 뜻이며, 허(虛)는 틈새를 의미한다. 이 혈은 하거허(下巨虛)의 위쪽, 경골(脛骨)*과 비골(髀骨)* 사이의 커다란 틈새에 위치하므로 이렇게 이름한 것이다. 사지 관절의 기혈이 적셔주고 지나가는 곳이므로 사기가 머물 수가 없다. 만약 기혈이 막히거나 정체되어 잘 흐르지 못해서 병이 생기면 이곳에 침을 놓아 치료할 수 있다. 장도(腸道)를 조절하고 낙맥을 소통시키며 습사(濕邪)를 빼내는 효능이 있다.

> 대장이 이 혈에 합하므로 대장의 질환으로 기가 가슴을 치받는 것을 주로 치료해요.

38 조구(條口): 가늘고 긴 것이 조(條)이며, 출입할 때 지나가는 곳이 구(口)이다. 이 혈을 취할 때 환자는 반드시 똑바로 앉아서 발뒤꿈치를 땅바닥에 붙이고 발끝을 위로 향해야 하는데, 이곳의 기육이 움푹 들어가면서 하나의 가늘고 긴 출입구 모양이 출현한다. 혈이 그 자리에 위치하므로 이렇게 이름한 것이다. 근육의 긴장을 풀고 혈의 운행을 촉진하는 효능이 있다.

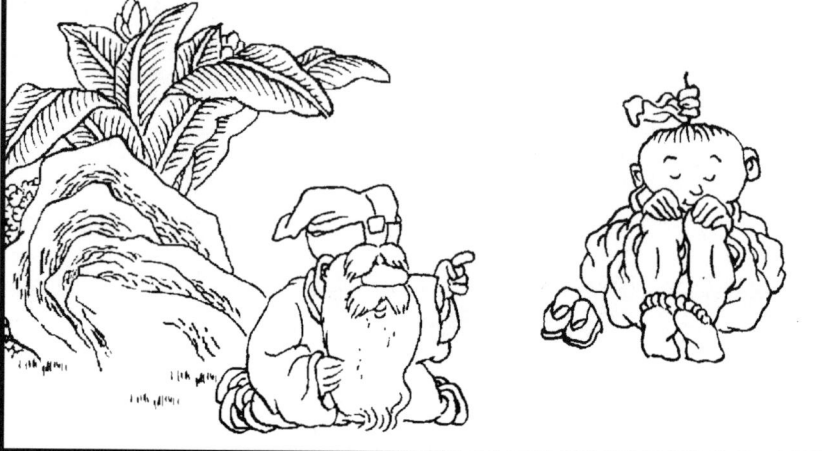

【역주】
경골(脛骨): 정강이 내측에 있는 뼈, 헐골(骱骨), 성골(成骨)이라고도 함.
비골(髀骨): 정강이 새끼발가락 쪽에 있는 가는 뼈를 말한다. 노읠골(臑骨), 외보골(外輔骨)이라고도 한다.

39 **하거허(下巨虛)**: 그 의미는 상거허(上巨虛)와 대체로 같다. 소장경의 하합혈(下合穴)이다. 이 혈은 소퇴 외측에 있는 커다란 틈새의 하단에 위치하므로 이렇게 이름한 것이다. 경맥의 긴장을 풀고 낙맥을 소통시키며 위(胃)와 장(腸)을 조절하는 효능이 있다.

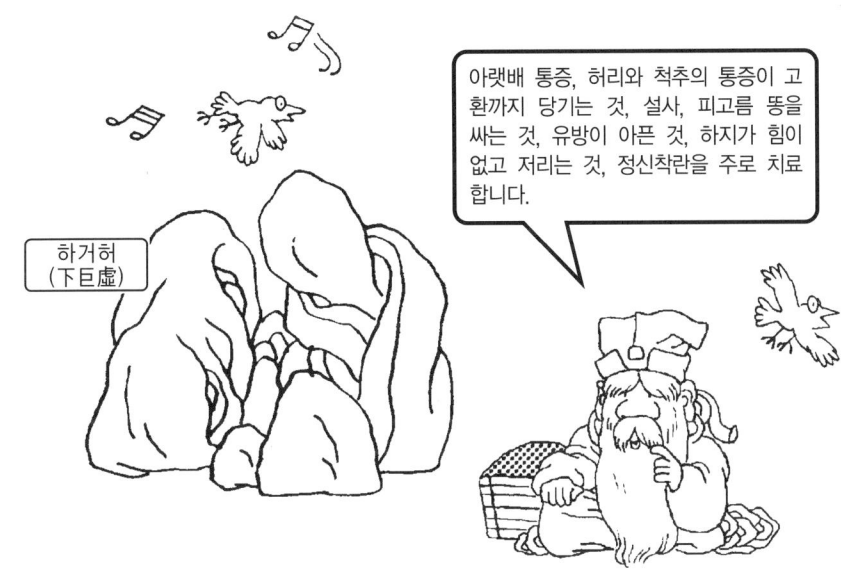

아랫배 통증, 허리와 척추의 통증이 고환까지 당기는 것, 설사, 피고름 똥을 싸는 것, 유방이 아픈 것, 하지가 힘이 없고 저리는 것, 정신착란을 주로 치료합니다.

40 **풍륭(豊隆)**: 풍(豊)은 크다는 것이고, 륭(隆)은 융성하다는 뜻이다. 이 혈이 있는 곳의 기육은 풍만하고 융성하다. 또 풍륭(豊隆)은 우레 신[雷神]의 이름이다. 이 혈이 하지에 있는 것이 마치 우레가 지하에서 일어나 구름을 움직여 비를 뿌리고 비 온 뒤에는 하늘이 개는 것과 같음을 비유하였다. 그래서 이렇게 이름한 것이다. 위경의 낙혈(絡穴)에 속하여 별도로 비경(脾經)으로 연결된다. 가래를 제거하고 상역하는 기를 끌어내리며 경맥과 낙맥을 소통하는 효능이 있다.

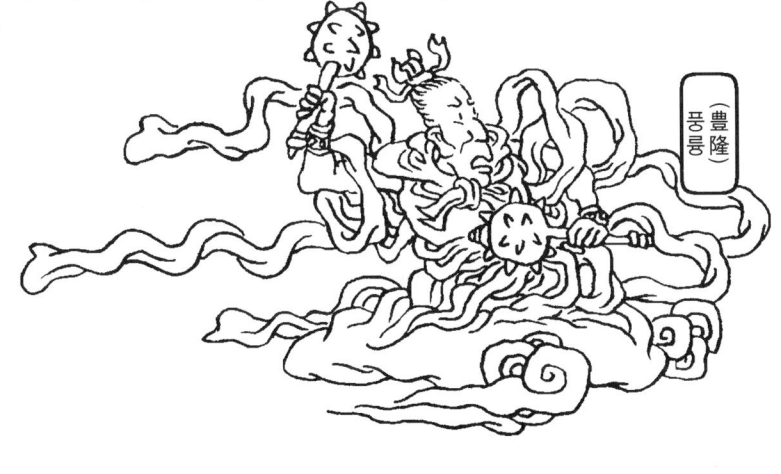

41 **해계(解谿)** : 움푹 들어간 곳이 계(谿)이며, 해(解)는 벗어난다[解脫]는 뜻이 있다. 이 혈은 족관절 앞쪽 정중앙, 경골(脛骨)과 거골(距骨)*이 서로 만나는 부위의 움푹 패인 틈새에 위치한다. 바로 인대를 속박하고 있는 곳에 해당한다. 그래서 '해계(解谿)'라고 이름한 것이다. 위경의 경혈(經穴)이며, 장위(腸胃)를 소통시켜 조절하고 근육의 긴장을 풀어 관절을 부드럽게 하는 효능이 있다.

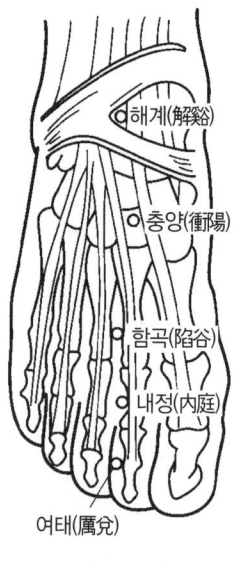

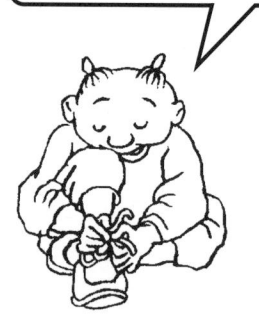

복창(腹脹), 변비, 위열(胃熱)이 심해서 헛소리를 지껄이는 것, 전광(癲狂), 얼굴의 부종, 얼굴이 붉은 것, 눈이 붉게 충혈된 것, 두통, 현훈을 주로 치료합니다.

【역주】

거골(距骨) : 회목뼈. 족근골(足根骨) 가운데서 제일 위에 놓여 있는 뼈로서 족골(足骨)과 경골(脛骨) 사이를 연결시켜 준다.

42 **충양(衝陽)** : 충(衝)은 움직인다는 뜻이 있다. 이 혈은 발등에 있는데 양경(陽經)이므로 바깥쪽에 있다. 태충혈(太衝穴)과 가깝다. 위경이 여기에 이르면 본경에서 치고 나오므로 이렇게 이름한 것이다. 위경의 원혈로서 위(胃)를 조화롭게 하고 비(脾)를 건강하게 만들며 놀란 것을 진정시켜 정신을 안정시키는 효능이 있다.

위완의 창통(脹痛), 식욕부진, 잘 놀라며 정신착란이 오래 된 것, 구안와사, 얼굴이 붓고 이가 아픈 것, 다리에 힘이 없어 쓰지 못하는 것, 발등이 벌겋게 부어 오른 것을 주로 치료하지요.

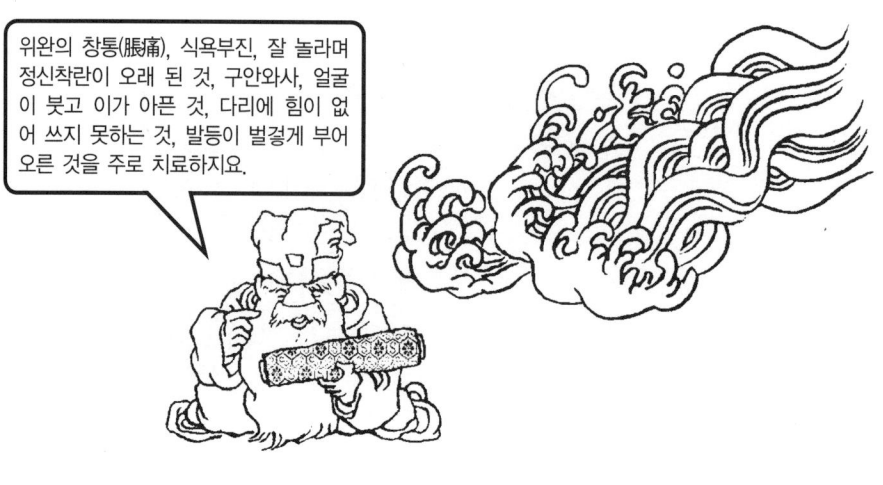

43 **함곡(陷谷)** : 움푹 들어간 것이 함(陷)이다. 이 혈은 발등의 내정혈 뒤쪽 갈라진 뼈 사이로 움푹 들어간 곳에 위치한다. 그래서 이렇게 이름한 것이다. 위경의 수혈(輸穴)로서 비(脾)를 튼튼하게 하여 습(濕)을 빼내며 풍사(風邪)를 흩뜨리고 낙맥을 소통시키는 효능이 있다.

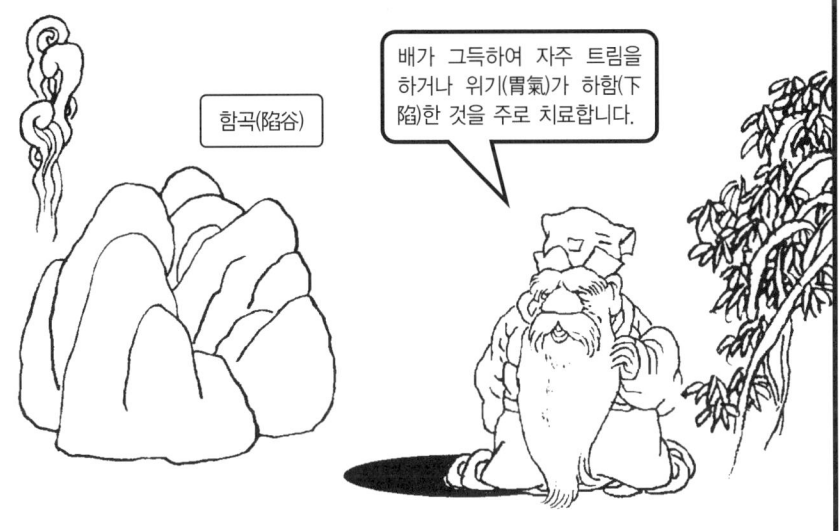

44 **내정(內庭)** : 깊숙한 곳이 내(內)이며, 거처가 정(庭)이다. 이 혈의 주치증이 대부분 가까운 곳에 있지 않고, 머리나 뇌, 배, 가슴에 많이 있다. 그 주치 효능이 내부와 관련이 있는데, 마치 문이나 뜰의 안쪽에 있는 것과 같으므로 이렇게 이름한 것이다. 위경의 형혈(滎穴)로서 위(胃)나 장(腸)의 습열(濕熱)을 제거하고 기를 다스려 통증을 진정시키는 효능이 있다.

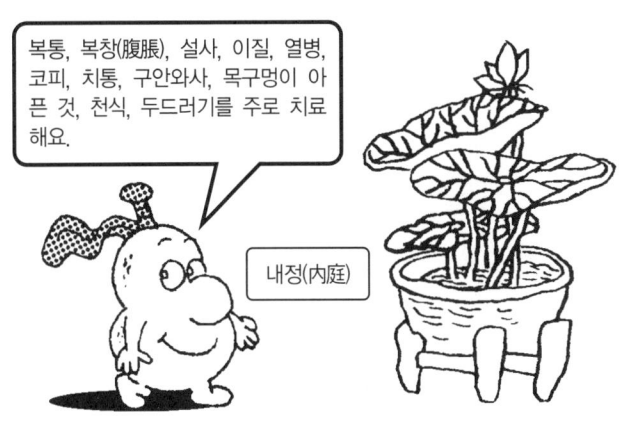

제3장 십사경

45 여태(厲兌) : 여(厲)는 ≪이아爾雅≫의 석천(釋天)에 보면 "달이 무(戊)에 있는 것을 려(厲)*라고 한다."라고 하였다. 족양명위(足陽明胃)는 무토(戊土)에 속하니, 여(厲)는 토(土)를 가리켜 말한 것이다. 태(兌)는 역상(易象)으로는 입에 해당한다. 족양명맥이 '입을 끼고 입술을 돌며', 위(胃)는 수곡의 바다이므로 음식을 먹을 때는 반드시 입을 통한다. 또 이 혈이 구금(口噤)*, 구안와사 및 관련 질환을 주로 치료하므로 이렇게 이름한 것이다. 위경의 정혈로서 낙맥을 소통시켜 닫힌 구멍을 열고, 양기를 회복시켜 역증(逆證)을 구하는 효능이 있다.

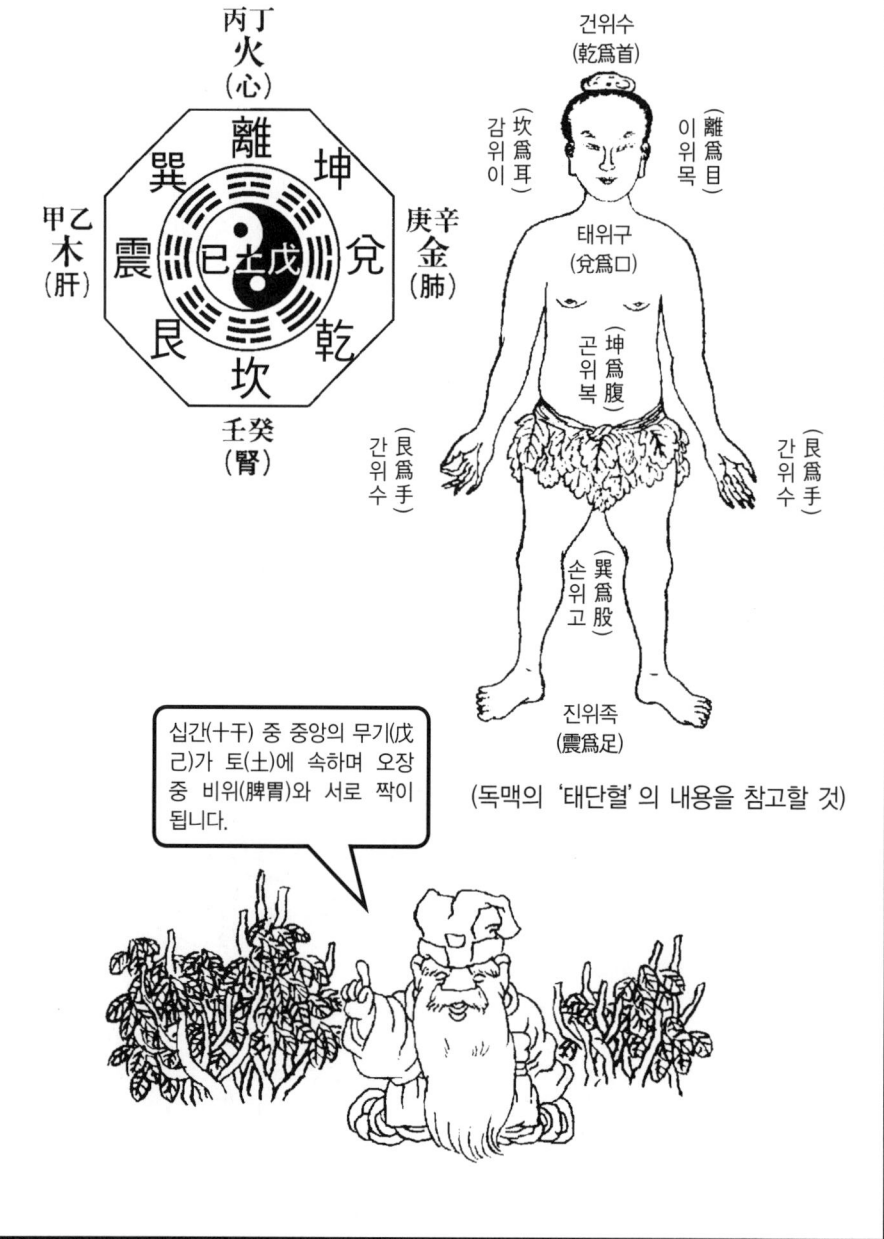

(독맥의 '태단혈'의 내용을 참고할 것)

십간(十干) 중 중앙의 무기(戊己)가 토(土)에 속하며 오장 중 비위(脾胃)와 서로 짝이 됩니다.

【역주】

정확한 뜻은 알 수 없으나 ≪이아주소爾雅註疏≫(상해고적출판사, 1990)의 해석에 따르면, 이는 일(日)과 월(月)을 배합한 것으로 이 경우는 "5월중의 무일(戊日)에 해당하는 날을 려(厲)라고 부른다."는 뜻이다.

구금口噤 : 아귀가 꽉 물려 입을 제대로 벌리지 못하는 병.

166

제4경 족태음비경(足太陰脾經)

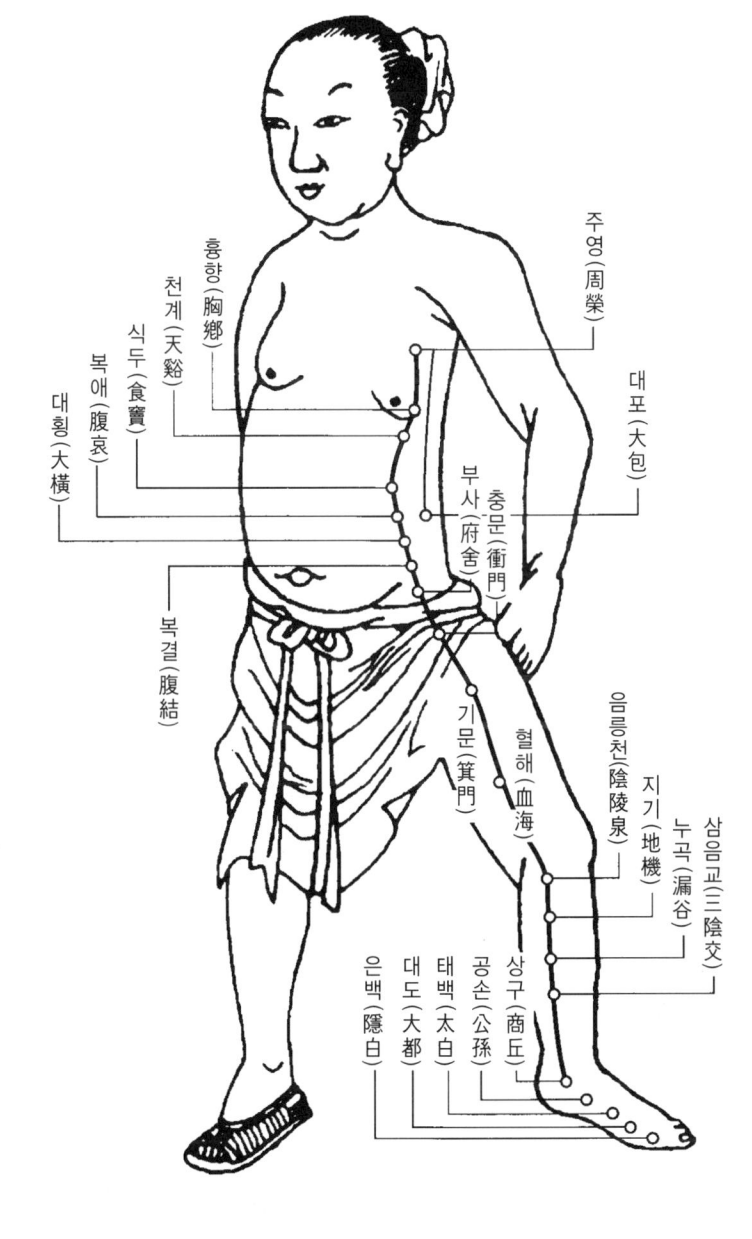

1 은백(隱白) : 은(隱)은 감추는 것(藏)이다. 이 혈은 음경(陰經)의 하부에 거처하니, 잠룡(潛龍)이 숨어 있는 것과 같다. 엄지발가락 안쪽 발톱 뿌리에서 옆으로 1푼[分]쯤 떨어진 곳에 위치한다. 이 곳의 피부색이 항상 은은한 백색을 띠므로 이렇게 이름한 것이다. 비경(脾經)의 정혈(井穴)이다. 막힌 구멍을 열어 혼미해진 의식을 맑게 하고, 기를 보태어 혈을 조절하는 효능이 있다.

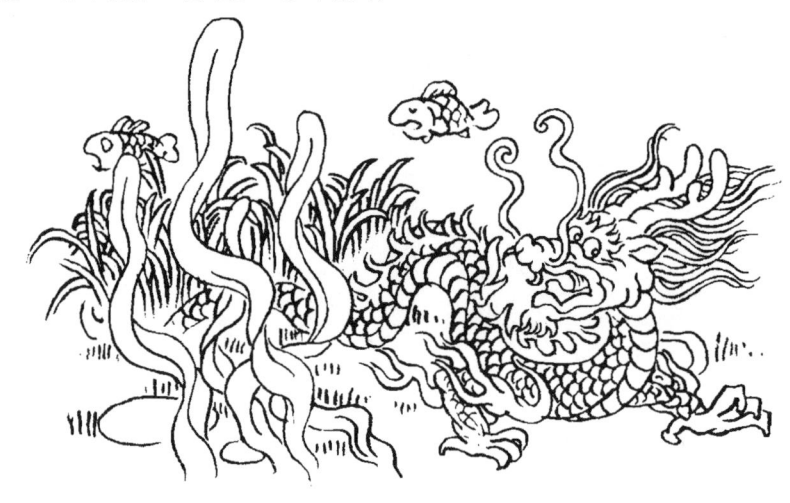

2 대도(大都) : 대(大)는 광범위한 것이며, 도(都)는 모여드는 것이다. 두 글자를 이어 써서 사람들이 큰 시장에 모이듯이 모든 병이 한 곳에 다 모이는 것을 비유한 것이다. 또 이 혈이 이들을 다 치료할 수 있으므로 이렇게 이름한 것이다. 비경(脾經)의 형혈(滎穴)로서 비(脾)를 튼튼하게 하여 중초를 조화롭게 하며, 양기를 회복시켜 궐역(厥逆)을 낫게 하는 효능이 있다.

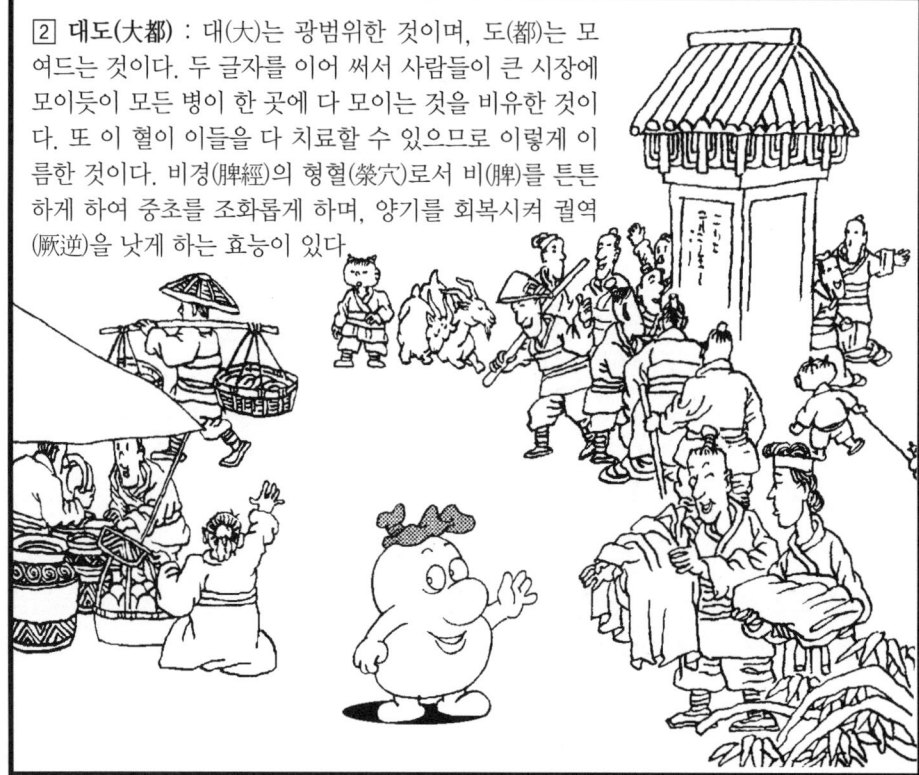

3 **태백(太白)** : 금성(金星)의 별명이다. 옛날 점성가들은 태백을 군대의 상징으로 여겼으며, 내란을 평정하고 정통을 바로잡아 세우는 효능이 있다고 보았다. 인체에 비유하면 급병(急病)이 금(金)에 속하므로 강압적인 방법을 써서 치료해야 한다. 이 혈의 이름은 작용에 근거하여 명명된 것이다. 비경(脾經)의 수혈(輸穴)이며 또한 원혈(原穴)이다. 경락을 소통시키며 비위(脾胃)를 조화롭게 하는 효능이 있다. 위통(胃痛), 복창(腹脹), 변비, 이질, 구토와 설사, 배에서 소리가 나는 것, 몸이 묵직한 것, 각기 등의 병증을 주로 치료한다.

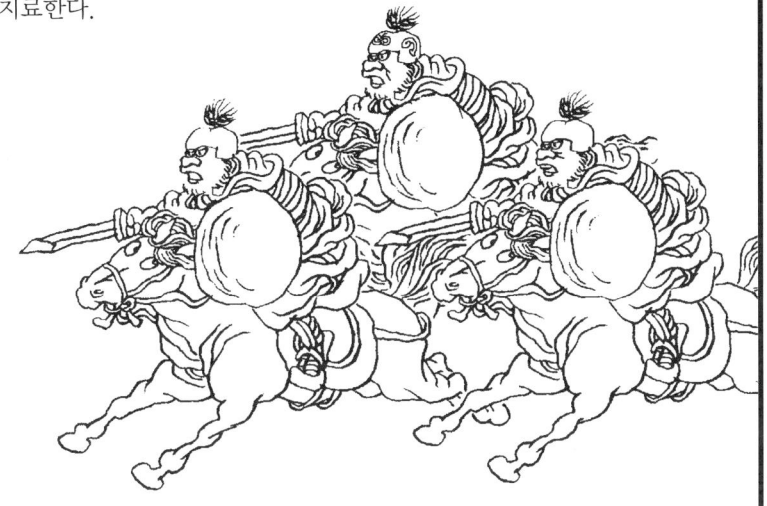

4 **공손(公孫)** : 이 혈은 비경(脾經)의 낙혈(絡穴)이다. 비(脾)가 중앙 토(土)의 자리에 거처하여 사방으로 영양을 공급하는 것이 중앙의 황제가 사방에 군림하는 것과 같다. 황제의 성(姓)이 공손이므로 이렇게 이름한 것이다. 팔맥교회혈(八脈交會穴) 중의 하나로서, 충맥(衝脈)에 통한다. 기를 다스려 가슴속을 편안하게 하며 가래를 끌어내려 번거로움을 제거하는 효능이 있다.

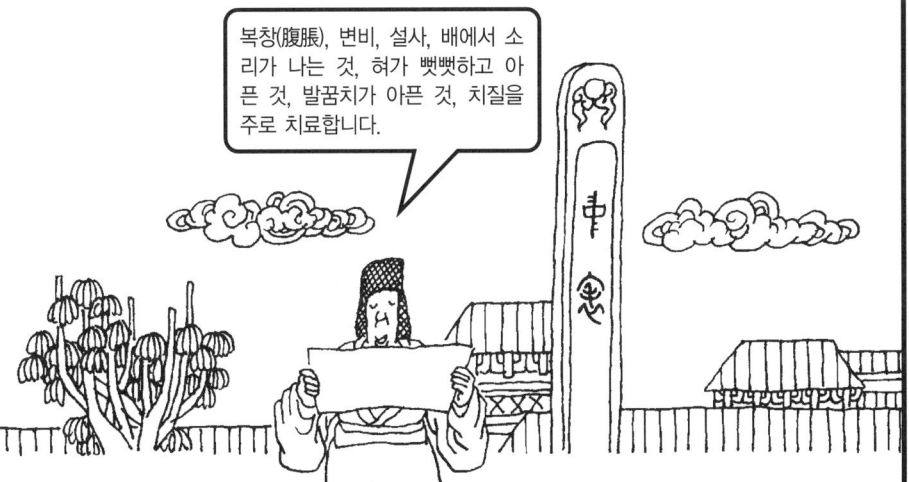

5 상구(商丘) : 이 혈은 뼈가 융기한 곳에 위치하는데 마치 구릉과 같다. 또 이 혈은 족태음비경의 경혈(經穴)로서 금(金)에 속하는데, 금(金)은 오음 중에서는 상(商)에 해당한다. 그래서 '상구(商丘)'라고 이름한 것이다. 비(脾)를 튼튼하게 하여 습사(濕邪)를 체외로 배출하는 효능이 있다. 복창(腹脹), 변비, 설사, 배에서 소리가 나는 것, 혀가 뻣뻣하고 아픈 것, 복사뼈가 아픈 것, 치질을 주로 치료한다.

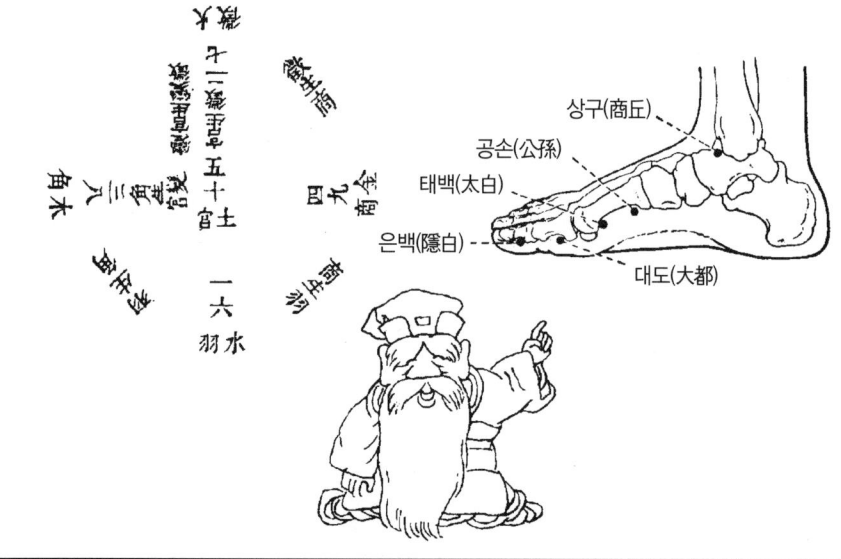

6 삼음교(三陰交) : 만나는 것이 교(交)이다. 이 혈은 족태음, 족궐음, 족소음 세 경맥이 만나는 곳이므로 이렇게 이름한 것이다. 족삼음경이 주치하는 질병을 모두 치료하므로 응용범위가 아주 넓다. 비(脾)를 튼튼하게 하고 기를 보태며 간신(肝腎)을 조절하고 보충하는 효능이 있다.

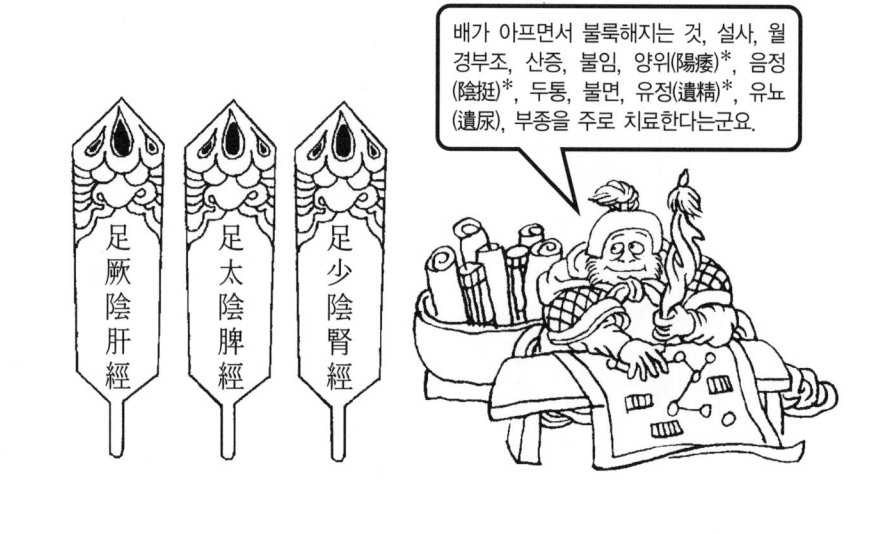

배가 아프면서 불룩해지는 것, 설사, 월경부조, 산증, 불임, 양위(陽痿)*, 음정(陰挺)*, 두통, 불면, 유정(遺精)*, 유뇨(遺尿), 부종을 주로 치료한다는군요.

제3장 십사경

【역주】

양위(陽痿) : 아직 신(腎)이 쇠약해질 나이가 되지 않았는데도 음경(陰莖)이 발기되지 않거나 발기되더라도 단단하지 않은 것. 음위(陰痿)라고도 함. 위(痿)는 위(萎)로도 쓴다.

음정(陰挺) : ① 여자의 음중(陰中)에 어떤 물질이 돌출되어 나오는 병증. 자궁탈수(子宮脫垂), 음도벽팽출(陰道壁膨出), 미지(陰痔), 음닉(陰匿) 등을 포괄한다. ② 음경(陰莖)이 발기되었다가 수축하지 못하는 병증.

7 **누곡(漏谷)**: 누(漏)는 스며나오는 것이다. 이 혈은 삼음교에서 위로 3치[寸] 떨어진 곳으로 경골(脛骨)과 비골(腓骨) 사이의 틈새에 위치한다. 그래서 이를 비유하여 '곡(谷)'이라 한 것이다. 또 이 혈은 습사(濕邪)를 소변으로 내보내는 효능이 있으므로 이렇게 이름한 것이다. 비(脾)를 튼튼하게 하여 습사(濕邪)를 배출하는 효능이 있다.

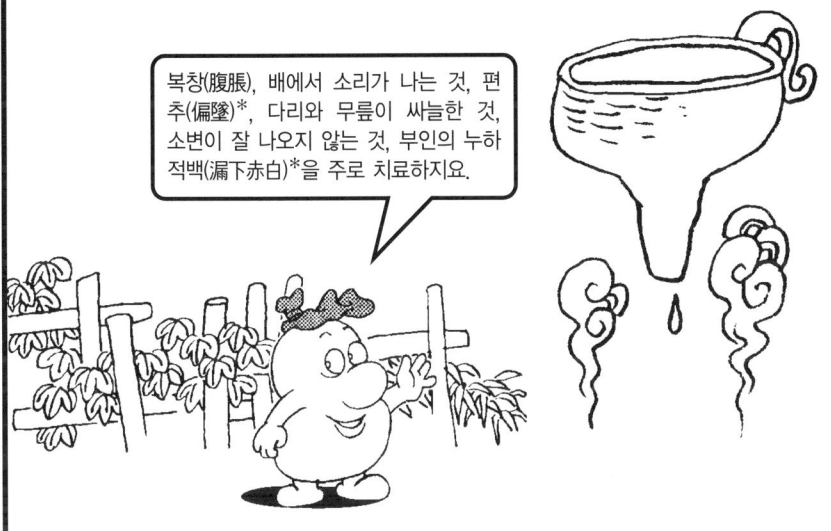

복창(腹脹), 배에서 소리가 나는 것, 편추(偏墜)*, 다리와 무릎이 싸늘한 것, 소변이 잘 나오지 않는 것, 부인의 누하적백(漏下赤白)*을 주로 치료하지요.

8 **지기(地機)**: 지(地)는 곤(坤)이며, 기(機)는 변화를 의미한다. 이 혈은 부인의 월경이 비정상이고 정혈(精血)이 부족하여 임신하지 못하는 것을 주로 치료한다. 이 혈에 침을 놓으면 기혈(氣血)이 충만해져서 생식능력이 왕성해지는데, 마치 대지가 소생하여 만물을 화생하는 것과 같다. 그래서 '지기(地機)'라고 명명한 것이다. 비경(脾經)의 극혈(郄穴)로서 영혈(營血)을 조화롭게 하는 효능이 있다.

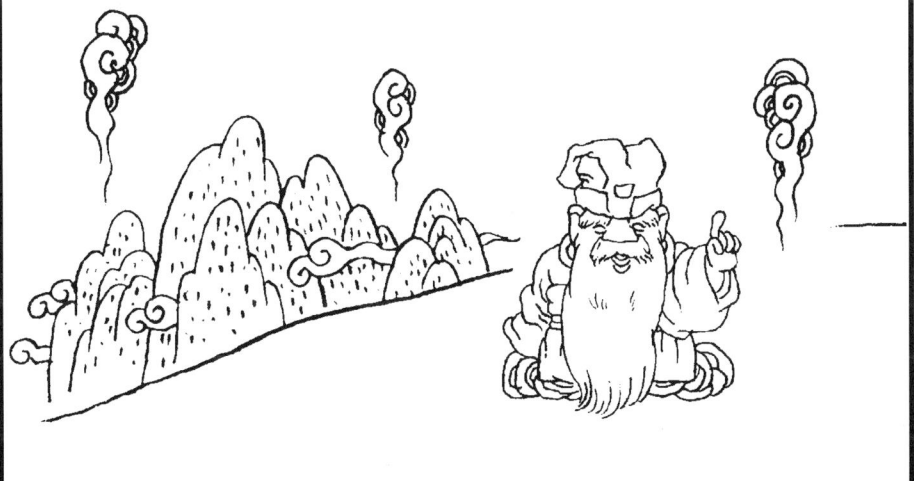

【역주】

편추(偏墜): 한쪽 고환이 부어 커져 아프면서 밑으로 늘어지는 병.
누하적백(漏下赤白): 음도(陰道)에서 방울져 떨어지는 활액에 적백색이 섞여 있고 멈추지 않는 병증.

⑨ **음릉천(陰陵泉)** : 돌출된 것이 릉(陵)이다. 이 혈은 무릎 안쪽, 경골 내측 관절 융기 밑의 움푹 들어간 곳에 위치한다. 그늘진 쪽(陰側) 구릉 아래에 있는 깊은 샘에 비유하여 이렇게 이름한 것이다. 비경(脾經)의 합혈(合穴)로서 비(脾)를 튼튼하게 하여 습사(濕邪)를 배출하며 간신(肝腎)을 조절하고 보충하는 효능이 있다.

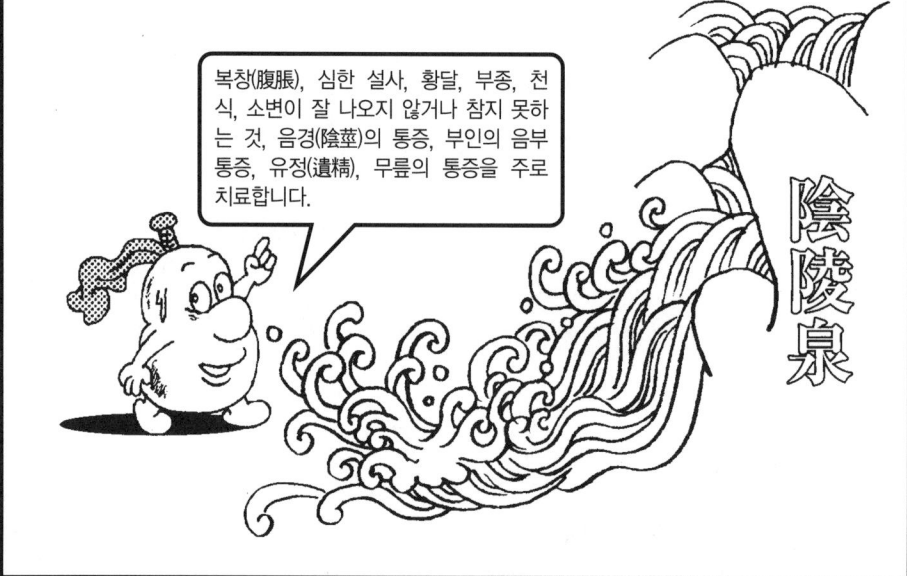

복창(腹脹), 심한 설사, 황달, 부종, 천식, 소변이 잘 나오지 않거나 참지 못하는 것, 음경(陰莖)의 통증, 부인의 음부 통증, 유정(遺精), 무릎의 통증을 주로 치료합니다.

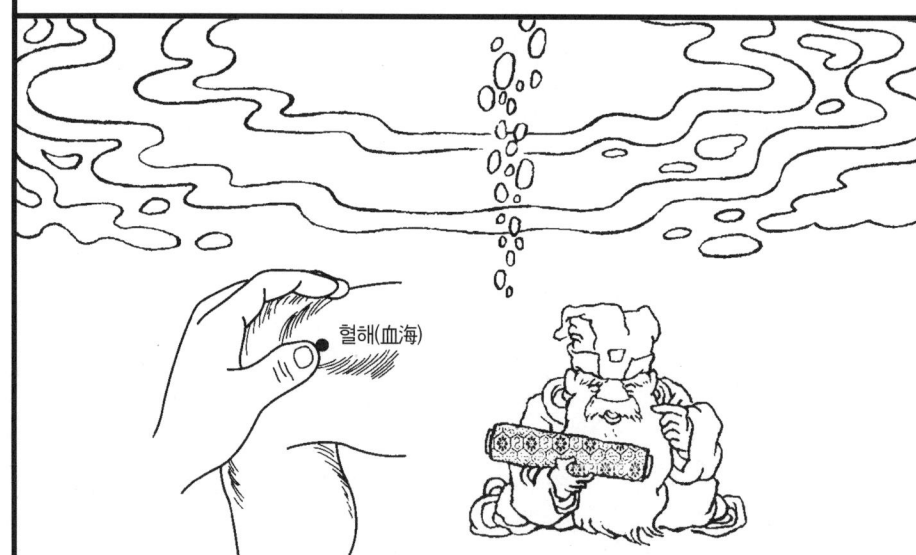

⑩ **혈해(血海)** : 모여드는 곳이 바다[海]이다. 이 혈은 부인의 비정상적인 자궁출혈 및 남자의 일체 혈분증(血分證)을 주로 치료한다. 이 혈에 침을 놓거나 뜸을 뜨면 혈을 인도하여 비(脾)로 돌아가게 하는 효과가 있는데, 강이나 하천이 모두 바다로 흘러 들어가는 것과 같은 이치이다. 그래서 '혈해(血海)'라고 이름한 것이다. 기혈(氣血)을 조화롭게 한다.

11 **기문(箕門)** : 기(箕)는 별자리의 이름이다. 이 혈은 대퇴 안쪽 살이 풍성한 부분의 위쪽 가장자리에 위치한다. 혈을 취할 때는 반드시 무릎을 굽히고 발은 편다. 기성(箕星)의 문에 해당하므로 이렇게 이름한 것이다. 비(脾)를 튼튼하게 하여 습사(濕邪)를 배출한다. 소변이 나오지 않는 것, 다섯 가지 임증(淋證)*, 소변을 참지 못하는 것, 사타구니가 붓고 아픈 것을 주로 치료한다.

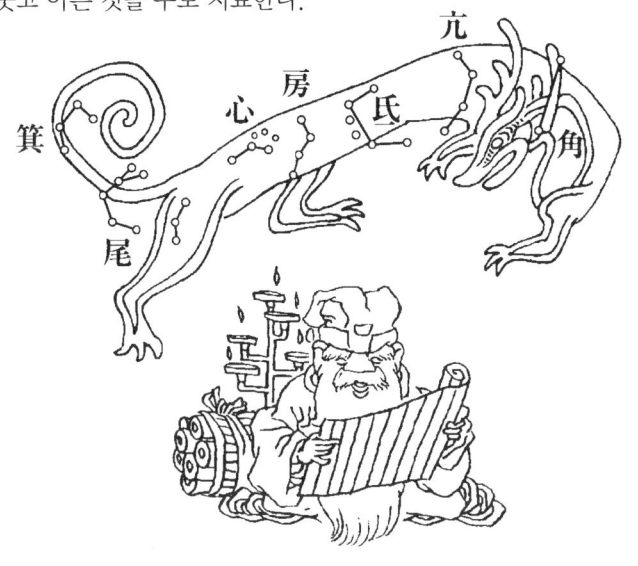

12 **충문(衝門)** : 충(衝)은 돌진하는 것이다. 문(門)은 경기(經氣)의 흐름을 막았다 열었다 하는 곳이다. 대개 '문(門)', '관(關)', '량(梁)' 등으로 명명된 혈은 모두 경기(經氣)가 흐를 때의 요충지이다. 손으로 이곳을 만지면 박동이 손에 느껴진다. 이곳은 양명의 위기(胃氣)가 비경(脾經)을 뚫고 지나가는 곳이다. 그러므로 '충문(衝門)'이라 이름한 것이다. 이 혈은 중초를 조절하여 기를 보태며 경락을 따뜻하게 하여 혈의 운행을 원활하게 하는 효능이 있다.

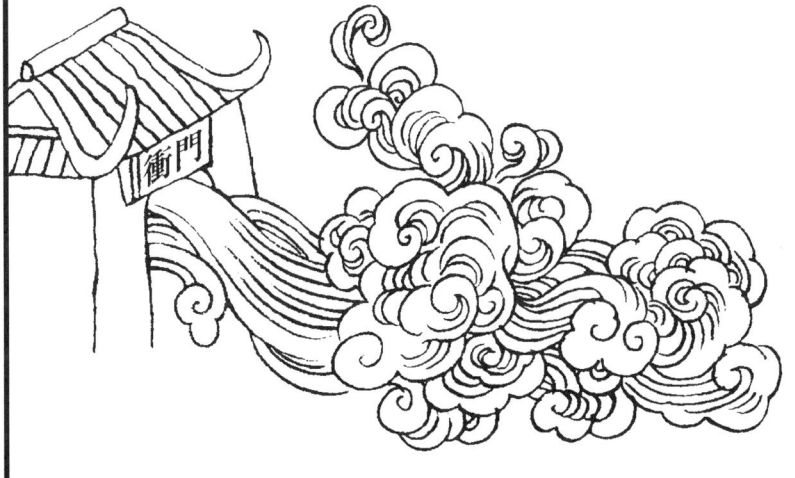

【역주】

임증(淋證) : 오줌이 잘 나오지 않으면서 아프고 방울방울 끊임없이 떨어지며, 늘 오줌이 급하게 나오면서 짧고 자주 마려운 병증.

13 **부사(府舍)** : 부(府)는 모이는 것을 가리키며, 사(舍)는 머무는 것이다. 이 혈은 족태음경, 음유맥(陰維脈), 족궐음경의 기가 머무르는 곳이니, 안으로 원기(元氣)를 모아 저장하는 마치 집과 같은 것이다. 세 경맥이 여기서부터 오르거나 내려가 배속으로 들어가 비(脾)에 이어지고 심폐에 연결된다. 그래서 '부사(府舍)'라고 이름한 것이다. 중초를 조절하여 기를 보태며, 경락을 따뜻하게 하여 혈의 운행을 원활하게 하는 효능이 있다.

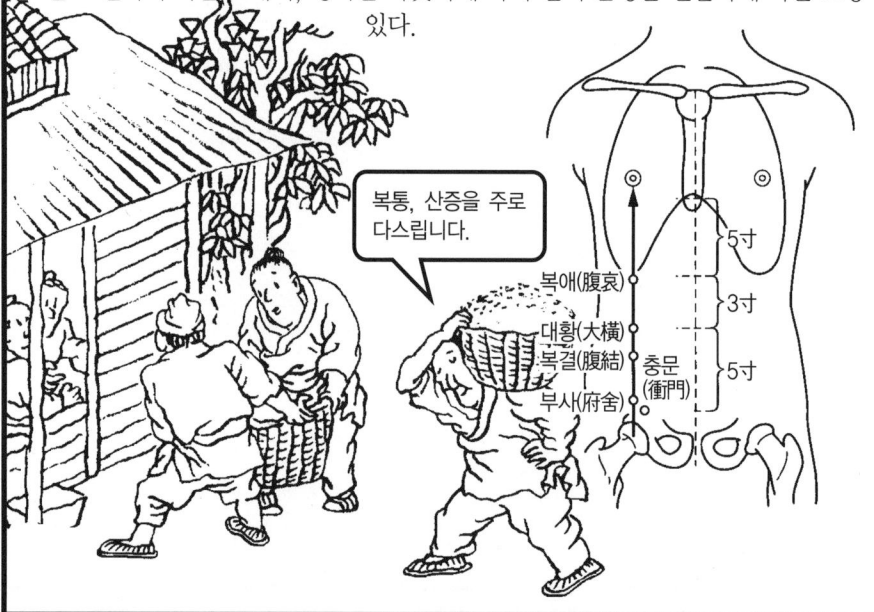

14 **복결(腹結)** : 결(結)은 모인다[聚]는 뜻이다. 이 혈은 배꼽 주위의 통증, 설사, 해역(咳逆)*, 기가 흉복에 맺히는 것 등 뱃속의 적취(積聚)와 관련된 여러 병증을 주로 치료한다. 그래서 이렇게 이름한 것이다. 기를 다스려 혈의 운행을 원활하게 하는 효능이 있다. 배꼽 주위의 통증, 복창(腹脹), 산증(疝證), 설사, 변비를 주로 치료한다.

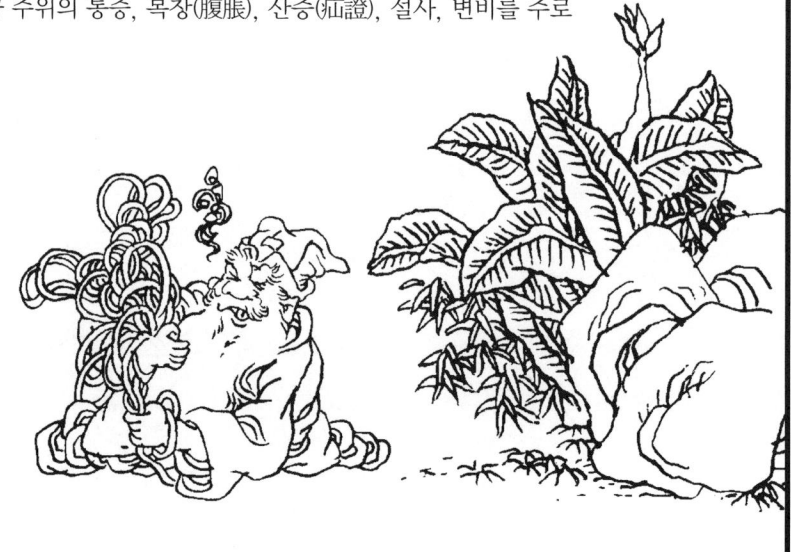

【역주】

해역(咳逆) : 기침이 나면서 기(氣)가 거슬러 오르는 질환.

15 **대횡(大橫)** : 횡(橫)은 수평[平]의 뜻이다. 이 혈은 배꼽과 수평이고 안으로 횡행결장에 상응하므로 '대횡(大橫)'이라고 이름한 것이다. 비경(脾經)과 음유맥(陰維脈)의 회혈(會穴)이다. 복통(腹痛)과 설사(泄瀉)를 치료할 때 흔히 쓰는 혈이다. 장위(腸胃)를 조절하는 작용이 있다.

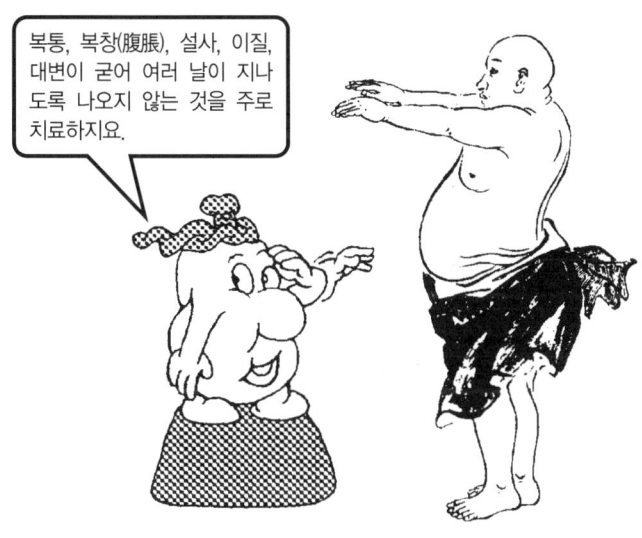

> 복통, 복창(腹脹), 설사, 이질, 대변이 굳어 여러 날이 지나도록 나오지 않는 것을 주로 치료하지요.

16 **복애(腹哀)** : 애(哀)는 우는 것이다. 이 혈은 복부에 위치하여 배가 아프면서 배에서 소리가 나는 것을 치료한다. 그 소리가 마치 슬피 우는 것 같으므로 이렇게 이름한 것이다. 기를 다스려 위(胃)를 조절하는 효능이 있다.

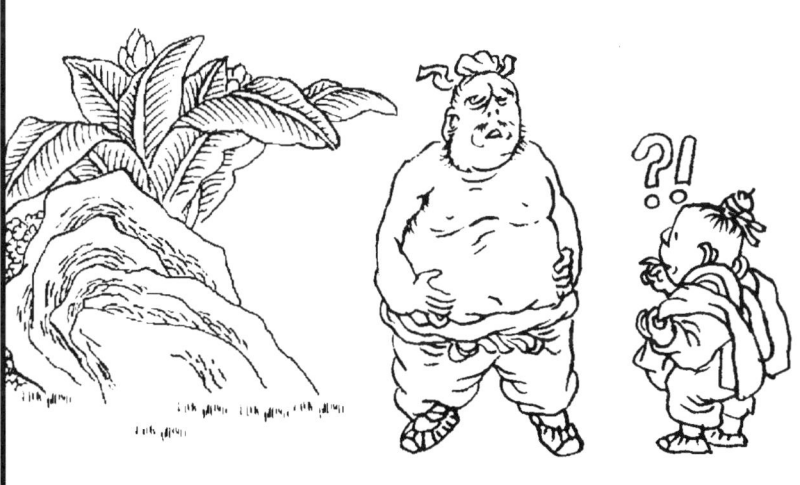

17 식두(食竇) : 두(竇)는 곧 구멍[孔]이니, 식두(食竇)는 곧 식도이다. 이 혈은 식도의 여러 증상을 치료하므로 그 효능에 근거하여 명명한 것이다. 기를 다스려 가슴속이 답답한 것을 편안하게 한다.

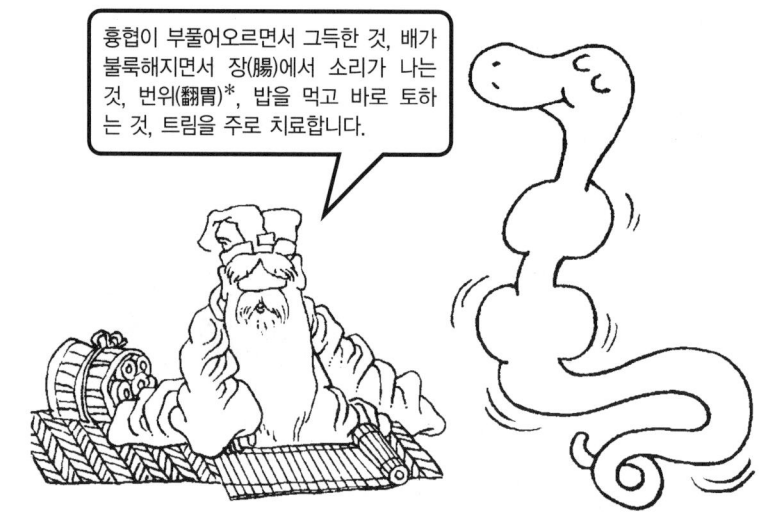

18 천계(天谿) : 흉강(胸腔)은 인체에서 가볍고 맑은 기운이 모인 곳으로, 하늘에 비할 수 있다. 이 혈은 유방 바깥쪽의 움푹 들어간 자리에 위치한다. 부인의 젖이 적게 나오거나 유방에 옹(癰)이 생기는 등의 질환을 주로 치료한다. 이 혈에 침을 놓거나 뜸을 뜨면 유즙이 잘 나오는데 마치 자연의 시냇물이 흐르는 것 같으므로 '천계(天谿)'라고 이름한 것이다. 울체된 간기(肝氣)를 소통시키는 효능이 있다.

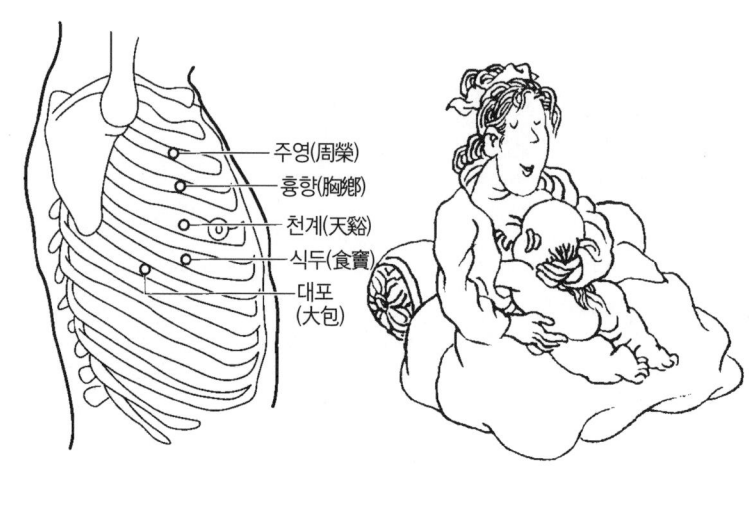

19 **흉향(胸鄕)** : 거처하는 곳이 향(鄕)이니, 병변이 있는 부위를 가리킨다. 이 혈은 가슴 옆에 위치하여 흉부의 질환을 주로 치료한다. 그래서 이렇게 이름한 것이다. 가슴에 울체된 기운을 소통시키는 효능이 있다.

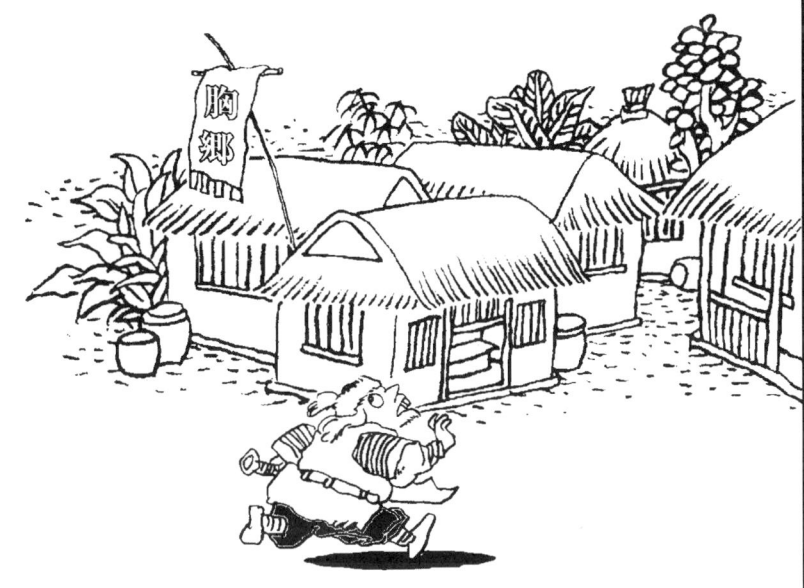

20 **주영(周榮)** : 주(周)는 전신을 가리키며, 영(榮)은 세심하게 자양(滋養)하는 것을 가리킨다. 이 혈은 비경(脾經)에 속하는데, 비(脾)는 기육을 주관하면서 동시에 혈을 통솔하고 정(精)을 퍼뜨리는 일을 맡고 있다. 경기(經氣)가 이 혈(穴)에 이르면 그 흐름이 점차 가늘어지니, 여기서부터 전신으로 퍼져 영양을 공급한다. 그래서 이렇게 이름한 것이다. 가슴이 답답한 것을 소통시키고 비(脾)를 다스리는 효능이 있다.

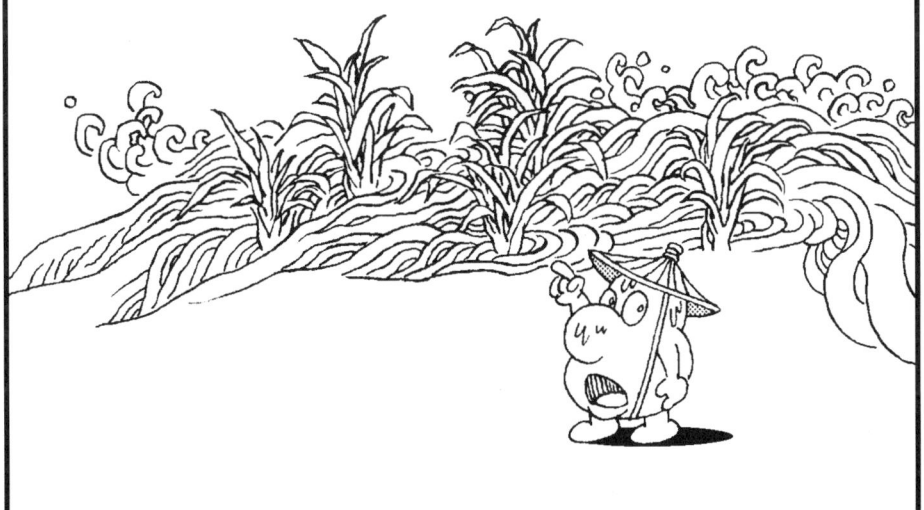

[21] 대포(大包) : 포(包)는 총괄 또는 개괄의 뜻이다. 이 혈은 비경(脾經)의 대락(大絡)으로 모든 경맥을 총괄한다. 여기에서 장부와 사지로 영양분이 공급되어 전신이 자양(滋養)을 받게 된다. 그래서 '대포(大包)'라고 이름한 것이다. 이 혈은 전신의 낙맥(絡脈)에 생기는 질병을 치료할 수 있다. 하지만 후세에는 흉협(胸脇)이나 비위(脾胃)의 질환에 주로 사용하였다. 기를 다스려 낙맥을 소통하는 효능이 있다.

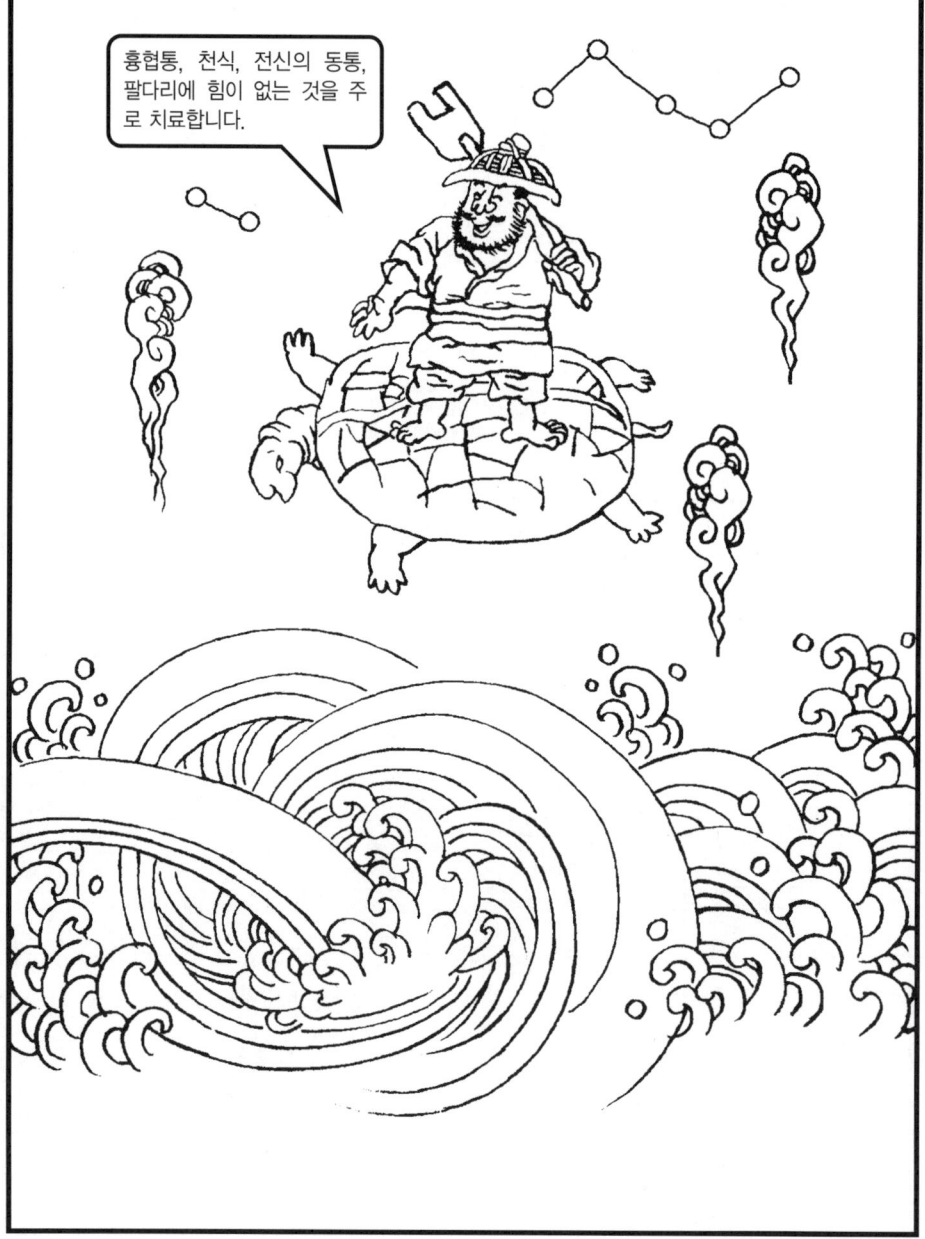

제5경 수소음심경(手少陰心經)

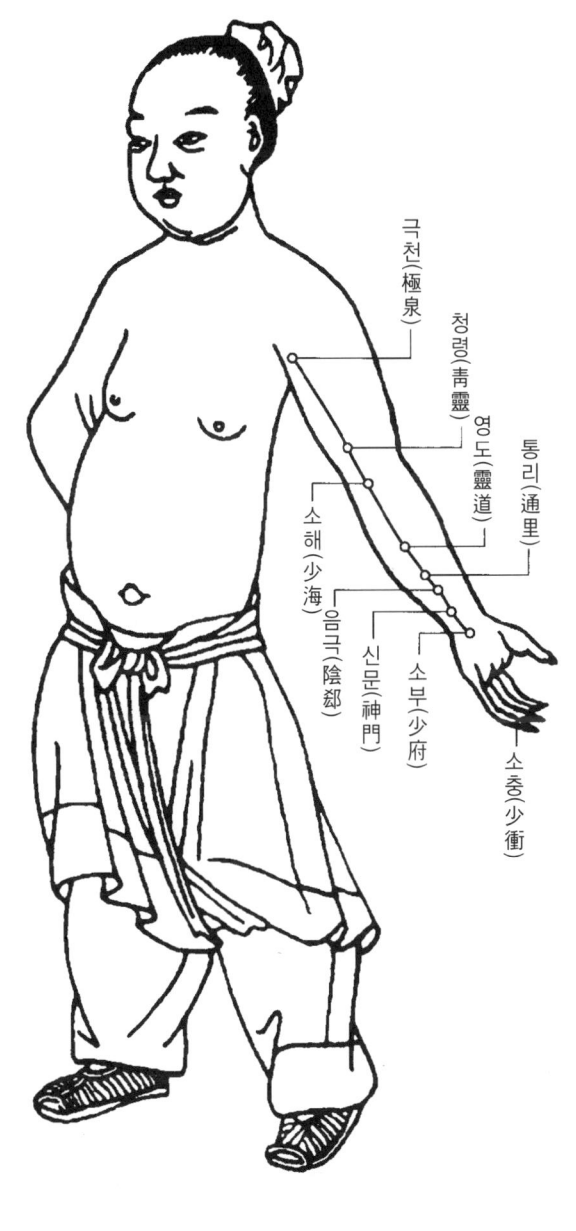

1 극천(極泉) : 극(極)은 막다른 곳을 뜻한다. 물이 높은 지대에 있으면서 근원이 있는 것을 천(泉)이라 한다. 심(心)은 혈맥을 주관하는데, 혈맥의 흐름이 물이 흐르는 것과 비슷하며 또 이 혈(穴)이 심경 중에서 가장 높은 곳에 위치하므로 이렇게 이름한 것이다. 이 혈은 기혈의 운행을 촉진하는 효능이 있다. 심통, 협늑통(脇肋痛), 나력, 팔꿈치와 팔이 차갑고 아픈 것, 목구멍이 건조한 것을 주로 치료한다.

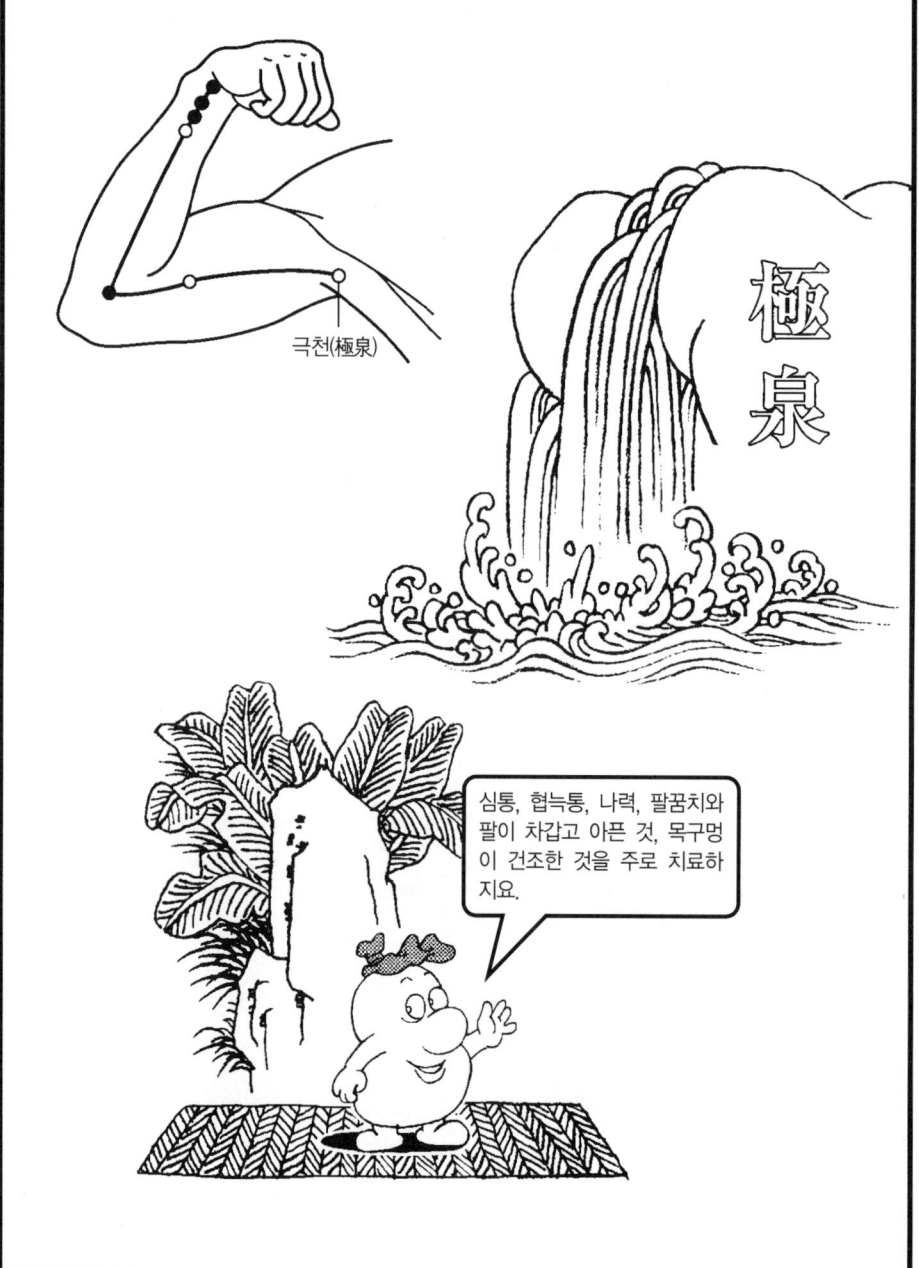

2 **청령(靑靈)** : 청(靑)은 청색(靑色)을 가리키며, 령(靈)은 효험을 가리킨다. 소음군화(少陰君火)의 기는 극천(極泉)에서 나오는데, 진괘(震卦)에서 일양(一陽)이 아래에 있는 것과 같다. 진(震)은 동방(東方)에 속하며 해가 땅 위로 떠오르는 곳으로 사계절 중에는 만물이 발생하는 봄에 해당한다. 봄의 색은 파릇파릇하므로 이렇게 이름한 것이다. 기혈의 흐름을 촉진하는 효능이 있다. 어깨를 들어 올리지 못하는 것, 두통, 협통(脇痛) 등을 주로 치료한다.

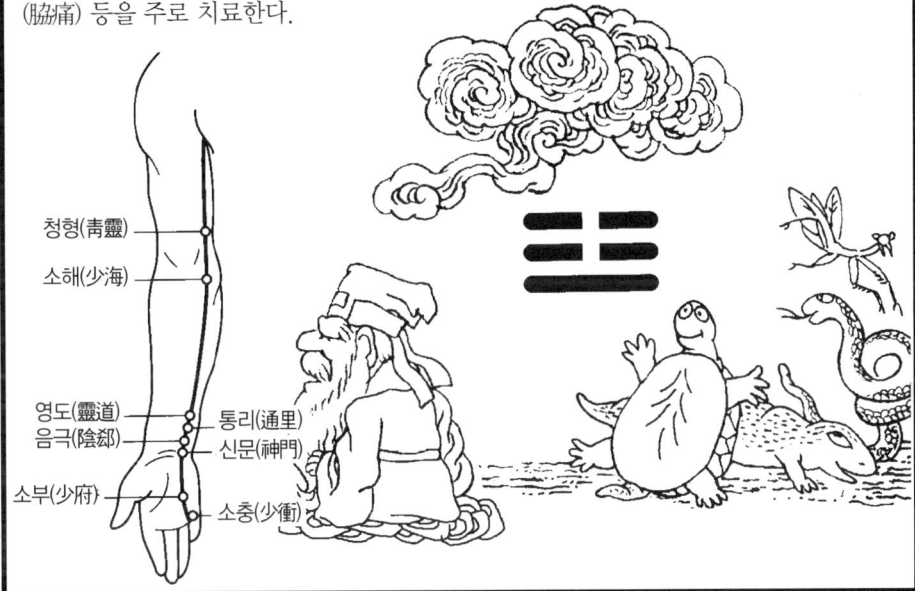

3 **소해(少海)** : 소(少)는 수소음심경을 가리킨다. 해(海)는 모든 물이 모여드는 것을 가리켜 말한 것이다. 이 혈의 주치증은 상당히 복잡하여 여러 경맥의 병증과 관련된다. 때문에 모든 병증이 여기에 귀속되는 듯한 양상이 있어 이렇게 이름한 것이다. 기를 잘 흐르게 하여 혈을 조화롭게 하는 효능이 있다. 심통, 손과 팔이 당기면서 아픈 것, 마목(麻木), 손 떨림, 나력, 겨드랑이나 옆구리의 통증을 주로 치료한다.

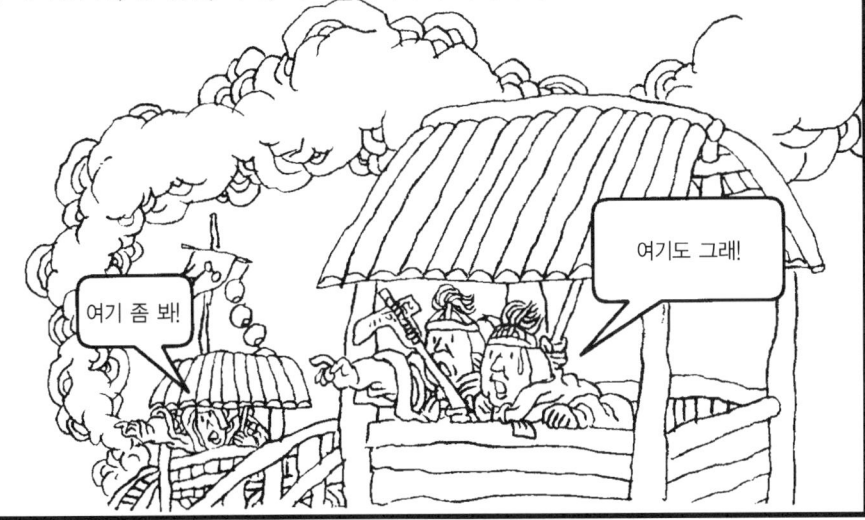

4 영도(靈道) : 이 경맥은 심(心)에 속하는데, 심(心)에는 신(神)이 깃들어 있으며 신(神)의 변화는 영험하다. 그러므로 그 경맥의 기가 지나가는 곳인 경혈(經穴)을 '영도(靈道)'라고 칭한 것이다. 이 혈은 심장병과 히스테리를 치료할 때 주로 사용한다. 기를 잘 흐르게 하여 혈을 조화롭게 하며, 마음을 편안하게 하고 정신을 맑게 하는 효능이 있다.

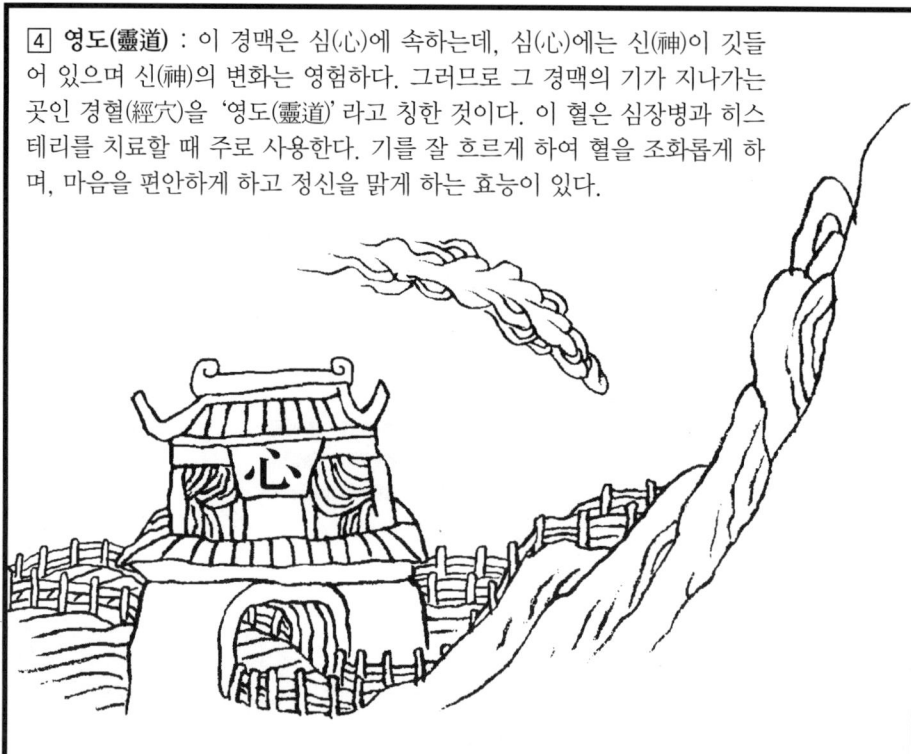

5 통리(通里) : 통(通)은 지나가는 것[經過]이다. 이 혈은 수소음심경의 별락(別絡)으로, 여기에서 갈라져 수태양소장경(手太陽小腸經)으로 연결된다. 경기(經氣)가 이곳으로 말미암아 표리(表裏)가 되는 두 경맥에 모두 통하게 된다. 또 소장(小腸)은 음식물을 받아 영양분을 흡수하는 곳으로 음식물의 정화가 이곳에서 나오는데, 마치 마을이나 부락과 같다. 그래서 이렇게 이름한 것이다. 기혈의 흐름을 촉진하며 마음을 편안하게 하고 정신을 맑게 하는 효능이 있다.

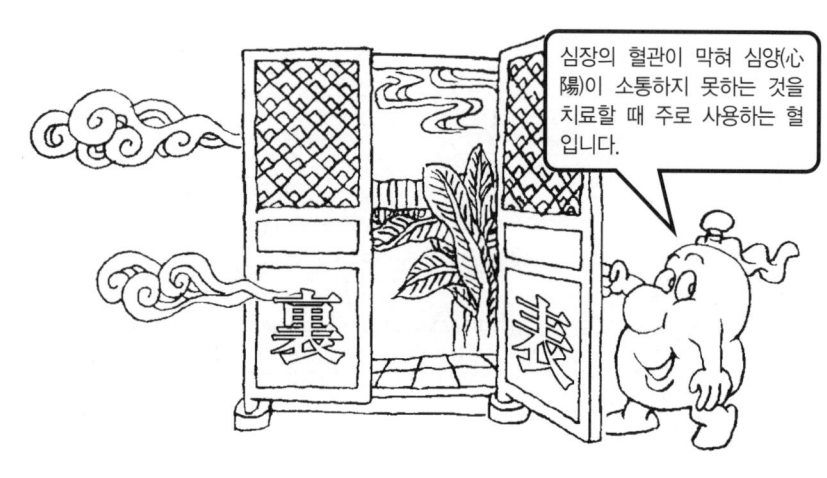

심장의 혈관이 막혀 심양(心陽)이 소통하지 못하는 것을 치료할 때 주로 사용하는 혈입니다.

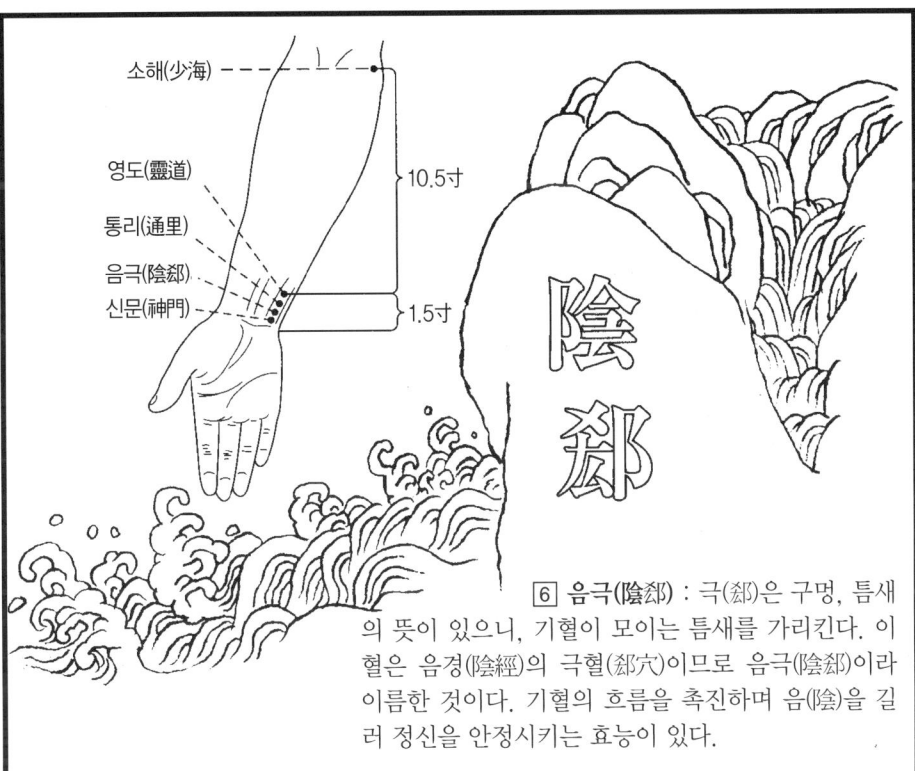

⑥ **음극(陰郄)** : 극(郄)은 구멍, 틈새의 뜻이 있으니, 기혈이 모이는 틈새를 가리킨다. 이 혈은 음경(陰經)의 극혈(郄穴)이므로 음극(陰郄)이라 이름한 것이다. 기혈의 흐름을 촉진하며 음(陰)을 길러 정신을 안정시키는 효능이 있다.

⑦ **신문(神門)** : 심(心)은 신(神)을 담고 있다. 또 이 혈은 심경(心經)의 원혈(原穴)로서 심경의 기가 흐르는 길의 요충지이다. 따라서 정신이 맑지 못한 병증에는 모두 이 혈을 취하여 심기(心氣)가 울결된 것을 풀어준다. 그래서 이렇게 이름한 것이다. 이 혈은 흥분을 진정시키고 정신을 안정시키며 마음을 편안하게 하고 낙맥을 소통시키는 효능이 있다.

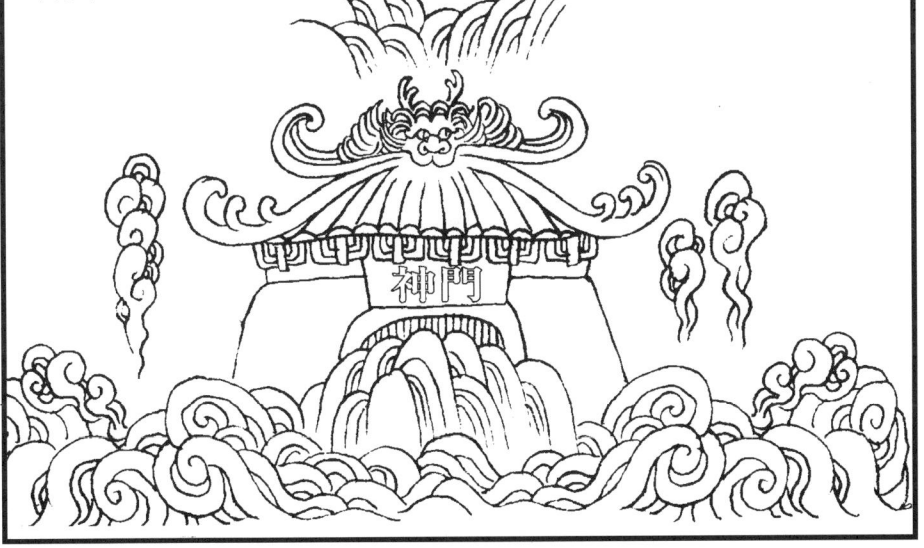

⑧ **소부(少府)** : 모아두는 곳이 부(府)이다. 이 혈은 수소음심경의 내측 병변을 잘 치료하므로 이렇게 이름한 것이다. 마음을 편안하게 하고 정신을 안정시키는 효능이 있다.

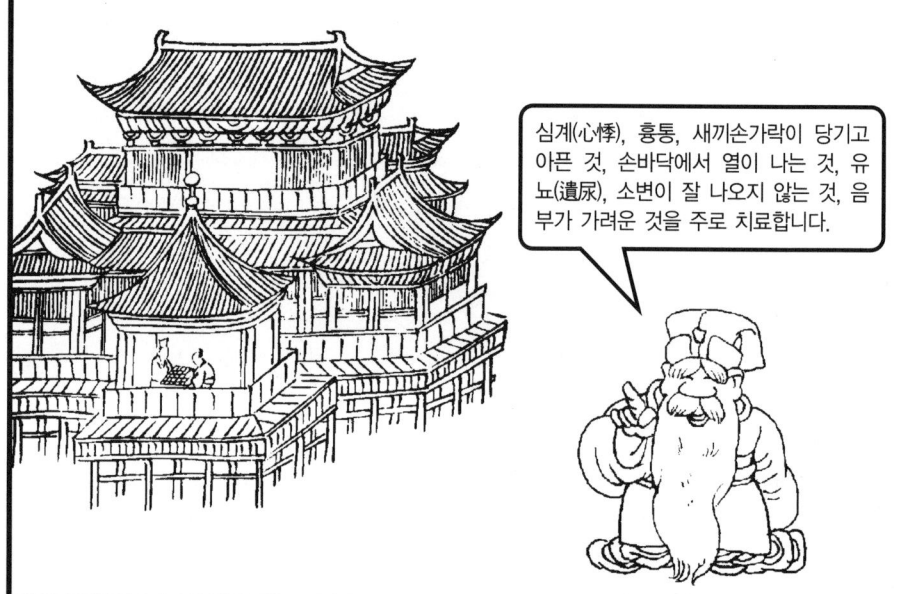

심계(心悸), 흉통, 새끼손가락이 당기고 아픈 것, 손바닥에서 열이 나는 것, 유뇨(遺尿), 소변이 잘 나오지 않는 것, 음부가 가려운 것을 주로 치료합니다.

⑨ **소충(少衝)** : 이 혈은 심경의 정혈(井穴)이다. 정(井)은 샘물이 펑펑 솟아나듯이 물이 나오는 것을 상징한다. 또한 뚫고 나아간다[衝進]는 의미가 있다. 그래서 이렇게 이름한 것이다. 양기를 회복시켜 궐역을 낫게하는 효능이 있다. 심계, 심통, 흉협통, 전광(癲狂), 열병, 정신을 잃고 쓰러지는 것을 주로 치료한다.

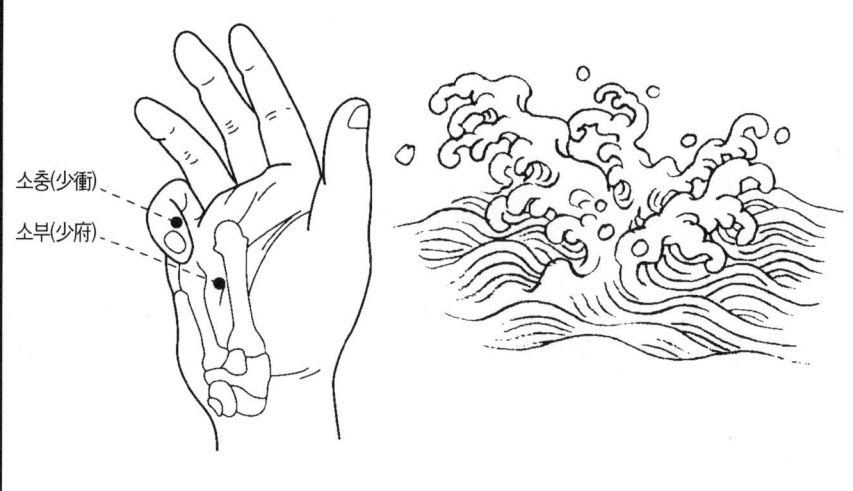

소충(少衝)
소부(少府)

제6경 수태양소장경(手太陽小腸經)

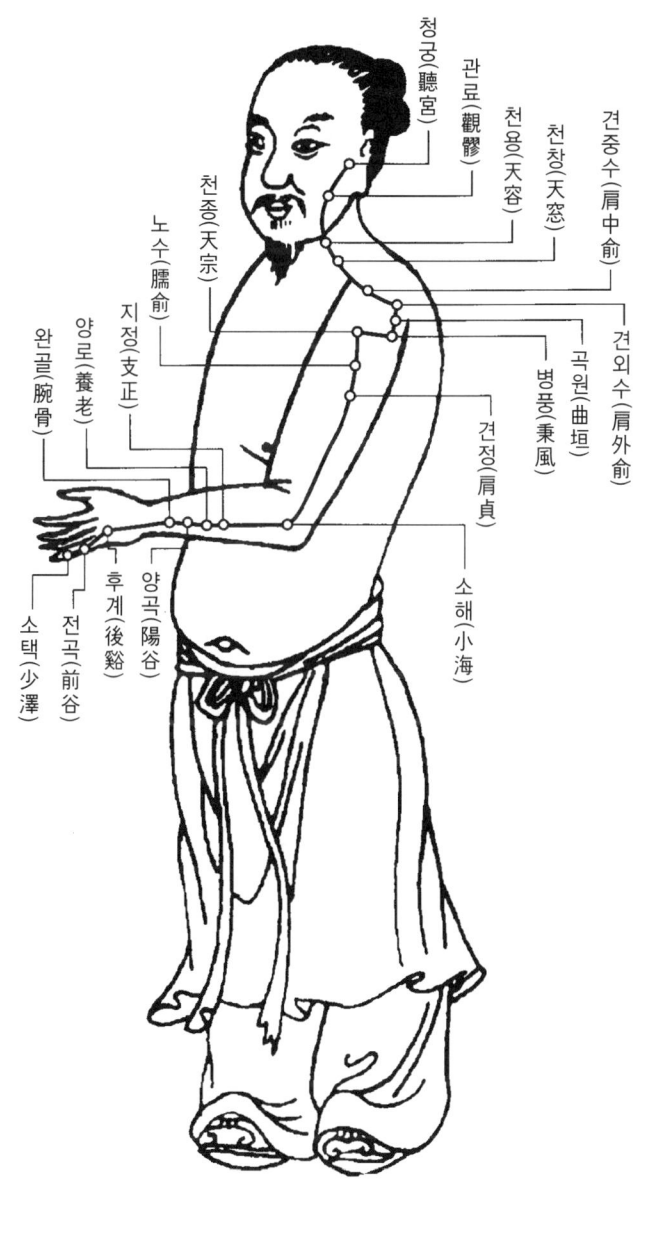

제3장 십사경

① **소택(少澤)** : 소(少)는 젊다는 뜻이고 택(澤; 연못)은 경기(經氣)*가 들어가는 곳을 가리킨다. 이 혈(穴)은 수태양소장경(手太陽小腸經)의 기(氣)가 처음에 연못처럼 모이기 시작하는 곳이므로 소택(少澤)이라 이름 지었다. 소장경(小腸經)의 정혈(井穴)로서 경락을 활발하게 소통시키고 이목비구(耳目鼻口)를 열어주며 유즙(乳汁; 젖)을 잘 나오게 하는 효과가 있다.

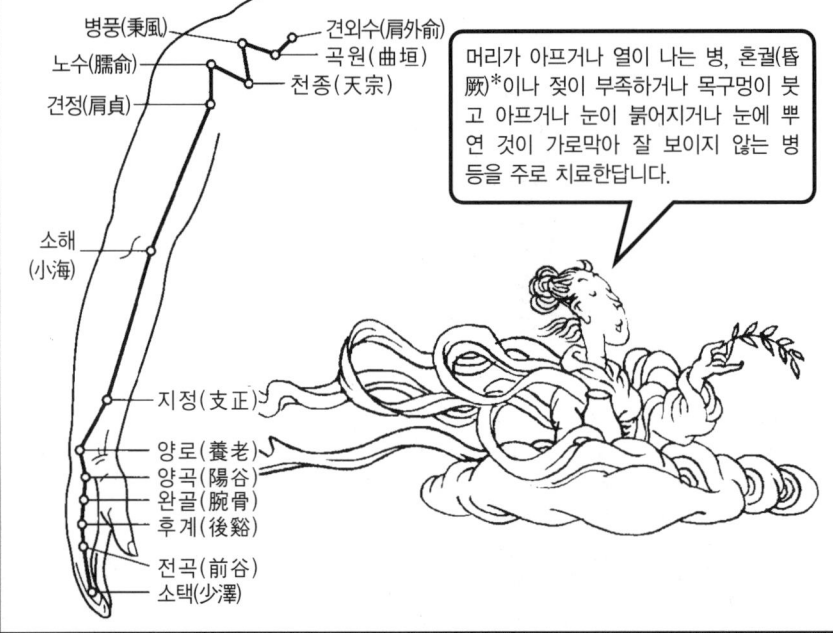

머리가 아프거나 열이 나는 병, 혼궐(昏厥)*이나 젖이 부족하거나 목구멍이 붓고 아프거나 눈이 붉어지거나 눈에 뿌연 것이 가로막아 잘 보이지 않는 병 등을 주로 치료한답니다.

② **전곡(前谷)** : 혈(穴)이 손의 새끼손가락 본절(本節) 바로 앞의 들어간 자리에 있으며, 또한 구멍이 있는 자리가 뼈와 살이 만나서 움푹 들어간 것이 마치 계곡과 같으므로 이렇게 이름지었다. 소장경(小腸經)의 형혈(滎穴)로서 열을 내리고 풍을 없애는 작용이 있다.

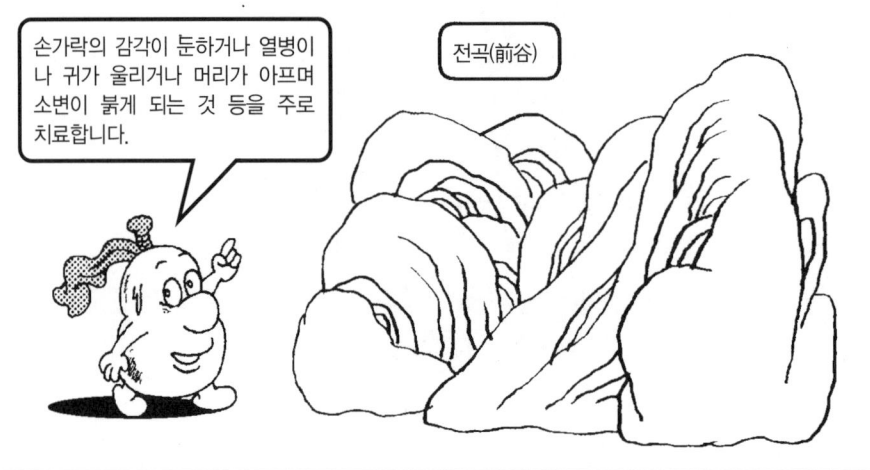

손가락의 감각이 둔하거나 열병이나 귀가 울리거나 머리가 아프며 소변이 붉게 되는 것 등을 주로 치료합니다.

【역주】

경기(經氣) : 경맥(經脈)을 흐르는 기를 말하며 보통 12정경(正經)과 독맥(督脈), 임맥(任脈)을 흐르는 기를 지칭한다.

혼궐(昏厥) : 결중(脈中)의 하나로서 정신이 혼미해지고 손발이 싸늘해지면서 쓰러지는 것을 말한다.

③ **후계(後谿)** : 혈(穴)이 손의 새끼손가락 본절(本節)의 뒤에서 움푹 들어간 가운데에 있으므로 후계(後谿)라고 이름지었다. 소장경(小腸經)의 수혈(腧穴)이고 또한 팔맥교회혈(八脈交會穴)*의 하나로서 독맥(督脈)과 통한다. 마음을 편안하게 하고 정신을 안정시키며 열을 내리고 습(濕)을 내보내는 효과가 있다.

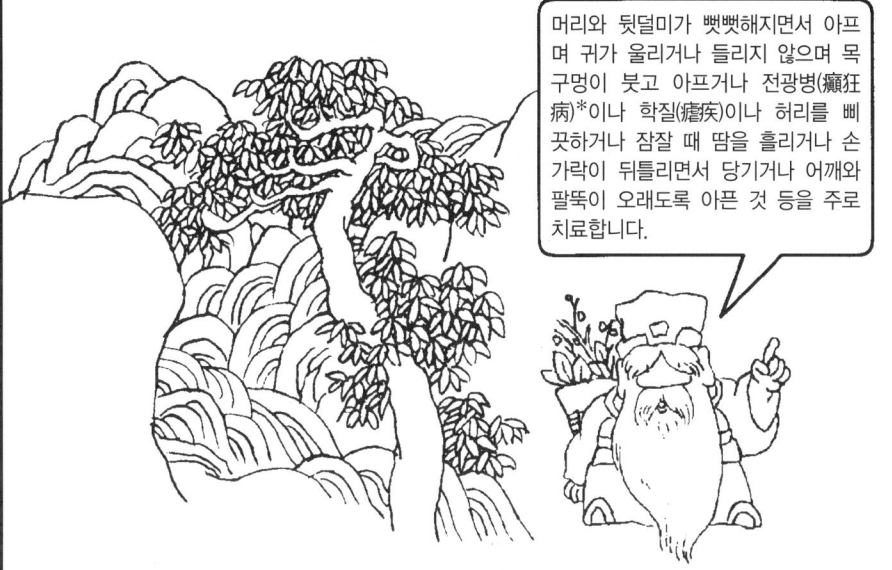

머리와 뒷덜미가 뻣뻣해지면서 아프며 귀가 울리거나 들리지 않으며 목구멍이 붓고 아프거나 전광병(癲狂病)*이나 학질(瘧疾)이나 허리를 삐끗하거나 잠잘 때 땀을 흘리거나 손가락이 뒤틀리면서 당기거나 어깨와 팔뚝이 오래도록 아픈 것 등을 주로 치료합니다.

④ **완골(腕骨)** : 이 혈(穴)은 바로 완골(腕骨; 손목뼈) 근처에 있으므로 이름 지었다. 소장경(小腸經)의 원혈(原穴)로서 진액을 만들어서 목마른 것을 없애고 담(膽)을 소통시켜 황달이 없어지도록 하는 작용이 있다.

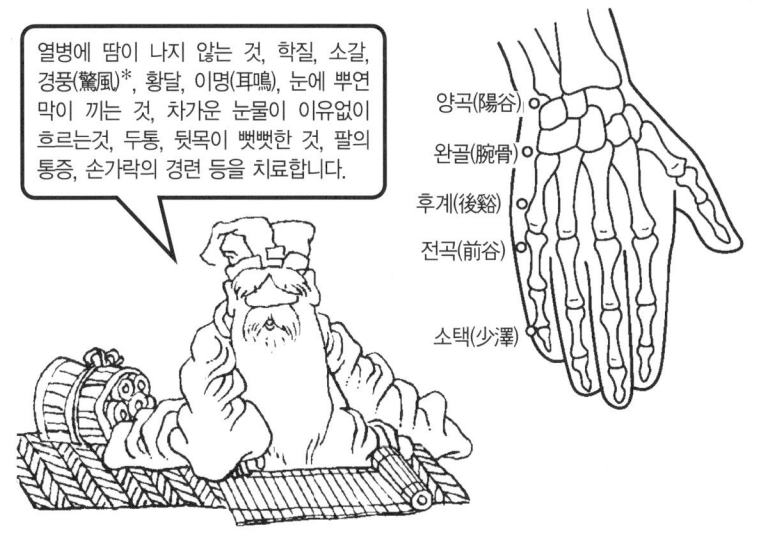

열병에 땀이 나지 않는 것, 학질, 소갈, 경풍(驚風)*, 황달, 이명(耳鳴), 눈에 뿌연 막이 끼는 것, 차가운 눈물이 이유없이 흐르는 것, 두통, 뒷목이 뻣뻣한 것, 팔의 통증, 손가락의 경련 등을 치료합니다.

양곡(陽谷)
완골(腕骨)
후계(後谿)
전곡(前谷)
소택(少澤)

5 **양곡(陽谷)** : 손목 관절의 바깥쪽으로 움푹 들어간 곳에 있으므로 이와 같이 이름 지었다. 열을 내리고 화기(火氣)를 없애는 효과가 있어서 마음을 가라앉히고 정신을 안정시키며 눈과 귀를 총명하게 한다.

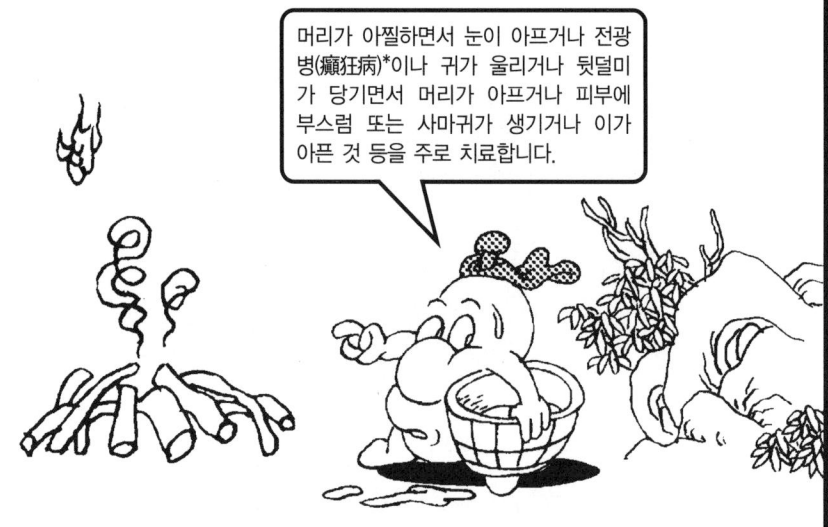

머리가 아찔하면서 눈이 아프거나 전광병(癲狂病)*이나 귀가 울리거나 뒷덜미가 당기면서 머리가 아프거나 피부에 부스럼 또는 사마귀가 생기거나 이가 아픈 것 등을 주로 치료합니다.

6 **양로(養老)** : 이 혈(穴)은 ≪예기禮記≫의 "나이 오십에는 비단이 아니면 따뜻하지 못하며, 칠십에는 고기가 아니면 배부르지 못한다(五十非帛不暖, 七十非肉不飽)."에서 뜻을 취하여, 치료할 때에 침으로 보(補)하고 뜸으로 따뜻하게 하였으므로 양로(養老)라고 이름하였다. 소장경(小腸經)의 극혈(郄穴)로서 열을 내리고 습(濕)을 내보내며 근(筋)을 잘 움직이고 혈맥(血脈)이 잘 통하게 하는 작용을 가지고 있다.

눈으로 보는 것이 밝지 못하고 어깨와 팔뚝과 팔꿈치가 은은하게 아픈 것 등을 주로 치료한답니다.

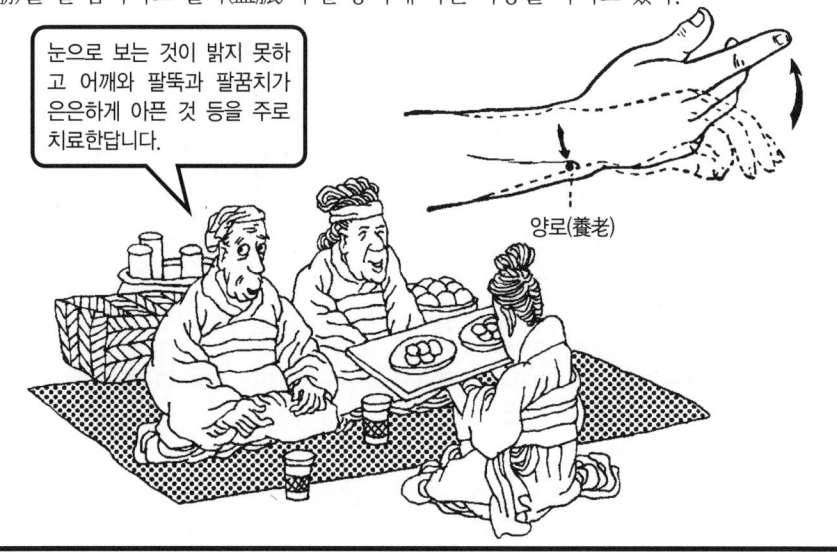

[7] 지정(支正) : 지(支)는 떨어져 나옴을 말하고 정(正)은 정경(正經)을 가리킨다. 이 혈(穴)은 소장경(小腸經)의 낙혈(絡穴)로서 여기에 이르러서 따로 갈라져 수소음심경(手少陰心經)으로 들어가는데 심(心)은 오장육부의 대군주(大君主)이기 때문에 이와 같이 이름하였다. 열을 내리고 음기(陰氣)를 기르며 근(筋)을 잘 움직이고 혈맥을 잘 통하도록 하는 효과가 있다. 뒷덜미가 뻣뻣하거나 머리가 아프거나 눈이 캄캄해지거나 팔꿈치, 팔뚝, 손 등이 뒤틀리면서 아프거나 열병과 전광병(癲狂病) 등을 주로 치료한다.

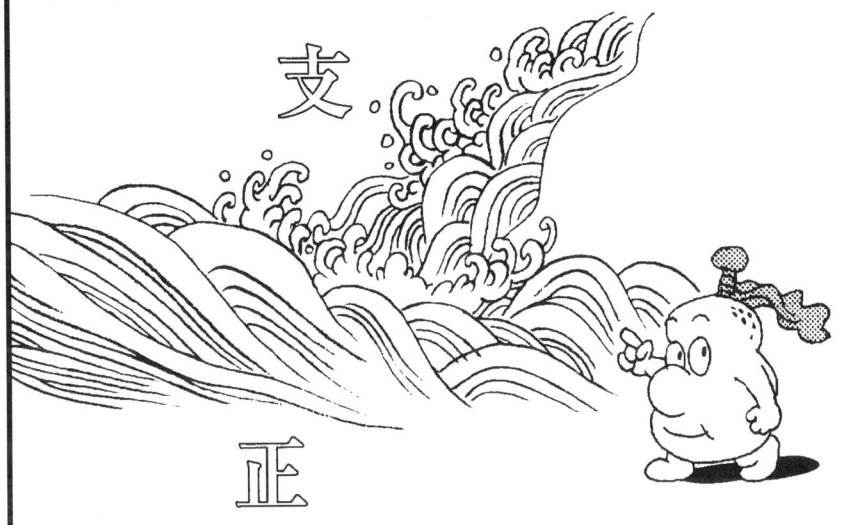

[8] 소해(小海) : 혈(穴)은 팔꿈치 안쪽의 큰 뼈의 뒤쪽에 있으며 팔꿈치로부터 5푼[五分] 떨어져 있고 팔꿈치를 굽혔을 때 찾을 수 있다. 움푹 들어간 곳이 마치 바다와 같고, 또한 소장경(小腸經)의 합혈(合穴)로서 소장이 받아 담는 기관[受盛之官]이라서 곧장 아래로 뻗어있어 위(胃)의 음식물의 바다[水穀之海]와 연관되어 있으므로 이같이 이름하였다. 근(筋)을 잘 움직이고 관절을 잘 돌려주는 효과가 있다.

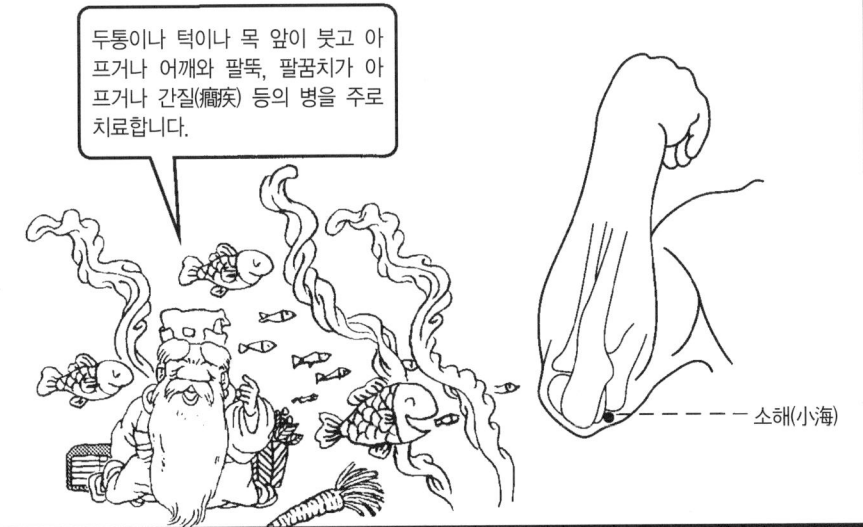

두통이나 턱이나 목 앞이 붓고 아프거나 어깨와 팔뚝, 팔꿈치가 아프거나 간질(癎疾) 등의 병을 주로 치료합니다.

소해(小海)

제6경 수태양소장경

【역주】

낙혈(絡脈) : 십오낙맥(十五絡脈)으로부터 갈라져 나오는 곳에 있는 혈자리를 가리킨. 표리경락(表裏經絡)을 연결하는 십이경맥(十二經脈)의 낙혈(絡穴)과 임맥(任脈), 독맥(督脈) 및 비(脾)의 대락(大絡)이 포함되어 있다.

⑨ **견정(肩貞)** : 정(貞)은 바름[正]을 가리킨다. 혈(穴)은 어깨 뒤 팔과 등 사이의 주름선 끝에 있으며 팔을 들거나 내려도 그 들어간 자리를 벗어나지 않아서 청정(淸靜)하면서 곧은 모양이므로 때문에 이름하였다. 근(筋)을 잘 움직이고 관절을 잘 돌려주는 작용이 있으므로 풍비(風痺)나 손발을 들어 올리지 못하거나 어깨 속이 화끈거리면서 아픈 병 등을 주로 치료한다.

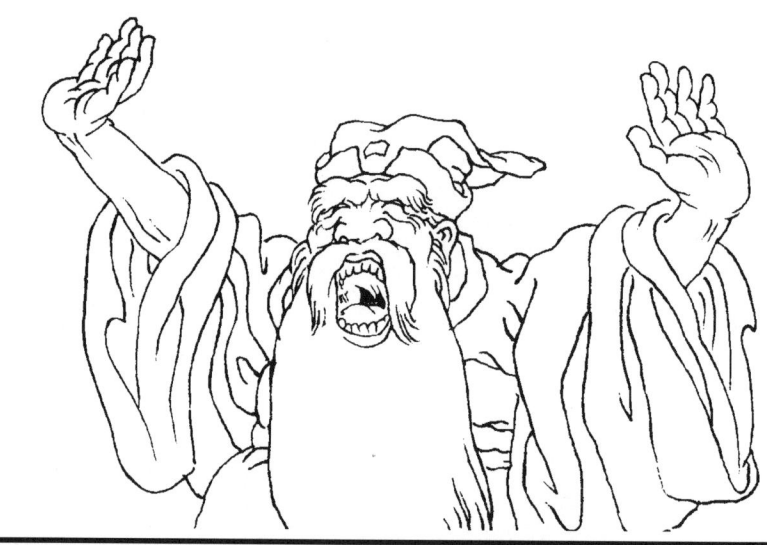

⑩ **노수(臑俞)** : 노(臑)는 살이 뼈에 붙어있지 않은 상태를 말하며, 수(俞)는 경혈의 통로로서 안팎으로 통하는 수혈(俞穴)이므로 이같이 이름하였다. 소장경(小腸經)과 양유맥(陽維脈) 및 양교맥(陽蹻脈)이 만나는 혈(穴)로서 근(筋)을 잘 움직이게 하고 관절을 잘 돌려주는 효과가 있다.

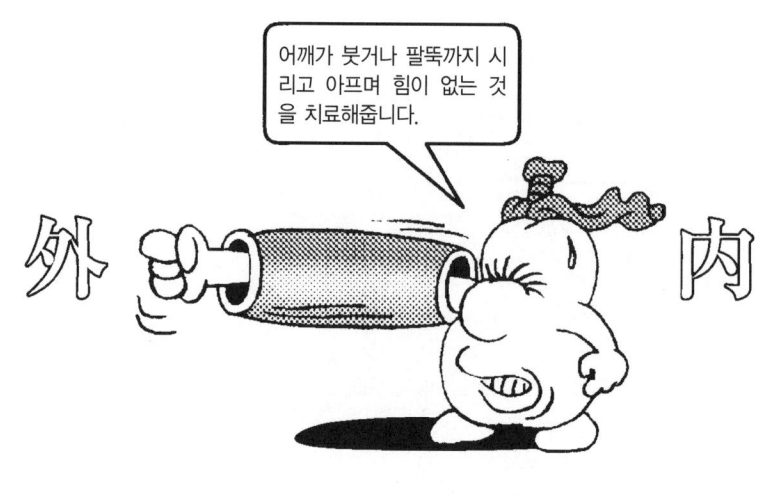

어깨가 붓거나 팔뚝까지 시리고 아프며 힘이 없는 것을 치료해줍니다.

11 **천종(天宗)**: 상부가 천(天)이며 받들고 복종하는 것을 종(宗)이라 한다. 이 혈(穴)은 뺨과 턱이 붓고 아픈 것, 어깨와 팔이 시리면서 아픈 것, 상지의 풍비(風痺) 등 여러 병을 주로 치료하니, 이 혈(穴)을 잘 받들어 침을 놓으면 낫기 때문에 이같이 이름하였다.

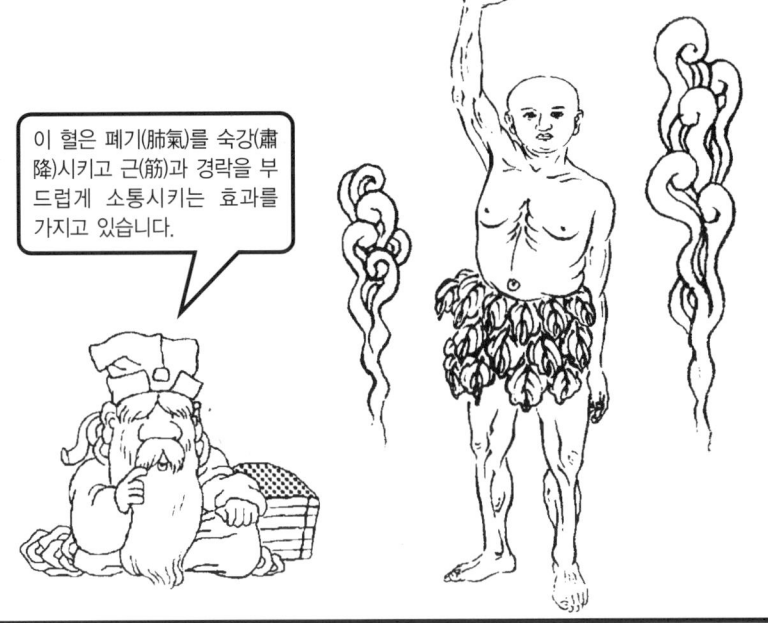

이 혈은 폐기(肺氣)를 숙강(肅降)시키고 근(筋)과 경락을 부드럽게 소통시키는 효과를 가지고 있습니다.

12 **병풍(秉風)**: 병(秉)이란 주관하고 장악하는 것이다. 이 혈(穴)이 풍사(風邪)를 주로 다스리는 것이 마치 풍(風)을 주관하는 자가 풍(風)을 좌지우지하는 것과 같으므로 병풍이라 이름하였다.

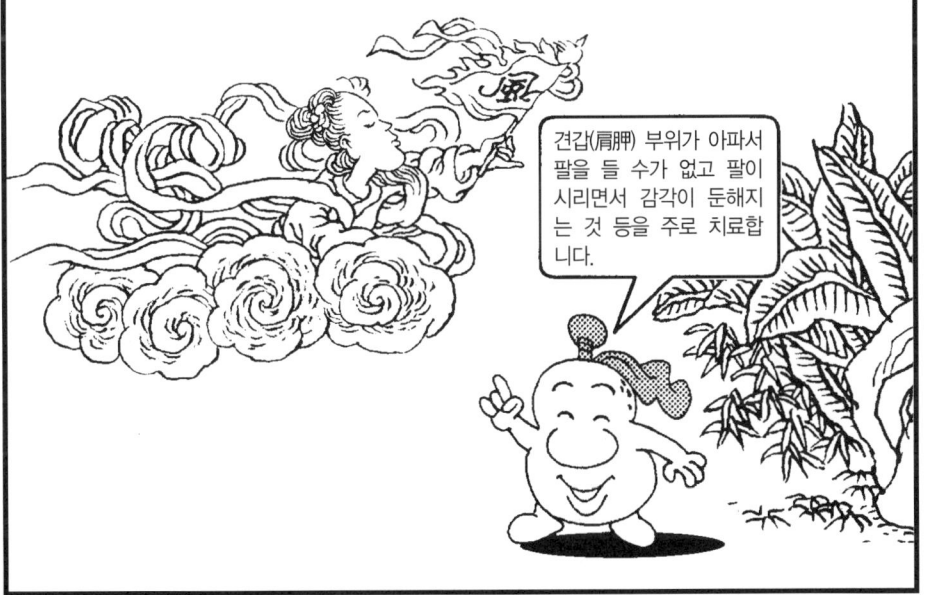

견갑(肩胛) 부위가 아파서 팔을 들 수가 없고 팔이 시리면서 감각이 둔해지는 것 등을 주로 치료합니다.

13 곡원(曲垣) : 담장을 뜻하니 이 혈(穴)은 견갑골 상부에 움푹 들어간 곳에 있어서 둥글게 구부러진 것이 마치 담장과 같으며, 어깨 아래 각 혈(穴)이 마치 별자리 모양으로 배열되어 있어서 또한 둥글게 담장 모양으로 연결되어 있기 때문에 이같이 이름지었다. 근(筋)을 잘 움직이고 관절을 잘 돌려주는 작용이 있으며, 견갑(肩胛) 부위가 당기면서 아픈 것을 주로 치료한다.

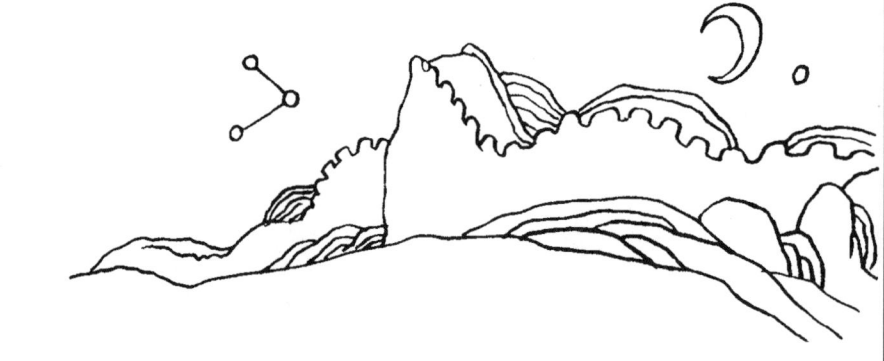

14 견외수(肩外俞) : 혈(穴)은 견갑골의 상부 모서리에 있으며 주로 견갑골 외부의 통증을 치료하므로 이같이 이름하였다. 경락을 잘 소통시키는 효과가 있으며 주로 어깨와 등이 시리면서 아프거나 뒷덜미가 뻣뻣하면서 아픈 것 등을 치료한다.

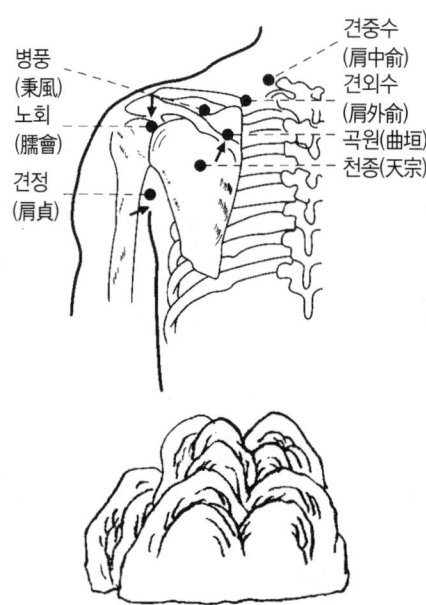

15 견중수(肩中俞) : 혈(穴)은 견정혈(肩井穴)과 대추혈(大椎穴)을 연결한 선의 중앙에 있으며, 주로 견갑골이나 내부 장기의 질환을 치료하므로 때문에 이름하였다. 폐기(肺氣)를 펴뜨려서 해표(解表)* 시키고 경락을 잘 소통시키는 작용을 가지고 있다.

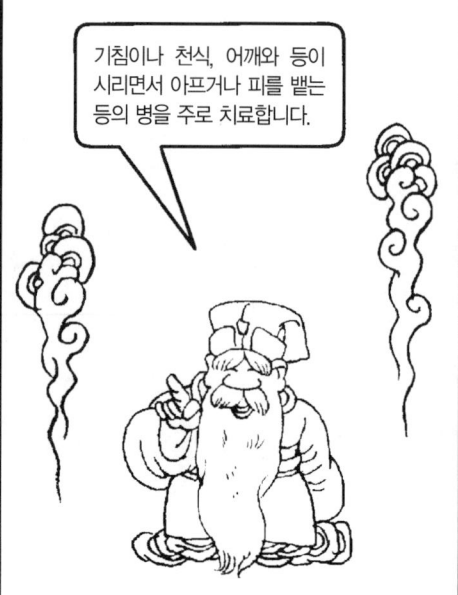

기침이나 천식, 어깨와 등이 시리면서 아프거나 피를 뱉는 등의 병을 주로 치료합니다.

【역주】
해표(解表) : 땀을 내서 체표의 사기(邪氣)를 밖으로 내보내는 방법.

16 **천창(天窓)** : 천(天)은 머리를 가리키고 창(窓)은 머리의 구멍을 가리킨다. 이 혈(穴)은 귀가 먹거나 소리를 내지 못하거나 목이 붓는 등 사람의 위쪽 공규(孔竅)*의 질환을 잘 치료한다. 그것이 마치 창문을 열어서 환기시키는 것과 같으므로 이같이 이름지었다. 열을 내리고 풍사(風邪)를 흩어버리는 효과가 있다.

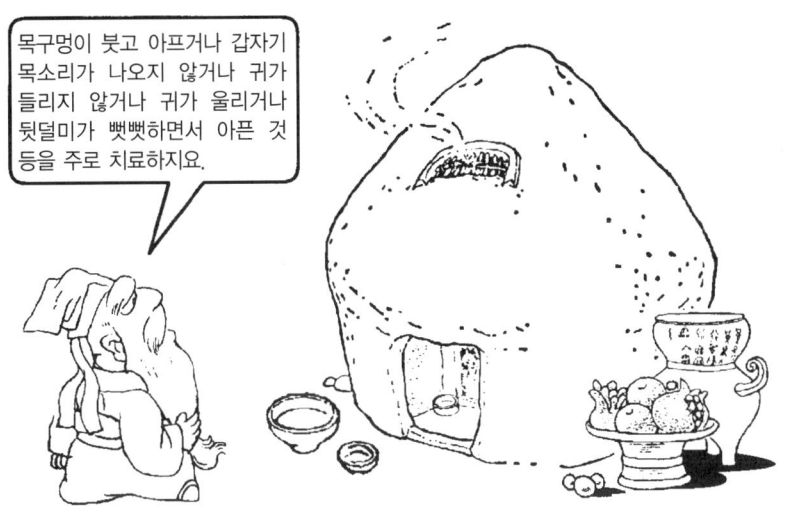

> 목구멍이 붓고 아프거나 갑자기 목소리가 나오지 않거나 귀가 들리지 않거나 귀가 울리거나 뒷덜미가 뻣뻣하면서 아픈 것 등을 주로 치료하지요.

17 **천용(天容)** : 용(容)은 용납하다, 받아담다는 뜻이니 병을 치료한다는 의미가 나오게 된다. 이 혈(穴)은 귀 아래 둥글게 돌아간 뼈의 뒤에 있으며, 몸의 상부에 위치하여 귀가 먹거나 귀가 울리거나 어금니가 아픈 것 등 머리와 목 주변의 질병을 치료할 수 있으니, 그 효능과 부위로써 명명(命名)한 것이다. 열을 내리고 담(痰)을 없애는 효과가 있다.

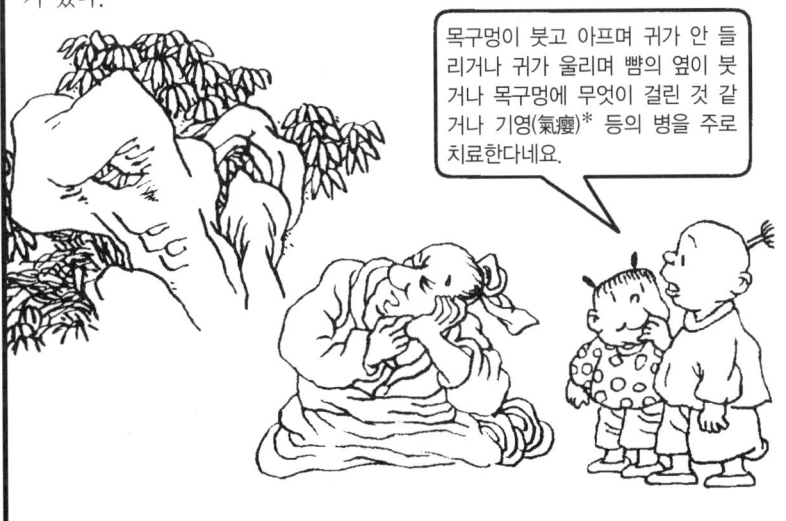

> 목구멍이 붓고 아프며 귀가 안 들리거나 귀가 울리며 뺨의 옆이 붓거나 목구멍에 무엇이 걸린 것 같거나 기영(氣癭)* 등의 병을 주로 치료한다네요.

제 6 경 수태양소장경

【역주】

공규(孔竅) : 체표에 나있는 구멍을 말하며 눈, 코, 귀, 입, 전음(前陰), 소변이 나가는 곳, 후음(後陰), 항문 등을 포함한다.

기영(氣癭) : 주로 목 주변에 생기는 멍울로 기의 운행이 막혀서 생기며 단단하지 않고 유동적이다.

⑱ **관료(顴髎)** : 관(顴)은 곧 얼굴의 광대뼈이며 요(髎)는 뼈의 움푹 들어간 곳을 가리킨다. 혈(穴)이 광대뼈가 튀어나온 곳의 아래 움푹 들어간 곳에 있기 때문에 이같이 이름하였다. 소장경(小腸經)과 삼초경(三焦經)의 합혈(合穴)로서 근(筋)을 잘 움직여서 통증을 멈추게 하는 효과가 있으며 주로 입이 삐뚤어지거나 얼굴이 붉어지는 것 등을 치료한다.

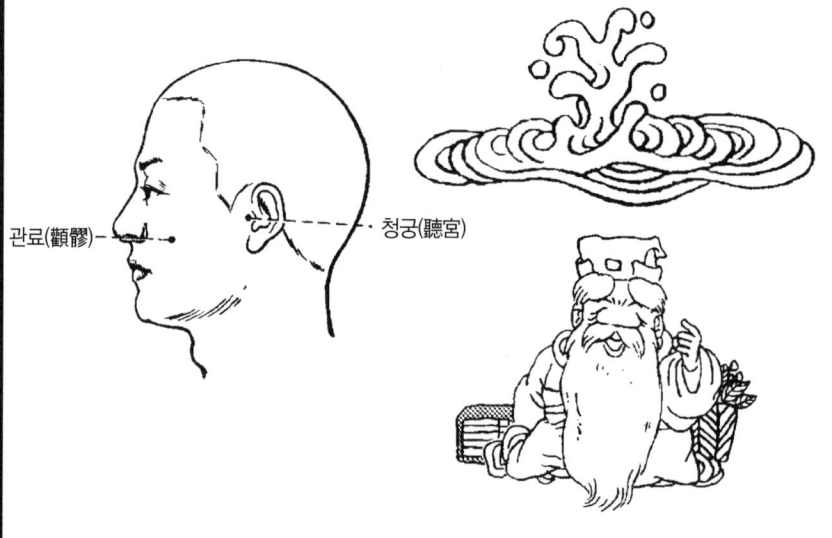

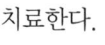

⑲ **청궁(聽宮)** : 궁(宮)은 중요한 자리를 가리킨다. 이 혈(穴)은 이주(耳珠)의 앞에 있는데 ≪동인경銅人經≫에서 주석하기를 "물건이 구멍을 가득 막고 있는 것처럼 귀가 들리지 않는 것을 치료한다."라고 하였으니 침을 놓아서 청력을 회복시킬 수 있으므로 이같이 이름하였다. 소장(小腸)과 삼초(三焦)와 담(膽)의 세 경맥이 만나는 혈(穴)로서 머리를 맑게 하고 귀를 잘 들리게 하는 작용이 있어서 귀가 안 들리거나 귀가 울리는 것 등을 주로 치료한다.

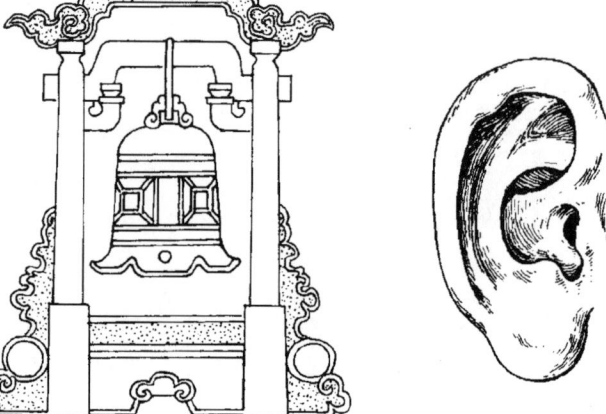

제7경 족태양방광경(足太陽膀胱經)

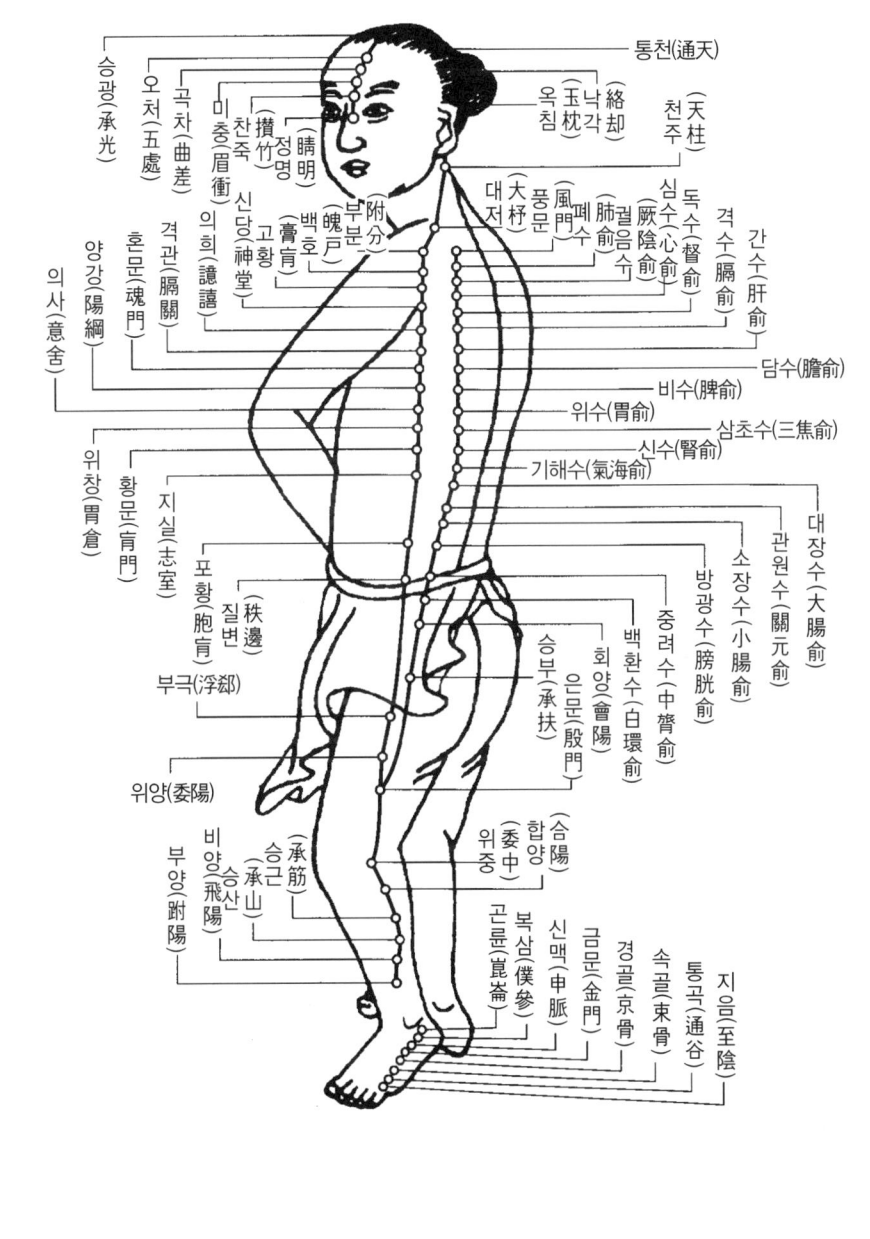

제3장 십사경

① **정명(睛明)** : 이 혈(穴)의 위치는 양 눈의 안쪽 눈초리의 밖에 있으며, 주로 양 눈이 붉게 붓거나 밝은 빛을 싫어하는 등의 안질(眼疾)을 치료한다. 눈을 밝게 하는 효과가 있기 때문에 그러한 효능으로써 명명하여 '정명(睛明)'이라 하였다. 풍기(風氣)를 흩어 버리며 열을 내리는 효과가 있다.

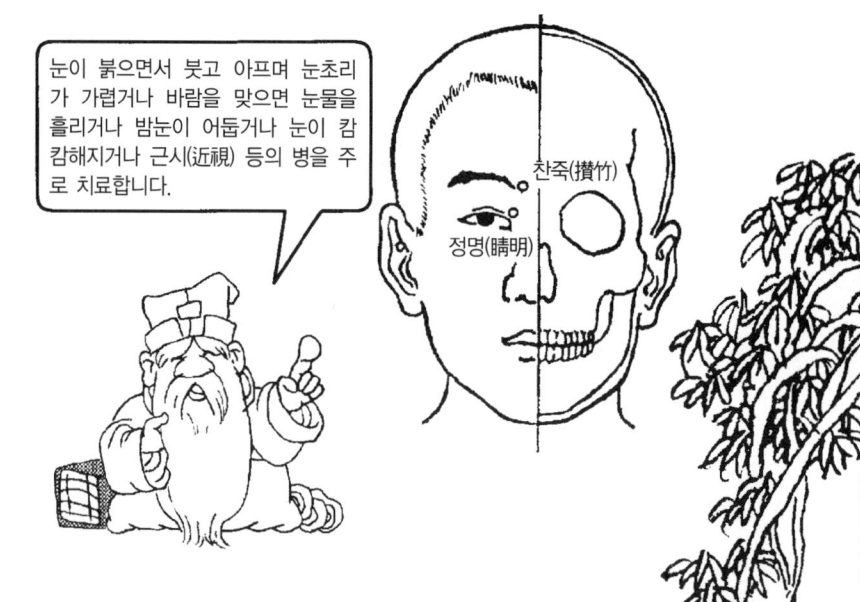

눈이 붉으면서 붓고 아프며 눈초리가 가렵거나 바람을 맞으면 눈물을 흘리거나 밤눈이 어둡거나 눈이 캄캄해지거나 근시(近視) 등의 병을 주로 치료합니다.

찬죽(攢竹)
정명(睛明)

② **찬죽(攢竹)** : 눈썹이 모여 곧게 서있는 것이 마치 대나무와 같은데, 눈썹 머리 부위의 움푹 들어간 곳이 마치 대나무가 생겨나는 곳과 비슷하므로 이같이 이름하였다. 풍기(風氣)를 흩어버리고 열을 내리며 경락을 소통시키고 눈을 밝게 하는 효과가 있다.

머리가 아프거나 눈이 캄캄하거나 보는 것이 밝지 못하거나 청맹(青盲)*이거나 눈두덩 위의 뼈가 아프거나 눈이 붉으면서 붓고 아픈 등의 병증을 주로 치료합니다.

【역주】

청맹(青盲) : 별 다른 손상이 없는데도 점차로 시력이 떨어져 결국에는 눈이 멀게 되는 병으로, 간신(肝腎)의 정혈(精血)이 고갈되어 노화가 일찍 진행되기 때문이다.

3 **미충(眉衝)** : 충(衝)은 돌진한다는 뜻이니 여기서는 똑바로 위로 올라가는 것을 가리킨다. 이 혈(穴)은 눈썹 머리에서 똑바로 올라가 머리털의 경계로부터 5푼 정도 들어간 자리에 있다. 또한 눈썹을 움직일 때에 이마의 기육(肌肉)이 혈(穴) 부위까지 밀려서 닿으므로 이같이 이름하였다. 머리를 맑게 하고 풍사(風邪)를 흩어버리는 효과를 가지고 있다.

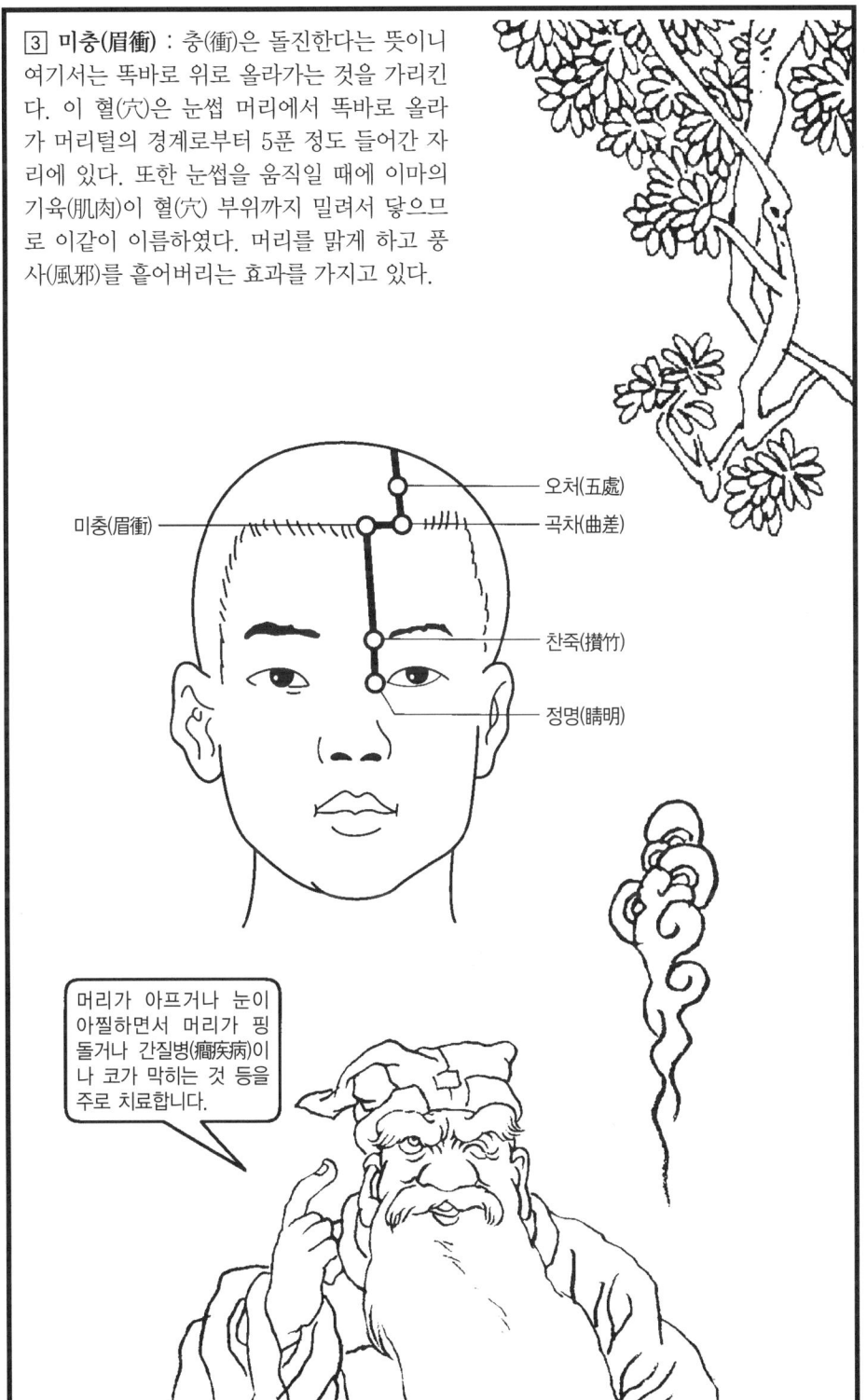

머리가 아프거나 눈이 아찔하면서 머리가 핑 돌거나 간질병(癎疾病)이나 코가 막히는 것 등을 주로 치료합니다.

4 곡차(曲差) : 곡(曲)은 구부러진 것을 가리키고, 차(差)는 가지런하지 않은 것을 가리킨다. 미충혈(眉衝穴)로부터 오처혈(五處穴)까지의 순행 노선이 갑자기 변하여 매우 불규칙하므로 때문에 이 혈(穴)을 '곡차(曲差)'라고 이름하였다. 열을 내리고 풍사(風邪)를 흩어버리는 효과가 있다.

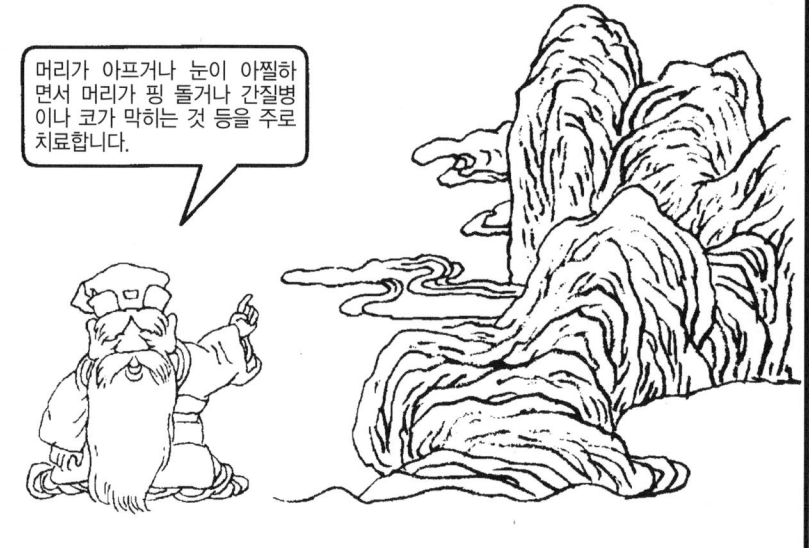

머리가 아프거나 눈이 아찔하면서 머리가 핑 돌거나 간질병이나 코가 막히는 것 등을 주로 치료합니다.

5 오처(五處) : 이 혈(穴)의 앞은 곡차혈(曲差穴)이고 뒤는 승광혈(承光穴)이며 양 옆으로 상성혈(上星穴)과 목창혈(目窓穴)이 있다. 이 혈(穴)이 그 정중앙에 있으며 다섯 혈이 치료 효과가 같아서 모두 눈 질환을 주로 치료하며 관절이나 상규(上竅)*를 잘 통하게 하고 쌓인 열을 푸는 효과를 가지고 있다. 또한 이 혈(穴)이 곡차혈(曲差穴)의 뒤로 5푼 자리에 있으므로 이같이 이름하였다.

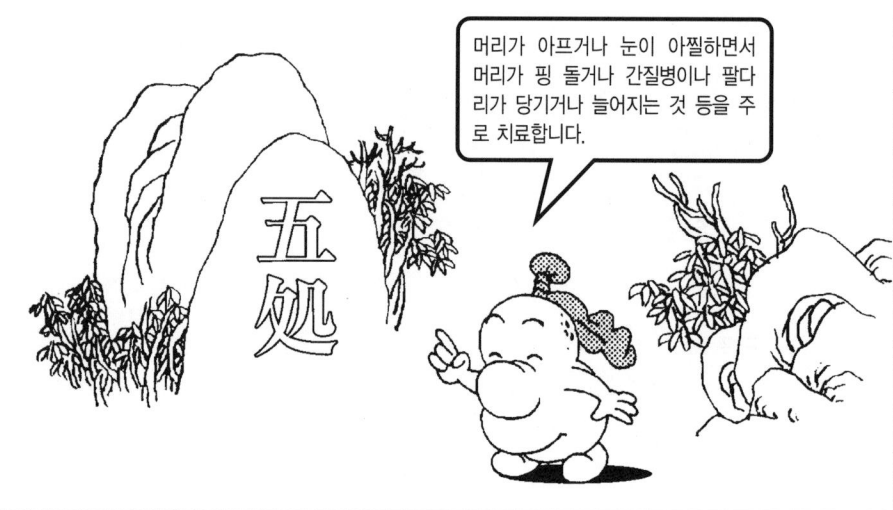

머리가 아프거나 눈이 아찔하면서 머리가 핑 돌거나 간질병이나 팔다리가 당기거나 늘어지는 것 등을 주로 치료합니다.

【 역주 】

상규(上竅) : 머리에 있는 양규(七竅)로서 이목비구(耳目鼻口)를 말한다.

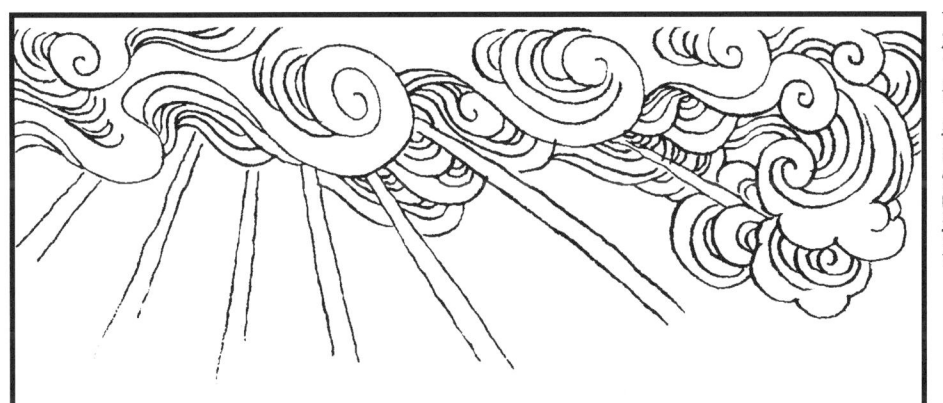

6 **승광(承光)** : 승(承)은 이어 받는 것을 가리키니 광명(光明)과 관련되어 있다. 이 혈(穴)은 눈에 구름과 같은 것이 끼어 보이지 않거나 근시로 눈이 밝지 못한 것을 주로 치료한다. 눈이 볼 수 있는 것이 반드시 빛에 의지해야 하기 때문에 이름하였다. 열을 내리고 풍사(風邪)를 흩어버리는 효과를 가지고 있다.

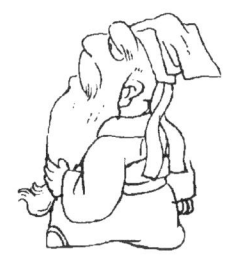

7 **통천(通天)** : 코는 천기(天氣)에 통해 있다. 이 혈(穴)의 효과는 주로 상규(上竅)를 뚫어주어 코가 냄새를 맡지 못하는 괴로움을 없애준다. 코는 호흡을 담당하여 또한 하늘에 통해있으므로 이렇게 이름하였다. 열을 내리고 풍사(風邪)를 흩어버리는 작용을 가지고 있어서 주로 코가 막히거나 코피가 나는 것을 치료한다.

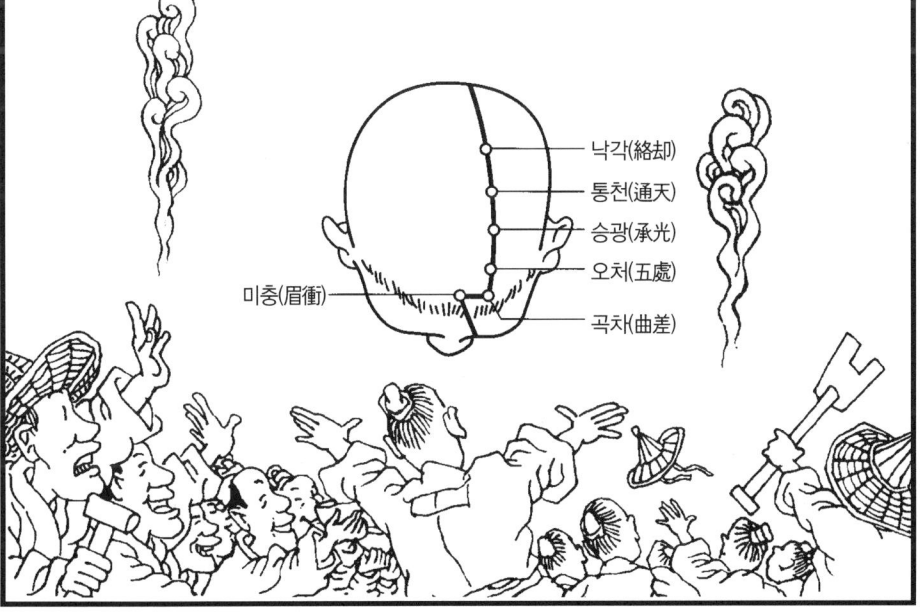

제3장 십사경

⑧ **낙각(絡却)** : 낙(絡)은 가늘고 작은 낙맥(絡脈)을 가리킨다. 눈 흰자 바깥쪽에 있는 불그스름한 살이 눈의 안쪽 모서리에 모인 것이 낙(絡)이다. 각(却)은 물러난다는 뜻이다. 이 혈(穴)에 침을 놓아서 눈의 붉은 혈맥이 없어지게 할 수 있으므로 낙각이라 이름하였다. 머리를 맑게 하고 풍사(風邪)를 흩어버리는 효과를 가지고 있다.

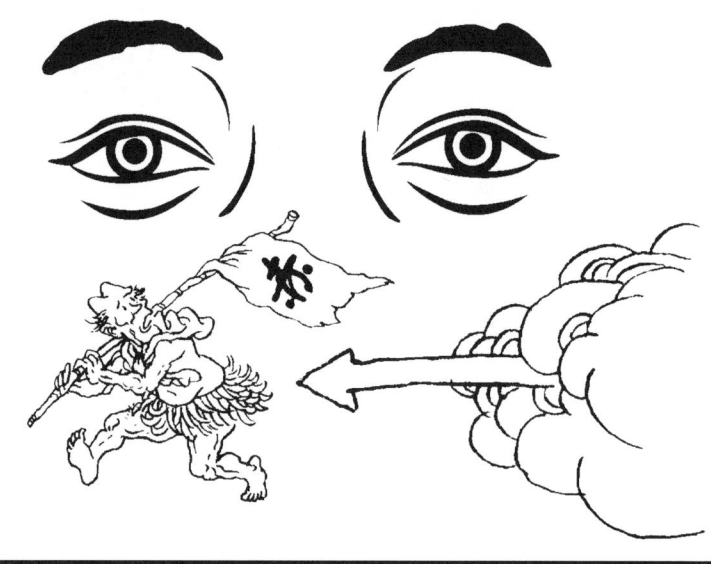

【역주】

침골(枕骨) : 뒷머리 아래쪽을 이루는 뼈로서 후산골(後山骨), 옥침골(玉枕骨)이라고도 한다.

⑨ **옥침(玉枕)** : 옥(玉)은 귀하다는 뜻이니 여기서는 폐금(肺金)을 가리키며, 침(枕)은 침골(枕骨)을 가리킨다. 혈(穴)이 침골의 양 옆에 자리잡고 있어 잠잘 때에 베게에 닿는 부분이므로 옥침(玉枕)이라 이름하였다. 열을 내리고 풍사(風邪)를 흩어버리는 효과가 있다.

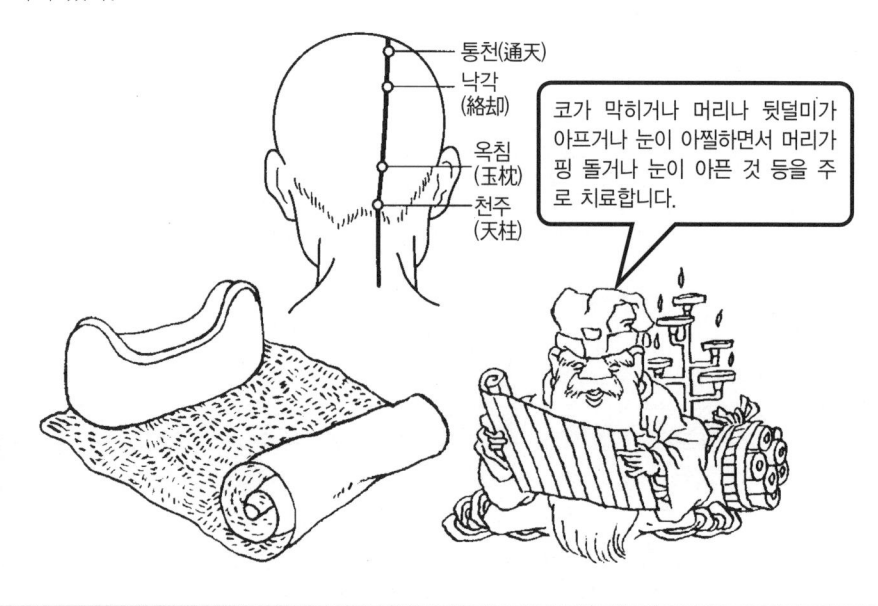

10 천주(天柱) : 천(天)은 머리 부위를 가리키고, 주(柱)는 목 주위를 가리킨다. 혈(穴)은 주골(柱骨)의 상단에 있어서 머리뼈를 지탱하고 있으니 하늘을 떠받치는 기둥에 비유하여 이름하였다. 열을 내리며 풍사(風邪)를 흩어버리는 효과가 있다. 머리가 아프거나 코가 막히거나 목구멍이 붓고 아프거나 뒷덜미가 뻣뻣하거나 어깨와 등이 아픈 것 등을 주로 치료한다.

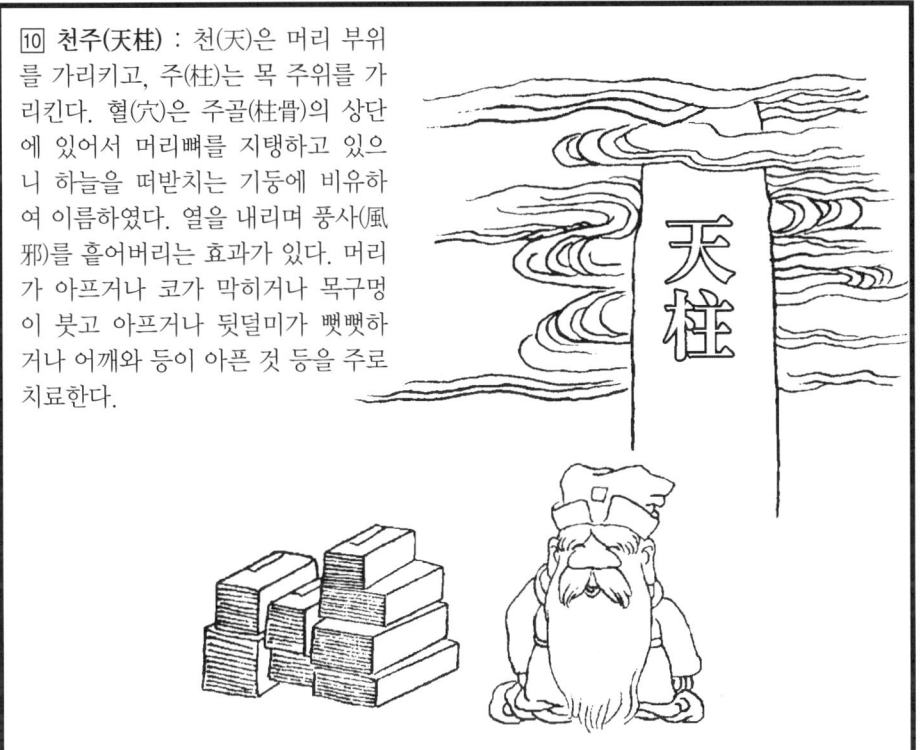

11 대저(大杼) : 저(杼)는 바로 베틀 북이다. 척추 양옆에 횡으로 돌출된 것의 형태가 베틀 북과 같아서 옛날에는 저골(杼骨)이라 불렀으며 상부 척추일수록 더욱 큰데, 이 혈(穴)이 그 옆에 있기 때문에 대저라고 이름하였다. 이는 방광경(膀胱經), 소장경(小腸經), 삼초경(三焦經)과 담경(膽經)이 만나는 혈(穴)이고 또한 팔회혈(八會穴)* 중 골회(骨會)로서 경맥이라는 큰 베틀의 북으로 비유된 것이다. 풍사(風邪)를 몰아내고 해표(解表)시키며 근골(筋骨)을 소통시켜 조절하는 효과가 있다.

머리가 아프거나 뒷덜미와 등이 아프거나 견갑골이 시리면서 아프거나 기침을 하며 열이 나거나 뒷덜미가 뻣뻣해지는 병증을 주로 치료합니다.

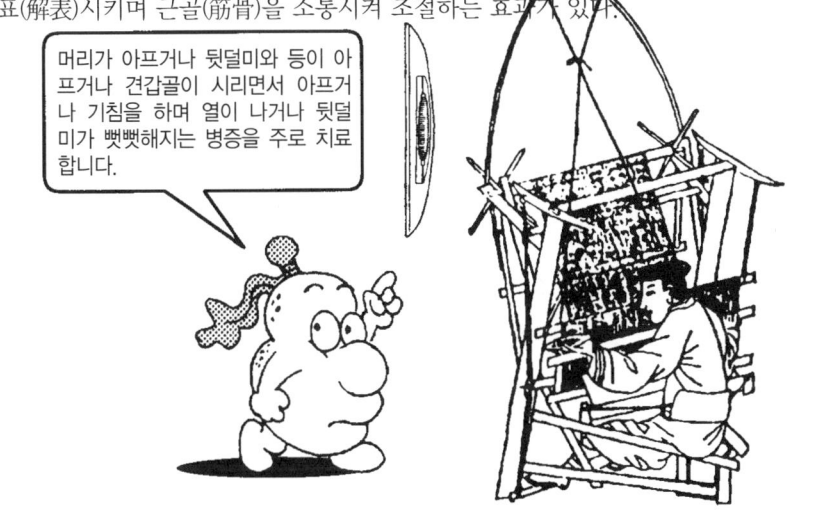

【역주】
팔회혈(八會穴) : 장(臟), 부(腑), 기(氣), 혈(血), 근(筋), 맥(脈), 골(骨), 수(髓) 등의 정기(精氣)가 모여 있는 8개의 혈자리를 말함.

제 7 경 족태양방광경

12 풍문(風門) : 출입하는 곳이 문이다. 이 혈(穴)은 방광(旁胱)에 속(屬)해 있는데 방광은 온몸의 겉을 주관하고 있다. 이 혈(穴)이 풍기(風氣)가 출입하는 문호(門戶)와 같기 때문에 풍문이라 이름하였다. 풍한(風寒)의 사기(邪氣)를 흩어버리며 열을 내리고 폐(肺)를 조절하는 효과가 있다.

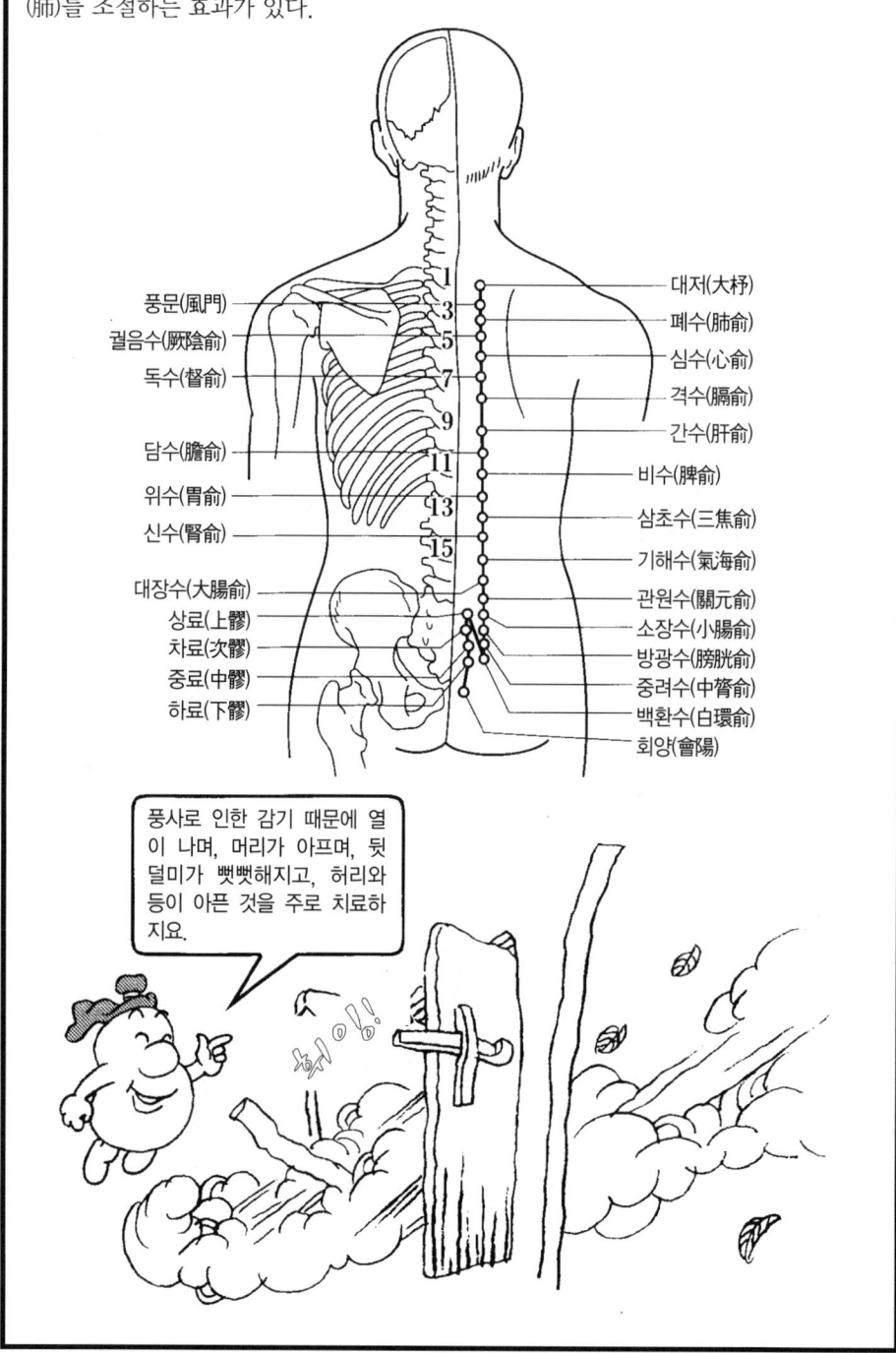

13 **폐수(肺俞)** : 수(俞)는 수(輸)와 통한다. 폐(肺)와 연결되어 등에 위치한 수혈(俞穴)로서 세 번째 척추 아래 양 옆으로 각 1촌 5푼 떨어진 곳에 있다. 폐기(肺氣)가 운행하여 옮겨가고 흘러드는 곳으로서 폐(肺)의 질병을 다스리는 중요 혈 중에 하나이기 때문에 폐수라고 이름하였다. 열을 날려버리고 풍사(風邪)를 흩어버려서 폐기(肺氣)를 조절하고 보충하는 작용을 가지고 있다. 사기(邪氣)가 폐(肺)에 있어서 나타나는 폐(肺)의 한열증(寒熱症)을 주로 치료한다.

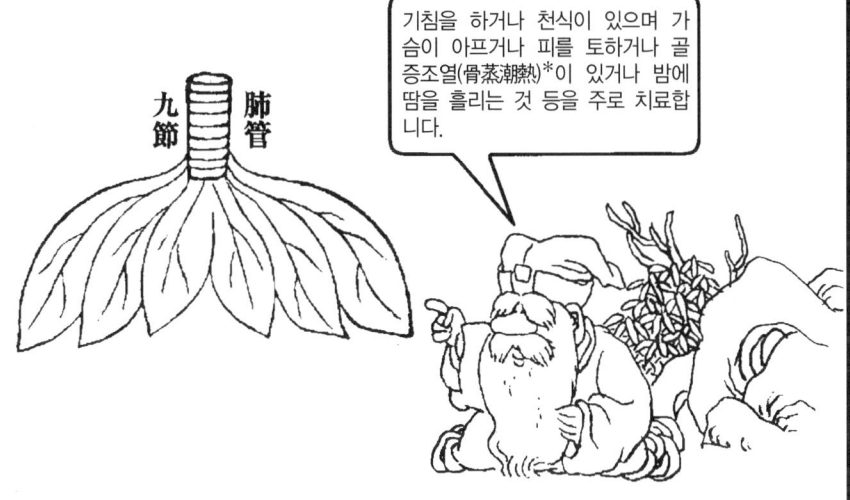

기침을 하거나 천식이 있으며 가슴이 아프거나 피를 토하거나 골증조열(骨蒸潮熱)*이 있거나 밤에 땀을 흘리는 것 등을 주로 치료합니다.

14 **궐음수(厥陰俞)** : 심포락(心包絡)과 연결되어 등에 위치한 수혈(俞穴)로서 안으로 심포락(心包絡)에 응하고 있다. 심포락(心包絡)은 수궐음경(手厥陰經)에 속하므로 말을 바꾸어서 '궐음수(厥陰俞)'라고 하였다. 또한 경락의 생장, 발전, 소진의 순서로써 말하면 궐음(厥陰)은 곧 소진의 의미가 있으니, 이 혈(穴)은 심기(心氣)가 단단하지 못하거나 사지가 싸늘한 증상을 치료할 수 있으며 경락을 잘 통하게 하는 효과를 가지고 있다.

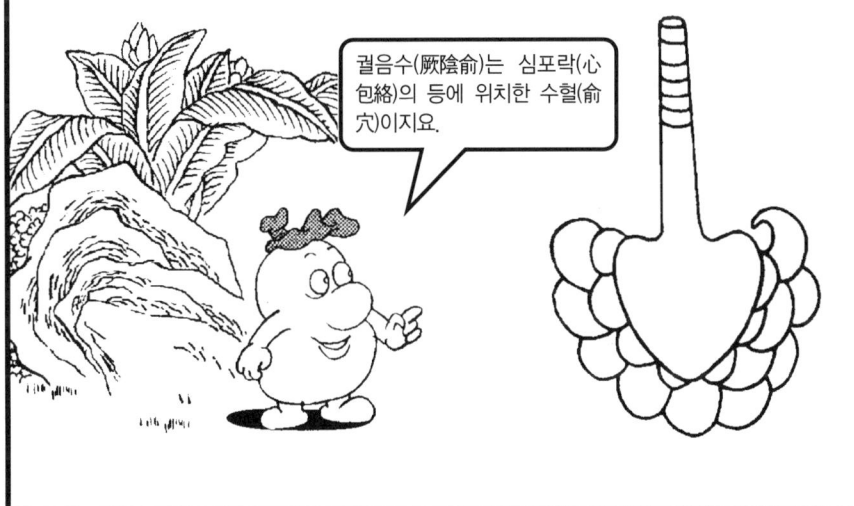

궐음수(厥陰俞)는 심포락(心包絡)의 등에 위치한 수혈(俞穴)이지요.

【역주】

골증조열(骨蒸潮熱) : 골수(骨髓)에 열이 들어가 수액(髓液)이 고갈되어 음허(陰虛)로 인한 조열(潮熱)이 발생하는 증상.

제 7 경 족태양방광경

15 **심수(心俞)** : 이 혈은 심(心)과 연결되어 등에 위치한 수혈(俞穴)로서 안으로 심장에 응하니, 심기(心氣)가 돌아 운행하고 흘르드는 혈(穴)이다. 심(心)은 혈(血)을 주관하고 신(神)을 갈무리하므로, 이 혈은 기혈을 조화롭게 하고 담(痰)을 없애어 심(心)을 편안하게 하며 신(神)을 안정시키는 효능이 있다. 심장 질환을 주로 치료한다.

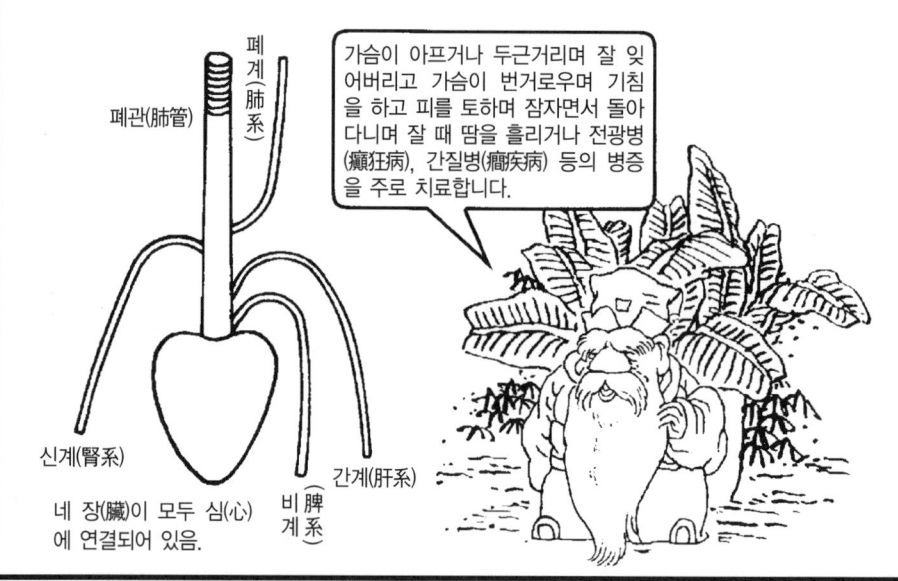

16 **독수(督俞)** : 즉 독맥(督脈)의 등에 위치한 수혈(俞穴)이니 독맥경(督脈經)의 기(氣)가 운행하고 흘르드는 곳이므로 독수라 이름하였다. 기(氣)의 운행을 순조롭게 하여 가슴을 풀어주는 효능이 있다.

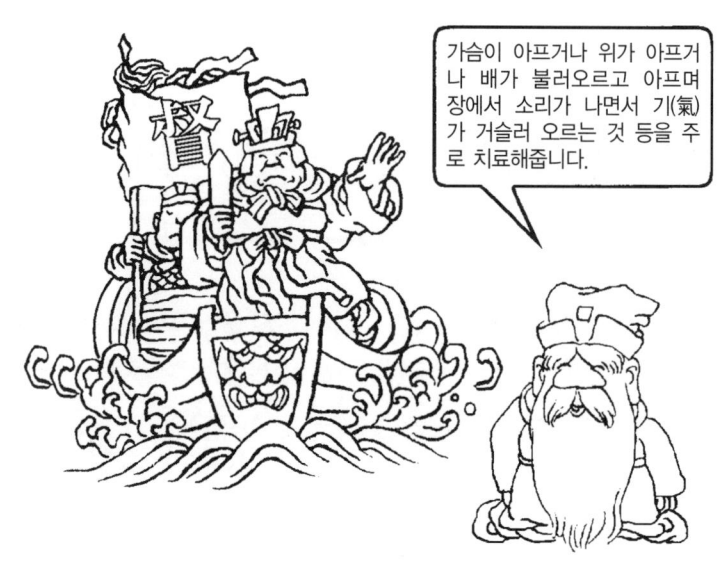

17 격수(膈兪) : 안으로 횡격막에 응하는 수혈(兪穴)이므로 격수라 이름하였다. 팔회혈(八會穴) 중에 혈회(血會)로서 혈(血)을 보(補)하고 어혈(瘀血)을 없애는 효능이 있다.

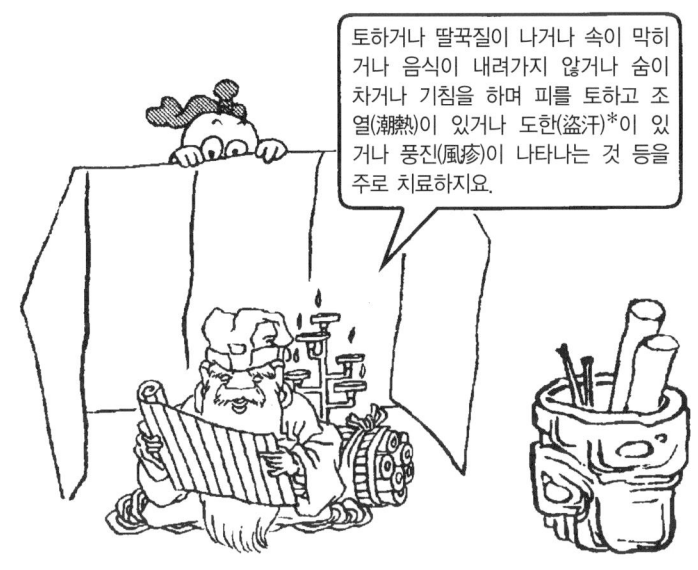

토하거나 딸꾹질이 나거나 속이 막히거나 음식이 내려가지 않거나 숨이 차거나 기침을 하며 피를 토하고 조열(潮熱)이 있거나 도한(盜汗)*이 있거나 풍진(風疹)이 나타나는 것 등을 주로 치료하지요.

18 간수(肝兪) : 혈(穴)이 간에 가까이 있으며 간(肝)과 연결된 등의 수혈(兪穴)이다. 안으로 간장에 응하니 이는 간기(肝氣)가 운행하여 흘러드는 곳으로 간(肝)을 치료하는 중요한 혈(穴)이기 때문에 간수라 이름하였다. 간(肝)과 담(膽)의 열을 내리고 혈(血)을 길러 눈을 밝게 하는 효능이 있다.

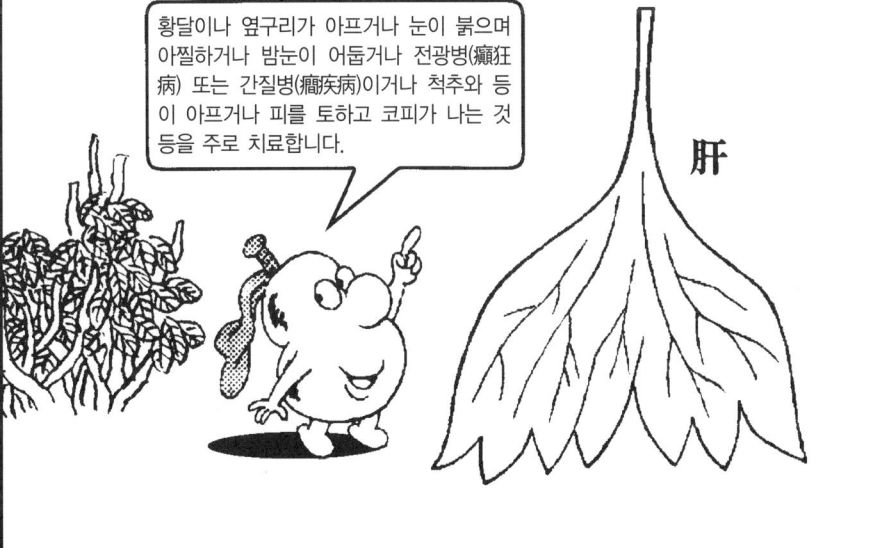

황달이나 옆구리가 아프거나 눈이 붉으며 아찔하거나 밤눈이 어둡거나 전광병(癲狂病) 또는 간질병(癎疾病)이거나 척추와 등이 아프거나 피를 토하고 코피가 나는 것 등을 주로 치료합니다.

【역주】

도한(盜汗) : 밤에 흘리는 식은땀으로 음혈(陰血)이 손상되고 정기(精氣)가 갈무리되지 못해요 나타난다.

19 담수(膽俞) : 등에 위치한 담(膽)의 수혈(俞穴)이다. 안으로 담부(膽腑)에 응하여 담기(膽氣)가 운행하고 흘러드는 곳으로 담의 질환을 치료하는 중요한 혈이기 때문에 이렇게 이름하였다. 간담(肝膽)의 열을 내리고 기를 소통하여 기의 운행을 순조롭게 하고 뭉친 것을 푸는 작용이 있다.

> 황달이나 입이 쓰거나 옆구리가 아픈 것, 폐로(肺癆)*, 조열(潮熱) 등을 주로 치료합니다.

담(膽)

담부(膽腑) 형상의 그림

20 비수(脾俞) : 비(脾)의 등에 위치한 수혈(俞穴)이니 안으로 비장(脾臟)에 응하여 비기(脾氣)가 운행하여 흘러드는 곳으로서 비(脾)를 치료하는 중요한 혈(穴)이므로 이렇게 이름하였다. 비를 튼튼하게 하여 습(濕)을 빼내고 기(氣)를 더해주며 혈(血)을 보충하는 작용이 있다. 배가 불룩해지는 것, 황달, 구토, 설사, 이질(痢疾), 대변에 피가 섞여 나오거나 몸이 붓는 것 등을 주로 치료한다.

비위(脾胃)는 토(土)에 속하고 모두 전자(田字)로부터 나왔으니, 위(胃)는 인체의 정중앙에 위치하므로 전자(田字)도 역시 가운데에 있고, 비(脾)는 오른쪽에 위치하므로 전자(田字)도 역시 오른쪽에 있다.

유편(遺篇) 자법론(刺法論)에서 말하기를, "비(脾)는 간언하고 의논하는 관직이니 심사숙고해서 일을 잘 처리하는 것을 주관합니다."

비장(脾臟) 형상의 그림

21 위수(胃俞) : 위와 연결되어 등에 위치한 수혈(俞穴)이니, 안으로 위부(胃腑)에 응하여 위기(胃氣)가 운행하여 흘러드는 곳으로서 위(胃)의 질환을 치료하는 중요한 혈(穴)이므로 이렇게 이름하였다. 비(脾)를 튼튼히 하고 위(胃)를 조화롭게 하며 습(濕)을 없애어 체한 것을 내려 보내는 효능이 있다. 위완(胃脘) 부위가 아프거나 구토를 하고 배가 불룩해지고 장(腸)에서 소리가 나는 것 등을 주로 치료한다.

위(胃)의 위쪽 구멍을 분문(賁門)이라 하니 음식의 쌓인 기운이 여기서부터 위로 비(脾)와 폐(肺)로 옮겨가서 여러 맥으로 퍼져나감.

위의 아래 구멍은 곧 소장(小腸)의 위쪽 구멍이니 유문(幽門)이라 이름함

상완(上脘)에 해당

중완(中脘)에 해당하여 주로 수곡(水穀)을 부숙(腐熟)함

위부(胃腑) 형상의 그림

제3장 십사경

【역주】
폐로(肺癆) : 과로로 폐가 손상되어 발생하는 병증. 열이 나고 몸이 마르며 숨이 가쁘다.

22 **삼초수(三焦俞)** : 삼초(三焦)와 연결되어 등에 위치한 수혈(俞穴)이다. 안으로 삼초(三焦)에 응하여 삼초(三焦)의 기운이 운행하여 흘러드는 곳이니 그 질환을 치료하는 중요한 혈(穴)이기 때문에 이렇게 이름하였다. 삼초(三焦)를 조절하고 비(脾)를 튼튼히 하여 수분을 내보내는 효과가 있다.

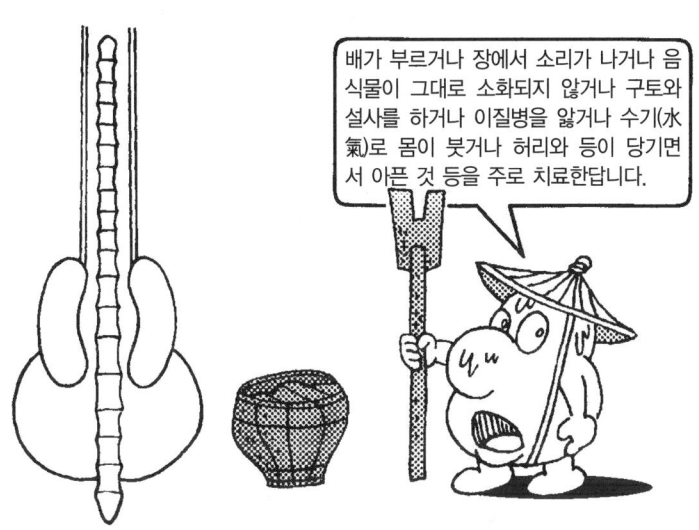

배가 부르거나 장에서 소리가 나거나 음식물이 그대로 소화되지 않거나 구토와 설사를 하거나 이질병을 앓거나 수기(水氣)로 몸이 붓거나 허리와 등이 당기면서 아픈 것 등을 주로 치료합니다.

23 **신수(腎俞)** : 신(腎)에 연결되어 등에 위치한 수혈(俞穴)이니, 안으로 신장(腎臟)에 응하여 신기(腎氣)가 운행하여 흘러드는 곳으로서 신(腎)의 질환을 치료하는 중요한 혈(穴)이므로 이렇게 이름하였다. 신(腎)을 도와 정(精)을 견고하게 지키며 열을 내리고 습(濕)을 내보내는 효과가 있다.

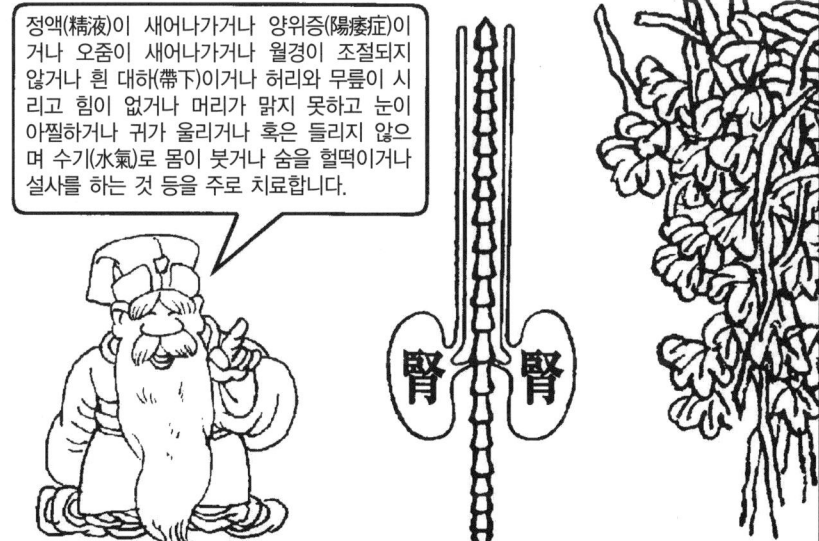

정액(精液)이 새어나가거나 양위증(陽痿症)이거나 오줌이 새어나가거나 월경이 조절되지 않거나 흰 대하(帶下)이거나 허리와 무릎이 시리고 힘이 없거나 머리가 맑지 못하고 눈이 아찔하거나 귀가 울리거나 혹은 들리지 않으며 수기(水氣)로 몸이 붓거나 숨을 헐떡이거나 설사를 하는 것 등을 주로 치료합니다.

24 **기해수(氣海俞)** : 이 혈은 임맥(任脈)의 기해혈(氣海穴)과 상응하여 등에 있기 때문에 이같이 이름하였다. 모든 기가 운행하여 지나가는 자리로서 원기를 북돋고 신(腎)을 보(補)하는 효과가 있다. 허리가 아프거나 월경이 조절되지 않거나 생리통이 있거나 숨을 헐떡이는 것 등을 주로 치료한다.

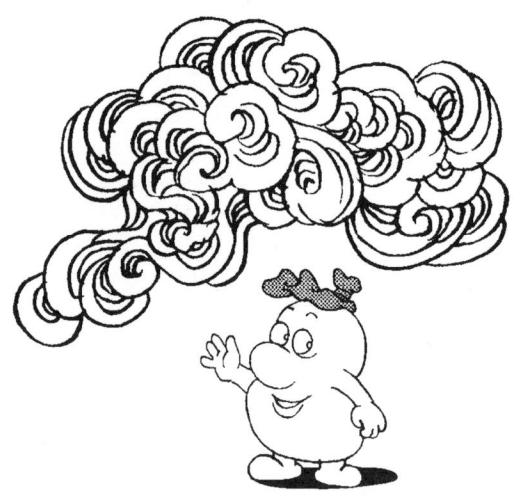

25 **대장수(大腸俞)** : 대장과 연결되어 등에 위치한 수혈(俞穴)로서 대장과 서로 응하니, 여기가 대장의 기운이 운행하여 흘러드는 곳이므로 이같은 이름을 가지게 되었다. 대장을 잘 소통시키는 효과가 있어서 대장 질환을 주로 치료한다.

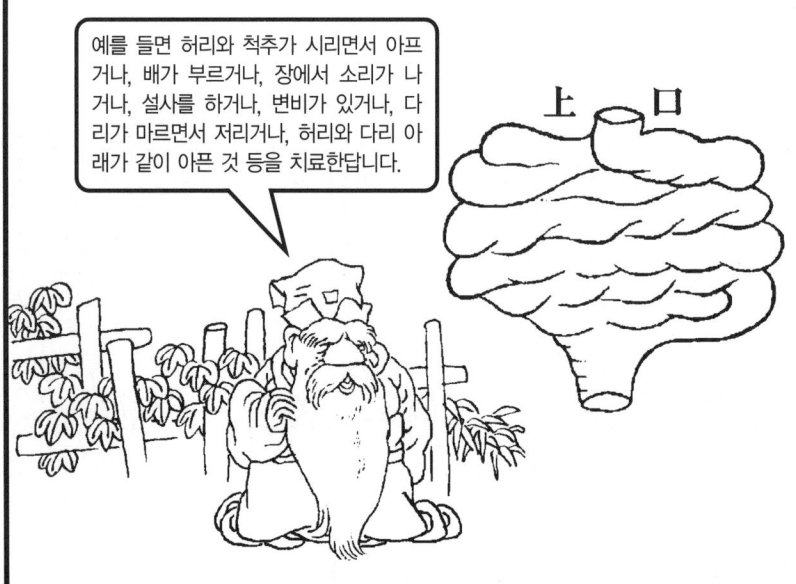

예를 들면 허리와 척추가 시리면서 아프거나, 배가 부르거나, 장에서 소리가 나거나, 설사를 하거나, 변비가 있거나, 다리가 마르면서 저리거나, 허리와 다리 아래가 같이 아픈 것 등을 치료한답니다.

26 **관원수(關元俞)** : 임맥(任脈)의 관원혈(關元穴)과 상응하면서 등에 위치하고 있으며 인체의 양기가 서로 만나는 자리이다. 또한 '관(關)'은 연락의 뜻이 있어서 원기가 있는 곳과 연락되어 있으므로 이렇게 이름하였다. 이 혈은 하초(下焦)의 기혈을 감독하여 다스리며 단전(丹田)의 원기를 조절하고 보충할 수 있다. 허리와 다리가 같이 아프거나 배가 부르거나 설사를 하거나 오줌을 흘리거나 또는 너무 자주 보는 것등을 주로 치료한다.

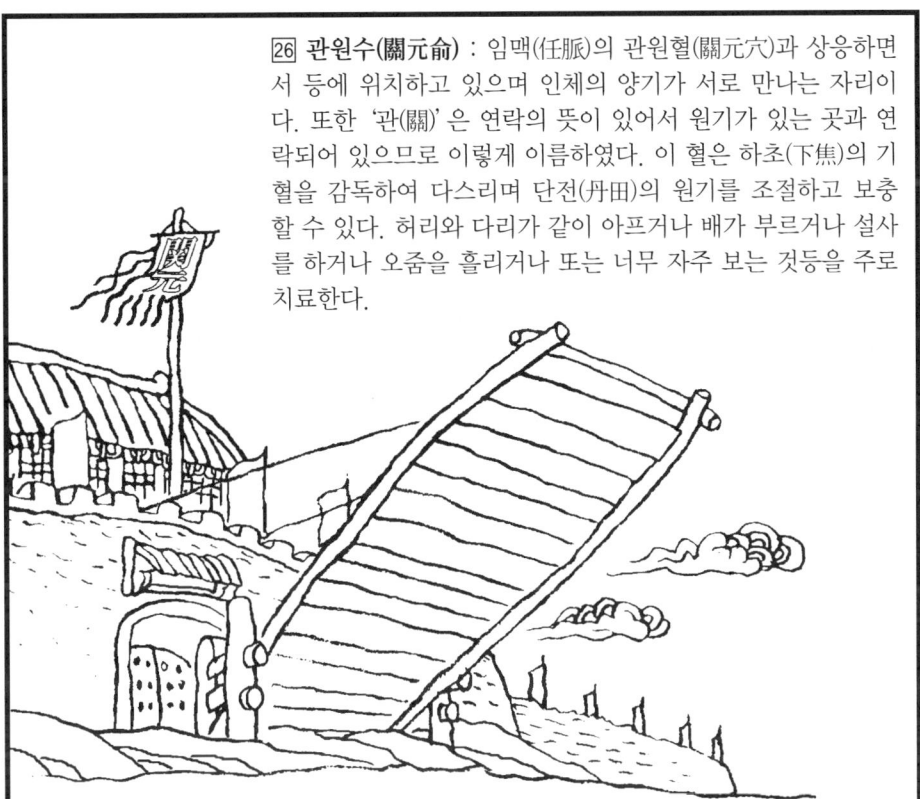

27 **소장수(小腸俞)** : 소장과 연결되어 등에 위치한 수혈(俞穴)이니, 안으로 소장에 응하여 소장의 기운이 운행하여 흘러드는 곳으로서 소장의 질환을 주로 치료하므로 이렇게 이름하였다. 열을 내리고 습(濕)을 내보내는 작용이 있다.

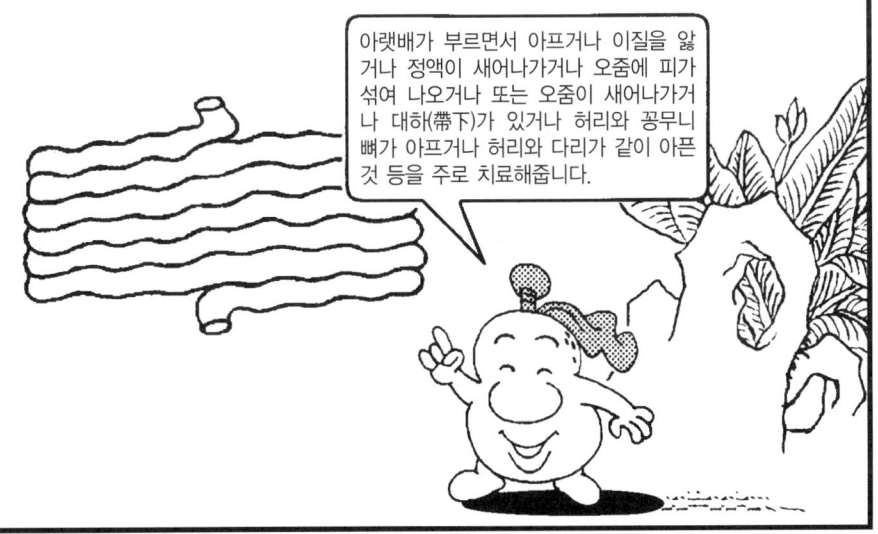

아랫배가 부르면서 아프거나 이질을 앓거나 정액이 새어나가거나 오줌에 피가 섞여 나오거나 또는 오줌이 새어나가거나 대하(帶下)가 있거나 허리와 꽁무니뼈가 아프거나 허리와 다리가 같이 아픈 것 등을 주로 치료해줍니다.

㉘ **방광수(膀胱俞)** : 방광과 연결되어 등에 위치한 수혈(俞穴)이니, 안으로 방광에 응하여 방광의 기가 운행하여 흘러드는 곳으로서 방광의 질환을 치료하는 중요한 혈(穴)이므로 이렇게 이름하였다. 방광을 소통시키거나 열을 내리고 습(濕)을 없애는 효과가 있다.

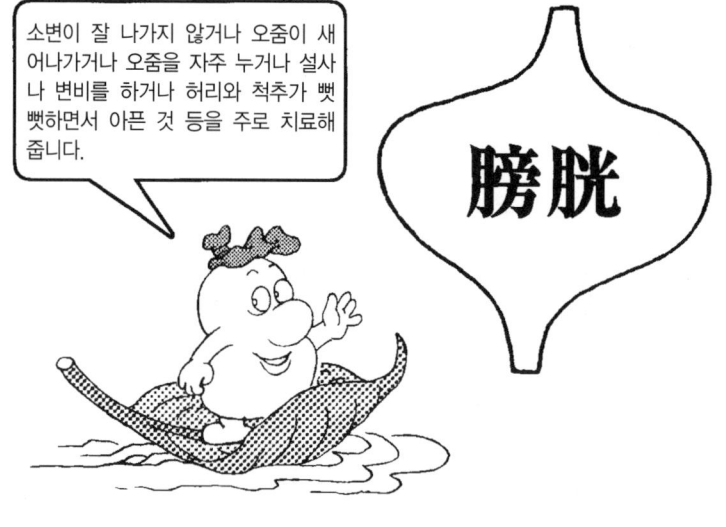

소변이 잘 나가지 않거나 오줌이 새어나가거나 오줌을 자주 누거나 설사나 변비를 하거나 허리와 척추가 뻣뻣하면서 아픈 것 등을 주로 치료해 줍니다.

㉙ **중려수(中膂俞)** : 려(膂)는 척추 양 옆에 튀어나온 기육(肌肉)을 가리키니 혈(穴)이 그곳에 있으므로 이렇게 이름하였다. 하초(下焦)의 열을 내리고 대소변을 시원하게 보게 하는 효능이 있다.

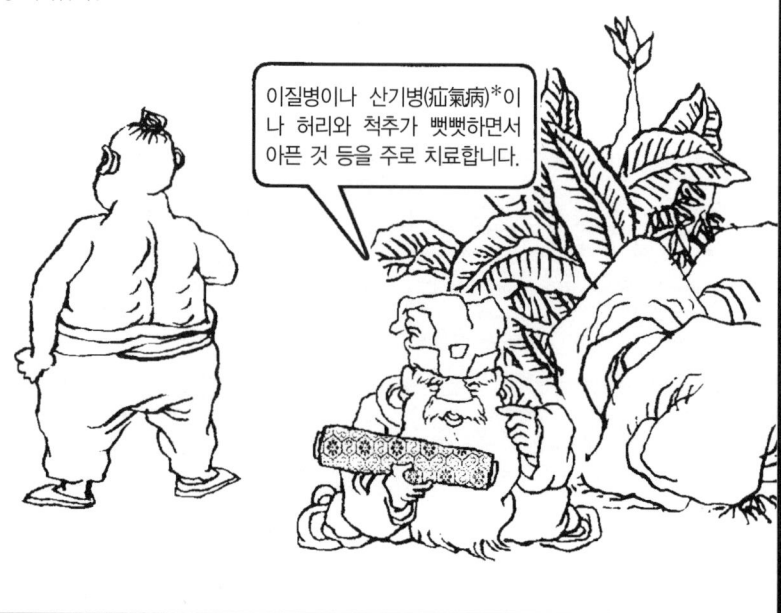

이질병이나 산기병(疝氣病)*이나 허리와 척추가 뻣뻣하면서 아픈 것 등을 주로 치료합니다.

【역주】

산기병(疝氣病) : 아랫배에서부터 아래로 생식기와 사타구니까지 당기고 아픈 병증을 말한다.

30 **백환수(白環俞)** : 환(環)은 감는다는 것이니, 족태양방광경맥(足太陽膀胱經脈)의 가지가 허리의 척추뼈 양 옆을 따라 곧장 아래로 내려가 엉덩이 부위를 지나 이 혈(穴)에 이르고 다시 휘감아 상료혈(上髎穴)에 이르는 것을 가리킨다. 주로 백탁병(白濁病)* 이나 대하병(帶下病)을 치료한다. 이것은 순행노선과 치료 효능을 가지고서 명명한 것이다. 하초(下焦)를 소통하고 조절하는 효과가 있다.

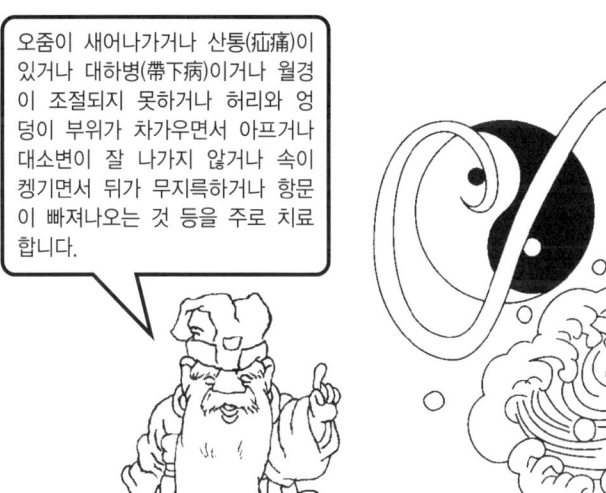

오줌이 새어나가거나 산통(疝痛)이 있거나 대하병(帶下病)이거나 월경이 조절되지 못하거나 허리와 엉덩이 부위가 차가우면서 아프거나 대소변이 잘 나가지 않거나 속이 켕기면서 뒤가 무지룩하거나 항문이 빠져나오는 것 등을 주로 치료합니다.

제7경 족태양방광경

【역주】

백탁병(白濁病) : 소변이 흐릿용게 나오는 증상으로 변탁(便濁), 요탁(溺濁), 요탁(尿濁)이라고도 한다.

31-34 **상차중하(上次中下)의 사료혈(四髎穴)** : 상료(上髎), 차료(次髎), 중료(中髎), 하료(下髎)의 각 혈(穴)을 말한다. 한 쪽에 4혈(穴)이 있으니 양쪽 모두 8혈(穴)이 있다. 즉 천골(薦骨) 좌우 8개의 꼬리뼈 뒤쪽 구멍을 순서대로 명명한 것으로 합하여 "팔료혈(八髎穴)"이라 부른다. 모두 하초(下焦)를 조절하여 허리와 다리를 튼튼하게 하는 효과를 가지고 있으며 부인과나 전음(前陰)과 후음(後陰)의 질환 및 요통에 자주 사용하는 혈(穴)이다.

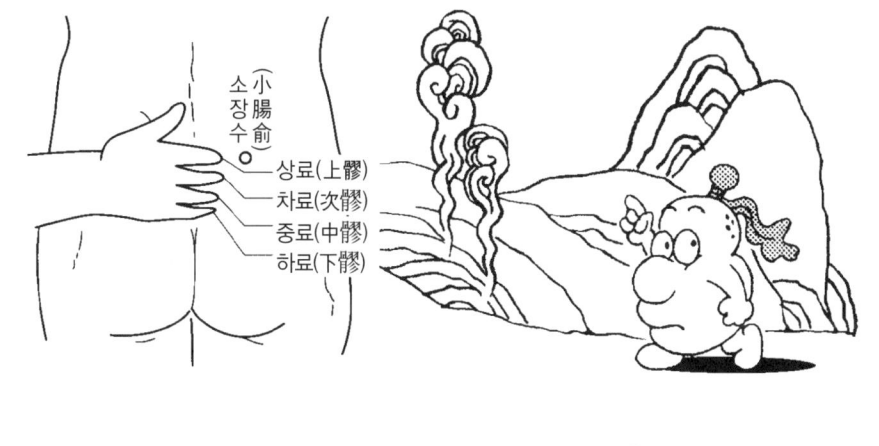

35 **회양(會陽)** : 앞에 회음(會陰)이 있고 뒤에 회양이 있다. 이 혈(穴)은 후음(後陰)의 미골(尾骨) 끝 아래의 양쪽에 있으며 양맥(陽脈)의 기인 좌우 족태양경(足太陽經)과 독맥(督脈)이 서로 만나는 곳이므로 회양(會陽)이라 이름하였다. 허리를 튼튼하게 보익하며 열을 내리고 습(濕)을 내보내는 작용을 한다.

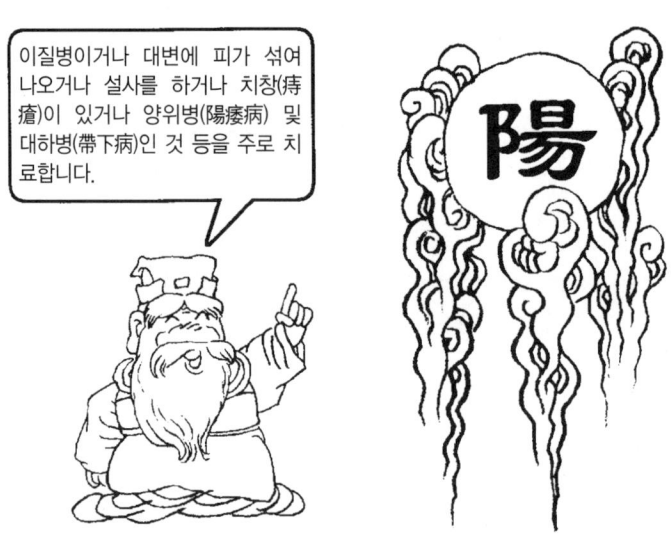

이질병이거나 대변에 피가 섞여 나오거나 설사를 하거나 치창(痔瘡)이 있거나 양위병(陽痿病) 및 대하병(帶下病)인 것 등을 주로 치료합니다.

36 **부분(附分)** : 부(附)는 옆을 가리키며 분(分)은 떨어짐을 가리킨다. 이 경맥은 대저(大杼)로부터 갈라져 나오고 아울러 여기서부터 아래로 내려가기 때문에 부분(附分)이라 이름 하였다. 이 혈(穴)에는 열을 내리고 풍사(風邪)를 흩어버리며 경락을 잘 소통시키는 효능이 있다.

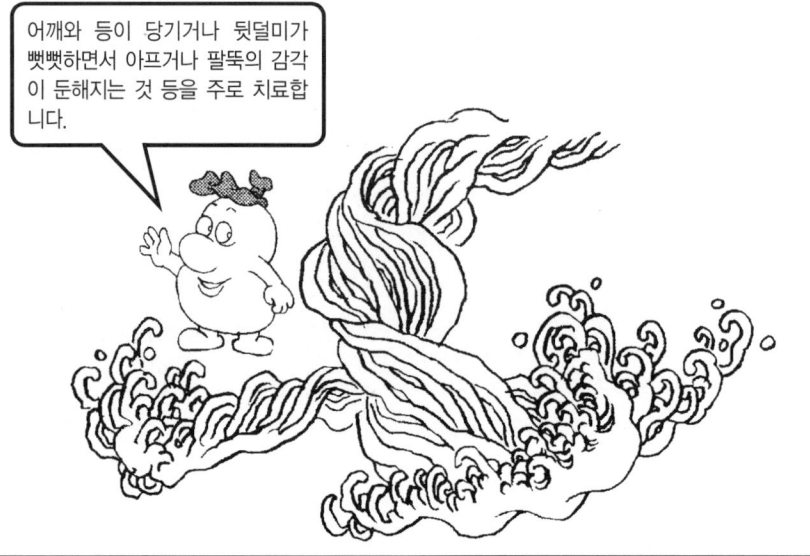

어깨와 등이 당기거나 뒷덜미가 뻣뻣하면서 아프거나 팔뚝의 감각이 둔해지는 것 등을 주로 치료합니다.

37 백호(魄戶) : 호(戶)는 곧 문이다. 이 혈(穴)은 폐수(肺俞)와 평행하고 폐(肺)는 백(魄)을 간직하는 곳이므로 이렇게 이름하였다. 풍열(風熱)을 꺼서 흩어버리며 음기(陰氣)를 기르고 폐기(肺氣)를 맑게 하는 효과가 있습니다. 폐기(肺氣)를 많이 소모했거나 기침을 하면서 피를 뱉거나 숨을 헐떡이거나 뒷덜미가 뻣뻣하거나 어깨와 등이 아픈 것 등을 주로 치료한다.

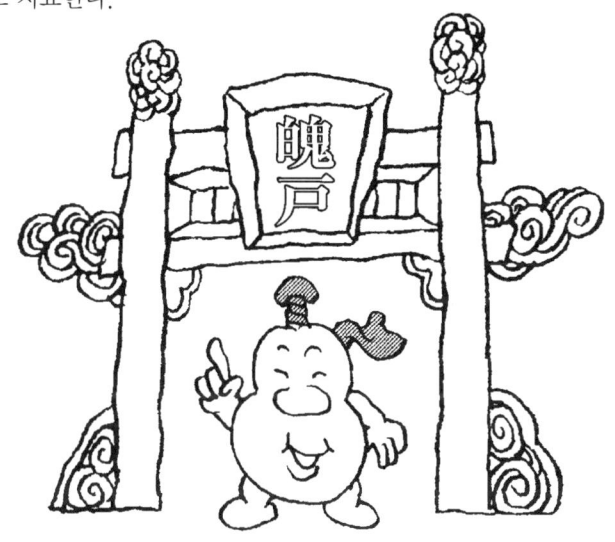

38 고황(膏肓) : 고(膏)는 명치 아래의 부위로 비(脾)에서 생긴다. 황(肓)은 명치 아래 횡격막의 위쪽 부위로 신(腎)에서 생긴다. '고황(膏肓)'은 또한 병의 부위가 깊이 감추어져 있는 것을 비유한 것이다. 이 혈(穴)은 기를 소통시키고 펼쳐서 폐(肺)를 조절하여 기운을 보태고 허(虛)한 것을 보충하는 효과를 가지고 있다.

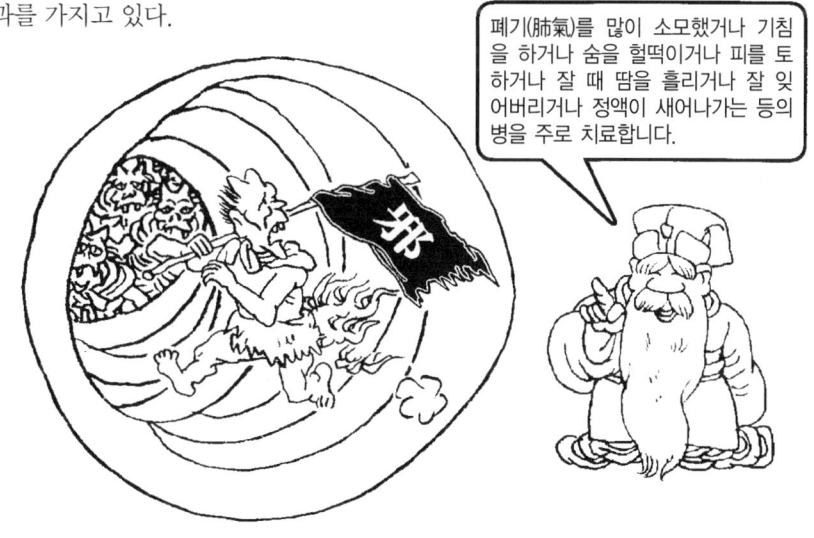

폐기(肺氣)를 많이 소모했거나 기침을 하거나 숨을 헐떡이거나 피를 토하거나 잘 때 땀을 흘리거나 잘 잊어버리거나 정액이 새어나가는 등의 병을 주로 치료합니다.

39 **신당(神堂)** : 거실을 당(堂)이라 한다. 심(心)은 신(神)을 간직하는 곳인데 이 혈(穴)이 심수(心俞)의 옆에 있어 마치 심신(心神)이 머물러 있는 곳과 같기 때문에 이렇게 이름하였다. 폐기(肺氣)를 맑게 하고 마음을 편안하게 하여 기를 조절하고 신(神)을 안정시키는 작용이 있다. 숨을 헐떡이거나 가슴이 아프거나 또는 두근거리거나 가슴이 답답하거나 기침을 하며 척추와 등이 뻣뻣하면서 아픈 병 등을 주로 치료한다.

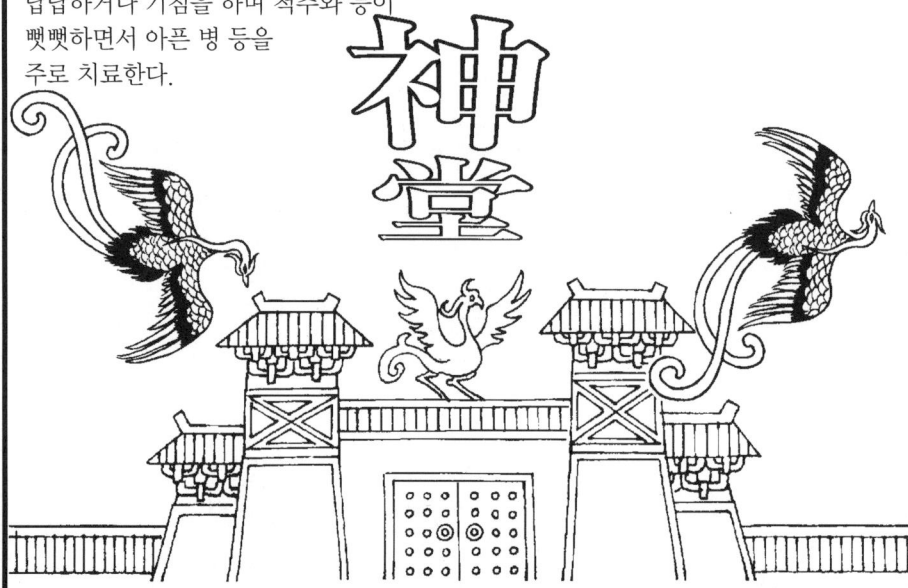

40 **의희(譩譆)** : 곧 "으이"하고 탄식하는 소리이다. ≪소문素問≫ 골공론(骨空論)의 내용에 따르면 "이 혈(穴)의 위치를 잡을 때에 손가락으로 이 혈을 누르면 환자가 '으이'하고 소리를 지르며 손가락 아래에서는 반응하여 나타나므로 이로써 이름하였다. 폐기(肺氣)를 잘 펴고 해표(解表)하며 위기를 조화롭게 하여 역기(逆氣)를 내려 보내는 효과가 있다."

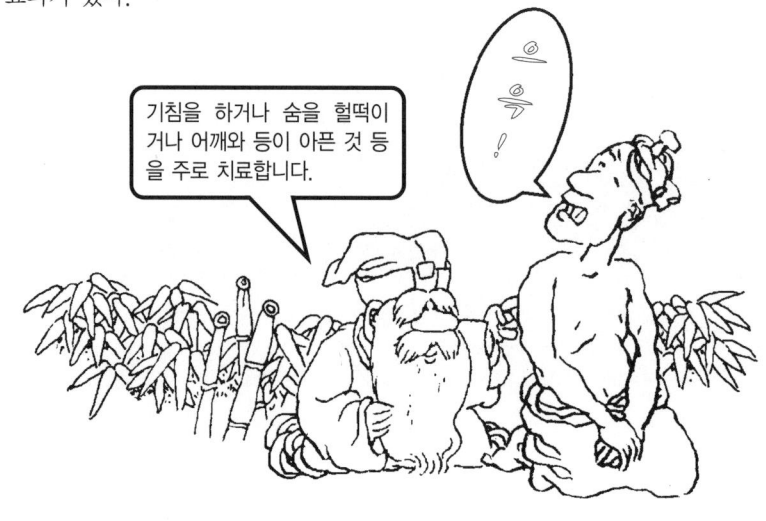

41 **격관(膈關)** : 이 혈은 안으로 횡격막에 응하며 격수(膈俞)와 평행이 되어 가슴과 배가 닿는 경계가 되므로 이렇게 이름하였다. 가슴을 풀어주고 격막(膈膜)이 잘 소통되며 위기(胃氣)를 조화롭게 하여 역기(逆氣)를 내려 보내는 효과가 있다.

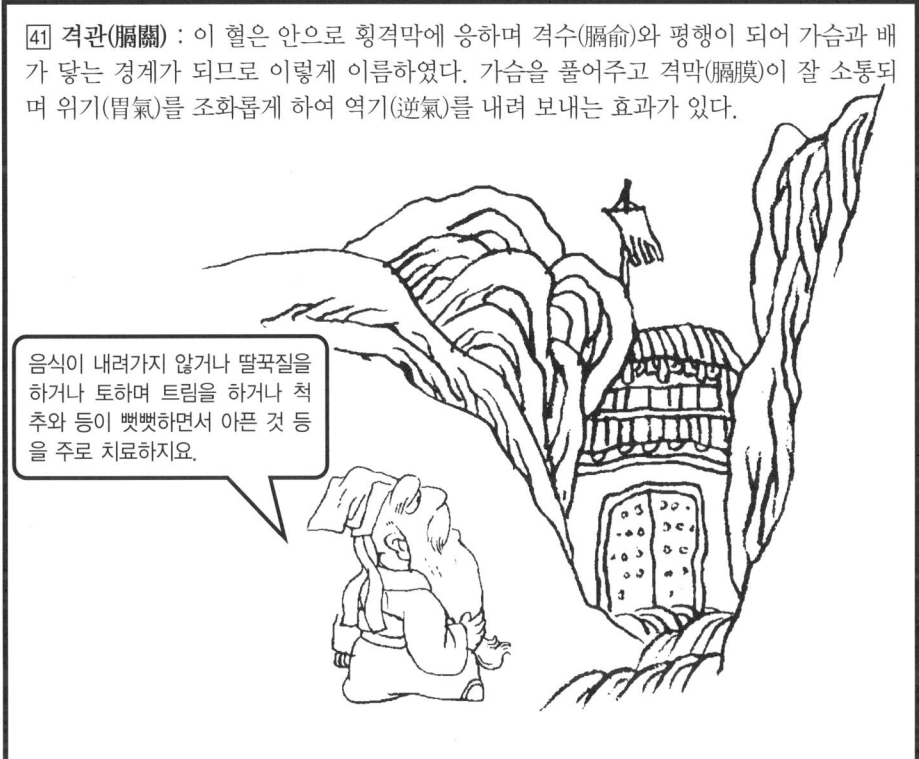

음식이 내려가지 않거나 딸꾹질을 하거나 토하며 트림을 하거나 척추와 등이 뻣뻣하면서 아픈 것 등을 주로 치료하지요.

42 **혼문(魂門)** : 한의학에서 '문(門)'이나 '호(戶)' 등은 항상 경맥(經脈)의 기가 출입하는 곳을 비유한 것이다. 이 혈(穴)은 간수(肝俞)의 옆에 있고 간(肝)은 혼(魂)을 간직하므로 간(肝)의 혼(魂)이 출입하는 문과 같기 때문에 이렇게 이름하였다. 간기(肝氣)를 소통시켜서 조절하는 효과가 있으며 간질환으로 옆구리가 아프면서 붓고 배가 그득한 것 등을 주로 치료한다.

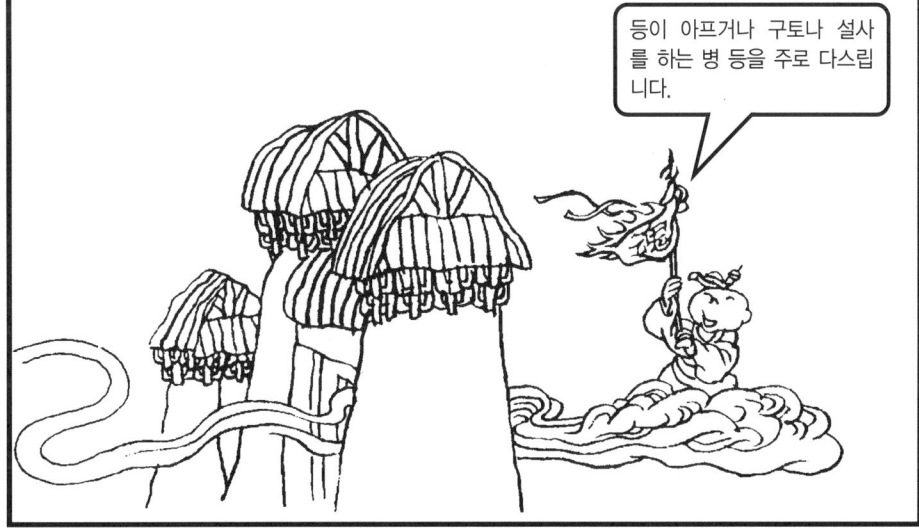

등이 아프거나 구토나 설사를 하는 병 등을 주로 다스립니다.

43 **양강(陽綱)** : 통솔하는 것을 강(綱)이라 한다. 이 혈(穴)은 방광경(膀胱經)에 속하고 위치가 담수(膽俞)의 옆에 있는데 나아가 위수(胃俞), 삼초수(三焦俞), 대장수(大腸俞), 소장수(小腸俞), 방광수(膀胱俞)까지 이어져서 모든 양경(陽經)의 총강(總綱)이 되므로 이렇게 이름하였다. 간담(肝膽)의 습열(濕熱)을 없애고 맑게 해주는 작용이 있다.

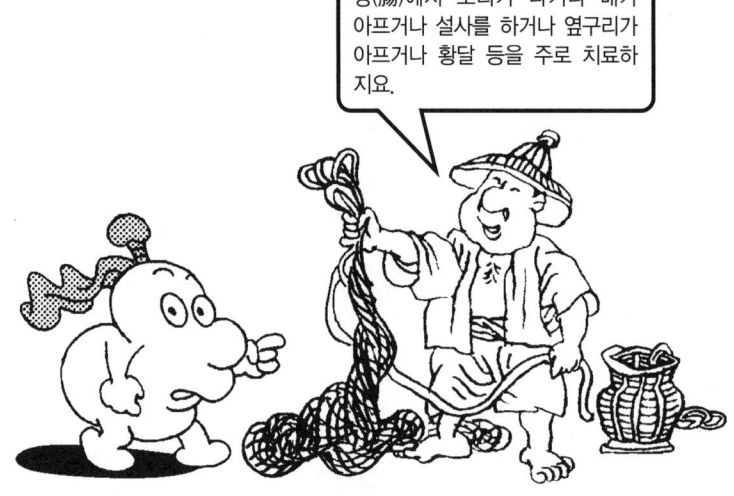

44 **의사(意舍)** : 거처하는 것을 사(舍)라 한다. 이 혈(穴)은 비수(脾俞)와 평행을 이루고 비(脾)는 의(意)를 간직하는 곳이므로 '의사(意舍)'라 이름하였다. 습열(濕熱)을 소통시키거나 꺼버리며 비(脾)를 튼튼하게 하여 양기를 운행시키는 작용을 가지고 있다.

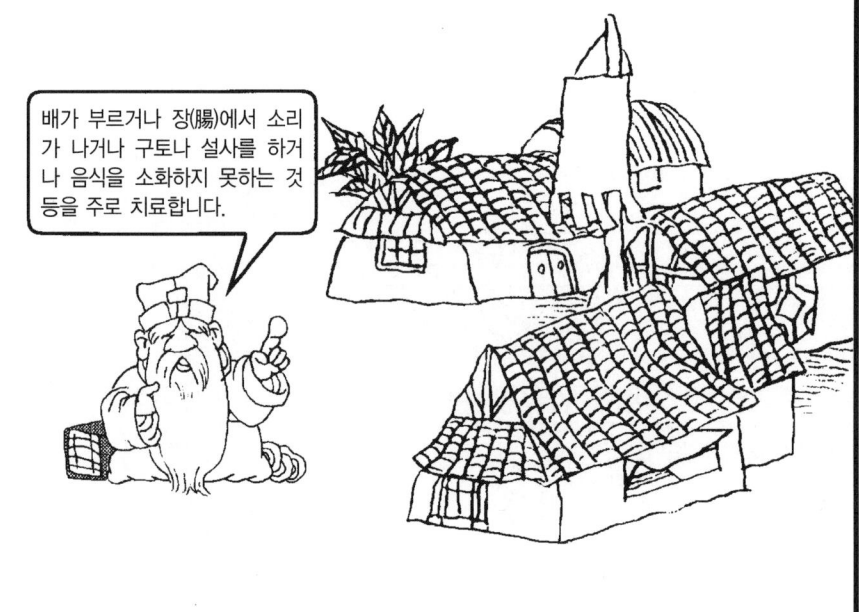

45 **위창(胃倉)** : 쌓아두는 것을 창(倉)이라 한다. 혈(穴)이 위수(胃俞)의 옆에 있고 위(胃)는 창름(倉廩)의 관직이니 때문에 위창(胃倉)이라 하였다. 기를 잘 다스리고 위(胃)를 조화롭게 하며 비(脾)를 튼튼하게 하는 효능이 있다. 주로 위장(胃腸) 질환이나 밥을 적게 먹는 것 등을 주로 치료한다.

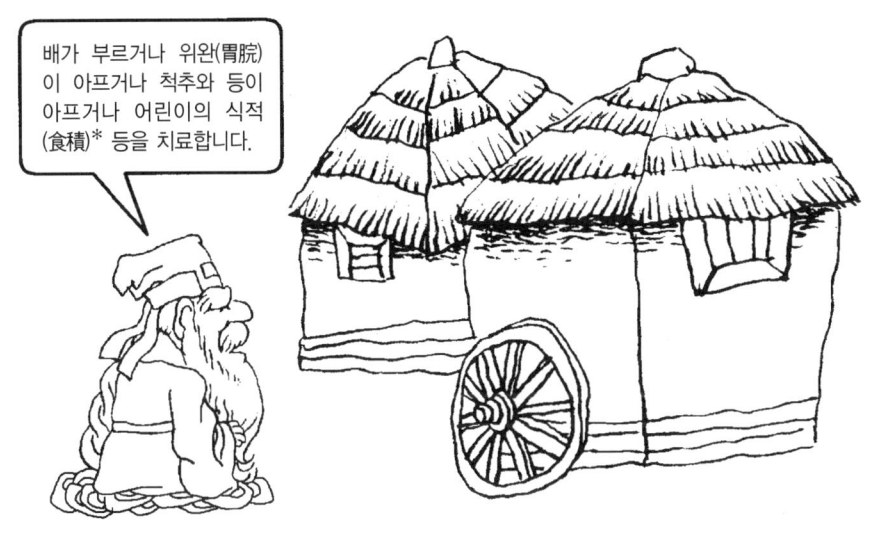

배가 부르거나 위완(胃脘)이 아프거나 척추와 등이 아프거나 어린이의 식적(食積)* 등을 치료합니다.

46 **황문(肓門)** : 문은 출입하는 곳을 가리킨다. 이 혈(穴)의 위에는 고황(膏肓)이 있고 아래에는 포황(胞肓)이 있으며, 혈(穴)이 척추로부터 배꼽 부근의 뱃속까지 이어져서 신경(腎經)의 황수(肓俞)와 서로 응하여 상하전후의 여러 황혈(肓穴)들의 문호(門戶)가 되고 있기 때문에 이같이 이름하였다. 장위(腸胃)를 소통시키며 조절하여 체하고 막힌 것을 뚫어서 내려보내는 효과가 있다.

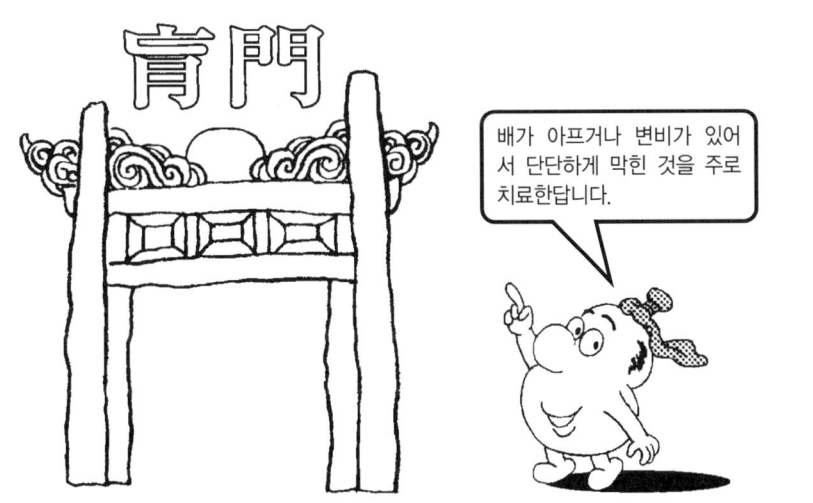

배가 아프거나 변비가 있어서 단단하게 막힌 것을 주로 치료한답니다.

【역주】

식적(食積) : 먹은 음식물이 잘 소화되지 않고 뭉쳐 증상을 이르는말.

47 **지실(志室)** : 간직하는 곳을 실(室)이라 한다. 혈(穴)이 신수(腎俞)의 옆에 있는데 신(腎)은 지(志)를 간직하고 있으므로 이렇게 이름하였다. 신(腎)의 음기를 자양하고 보충하며 하초(下焦)의 습열(濕熱)을 식혀서 내보내는 작용이 있다. 정액이 새어나가거나 기억력이 감퇴되는 것 등을 주로 치료한다. 이 혈(穴)에다 침을 놓거나 뜸을 뜨면 신장(腎臟)을 튼튼하게 하고 골수(骨髓)를 보충하는 효과가 있다.

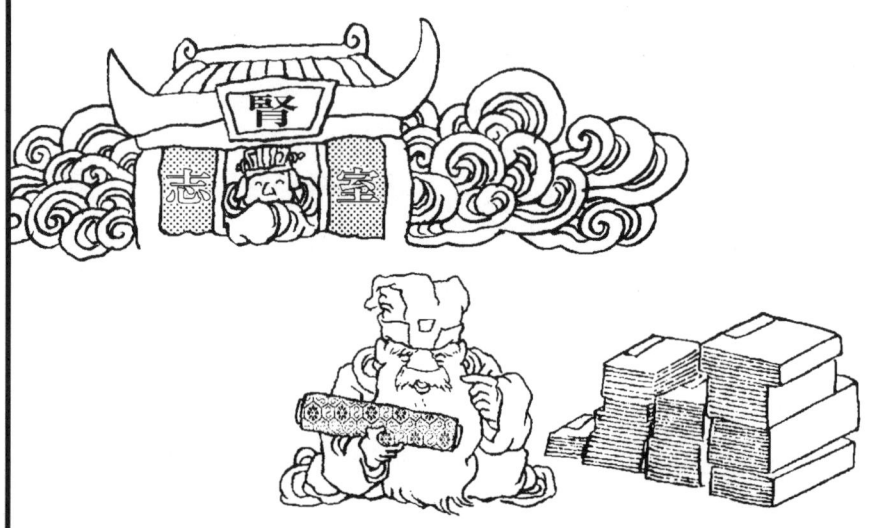

48 **포황(胞肓)** : 포(胞)는 오줌보이니 오줌보는 곧 방광이며, 황(肓)은 지막(脂膜)을 가리킨다. 혈(穴)은 19번 째 척추 아래 양 옆으로 각각 3촌의 지점에 있으며, 방광수(膀胱俞)의 옆에 있어 바로 방광과 지막(脂膜)의 사이에 해당하여 방광의 질환을 주로 치료하기 때문에 이렇게 이름하였다. 하초(下焦)를 소통시키며 조절하는 효과가 있다.

> 장(腸)에서 소리가 나거나 배가 부르거나 허리와 척추가 아프거나 오줌이 나가지 않는 것 등을 주로 치료해줍니다.

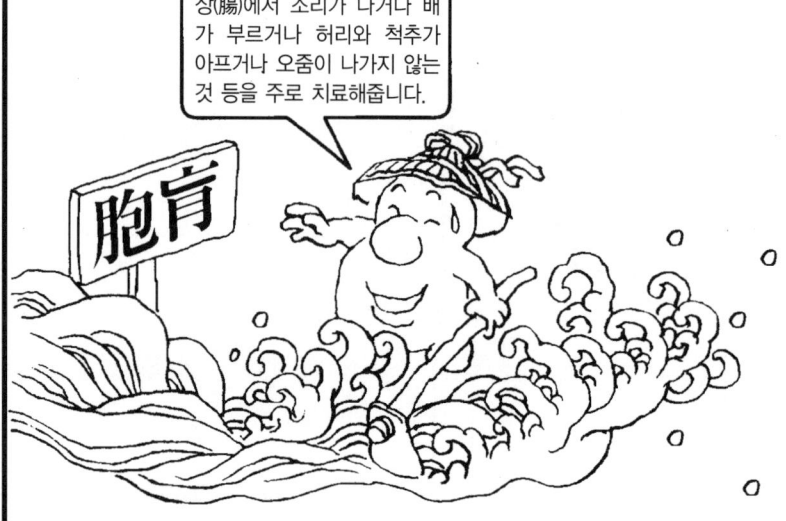

49 **질변(秩邊)** : 질(秩)은 순서이고 변(邊)은 옆이나 먼 곳을 의미합니다. 질변(秩邊)은 곧 방광경(膀胱經)의 등 쪽 여러 혈(穴)들이 여기를 기준으로 배열하며 이 혈(穴)이 바로 등의 가장 아래 끝에 해당하므로 이렇게 이름하였다. 경락을 소통시키고 허리와 무릎을 강하고 튼튼하게 하는 효과가 있다.

허리와 꽁무니뼈가 아프거나 다리가 마르고 저리거나 소변이 잘 나가지 않거나 외부 음기(陰器)*가 붓거나 아프며 치질이 있거나 대변을 보기 힘든 것 등을 주로 치료합니다.

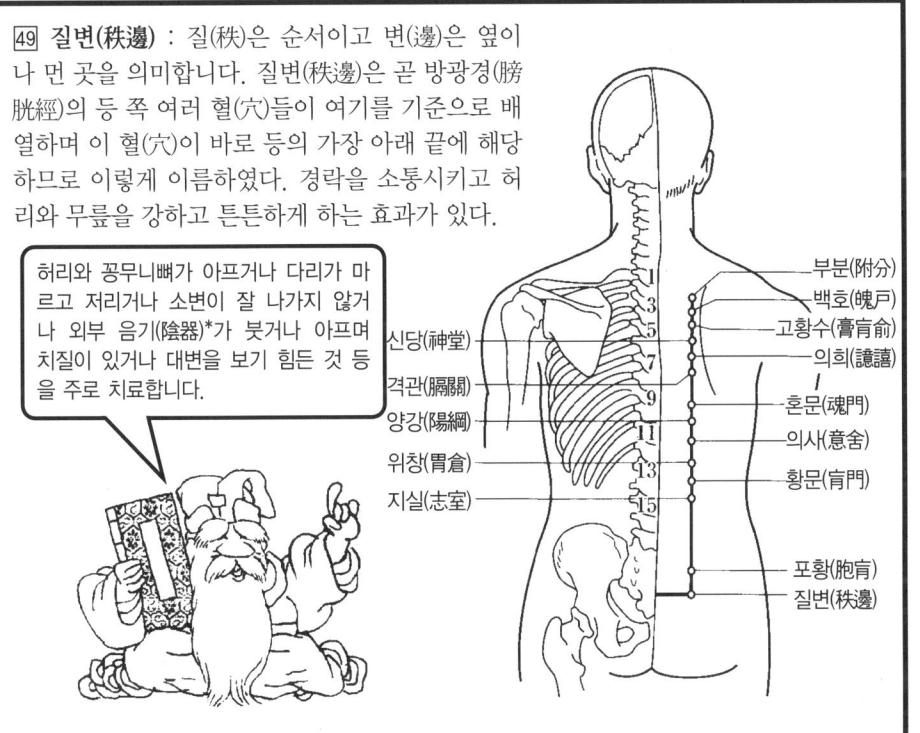

50 **승부(承扶)** : 승(承)은 받는 것을 가리키고 부(扶)는 돕는다는 것이니, 혈(穴)이 양쪽 대퇴 후면의 엉덩이 아래 선 한가운데에 위치한다. 또한 이 혈(穴)은 꽁무니와 대퇴 부위와 엉덩이가 차가우면서 심하게 아플 때에 침을 놓으면 통증이 줄어들어 지팡이를 짚지 않게 되며 다른 사람의 부축을 받거나 물건에 의지하지 않아도 된다. 그래서 이같이 이름하였다. 경락을 순조롭게 소통시키는 작용이 있다.

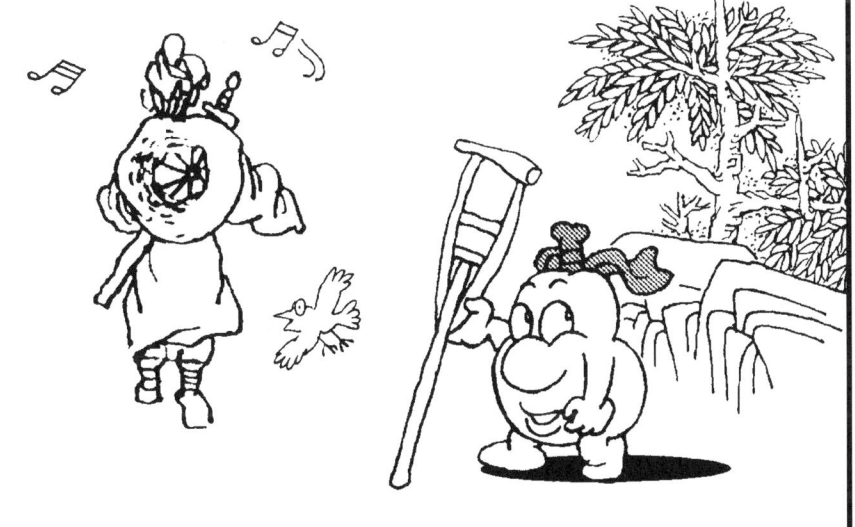

【역주】

음기(陰器) : 남녀 생식기를 말한다.

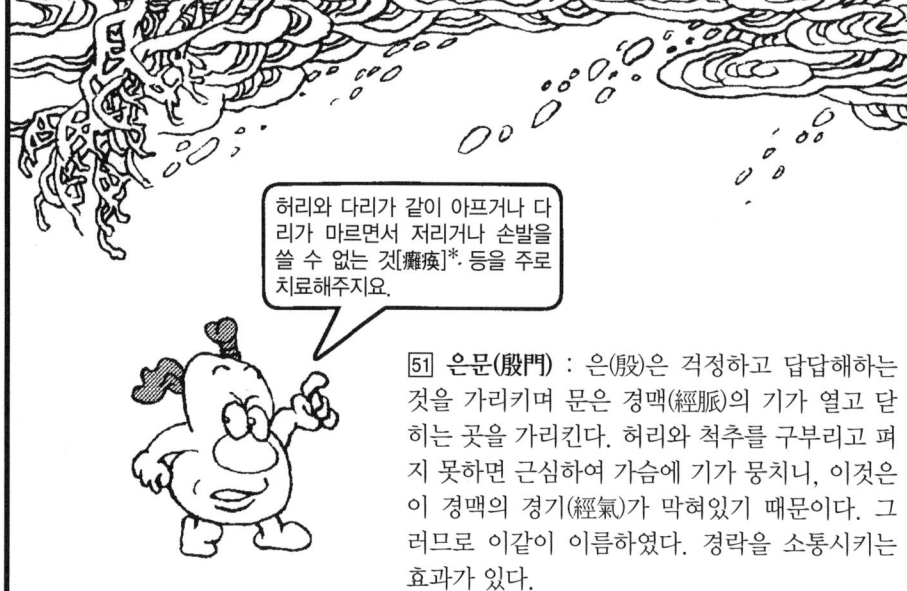

51 은문(殷門) : 은(殷)은 걱정하고 답답해하는 것을 가리키며 문은 경맥(經脈)의 기가 열고 닫히는 곳을 가리킨다. 허리와 척추를 구부리고 펴지 못하면 근심하여 가슴에 기가 뭉치니, 이것은 이 경맥의 경기(經氣)가 막혀있기 때문이다. 그러므로 이같이 이름하였다. 경락을 소통시키는 효과가 있다.

52 부극(浮郄) : 부(浮)는 떠도는 것을 가리키고 극(郄)은 큰 틈을 가리킨다. 이 혈(穴)을 부극(浮郄)이라 이름 지은 이유는 즉 혈의 위치가 떠서 광범위하게 있어서 효과도 광범위하게 나타나기 때문이다. 근(筋)을 잘 움직이게 하고 관절을 돌려주는 작용이 있다.

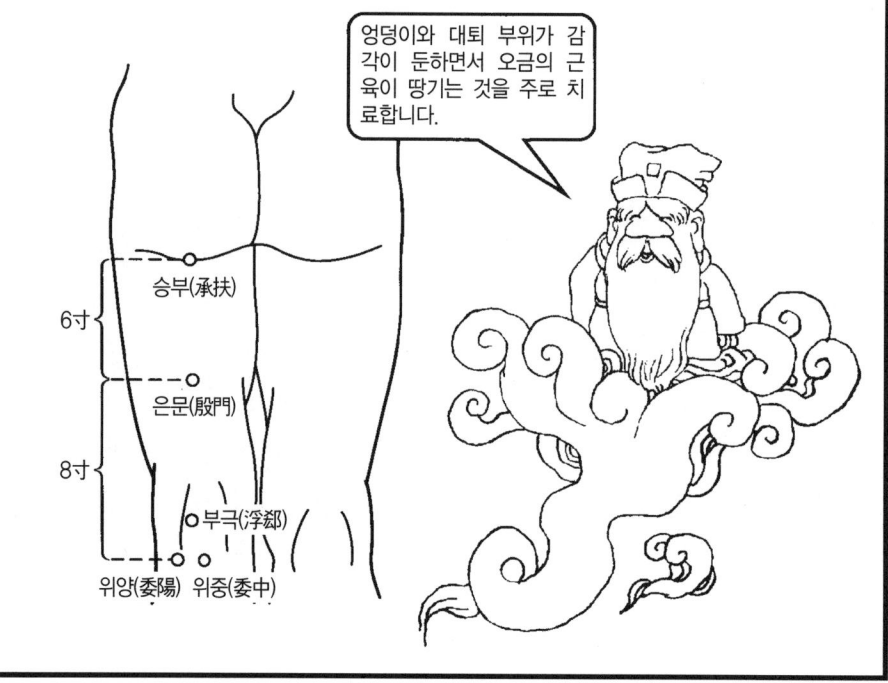

【역주】

탄탄(癱瘓) : 팔다리가 늘어져서 움직이지 못하는 증상을 말함.

53 **위양(委陽)** : 위(委)는 곧 구부러진 것이다. 이 혈(穴)은 무릎 오금 주름의 바깥쪽 끝에 있는데, 위중혈(委中穴)과 평행하며 바깥쪽이 양이므로 이같이 이름하였다. 근(筋)을 잘 움직이게 하고 관절을 돌려주는 효과가 있다.

54 **위중(委中)** : 이 혈(穴)은 무릎 오금의 들어간 부위의 정중앙에 있는데, 이 혈(穴)을 잡을 때에 환자가 무릎을 구부려야 하므로 "굽혀서 혈(穴)을 잡으라."라고 하였으니 그 때문에 위중이라 이름하였다. 방광경(膀胱經)의 합혈(合穴)이고 또한 사총혈(四總穴)* 중의 하나로서 열을 내리고 습(濕)을 내보내며 근(筋)을 잘 움직이게 하고 관절을 돌려주는 작용이 있다.

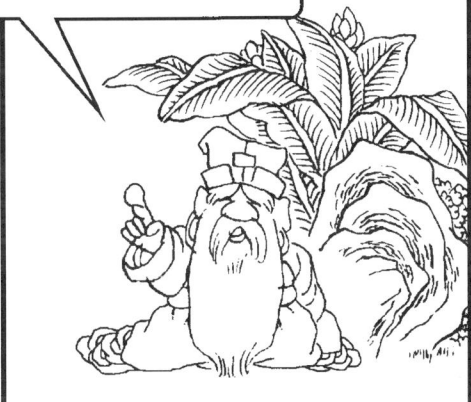

허리가 아프거나 꽁무니와 엉덩이뼈가 활동이 원활하게 이루어지지 못하며 오금의 근육이 땅기고 다리가 마르면서 저리거나 몸 한쪽을 움직이지 못하거나 배가 아프거나 토하고 설사하거나 단독(丹毒)* 등의 병을 주로 치료합니다.

허리와 척추가 뻣뻣해지면서 아프며 아랫배가 부르면서 그득하거나 수기(水氣)로 인해 몸이 붓거나 소변이 잘 나가지 않거나 다리 아래가 뒤틀리면서 아픈 것 등을 주로 치료한다.

55 **합양(合陽)** : 이 혈은 무릎 오금 아래에 있어 족태양경(足太陽經)의 두 가지가 연결되어 합하는 곳이며 또한 위치가 이 경맥의 합혈(合穴) 아래에 있으므로 이렇게 이름하였다. 근(筋)을 잘 움직이게 하고 관절을 잘 돌려주는 효과가 있다. 허리와 척추가 아프거나 다리가 시리면서 아프거나 마비가 있는 것 등을 주로 치료한다.

제7경 족태양방광경

【역주】

사총혈(四總穴) : 배, 허리, 머리, 얼굴의 병을 치료하는데 주로 사용하는 족삼리(足三里), 위중(委中), 열결(列缺), 합곡(合谷) 등의 네 혈(穴)을 말한다.

단독(丹毒) : 피부가 마치 빨간 물감을 칠한 듯하고 불에 지짐이 된 듯 달아오르면서 열이 나는 피부 증상을 말함.

56 승근(承筋) : 승(承)은 받들어 받는 것을 가리킨다. 이 혈은 장딴지 근육 정중앙의 움푹한 곳에 위치하고, 정강이가 저리고 감각이 이상하거나 장딴지가 시리면서 무겁거나 곽란(霍亂)으로 근(筋)이 뒤틀어지는 여러 증상을 주로 치료하여 침을 놓으면 근육이 회복되어 기운을 이어받는 작용이 있으므로 이렇게 이름하였다. 근(筋)을 잘 움직이고 관절을 잘 돌아가게 하는 효과가 있다.

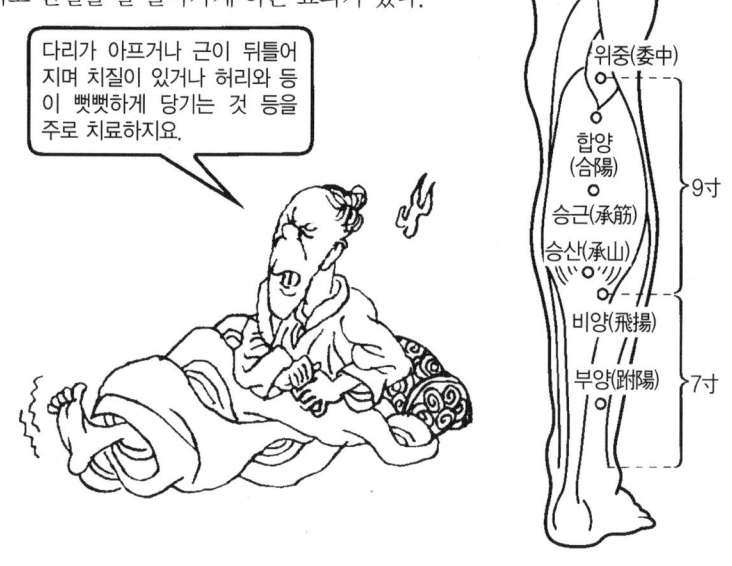

57 승산(承山) : 혈(穴)이 장딴지 근육 아래에 기육(肌肉)이 갈라지는 움푹 들어간 속에 있다. 승근혈(承筋穴)의 튀어나온 것이 마치 산꼭대기의 정상과 같다면 이 혈(穴)은 산기슭의 좁은 계곡에서 산 정상의 기세가 아래로 내려오는 것을 이어받는 것과 같으므로 승산이라 이름하였다. 근(筋)을 잘 움직이고 관절이 잘 돌아가도록 하는 효과가 있다.

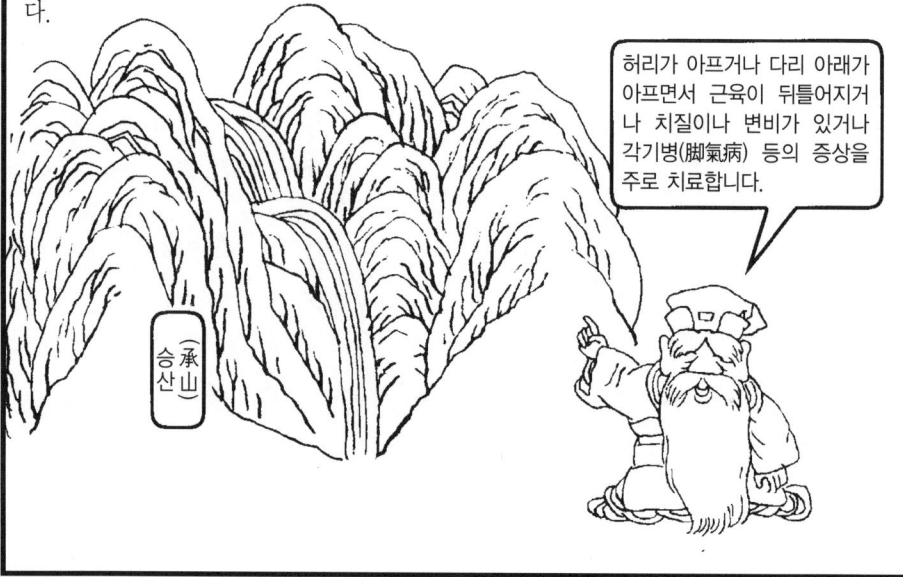

58 **비양(飛揚)**: 비(飛)와 양(揚)은 모두 날아오른다는 뜻을 가지고 있으며, 양(揚)은 또한 '뜻밖의', '갑자기' 라는 뜻을 가지고 있다. 그 뜻을 살펴보면 이 경맥의 경기(經氣)는 곧장 아래로 운행하다가 바로 여기서부터 밖으로 나와서 갈라지는데 갑자기 일어나는 것이 마치 날아오르는 것과 같다. 그래서 비양이라 이름하였다. 방광경(膀胱經)의 낙혈(絡穴)로서 갈라져 신경(腎經)으로 달려간다. 근(筋)을 잘 움직이고 낙맥(絡脈)을 소통시키는 효과가 있어서 주로 전광병(癲狂病)으로 정신이 혼란해져서 혼백이 날아다니는 것을 치료한다.

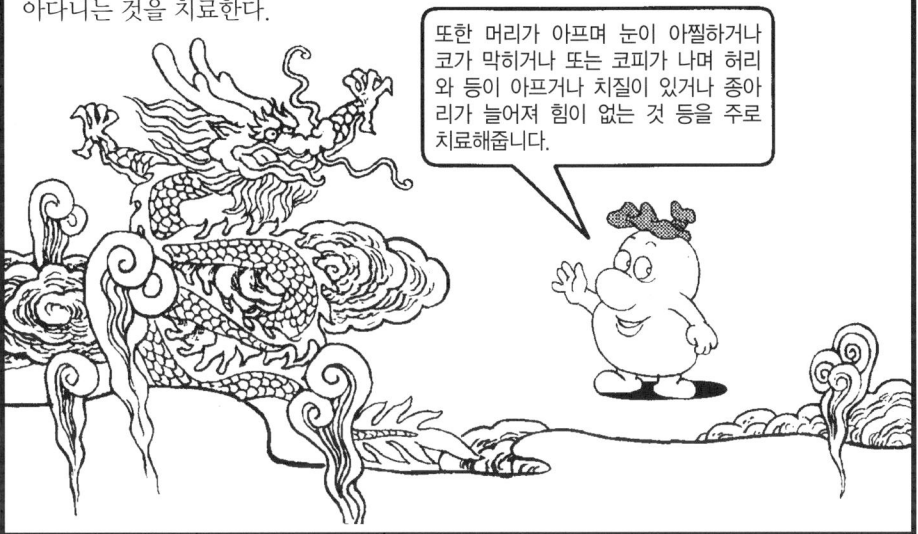

또한 머리가 아프며 눈이 아찔하거나 코가 막히거나 또는 코피가 나며 허리와 등이 아프거나 치질이 있거나 종아리가 늘어져 힘이 없는 것 등을 주로 치료해줍니다.

59 **부양(跗陽)**: 부(跗)는 부(附)와 통하여 '종속되다', '가깝다' 는 뜻이 있다. 족태양경(足太陽經)의 낙혈(絡穴; 飛揚穴)로부터 족소음신경(足少陰腎經)으로 달려가서 양기가 점점 없어지게 되니, 여기서부터 양경(陽經)이 음경(陰經)에 이미 닿아서 실제로 양기에 부속되는 의미가 있다. 때문에 낙혈(絡穴)인 비양(飛揚) 아래에 이 혈(穴)을 두어 부양(跗陽)이라 하였다. 양교맥(陽蹻脈)의 극혈(郄穴)이며 근(筋)을 잘 움직이고 관절을 부드럽게 하는 효과가 있다.

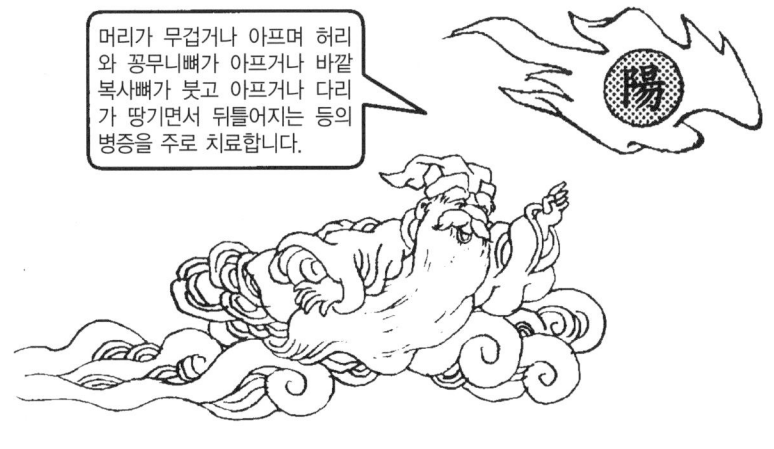

머리가 무겁거나 아프며 허리와 꽁무니뼈가 아프거나 바깥 복사뼈가 붓고 아프거나 다리가 땅기면서 뒤틀어지는 등의 병증을 주로 치료합니다.

60 **곤륜(崑崙)** : 곤륜(崑崙)은 높고 크다는 뜻을 가지고 있다. ≪자오유주설난子午流注說難≫ 중에서 이 혈(穴)을 설명하여 "곧 태양경(太陽經)이 지나는 곳의 경혈로서 방광은 수부(水府)이며, 혈이 발의 복사뼈 뒤에 위치하여 정혈(井穴), 형혈(滎穴), 수혈(腧穴), 원혈(原穴), 낙혈(絡穴) 등과 비교하여 높이 있으니, 곤륜(崑崙)은 곧 수(水)의 높은 근원이다."라고 하였다. 또한 이 혈(穴)이 머리 부위의 질환을 주로 치료하여 높고 큰 뜻을 갖게 되기 때문에 곤륜(崑崙)이라 이름하였다. 풍사(風邪)를 퍼뜨리고 낙맥(絡脈)이 잘 통하도록 하는 작용이 있다.

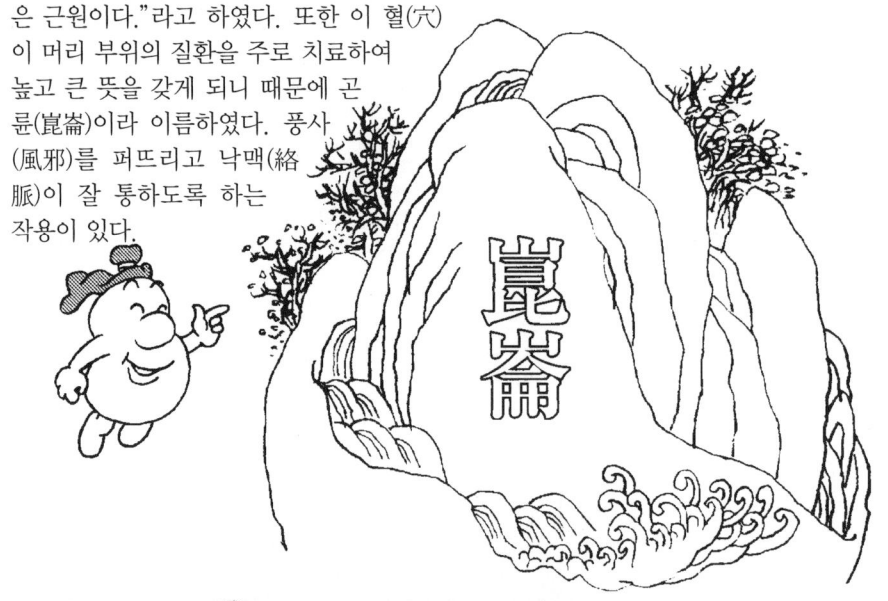

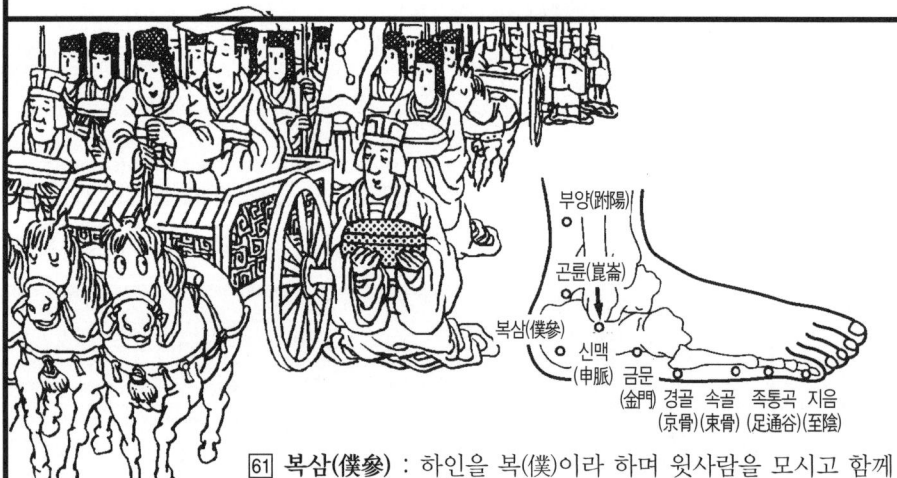

61 **복삼(僕參)** : 하인을 복(僕)이라 하며 윗사람을 모시고 함께 타는 것을 삼(參)이라 한다. 이 혈(穴)은 발 뒤쪽 옆에 위치하여 마치 하인이 윗사람을 모시고 수레를 타는 것과 같으며, 또한 이 혈(穴)을 써서 주로 치료하는, 허리가 아파서 일어설 수 없거나 발꿈치가 아프면서 힘이 없거나 전광병(癲狂病)이나 근육이 뒤틀리는 등의 여러 병이 일어날 때에 모두 몸이 구부러져서 모양이 마치 하인이 허리를 굽히는 것과 같으므로 이렇게 이름하였다. 양교맥(陽蹻脈)의 근본으로 효능이 곤륜(崑崙)과 같다.

62 신맥(申脈) : 신(申)은 신(伸)과 같은 뜻으로 '힘차고 날쌔다'는 의미를 가지고 있다. 이 혈(穴)이 발 바깥 복사뼈의 아래에 있어서 양에 속하고 양교맥(陽蹻脈)도 여기서 시작되기 때문에 이같이 이름하였다. 양교맥(陽蹻脈)이 시작하는 곳이며 팔맥교회혈(八脈交會穴) 중 하나로서 양유맥(陽維脈)과 통한다. 풍한(風寒)의 사기(邪氣)를 몰아내며 근(筋)을 잘 움직이게 하며 낙맥(絡脈)을 잘 소통시키는 작용이 있어서, 발목이 땅기거나 허리와 무릎이 시리면서 아픈 것 등을 주로 치료한다.

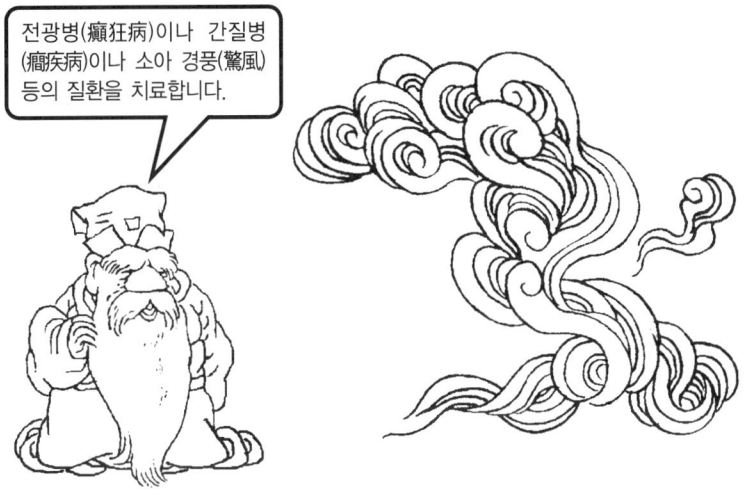

전광병(癲狂病)이나 간질병(癎疾病)이나 소아 경풍(驚風) 등의 질환을 치료합니다.

63 금문(金門) : 금(金)은 오행의 하나로서 숙살(肅殺)*의 기운을 가지고 있고 군대의 상(象)도 가지고 있다. 태양경(太陽經)이 여기에 이르러 끝을 드리우니 잘 통하던 양기가 가로막히게 되어 곧바로 싸늘한 음기로 바뀌므로 금문(金門)이라고 한다. 방광경의 극혈(郄穴)이며 양유맥(陽維脈)이 일어나는 곳이다. 열을 내리고 풍사(風邪)를 흩어버리는 효과가 있다. 전광병(癲狂病)이나 간질병(癎疾病)이나 어린애의 경풍(驚風)이나 허리가 아프거나 바깥쪽 복사뼈가 아프거나 다리가 저리고 아픈 것 등을 주로 치료한다.

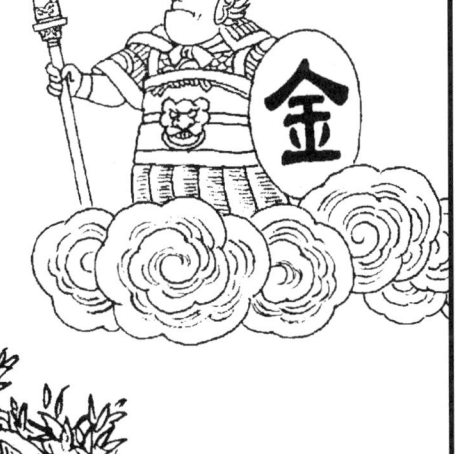

【역주】

숙살(肅殺) : 금기(金氣)의 수렴하는 작용에 의하여 불필요한 부분을 냉정하게 없애는 과정을 말한다.

제3장 십사경

64 경골(京骨) : 경(京)은 크다는 것이다. 이 혈(穴)이 위치한 곳의 경골(京骨)은 활 모양으로 위로 튀어나와 있으므로 그 뼈를 가지고 이름하였다. 방광경(膀胱經)의 원혈(原穴)로서 마음을 편안히 하고 정신을 안정시키며 경락을 잘 소통시키는 작용이 있다.

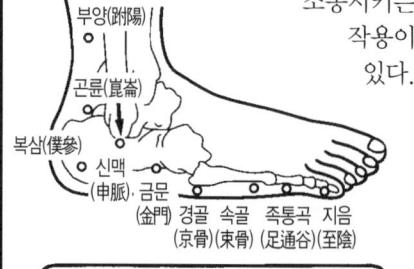

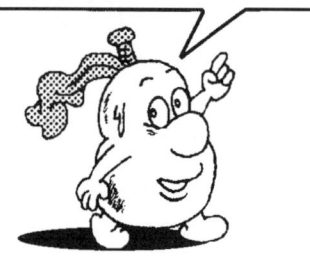

전광병(癲狂病)이나 머리가 아프거나 뒷덜미가 뻣뻣하거나 허리와 다리가 같이 아프거나 간질병(癎疾病) 등을 주로 치료합니다.

65 속골(束骨) : 또한 앞의 의미와 같으니 그 혈(穴)이 속골(束骨)*의 옆에 위치하기 때문에 이같은 이름을 얻게 되었다. 방광경(膀胱經)의 수혈(腧穴)로서 열을 내리고 습(濕)을 내보내는 효과가 있다. 전광병(癲狂病)이나 머리가 아프거나 뒷덜미가 뻣뻣하거나 허리와 등 및 다리 아래의 뒤쪽이 아픈 것 등을 주로 치료한다.

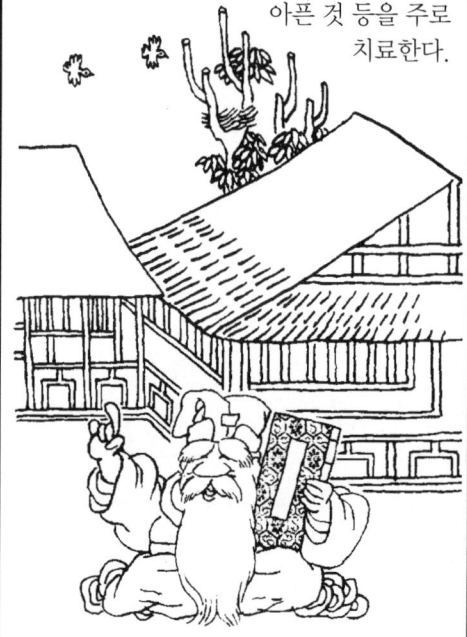

66 족통곡(足通谷) : 통(通)은 잘 흘러서 통하는 것을 가리키며, 곡(谷)은 음의 상(象)을 가지고 있다. 이 혈은 족태양방광경(足太陽膀胱經)이 흘러가는 형혈(滎穴)로서 맥기(脈氣)가 족소음신경(足少陰腎經)의 연곡혈(然谷穴)로 통해있기 때문에 이렇게 이름하였다. 풍사(風邪)를 흩어버려서 열을 내리는 효과가 있다. 머리가 아프거나 뒷덜미가 뻣뻣하거나 눈이 아찔하거나 코피가 나거나 전광병(癲狂病) 등을 주로 치료한다.

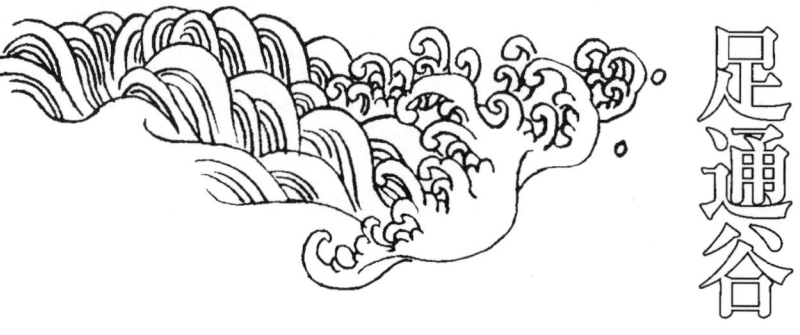

【역주】

속골(束骨) : 새끼발가락 본절(本節)의 뼈를 말한다.

67 **지음(至陰)** : 지(至)는 '다하다', '도달하다' 는 의미를 가지고 있다. 혈(穴)이 새끼발가락의 바깥쪽에 위치하고 있는데 이는 족태양경(足太陽經)의 맥기(脈氣)가 끝나는 곳으로 여기서 족소음신경(足少陰腎經)으로 기(氣)를 건네준다. 양기(陽氣)가 이미 다하고 음기(陰氣)가 장차 일어나 이로부터 음경(陰經)에 진입하기 때문에 '지음(至陰)' 이라 이름하였다. 방광경의 정혈(井穴)로서 경락을 잘 소통시키며 음양의 균형을 조절하여 머리를 맑게 하고 눈을 밝게 하며 태아의 위치를 바로 잡는 작용이 있다.

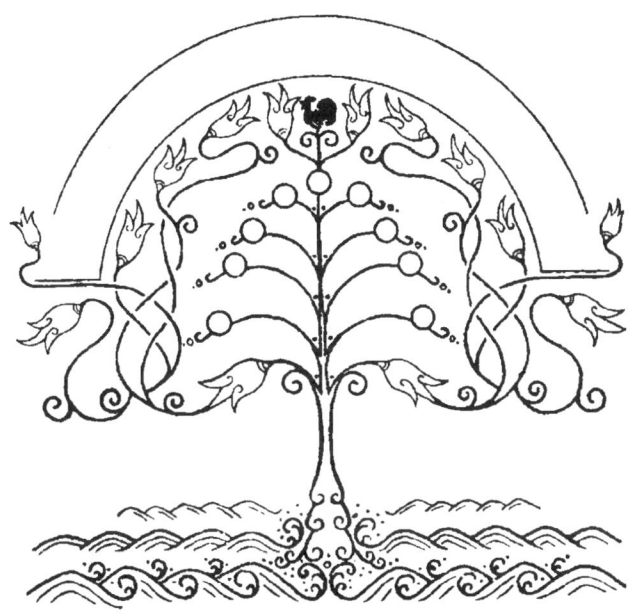

부상(扶桑)에서 해가 나옴.

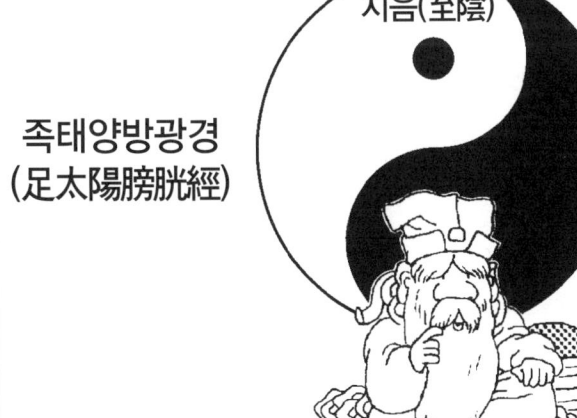

제8경 족소음신경(足少陰腎經)

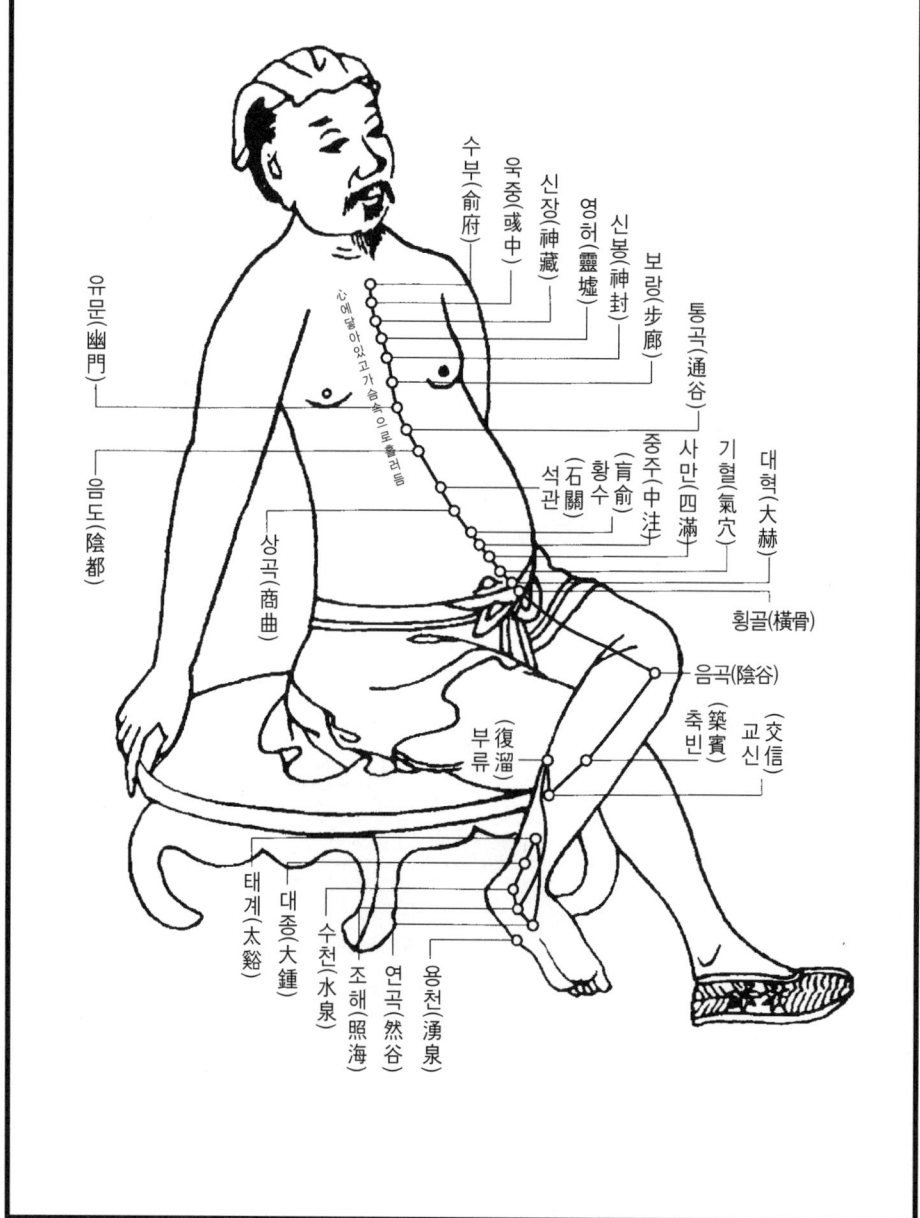

제8경 족소음신경

① **용천(湧泉)** : 나오는 곳을 용(湧)이라 하니, 용천(湧泉)은 곧 물이 아래에서부터 위로 솟아나는 의미를 형용한 것이며, 역학에서 '천일(天一)'이 생하는 수(水)를 비유한 것이다. 이 혈(穴)은 발바닥의 가운데에 위치하며 본 경맥의 정혈(井穴)로서, 맥기(脈氣)가 나오는 곳이므로 이렇게 이름하였다. 용천(湧泉)은 위급할 때 급히 치료하는 혈 중 하나로서 막힌 것을 소통시키며 구멍을 열어주고 정신을 안정시켜서 진정 시키는 효능이 있다.

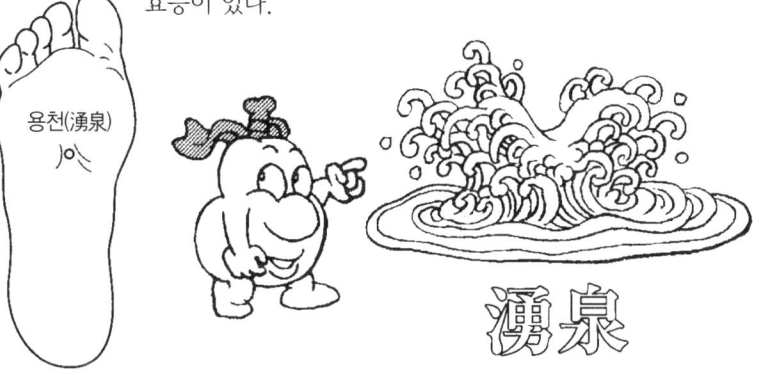

② **연곡(然谷)** : ≪자오유주설난子午流注說難≫에서 설명하기를 "연곡(然谷)은 곧 신기(腎氣)가 흐르다 잠시 머무르는 형혈(滎穴)이다. 음경(陰經)의 형혈(滎穴)은 화혈(火穴)이니, 감괘(坎卦) 중에 일양(一陽)인 무근(無根)의 소화(少火)가 능히 기를 생한다."라고 하였다. 이 혈을 또한 용연(龍淵)이라 불렀는데 잠룡(潛龍)이 연못에 있다는 의미이다. 남녀가 정(精)이 넘치나 아이를 갖지 못할 때 이 혈(穴)을 쓰니, 이것은 화(火)가 능히 깊은 계곡의 가운데에서 불을 태워 수기(水氣)의 극함을 받지 않기 때문에 이같이 이름하였다. 신경(腎經)의 형혈(滎穴)로서 음기를 자양하여 신(腎)을 보하며 열을 내리고 습(濕)을 내보내는 효능이 있다.

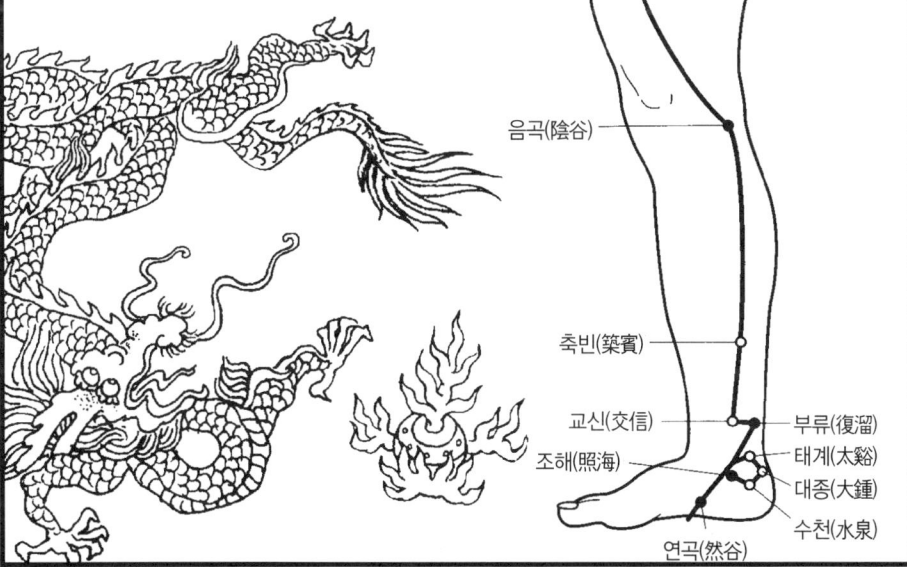

3 **태계(太谿)** : 이 혈(穴)은 안쪽 복사뼈의 뒤에서 나와 움푹한 틈의 깊은 곳에 위치한다. 또한 신수(腎水)의 기가 용천혈(湧泉穴)에서 나와 연곡(然谷)을 통과하여 모여 흐르다가 큰 계곡을 이루어 합쳐서 이곳에서부터 바다로 흘러든다. 그래서 태계라 이름하였다. 신경(腎經)의 수혈(腧穴)로서 신기(腎氣)를 조절하고 보충하며 삼초(三焦)를 잘 통하게 하는 효능이 있다. 목구멍이 마르며 이가 아프거나 귀가 잘 들리지 않거나 울리며 머리가 핑 돌거나 기침을 하며 피를 뱉거나 숨을 헐떡이거나 소갈병(消渴病)이 있거나 월경이 순조롭지 못하거나 잠을 자지 못하거나 정액이 새어나가거나 양위증(陽痿症)이거나 소변을 자주 보거나 허리와 척추가 아픈 것 등을 주로 치료한다.

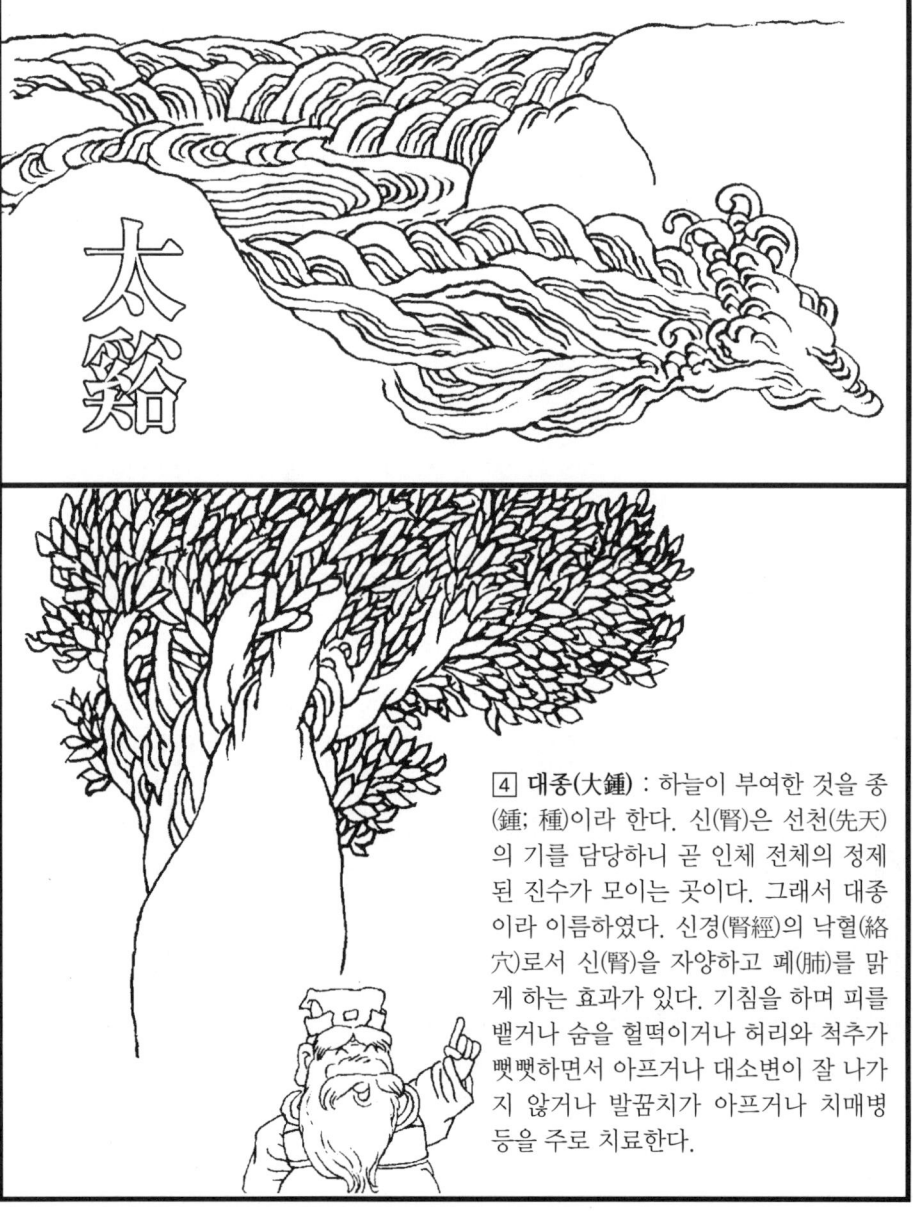

4 **대종(大鍾)** : 하늘이 부여한 것을 종(鍾; 種)이라 한다. 신(腎)은 선천(先天)의 기를 담당하니 곧 인체 전체의 정제된 진수가 모이는 곳이다. 그래서 대종이라 이름하였다. 신경(腎經)의 낙혈(絡穴)로서 신(腎)을 자양하고 폐(肺)를 맑게 하는 효과가 있다. 기침을 하며 피를 뱉거나 숨을 헐떡이거나 허리와 척추가 뻣뻣하면서 아프거나 대소변이 잘 나가지 않거나 발꿈치가 아프거나 치매병 등을 주로 치료한다.

5 **수천(水泉)** : 이 혈(穴)은 족소음신경(足少陰腎經)의 극혈(郄穴)이다. 신(腎)은 수장(水臟)에 속하고 샘물은 대부분 틈에서 솟아나오므로 경기(經氣)가 깊이 모이는 틈이라는 뜻으로 수천(水泉)이라 하였다. 간(肝)과 신(腎)을 조절하고 보충하는 효과가 있어서 월경이 막히거나 불규칙하며 생리통이 있으며 음정병(陰挺病)*이거나 소변이 제대로 나가지 않거나 눈앞이 뿌옇게 흐려지는 것 등을 주로 치료한다.

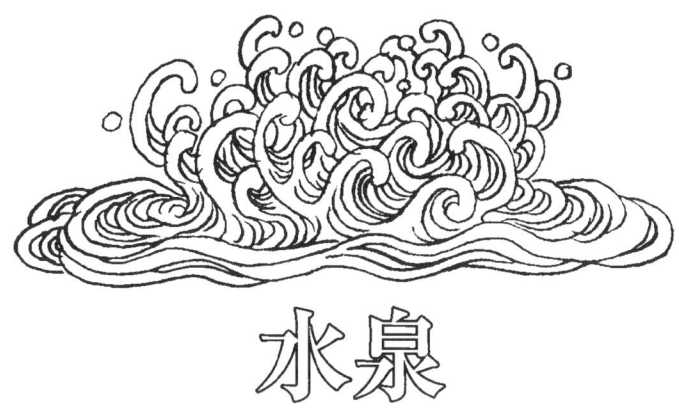

6 **조해(照海)** : 조(照)는 밝은 빛이 비치는 것이며 해(海)는 모든 강이 모이는 것이다. 물의 근원은 비록 멀지만 결국에는 바다로 모인다. 조(照)라고 이른 것은 신(腎)이 수화(水火)의 장(臟)으로서 수(水) 가운데에 화(火)가 있기 때문에 '조해(照海)'라고 이름하였다. 음교맥(陰蹻脈)이 시작하는 곳으로 팔맥교회혈(八脈交會穴)의 하나이다. 음기를 자양하여 신(腎)을 보하며 열을 내리고 습(濕)을 내보내는 효과가 있다. 월경이 불규칙하거나 피가 섞인 대하(帶下)가 있거나 음정병(陰挺病)이거나 음부가 가렵거나 소변을 자주 보거나 막혀서 나오지 않으며 변비가 있거나 간질병이거나 잠을 자지 못하거나 목구멍이 마르면서 아프거나 숨을 헐떡이는 것 등을 주로 치료한다.

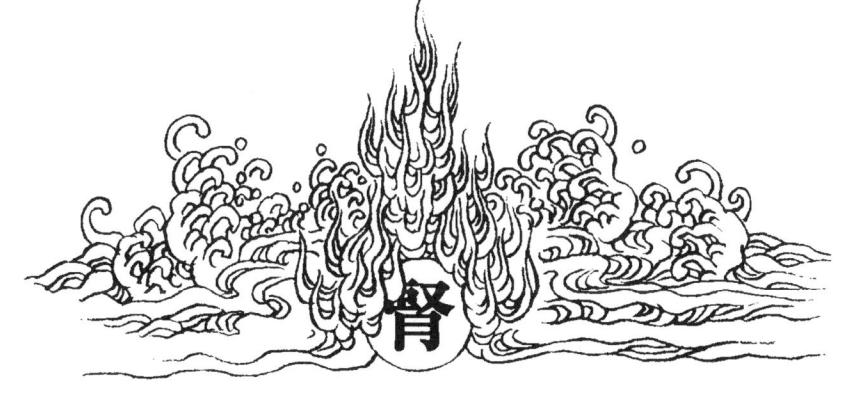

⑦ 부류(復溜) : 거듭 반복하는 것을 부(復)라고 한다. ≪자오유주설난子午流注說難≫에서 말하기를 "태계혈(太谿穴)의 정경(正經)에서 똑바로 올라가는 맥이 다시 안쪽 복사뼈의 뒤에서부터 2촌 올라가서 여기에서 머무른다."고 하였으니 이로써 이름하였다. 신경(腎經)의 극혈(郄穴)로서 신기(腎氣)를 기르고 보충하는 효능이 있다.

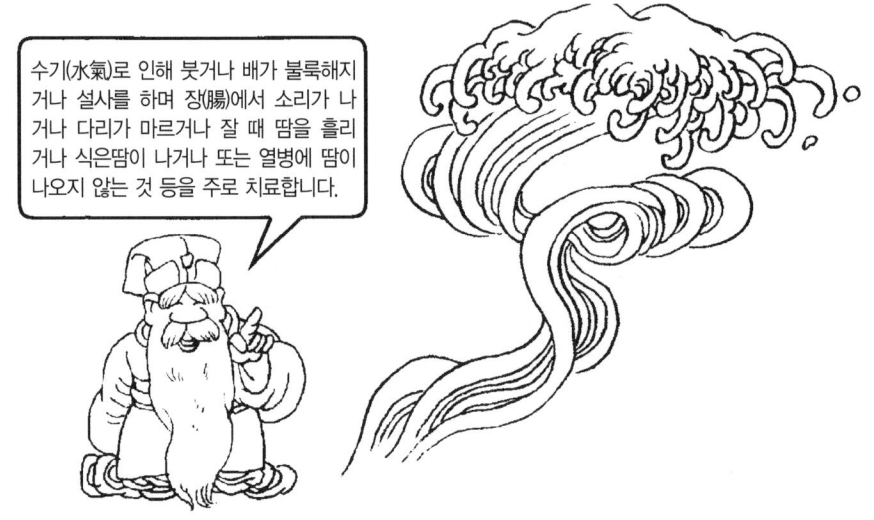

수기(水氣)로 인해 붓거나 배가 불룩해지거나 설사를 하며 장(腸)에서 소리가 나거나 다리가 마르거나 잘 때 땀을 흘리거나 식은땀이 나거나 또는 열병에 땀이 나오지 않는 것 등을 주로 치료합니다.

⑧ 교신(交信) : 신경(腎經)의 맥이 여기에서부터 서로 만나서 비경(脾經)의 삼음교혈(三陰交穴)까지 이르니, 비(脾)는 오행 중 토(土)에 속하여 오덕(五德) 중 신(信)을 담당하기 때문에 '교신(交信)'이라 명명하였다. 음교맥(陰蹻脈)의 극혈로서 간(肝)과 신(腎)을 조절하고 보충하는 효과가 있다. 월경이 불규칙하거나 생리통이 있거나 붕루(崩漏)*가 있거나 음정병(陰挺病)이거나 설사나 변비가 있거나 고환이 붓거나 아픈 것 등을 주로 치료한다.

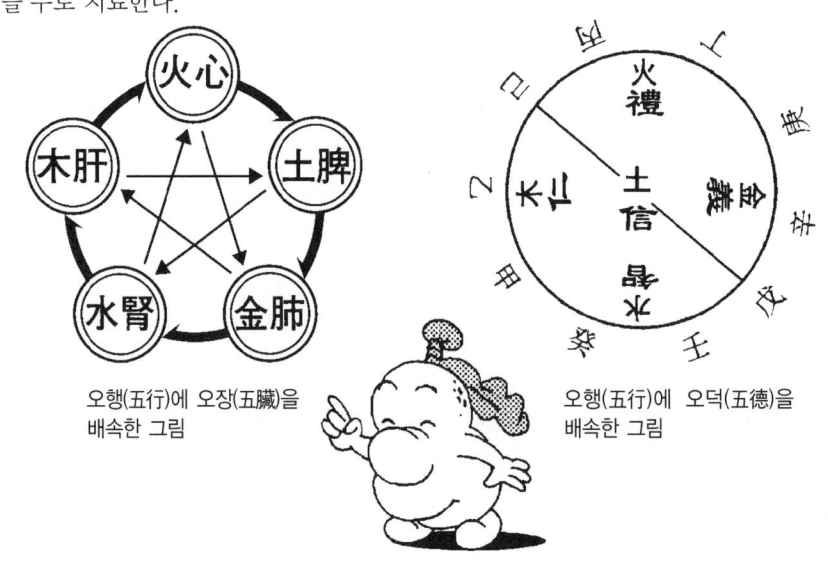

오행(五行)에 오장(五臟)을 배속한 그림

오행(五行)에 오덕(五德)을 배속한 그림

【역주】

*붕루(崩漏) : 여성의 생식기로부터 비정상적으로 피가 나오는 것을 말하는데 붕(崩)은 많은 양의 출혈이 있는 것이며 누(漏)는 출혈량이 적고 찔끔찔끔 계속 나오는 것을 말한다.

제3장 십사경

⑨ **축빈(築賓)**: 축(築)은 절구공이이니 그 임무는 단단하고 실하게 만드는 것이다. 빈(賓)은 옛부터 빈(臏)과 통한다. 이 혈(穴)은 무릎뼈 아래의 질환을 주로 치료하는데, 예를 들어 장딴지가 아프거나 발이 아픈 것이다. 그래서 '축빈(築賓)'이라 이름하였다. 음유맥(陰維脈)의 극혈(郄穴)이며 신경(腎經)과 음유맥(陰維脈)이 만나는 혈로서 간(肝)과 신(腎)을 조절하고 보충하며 열을 내리고 습을 내보내는 효과가 있다.

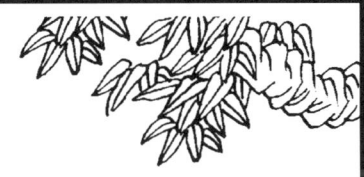

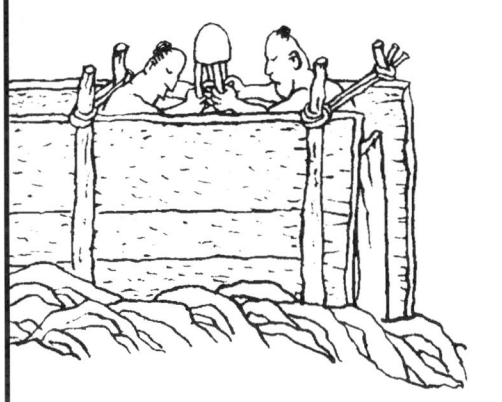

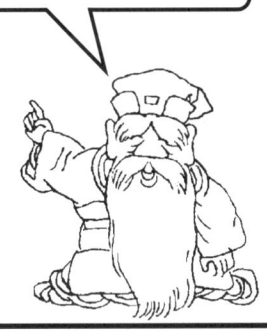

전광병(癲狂病)이나 다리와 정강이가 아프거나 산통(疝痛)이 있을 때 주로 치료합니다.

⑩ **음곡(陰谷)**: 이 혈은 족소음신경(足少陰腎經)의 합혈(合穴)로서, 무릎 아래 경골 안쪽으로 위쪽 돌출된 뼈의 뒤쪽에 위치하여 대근(大筋)의 아래와 소근(小筋)의 위로 양 근의 사이가 마치 계곡과 같으므로 이렇게 이름하였다. 신(腎)을 자양하여 열을 내리는 효능이 있다. 양위증(陽痿症)이나 산통(疝痛)이 있거나 붕루(崩漏)가 있거나 소변을 잘 못보거나 무릎의 오금이 시리면서 아프거나 전광병(癲狂病) 등을 주로 치료한다.

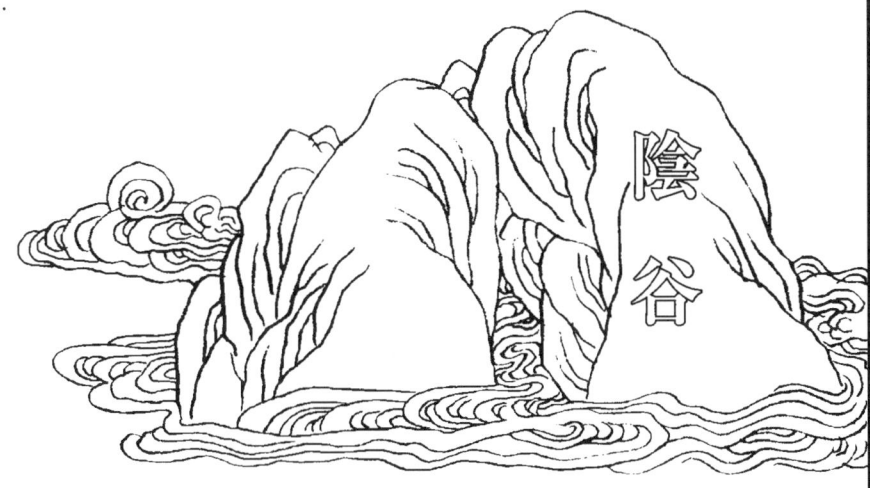

11 **횡골(橫骨)** : 횡골(橫骨)은 음부(陰部) 위에 가로지르는 뼈로서 위는 아랫배이고 아래는 교골(交骨)*이다. 그래서 횡골(橫骨)이라 부른다. 이 혈(穴)이 그 위에 위치하기 때문에 이같은 이름을 얻게 되었다. 신경(腎經)과 충맥(衝脈)이 만나는 혈로서 간(肝)과 신(腎)을 조절하고 보충하는 효과가 있다.

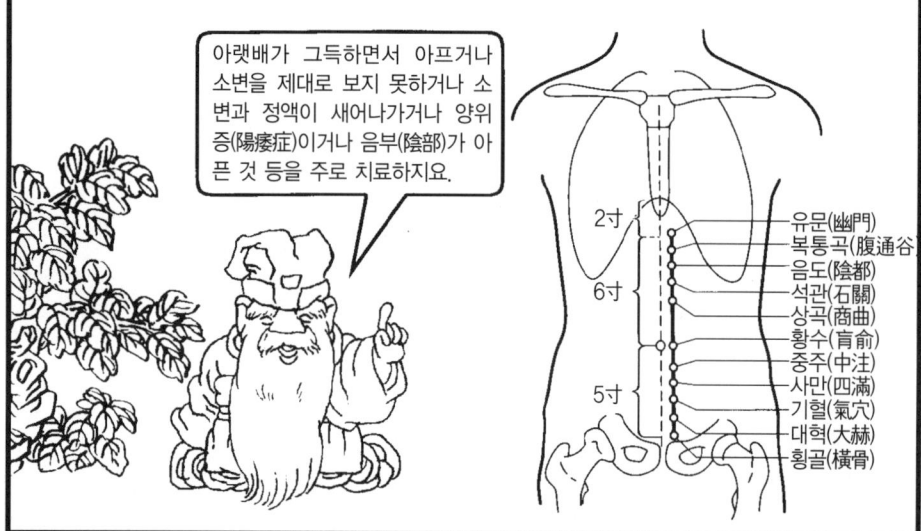

12 **대혁(大赫)** : 혁(赫)은 성하면서 밝은 것이다. 본 경맥과 충맥(衝脈)이 만나는 혈(穴)로서 이 혈(穴)이 음기가 성하여 정기(精氣)가 많이 모이는 곳이라는 의미이다. 또 이 혈은 안쪽으로 자궁에 응하여 부인이 임신하면 이곳이 튀어나와 두드러지게 보이므로 이렇게 이름하였다. 간(肝)과 신(腎)을 조절하면서 보충하는 효능이 있다.

【역주】

교골(交骨) : 치골(恥骨) 결합 부위에 튀어나온 뼈를 말한다.

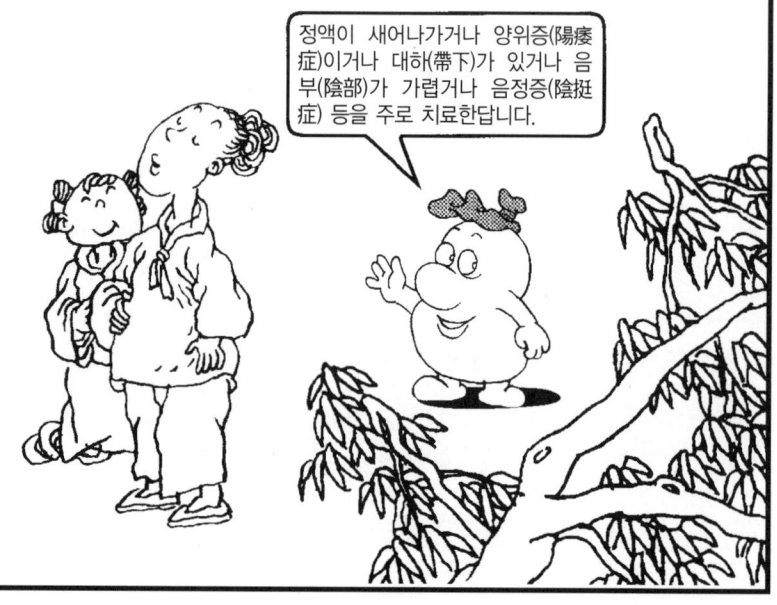

13 **기혈(氣穴)** : 신(腎)은 기(氣)를 받아들이는 것을 담당하는데, 이곳이 바로 신기(腎氣)가 모여드는 곳이며 또한 양생가(養生家)에서 신(神)을 모으고 기(氣)를 들이는 곳이다. 그래서 기혈이라 이름하였다. 신경(腎經)과 충맥(衝脈)이 만나는 혈로서 간(肝)과 신(腎)을 조절하면서 보충하고 경맥을 따뜻하게 하여 한사(寒邪)를 흩어버리는 효과가 있다.

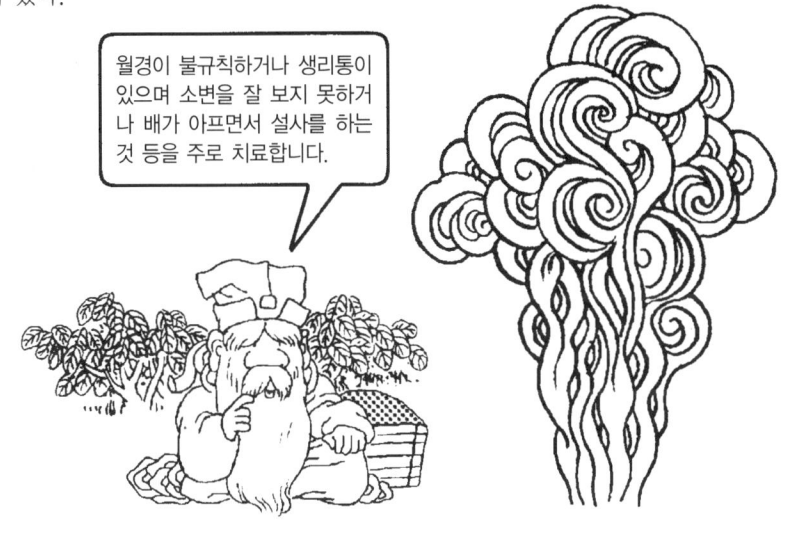

14 **사만(四滿)** : 그 치료 효능으로써 명명한 것이다. 사만(四滿)은 이질로 끊어질 듯 아픈 것, 적취(積聚), 배꼽 주위가 끊어질 듯 아픈 것, 나쁜 피가 뭉쳐서 아픈 것을 가리키는데, 이 혈에 침을 놓으면 나쁜 피와 적취(積聚)를 제거하는 효능이 있으므로 이렇게 이름하였다. 기를 조절하여 산증(疝症)을 다스리고 월경을 조절하여 아이를 갖게 하는 효능이 있다.

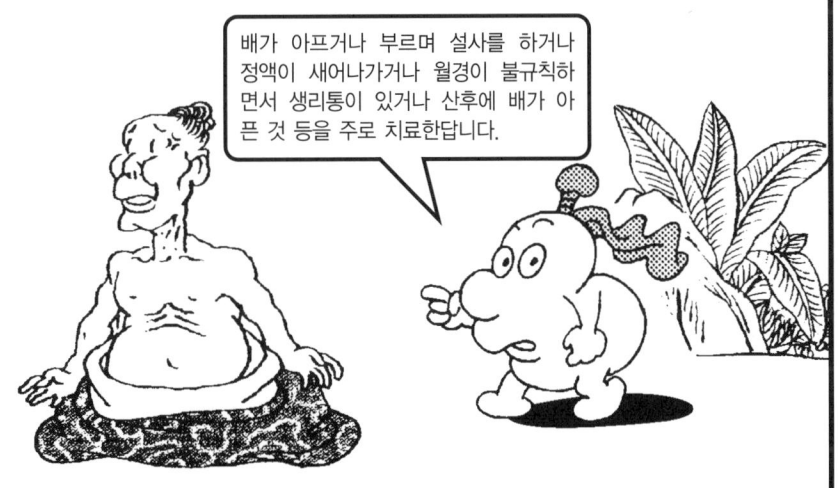

15 **중주(中注)** : 이 혈은 안으로 자궁이나 정실(精室)에 응하는데, 신수(腎水)의 정기가 모여드는 곳이다. 신(腎)의 정기(精氣)가 이 혈에 쌓였다가 포(胞) 속으로 이르기 때문에 이같이 이름하였다. 본 경맥과 충맥(衝脈)이 만나는 혈로서 배가 아프거나 변비가 있을 때 치료한다.

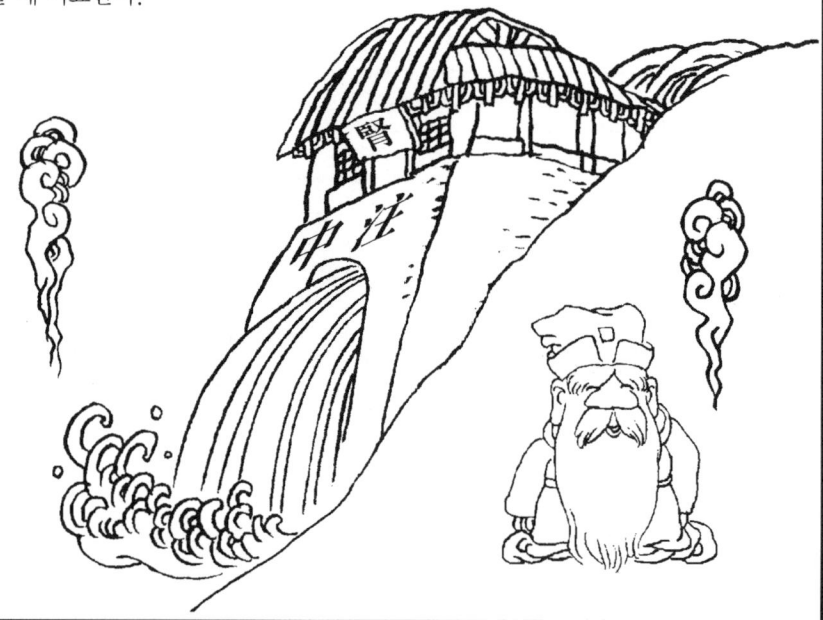

16 **황수(肓俞)** : 《의경정의醫經精義》에서 설명하기를, "황수(肓俞)는 황막(肓膜)의 요충지로 이곳을 통해 신(腎)으로 들어가고 위로 심(心)에 연결되며, 목구멍과 목젖을 돌아 혀뿌리에 닿는다."고 하였으니, 신맥(腎脈)이 여기에서부터 깊이 황막(肓膜)으로 들어가기 때문에 이 혈을 황수(肓俞)라고 이름하였다. 본 경맥과 충맥(衝脈)이 만나는 혈로서 가슴을 풀어주고 기의 운행을 순조롭게 하는 효능이 있어서 배가 아프거나 설사 또는 변비 등을 주로 치료한다.

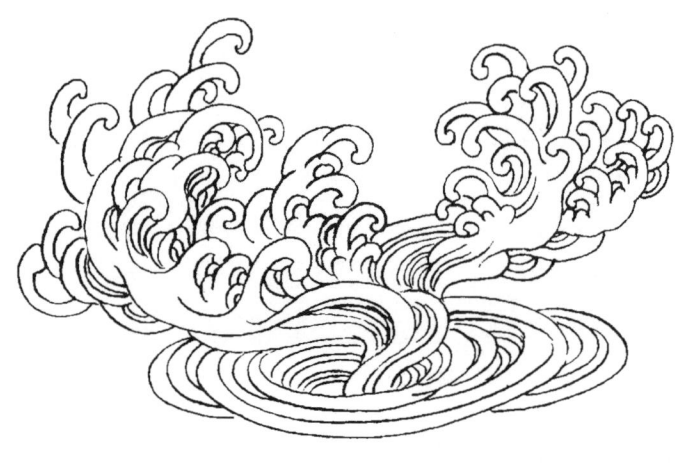

17 **상곡(商曲)** : 이 혈은 상복부에 위치하여 안으로 대장이 횡으로 지나가는 곳에 응하는데, 대장은 폐(肺)에 응하고 금(金)에 속하여 상성(商聲)이 된다. 또 혈이 장이 구부러진 곳에 있기 때문에 이같이 이름하였다. 신경(腎經)과 충맥(衝脈)이 만나는 혈로서 장위(腸胃)를 조절하는 효과가 있으며 배가 아프거나 설사와 변비가 있을 때 주로 치료한다.

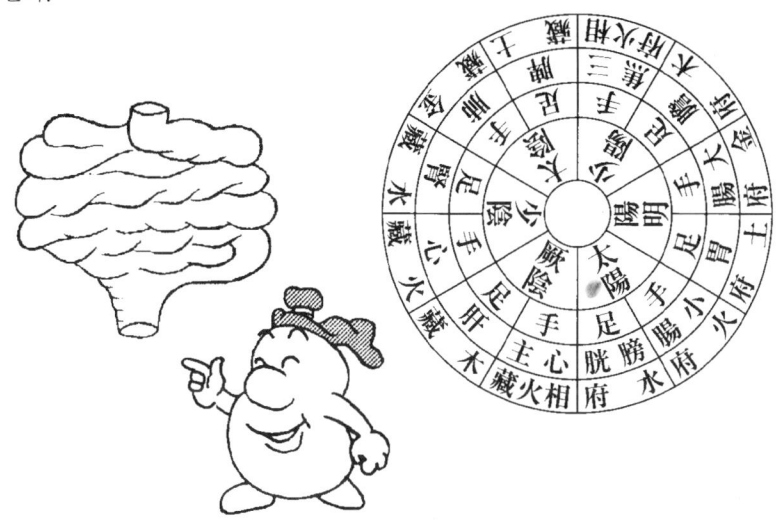

18 **석관(石關)** : 석(石)은 병이 완고하고 강함을 비유하고, 관(關)은 통하지 않는다는 뜻이다. 이 혈은 그 효능으로 이름하였으니, 대변이 막히거나 기가 통하지 않아 장(腸)이 그득하거나 부인이 아이를 갖지 못하는 것 등을 주로 치료한다. 위경(胃經)와 충맥(衝脈)이 만나는 혈로서 또한 장위(腸胃)를 조절하여 다스리는 작용이 있다.

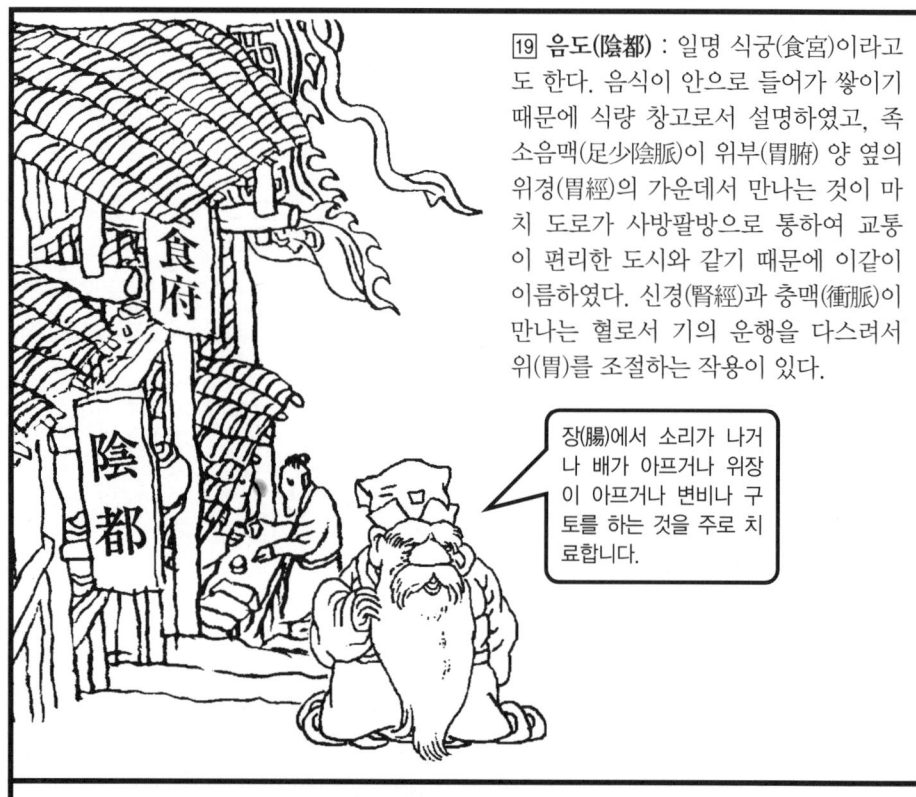

⑲ 음도(陰都) : 일명 식궁(食宮)이라고도 한다. 음식이 안으로 들어가 쌓이기 때문에 식량 창고로서 설명하였고, 족소음맥(足少陰脈)이 위부(胃腑) 양 옆의 위경(胃經)의 가운데서 만나는 것이 마치 도로가 사방팔방으로 통하여 교통이 편리한 도시와 같기 때문에 이같이 이름하였다. 신경(腎經)과 충맥(衝脈)이 만나는 혈로서 기의 운행을 다스려서 위(胃)를 조절하는 작용이 있다.

장(腸)에서 소리가 나거나 배가 아프거나 위장이 아프거나 변비나 구토를 하는 것을 주로 치료합니다.

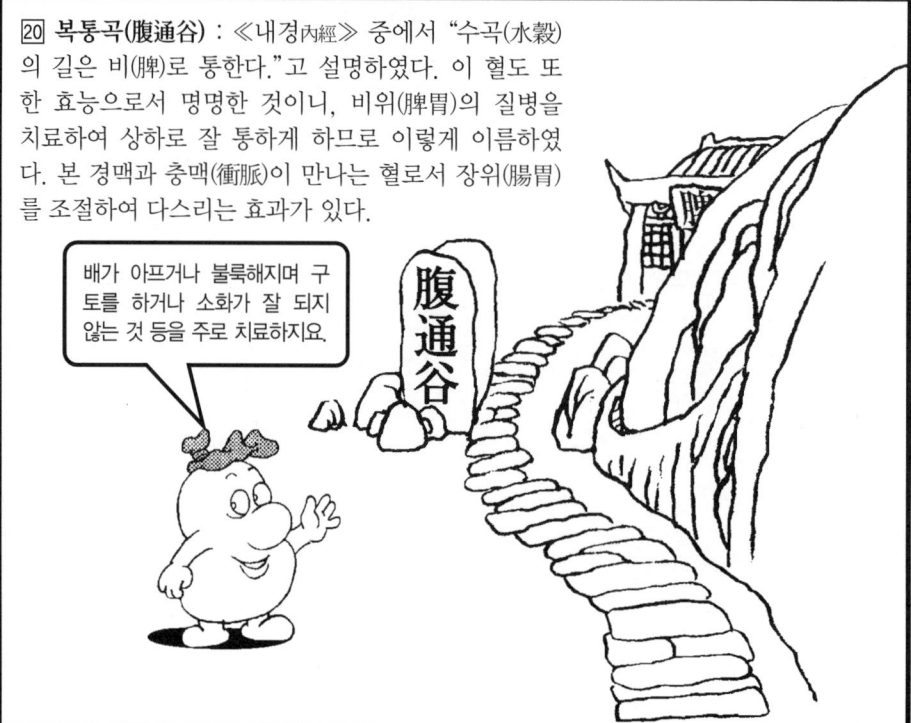

⑳ 복통곡(腹通谷) : 《내경內經》 중에서 "수곡(水穀)의 길은 비(脾)로 통한다."고 설명하였다. 이 혈도 또한 효능으로서 명명한 것이니, 비위(脾胃)의 질병을 치료하여 상하로 잘 통하게 하므로 이렇게 이름하였다. 본 경맥과 충맥(衝脈)이 만나는 혈로서 장위(腸胃)를 조절하여 다스리는 효과가 있다.

배가 아프거나 불룩해지며 구토를 하거나 소화가 잘 되지 않는 것 등을 주로 치료하지요.

21 **유문(幽門)** : 유(幽)는 안으로 감추어진 것이다. 위(胃)의 윗구멍이 유문(幽門)이며* 혈이 그 곳에 위치하므로 이렇게 이름하였다. 족소음(足少陰)의 기가 여기에서 배에서부터 가슴으로 들어가니 숨은 곳에서 나오게 된다. 신경(腎經)과 충맥(衝脈)이 만나는 혈로서 장위(腸胃)를 조절하여 다스리는 효과가 있다.

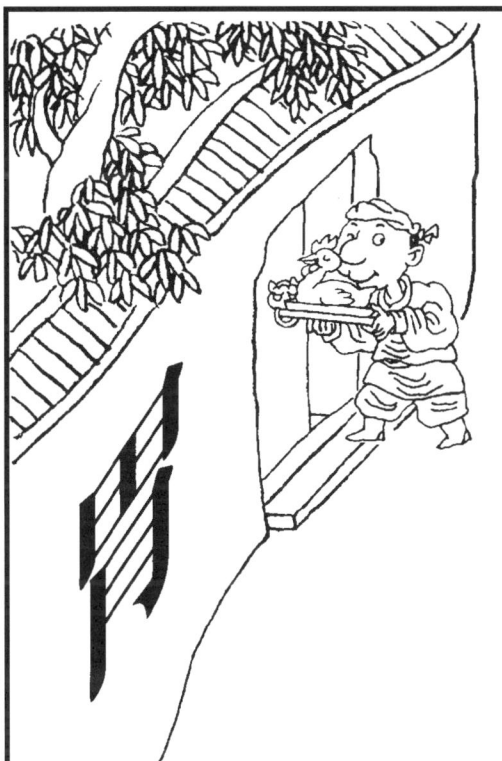

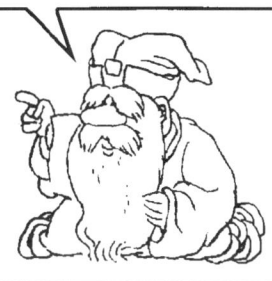

배가 아프거나 불룩해지며 소화가 잘 되지 않고 구토와 설사를 하며 속이 울렁거리는 것 등을 주로 치료합니다.

22 **보랑(步廊)** : 보(步)는 천천히 걷는 것이며, 랑(廊)은 돌아가는 길을 가리킨다. 신경(腎經)의 맥기(脈氣)가 여기에 이르러 천천히 돌아가는데 마치 가슴의 회랑으로 들어가는 것 같으므로 이렇게 이름하였다. 폐기(肺氣)를 펴서 기를 다스리는 효능이 있어서 기침을 하거나 숨을 헐떡이거나 가슴과 옆구리가 그득해지거나 구토를 하고 납매병(納呆病)*이 있는 것 등을 주로 치료한다.

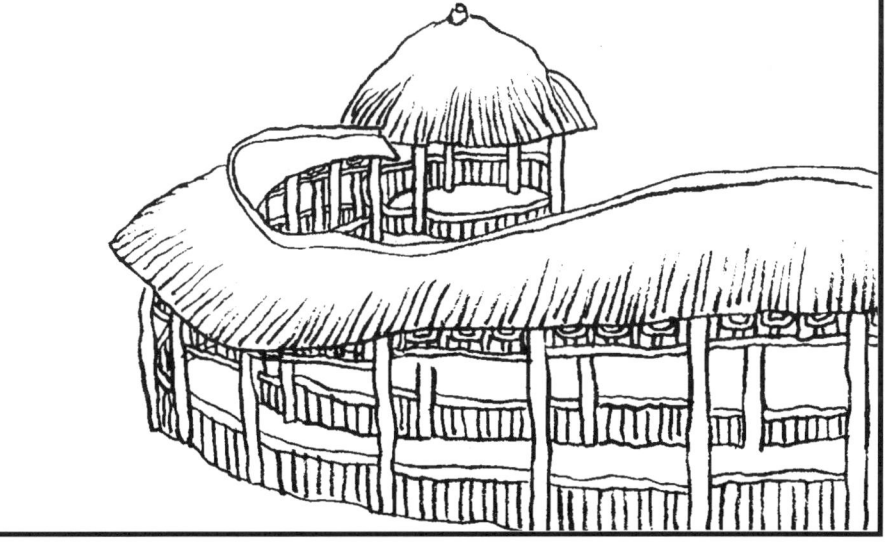

제8경 족소음신경

【역주】

위의 윗구멍은 분문이며, 유문은 아랫구멍이 있는 듯하다.
납매병(納呆病) : 위(胃)가 음식을 받아들이는 기능이 잘 안되어 먹은 것이 소화되지 않고 뱃속이 항상 더부룩하며 식욕이 없고 윤택이 나쁜 것을 말한다.

23 **신봉(神封)** : 봉(封)은 경계를 가리킨다. 이 혈은 가슴의 옆에 위치하여 심장과 가까운데, 심(心)은 신명(神明; 정신활동)을 주관하기 때문에 이같이 이름하였다. 폐기(肺氣)를 펴서 기를 다스리고 마음을 편안히 하여 정신을 안정시키는 효과가 있다. 가슴이 아프거나 기침을 하거나 숨을 헐떡이거나 가슴과 옆구리가 그득하거나 유방에 종기가 나는 것[乳癰]* 등을 주로 치료한다.

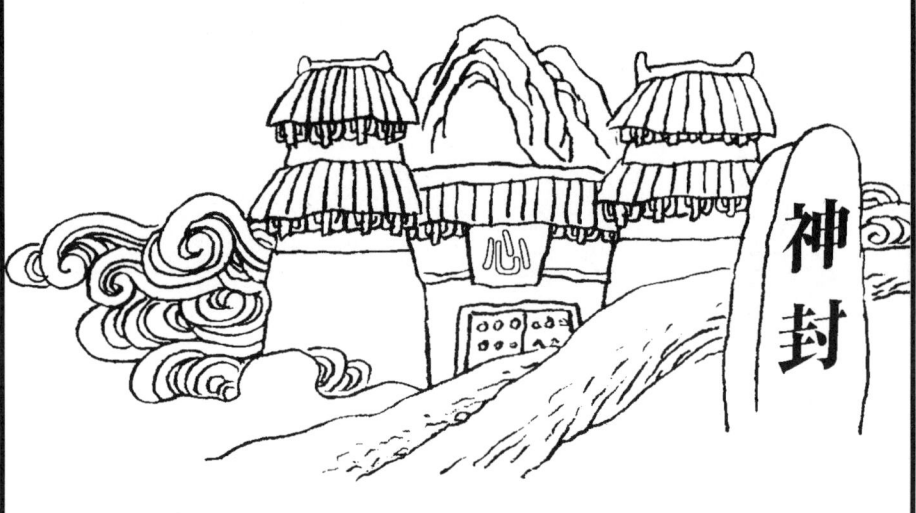

24 **영허(靈墟)** : 이 혈은 심신(心神)이 거처하는 옥당혈(玉堂穴)과 평행하므로 '영(靈)'이라 하였으며, 허(墟)는 큰 흙산으로 높고 큰 것을 이른다. 혈이 가슴의 튀어나온 부분에 위치하므로 '허(墟)'라 하였으며 합하여 영허(靈墟)라고 이름하였다. 효능과 주치(主治)는 위와 같다.

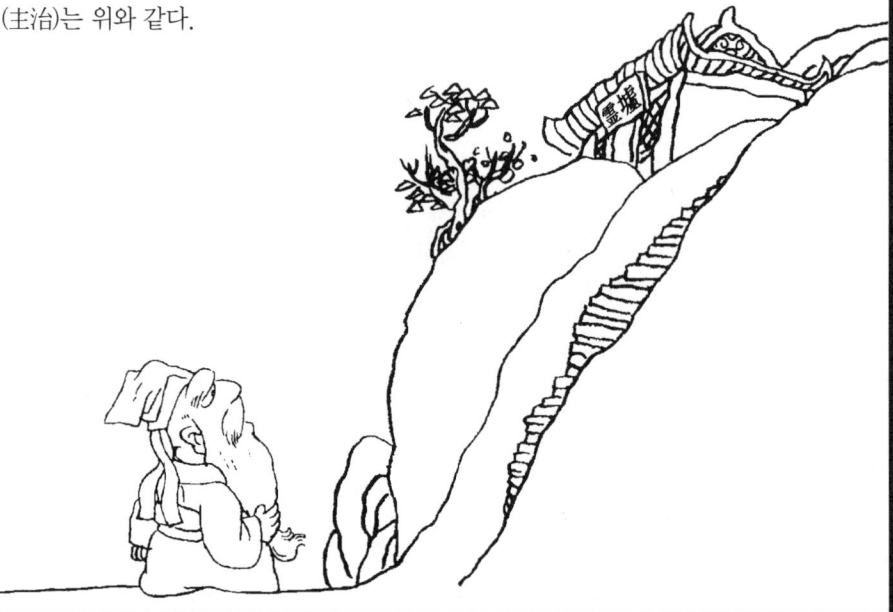

【역주】

유옹(乳癰) : 유방(乳房) 안으로 종기가 생겨 고름이 차는 것을 말한다.

25 **신장(神藏)** : 이 혈은 심장에 가깝고 자궁혈(紫宮穴)의 옆에, 영허혈(靈墟穴)의 위에 있어서 마치 신령(神靈)이 안으로 지키면 편안히 거처할 수 있는 것과 같으므로 이렇게 이름하였다. 가슴을 풀어주고 기의 운행을 도와 거스르는 것을 내려서 천증(喘症)을 가라앉히는 효능이 있다. 기침을 하거나 숨을 헐떡이거나 가슴이 아프면서 구토를 하거나 가슴이 답답하거나 입맛이 없는 것 등을 주로 치료한다.

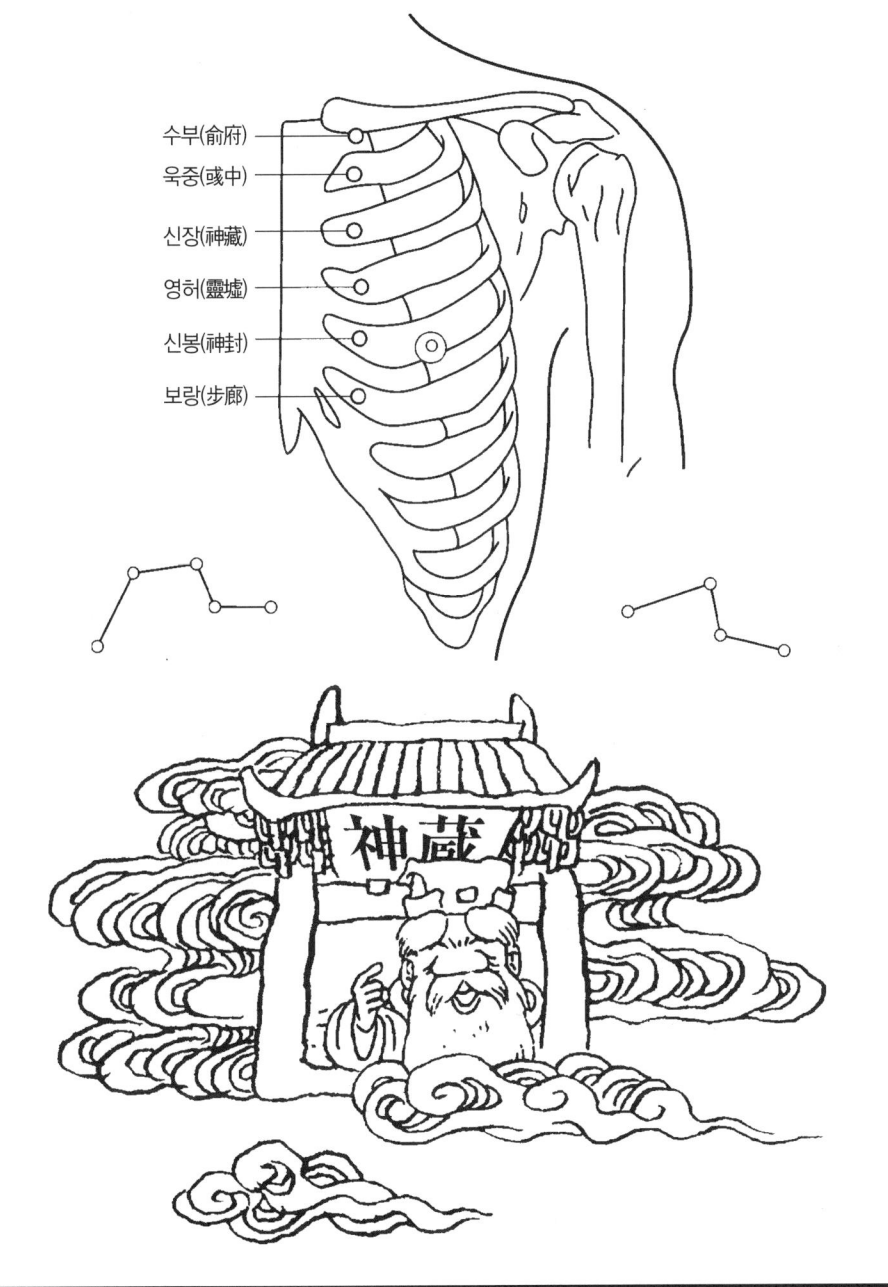

26 **욱중(彧中)** : 욱(彧)은 번성하고 무성한 것을 말한다. 이 혈은 임맥(任脈)의 화개혈(華蓋穴)과 평행하고 신장혈(神藏穴)의 위에 위치하여, 신명(神明)이 안에서 잘 간직되면 그 속에서 번성하기 때문에 이같이 이름하였다. 가슴을 풀어주고 기의 운행을 다스려서 기침을 가라앉히고 담을 없애는 효과가 있다. 기침을 하거나 숨을 헐떡이거나 담이 막히거나 가슴과 옆구리가 그득하거나 입맛이 없는 것 등을 주로 치료한다.

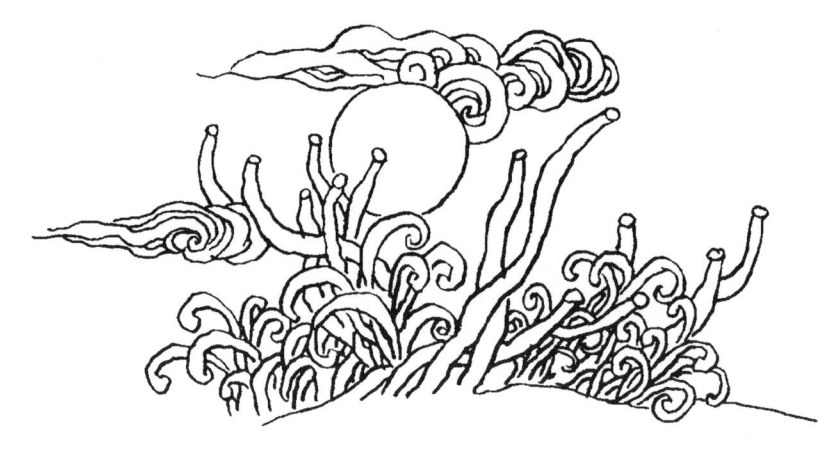

27 **수부(俞府)** : 수(俞)는 옮기는 것이며 부(府)는 창고를 가리킨다. 신경(腎經)의 맥이 혈(血)의 신령한 운행에 의지하여 다리로부터 가슴에 이르러 이곳에 모여들기 때문에 이같이 이름하였다. 폐기(肺氣)를 펴서 기의 운행을 다스리는 작용이 있으며, 기침을 하거나 숨을 헐떡이거나 가슴이·아픈 것 등을 주로 치료한다.

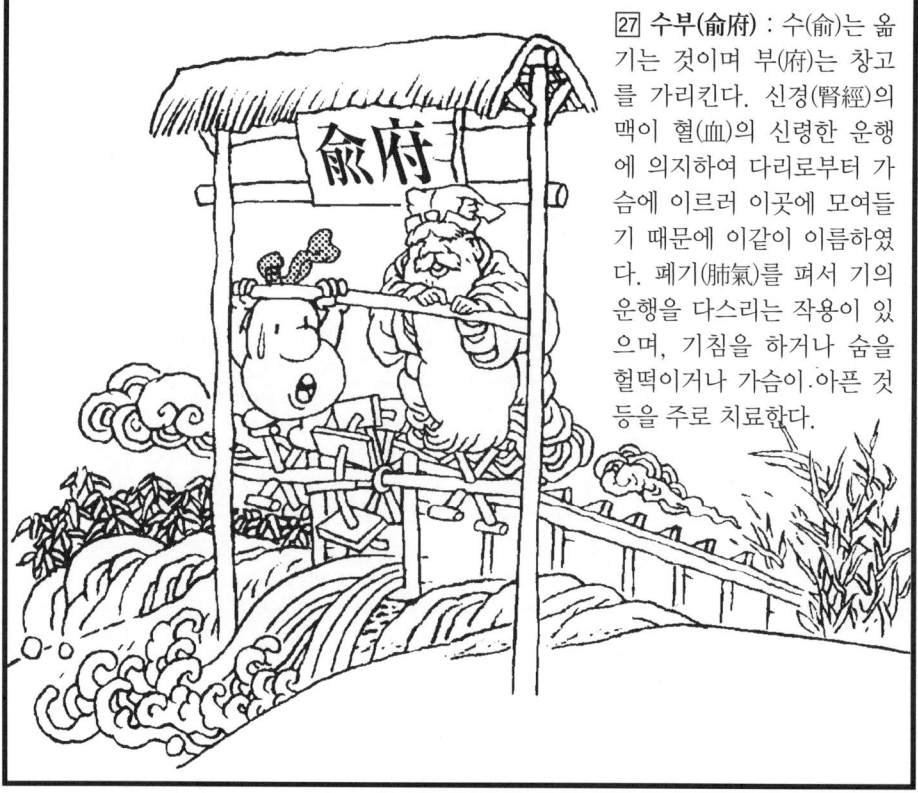

제9경 수궐음심포경(手厥陰心包經)

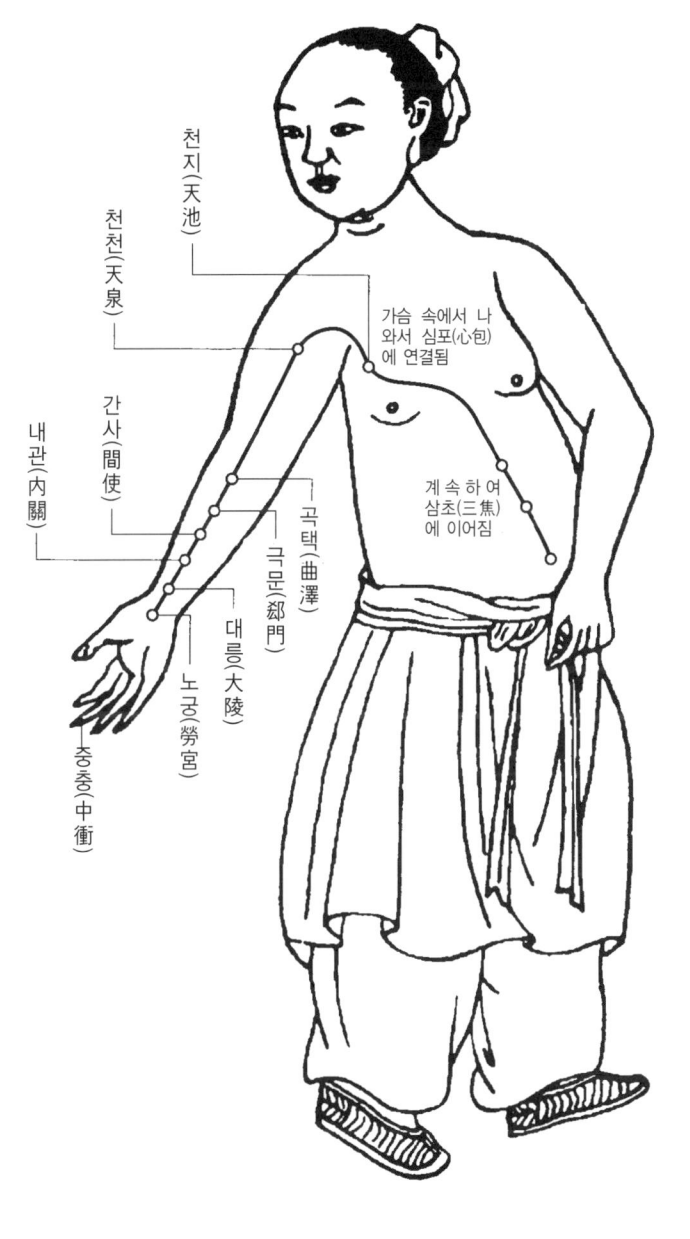

제3장 십사경

1 **천지(天池)** : 이 혈은 갈비뼈 사이 연못처럼 움푹 들어간 곳에 위치하는데, 사람이 하늘과 서로 응하여 허리 이상이 하늘에 해당하므로 천지(天池)라 이름하였다. 심포락(心包絡), 삼초(三焦), 담(膽)과 간(肝)의 여러 경맥이 만나는 혈로서 가슴을 풀어주고 기의 운행을 다스리며 마음을 편안하게 하여 정신을 안정시키는 효능이 있다. 가슴이 아프거나 답답하며 옆구리가 아프거나 겨드랑이 아래가 붓고 아픈 것 등을 주로 치료한다.

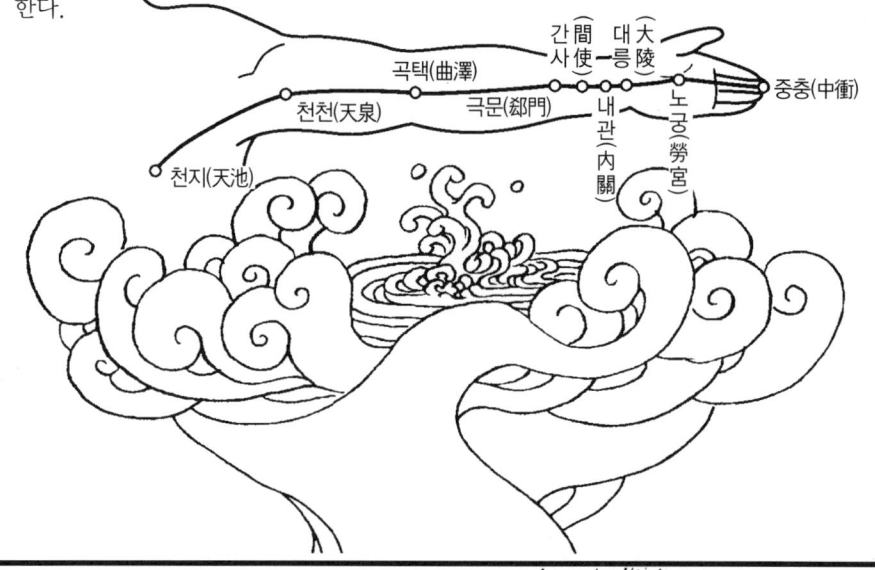

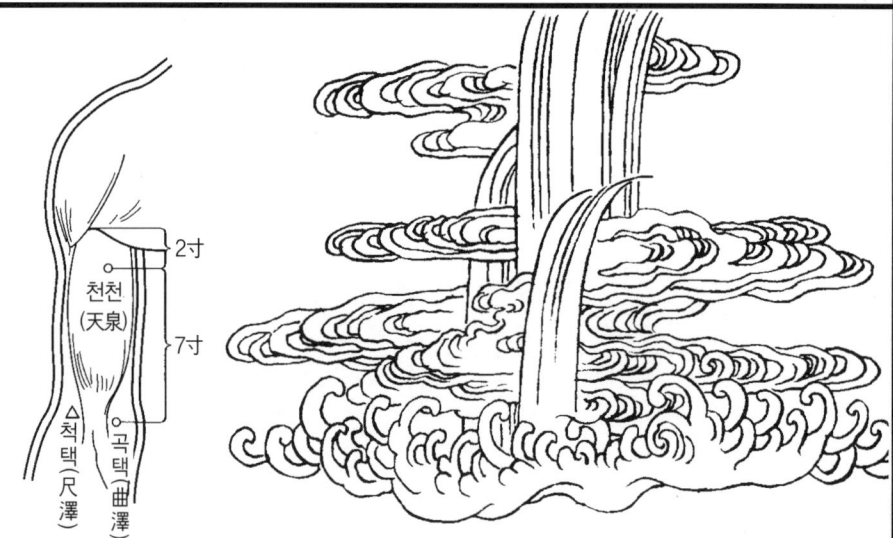

2 **천천(天泉)** : 상부가 천(天)이니 이 혈은 위로 천지혈(天池穴)의 기를 이어받아 위 팔뚝에 위치하고 있으며 수소음심경(手少陰心經)의 극천혈(極泉穴)과 수태음폐경(手太陰肺經)의 천부혈(天府穴)과 가까이 접해 있으므로 이렇게 이름하였다. 근(筋)을 잘 움직이고 경락을 소통시키는 효능이 있으며, 가슴이 아프거나 옆구리가 불룩해지거나 기침을 하거나 흉벽과 팔 안쪽이 아픈 것 등을 주로 치료한다.

3 **곡택(曲澤)** : 혈이 합수혈(合水穴)에 속하며 바로 팔꿈치 안쪽에 위치하여 조금 팔꿈치를 구부리면 혈을 잡을 수 있고, 또 척택혈(尺澤穴)과 평행하기 때문에 이렇게 이름하였다. 심포락(心包絡)의 합혈(合穴)로서 열을 내리고 답답함을 없애며 근(筋)을 부드럽게 하고 혈(血)이 잘 소통되도록 하는 효능이 있다. 가슴이 아프거나 두근거리며 열병으로 번조(煩躁)가 있거나 위(胃)가 아프고 구토를 하는 것 등을 주로 치료한다.

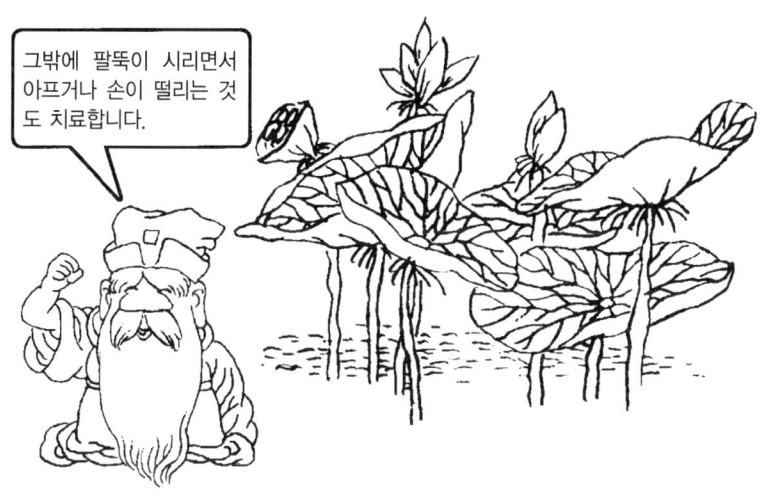

4 **극문(郄門)** : 극(郄)은 곧 구멍이나 틈을 말하니 기혈(氣血)이 모이는 곳이다. 이 혈은 수궐음경(手厥陰經)의 극혈(郄穴)로서 팔꿈치 앞쪽에 두 근육이 갈라지는 사이에 있어서 그 혈이 깊고 크기 때문에 이같이 이름하였다. 정신을 편안하게 하며 기혈(氣血)을 다스려 조화롭게 하는 효능이 있다. 가슴이 아프거나 두근거리며 코피나 피를 토하거나 기침할 때 피를 뱉으며 오금 부위가 아프거나 뿌리가 깊은 종기가 생기거나 간질병(癎疾病) 등의 증상을 주로 치료한다.

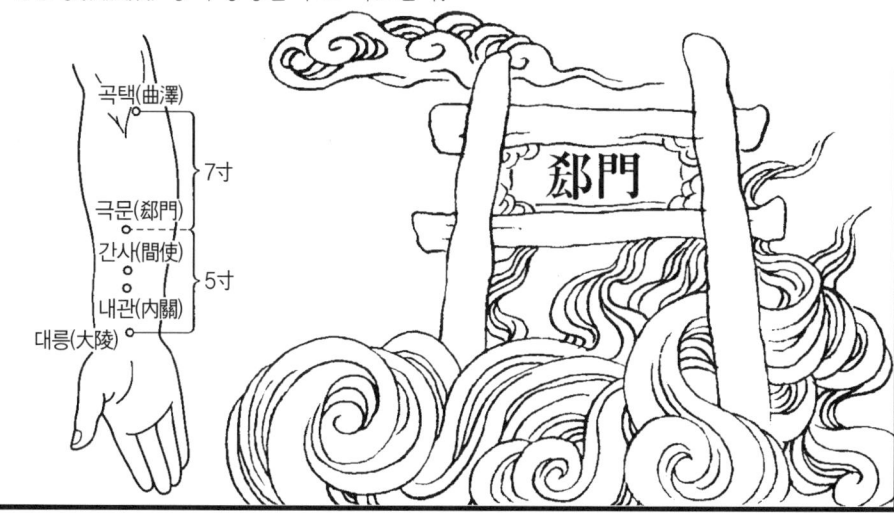

5 **간사(間使)** : 간(間)은 틈을 말하며 사(使)는 명령을 수행하는 자를 말한다. 간사(間使)는 마치 임금과 재상이 함께 정치를 행하여 도(道)를 실행하는 것과 같다. 이 혈은 또한 '귀로(鬼路)'라고 부르는데 "귀신이 그 사이로 지나다니는 것 같음"을 비유한 것이다. 그래서 이렇게 이름하였다. 정신이 이상해지거나 화병으로 잘 긴장하고 놀라는 것 등을 주로 치료한다. 심포락(心包絡)의 경혈(經穴)로서 담(痰)을 없애고 공규(孔竅)를 열며 심기(心氣)를 길러서 정신을 안정시키는 효과가 있다.

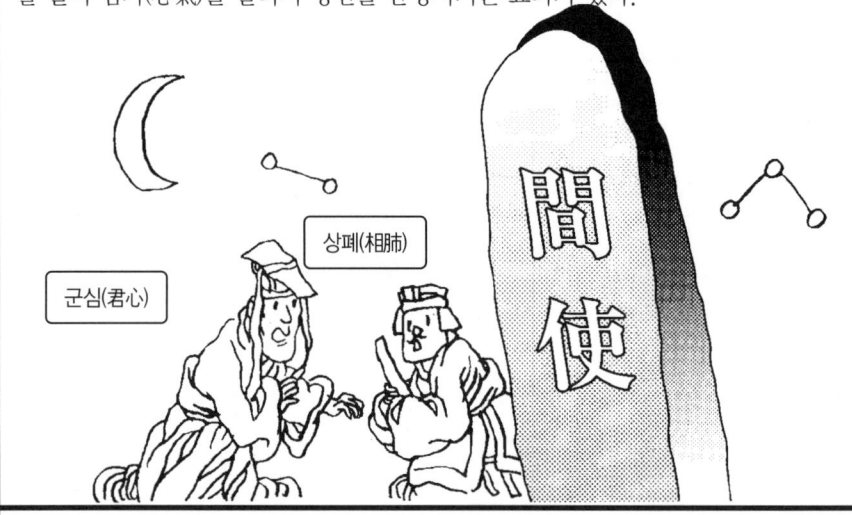

6 **내관(內關)** : 이 혈은 맥을 살피는 관 부위와 가까이 있으면서 외관혈(外關穴)과 서로 응하므로 이렇게 이름하였다. 심포락(心包絡)의 낙혈(絡穴)로서 삼초경(三焦經)으로 갈라져 가고, 또한 팔맥교회혈(八脈交會穴)의 하나로서 양유맥(陽維脈)과 통한다. 정신을 안정시키고 마음을 편안하게 하며 통증을 가라앉히고 기를 조절하는 효능이 있다. 가슴이 아프거나 두근거리며 가슴이 답답하고 옆구리가 아프며 위가 아프거나 울렁거리며 구토와 딸꾹질을 하거나 전광병(癲狂病)이나 간질병(癎疾病)이 있거나 잠을 제대로 자지 못하거나 열병으로 번조증이 있거나 학질이나 팔꿈치가 뒤틀리면서 아픈 것 등을 주로 치료한다.

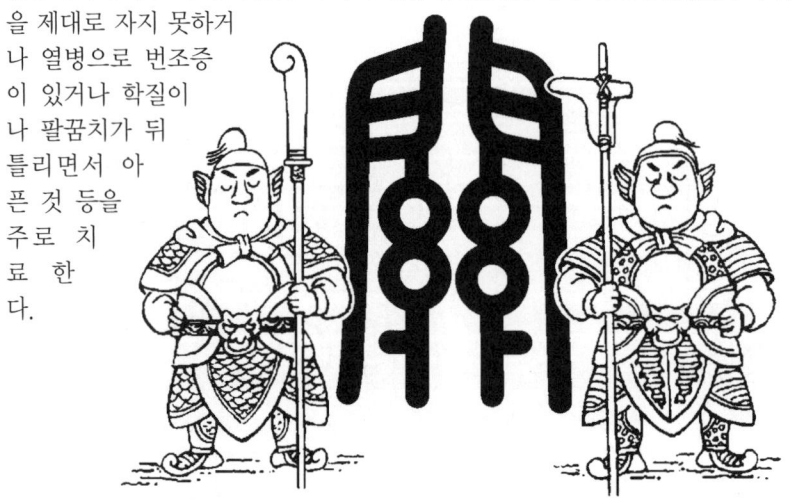

7 대릉(大陵) : 대(大)는 크고 높다는 뜻이다. 이 혈은 손바닥 뒤로 엄지손가락의 뿌리 부위에서 두 뼈가 만나는 자리의 언덕 아래에 있어서 언덕의 상을 가지고 있기 때문에 이같이 이름하였다. 심포경(心包經)의 수혈(腧穴)이며 또한 본 경락의 원혈(原穴)이고 효능은 내관혈(內關穴)과 같다. 가슴이 아프거나 두근거리며 위가 아프고 구토를 하며 전광병(癲狂病)이나 간질병(癎疾病)이나 가슴이 답답하거나 옆구리가 아프거나 자주 놀라 두근거리며 잠을 자지 못하며 번조가 있고 입에서 냄새가 나는 것 등을 주로 치료한다.

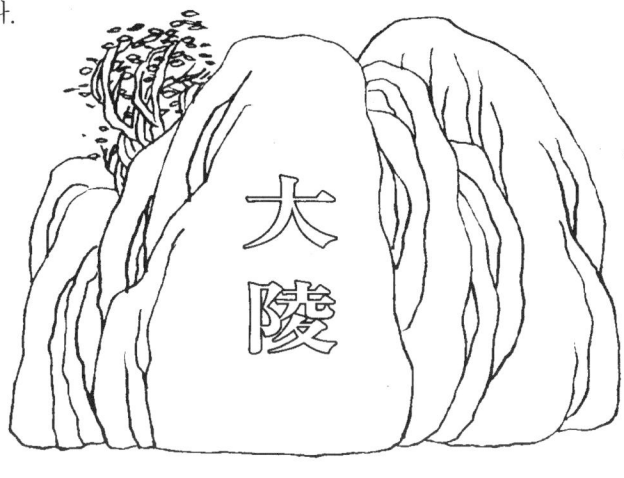

8 노궁(勞宮) : 노(勞)는 힘든 일을 계속하는 것을 가리키며, 궁(宮)은 중요한 자리를 가리키고 한편으로 중앙을 의미한다. 손은 힘든 일을 많이 맡고 있는데 혈이 손바닥 가운데 있으므로 이렇게 이름하였다. 심포락(心包絡)의 형혈(滎穴)로서 공규(孔竅)를 열고 정신을 일깨우는 효과가 있다. 가슴이 아프거나 전광병(癲狂病)이나 간질병(癎疾病)이나 입 안에 부스럼이 생기거나 아장풍(鵝掌風)*이 있거나 구토를 하거나 번위증(翻胃症) 등이 있는 것을 주로 치료한다.

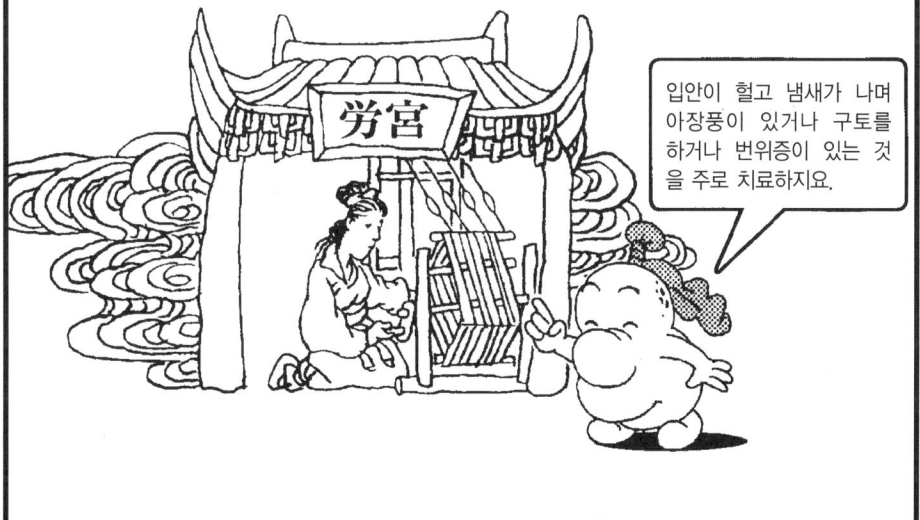

[역주]

아장풍(鵝掌風) : 손바닥에 생기는 피부병으로 처음에는 작은 물집이 진해 가렵다가 물집이 터지면서 하얀 껍질이 벗겨져 미늘 같은 것이 떨어지며 오래되면 두꺼워지고 갈라져 아프게 된다.

⑨ **중충(中衝)** : 이 경맥(經脈)의 기가 가운데 길로 가다가 똑바로 가운데 손가락의 끝 부위에 이르므로 이같이 이름하였다. 심포경(心包經)의 정혈(井穴)로서 심(心)의 낙맥(絡脈)을 소통시키고 정신과 공규(孔竅)를 열고 양기를 회복시켜 궐기(厥氣)*가 거슬러 오르는 것을 막는 효능이 있다.

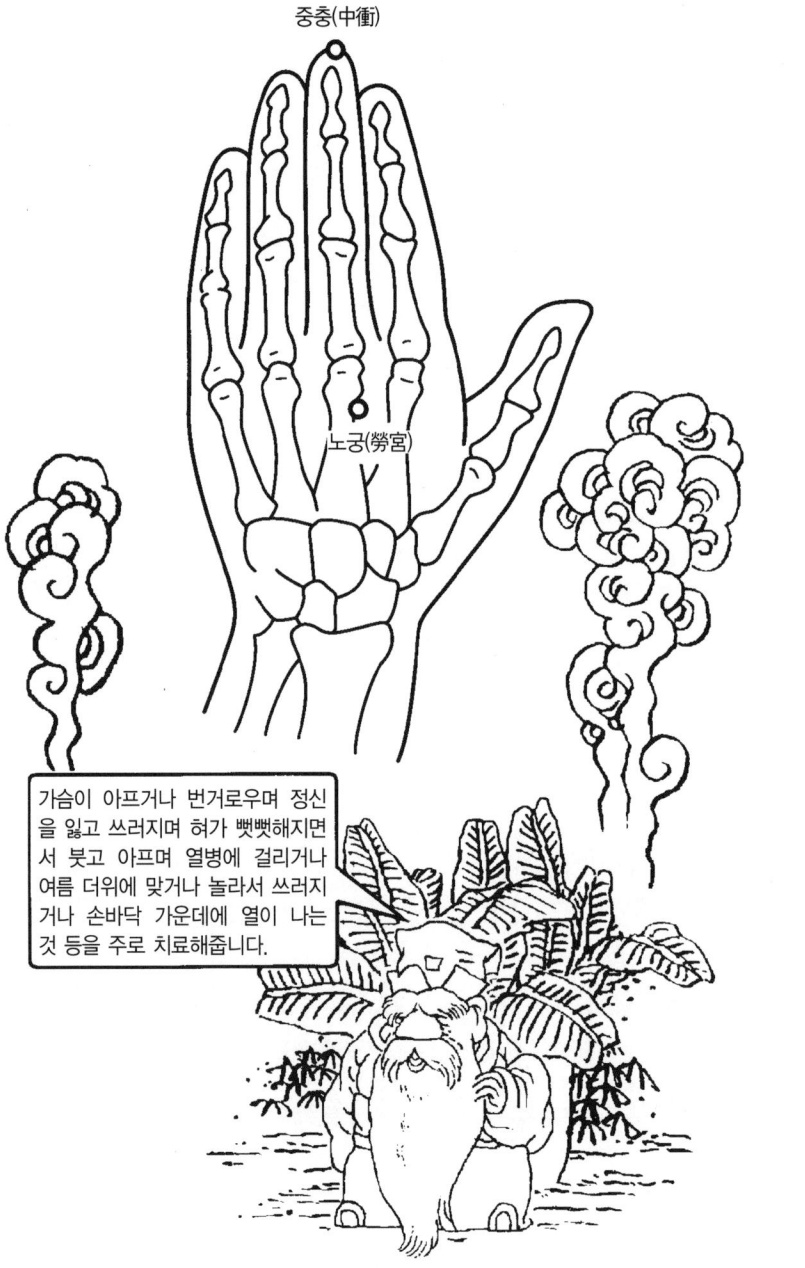

가슴이 아프거나 번거로우며 정신을 잃고 쓰러지며 혀가 뻣뻣해지면서 붓고 아프며 열병에 걸리거나 여름 더위에 맞거나 놀라서 쓰러지거나 손바닥 가운데에 열이 나는 것 등을 주로 치료해줍니다.

【역주】
궐기(厥氣) : 손발을 싸늘하게 하며 정신을 잃게 만드는 차가운 음기(陰氣)를 말함.

제10경 수소양삼초경(手少陽三焦經)

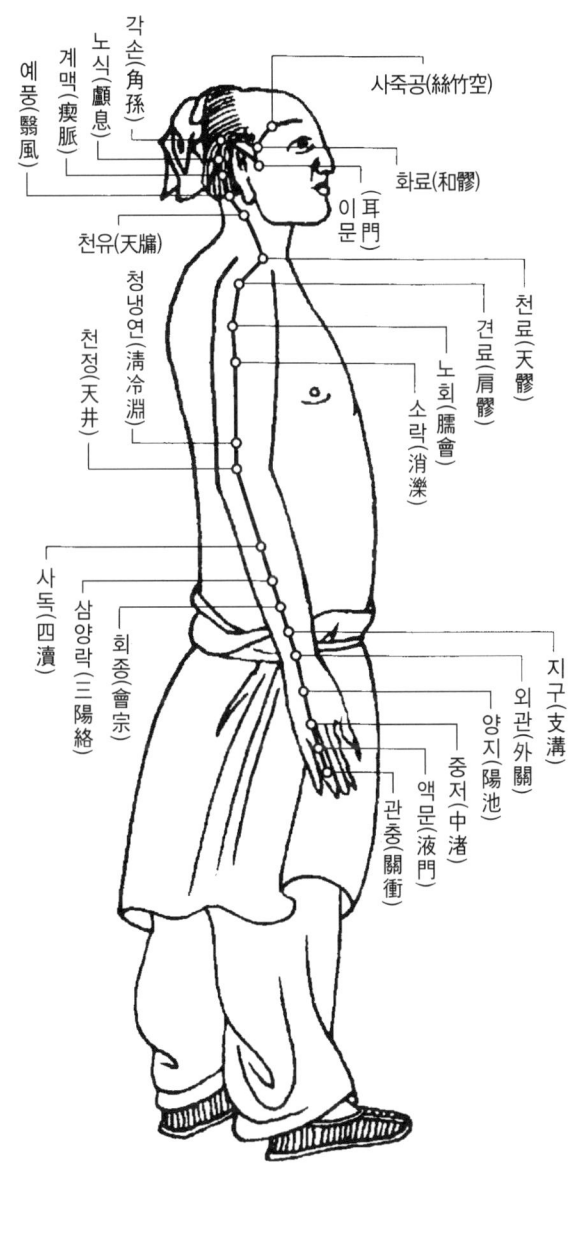

1 **관충(關衝)** : 충(衝)은 요충지로 한의학에서는 문(門), 호(戶), 관(關) 등으로 경기(經氣)의 출입 장소를 비유한다. 이 혈은 삼초경(三焦經)의 정혈(井穴)로서 그 효능이 삼초(三焦)의 열을 다 내리고 정신을 일깨워서 공규(孔竅)를 여는 것이다. 그래서 관충(關衝)이라 이름하였다.

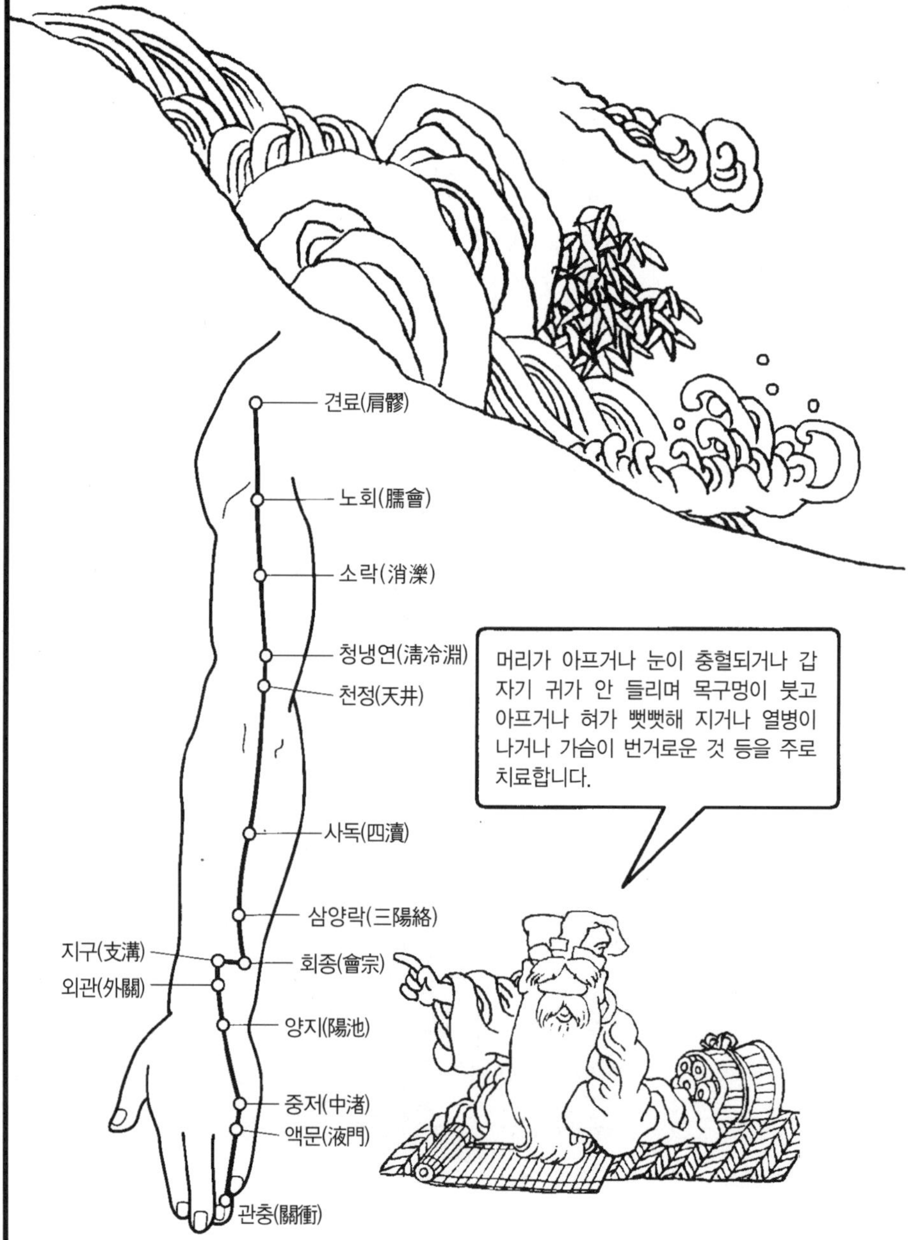

- 견료(肩髎)
- 노회(臑會)
- 소락(消濼)
- 청냉연(淸冷淵)
- 천정(天井)
- 사독(四瀆)
- 삼양락(三陽絡)
- 지구(支溝)
- 회종(會宗)
- 외관(外關)
- 양지(陽池)
- 중저(中渚)
- 액문(液門)
- 관충(關衝)

> 머리가 아프거나 눈이 충혈되거나 갑자기 귀가 안 들리며 목구멍이 붓고 아프거나 혀가 뻣뻣해 지거나 열병이 나거나 가슴이 번거로운 것 등을 주로 치료합니다.

2 **액문(液門)** : 액(液)은 수기(水氣)를 가리키며 문(門)은 출입하는 곳이다. 이 혈은 수소양삼초경(手少陽三焦經)의 형수혈(滎水穴)이며, 삼초(三焦)는 결독(決瀆)*의 관(官)으로서 체내 수액대사를 조절한다. 맥이 삼초(三焦)에 속하고 혈이 수성(水性)이어서 수기(水氣)가 출입하는 문호가 되기 때문에 이렇게 이름하였다. 열을 내리고 화기(火氣)를 없애며 정신을 편안하게 하여 지(志)를 안정시키는 효과가 있다.

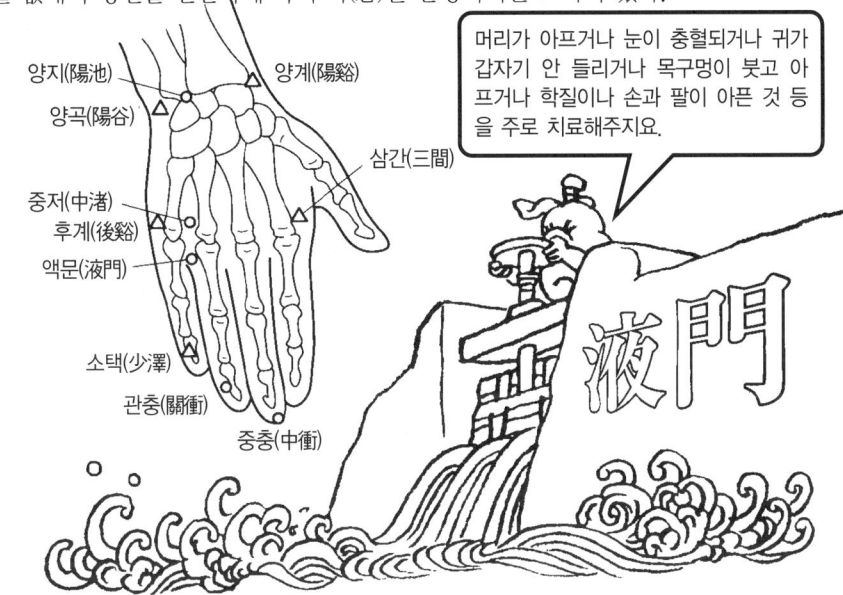

3 **중저(中渚)** : 저(渚)는 강 가운데에 있는 작은 섬을 말하니, 삼초(三焦)의 물길이 강과 비슷하고 혈(穴)이 그 속에 섬처럼 놓여 있기 때문에 '중저(中渚)'라고 이름하였다. 본 경맥의 수혈(腧穴)로서 열을 내리고 공규(孔竅)를 열며 근육의 긴장을 풀고 혈(血)을 소통시키는 효과가 있다.

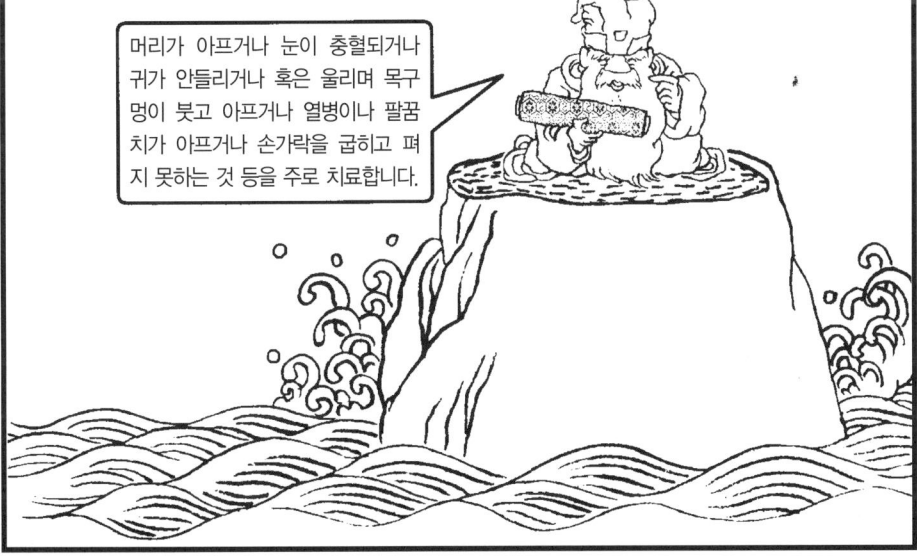

4 양지(陽池) : 움푹 들어간 것을 지(池)라 하니, 이 혈은 바로 손목뼈의 지(池)처럼 움푹 들어간 곳에 위치하며, 손등은 양(陽) 부위인데 이 혈이 또한 양경(陽經)에 속하므로 이렇게 이름하였다. 삼초(三焦)경의 원혈(原穴)로서 폐기(肺氣)를 펴서 해표(解表)하고 공규(孔竅)를 열어 눈과 귀를 밝게 하며 근육의 긴장을 풀어 관절이 잘 돌아가게 하는 효과가 있다. 어깨와 등이 아프거나 손목이 아프거나 학질이거나 귀가 안 들리거나 소갈병(消渴病) 등을 주로 치료한다.

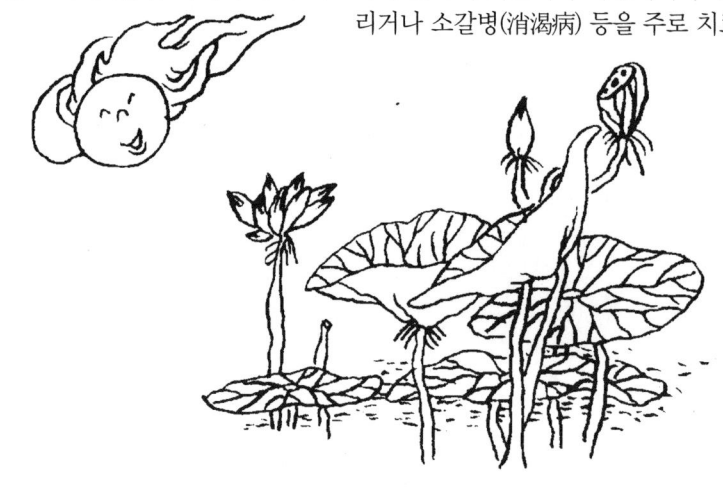

5 외관(外關) : 이 혈은 손등쪽에서 손목 아래로 2촌 떨어진 곳에 있으며 수소양경의 별락으로서 심포경락으로 달려간다. 이 혈은 내관과 상응하면서 바깥쪽에 있기 때문에 외관이라 이름하였다. 팔맥교회혈의 하나로 양유맥(陽維脈)과 통하여, 놀란 것을 가라앉히고 풍사(風邪)를 날려 보내며 경락을 잘 소통시키는 효능이 있다.

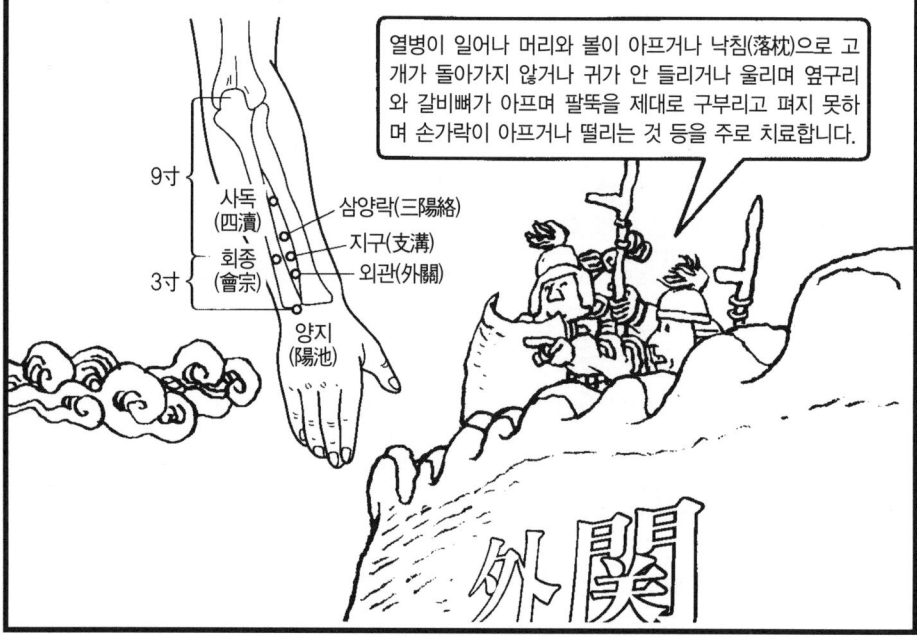

6 **지구(支溝)** : 지(支)는 지(肢; 손발)와 통하며 좁아져 있는 것을 구(溝)라고 한다. 혈(穴)의 위치가 바로 손의 양 근골의 좁은 틈 사이에 있어서 맥기가 지나가는 곳이므로 이렇게 이름하였다. 경맥을 소통시키고 공규(孔竅)를 열며 낙맥(絡脈)을 소통시켜 어혈을 없애고, 장부를 조절하여 다스리는 효과가 있어서 조해혈(照海穴)과 짝을 이루어 변비를 치료한다. 외관혈(外關穴)과 대릉혈(大陵穴)에 배합하면 배가 아픈 변비를 치료할 수 있다.

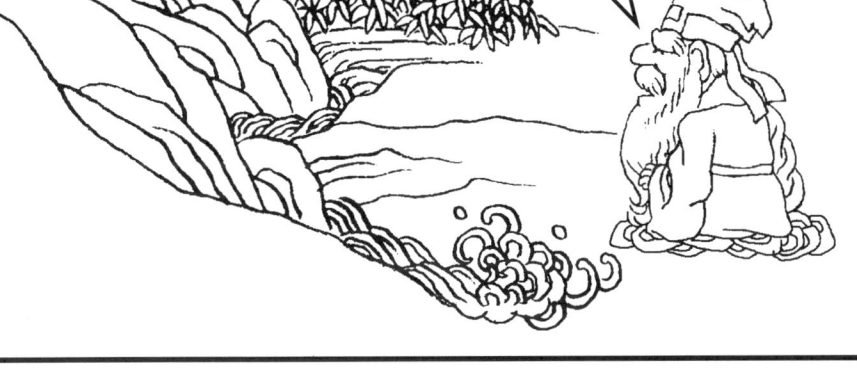

귀가 울리거나 안 들리며 옆구리와 갈비뼈 부위가 아프거나 구토를 하거나 변비가 있으며 열병이 나며 어깨와 등이 시리면서 아프며 갑자기 목소리가 나지 않는 것 등을 주로 치료합니다.

7 **회종(會宗)** : 혈(穴)이 손목 뒤로 3촌 되는 곳의 빈 공간에 있으니 곧 지구혈(支溝穴)에서 척골쪽으로 5푼 떨어진 곳이다. 수소양경(手少陽經)의 극혈(郄穴)로서 경기가 가장 잘 모이는 곳이므로 이렇게 이름하였다. 경락을 잘 소통시키는 작용이 있으며 귀가 멀거나 아프며 간질병이나 팔뚝이 아픈 것 등을 주로 치료한다.

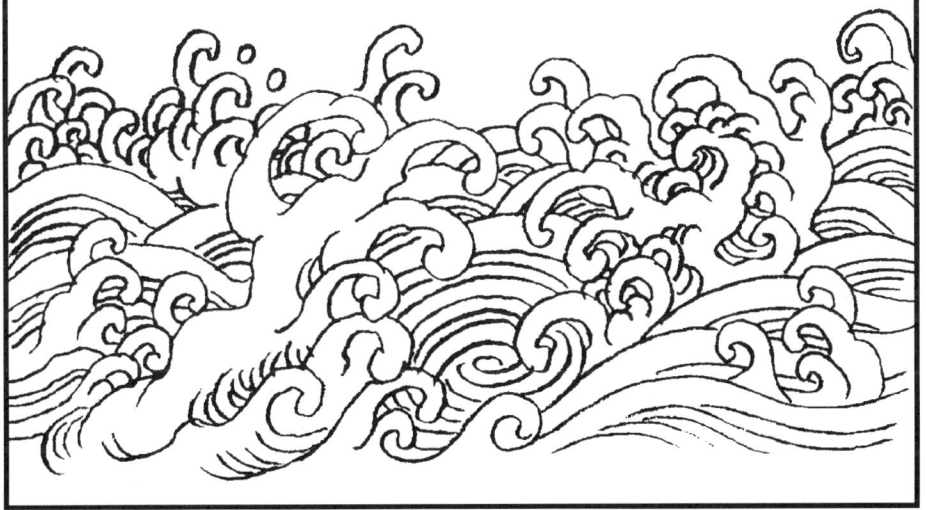

⑧ **삼양락(三陽絡)** : 통간(通間)이라고도 부르는데, 손의 소양(少陽), 태양(太陽), 양명(陽明)의 사이를 통하여 행하고 세 경맥이 모두 양경(陽經)에 속하며, 양 옆 두 경맥의 낙맥(絡脈)이 이 혈과 서로 통하므로 이렇게 이름하였다. 낙맥(絡脈)을 소통시키고 공규(孔竅)를 열며 통증을 가라앉히는 효과가 있다.

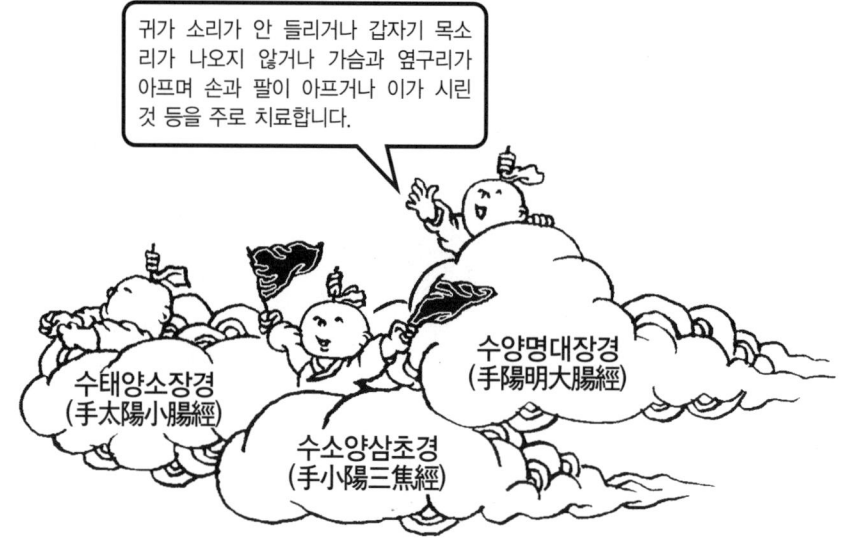

⑨ **사독(四瀆)** : 독(瀆)은 도랑을 말한다. 이 혈의 앞은 삼양락혈(三陽絡穴)이니 곧 가는 물줄기가 모여서 큰 도랑을 형성하는 것과 같다. 옛날에는 강(江), 회(淮), 호(湖), 제(濟) 등을 사독(四瀆)이라 하였고, 삼초(三焦)는 도랑 길을 내는 관직으로서 물길을 담당하므로 삼양락혈(三陽絡穴)의 아래에 한 혈이 감춰져 있는 것이다. 이것을 사독이라 이름하였다. 근육의 긴장을 풀고 낙맥을 소통시키는 작용이 있다. 귀가 잘 안 들리거나 치아가 아프거나 한쪽 머리가 아프거나 갑자기 목소리가 안 나오거나 팔뚝이 아픈 것 등을 주로 치료한다.

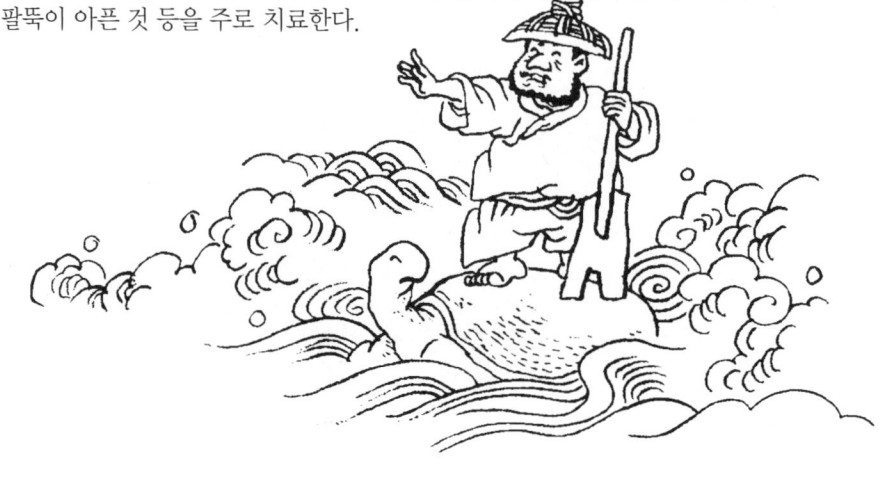

⑩ **천정(天井)** : 이 혈은 팔꿈치를 구부렸을 때 그 뒤쪽의 움푹 들어가는 곳에 있으니 경기(經氣)가 깊이 모이는 곳이며, 허리 윗쪽에 있어 하늘의 위치에 해당한다. 또 천정(天井)이란 별자리에 응한다. 그래서 이렇게 이름하였다. 삼초(三焦)경의 합혈(合穴)로서 열을 내리고 담(痰)을 없애거나 경락을 소통시켜 관절을 잘 움직이게 하는 효과가 있다.

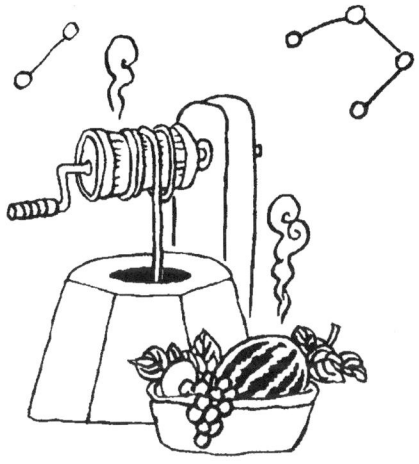

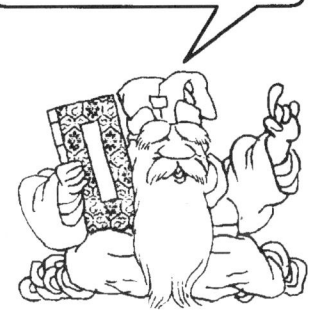

편두통이 있거나 목 주위와 어깨 팔뚝이 아프거나 간질병(癎疾病)* 이나 나력병(瘰癧病), 기영(氣癭) 등을 주로 치료합니다.

⑪ **청냉연(淸冷淵)** : 이 혈(穴)의 이름은 차가운 샘물이 얼어붙는 의미를 형용한 것이니, 이름을 통해 그 의미를 새겨보면 모든 열독(熱毒)의 병에 이 혈을 선택할 수 있다. 여기서는 그 주치(主治)와 효능으로 명명한 것이다. 뭉친 열을 밖으로 끌어내 풀어버리며 근육의 긴장을 풀어주고 낙맥을 소통시키는 효능이 있다. 어깨와 팔이 아파서 들지 못하거나 편두통 등을 주로 치료한다.

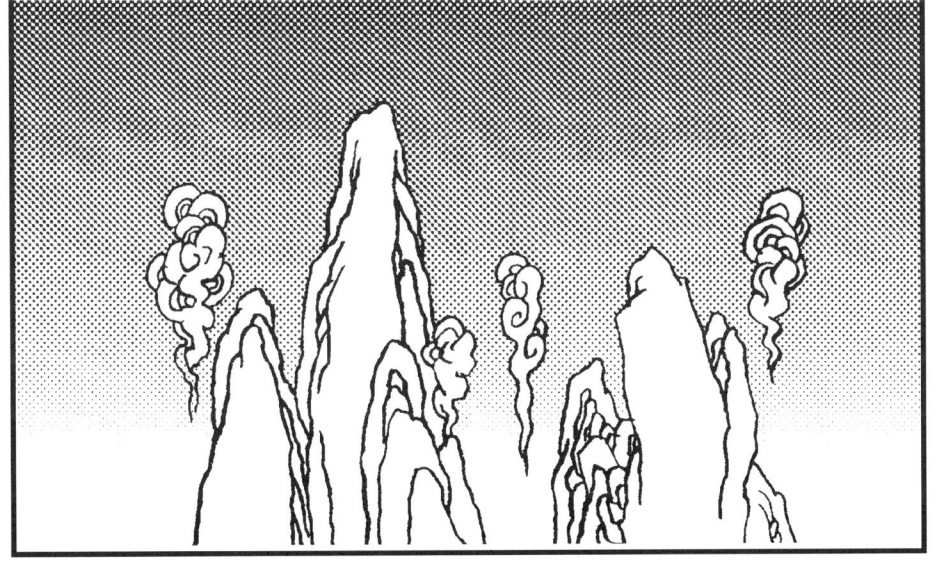

【역주】

간질병(癎疾病) : 갑자기 몸을 뒤틀거나 까무러치는 따위의 증상을 일으키는 질환. 간증, 간질, 전간 등.

제10경 수소양삼초경

12 **소락(消濼)** : 소(消)는 흩어버리는 것이다. 락(濼)은 열이 진액을 말리는 것을 이르며 또한 사기(邪氣)가 머물러있어 잘 제거되지 않는다는 의미도 있다. 이 혈(穴)에 침을 놓아서 위에서 말한 질환을 풀어서 없애기 때문에 이같이 이름하였다. 경락을 잘 소통시키며 삼초(三焦)의 열을 내리는 효과가 있다.

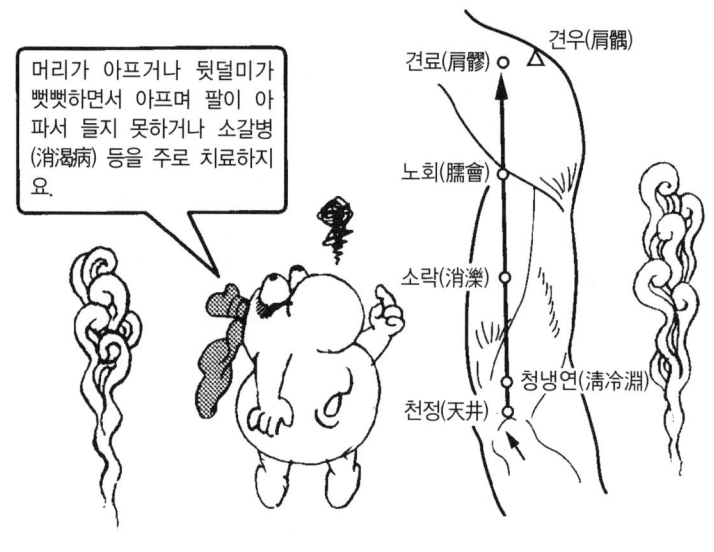

13 **노회(臑會)** : 이 혈은 팔의 뒤쪽에서 삼초(三焦)경과 양유맥(陽維脈)이 만나는 곳이므로 이렇게 이름하였다. 경락을 소통시키는 작용이 있으며 기영(氣癭)이나 어깨와 팔뚝이 아프거나 목이 뻣뻣하면서 아픈 것 등을 주로 치료한다.

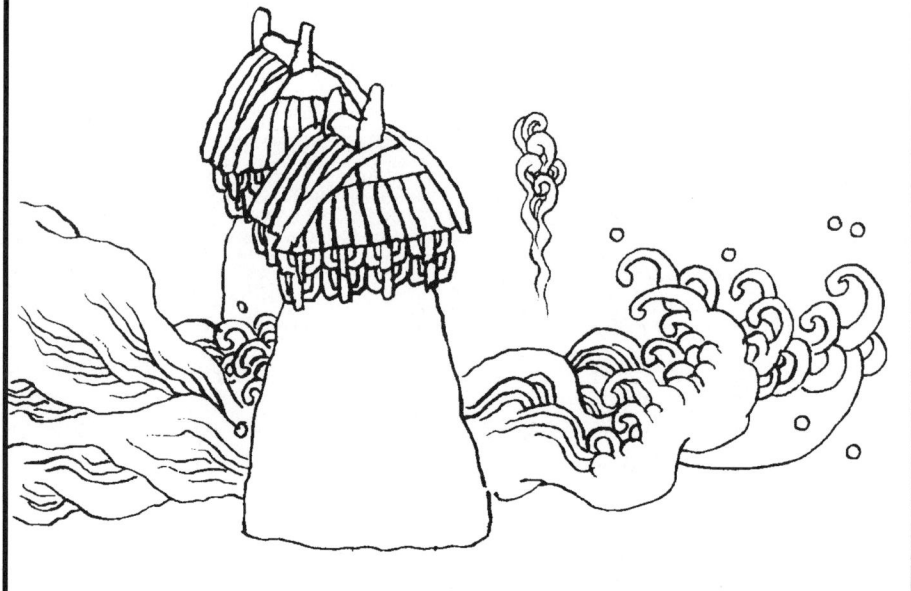

14 **견료(肩髎)** : 요(髎)는 틈을 말하는데 혈이 어깨 위쪽 끝의 들어간 자리에 있기 때문에 이렇게 이름하였다. 긴장된 근육을 풀어서 관절의 움직임을 원활하게 하는 작용이 있다.

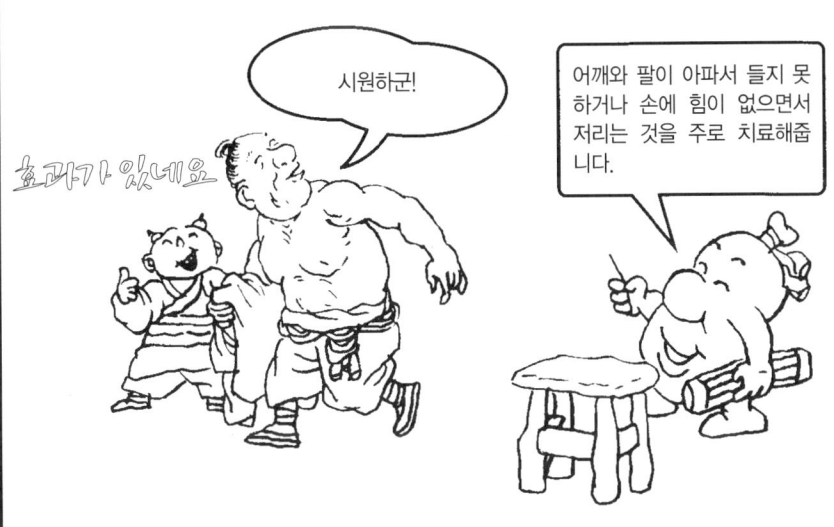

15 **천료(天髎)** : 천(天)은 위쪽이나 머리를 가리키고, 요(髎)는 뼈에 난 구멍을 가리킨다. 이 혈(穴)은 바로 견갑골 위에 움푹 들어간 곳에 있는데 흉곽이 몸의 상반 부위에 있어서 하늘에 비유되므로 이렇게 이름하였다. 본 경맥과 족소양담경(足少陽膽經) 및 양유맥(陽維脈)이 만나는 혈(穴)로서 근육의 긴장을 풀어 관절을 잘 돌아가게 하는 작용이 있다. 어깨와 팔이 아프거나 목 주위가 뻣뻣하면서 아픈 것을 주로 치료한다.

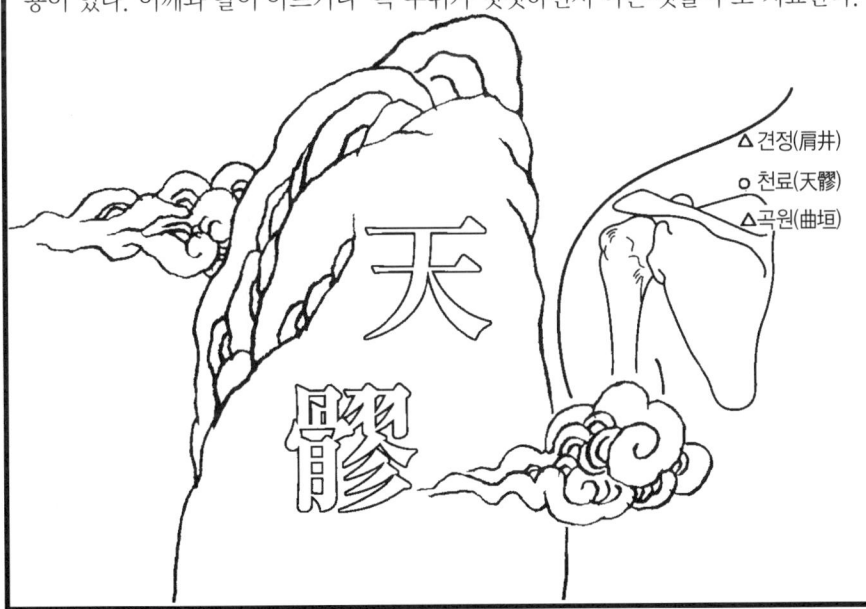

16 **천유(天牖)** : 이 혈은 목 측면에 있다. 상부를 천(天)이라 하고 유(牖)는 문을 가리키니 머리의 공규(孔竅)를 의미한다. 그래서 이렇게 이름하였다. 통증을 멈추고 관절을 잘 움직이게하며 머리를 맑게 하고 눈과 귀를 총명하게 하는 효능이 있다.

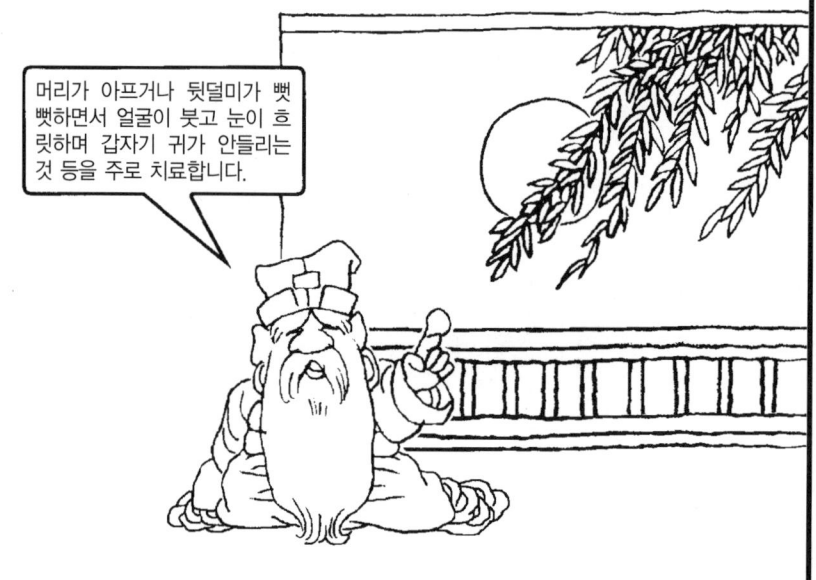

머리가 아프거나 뒷덜미가 뻣뻣하면서 얼굴이 붓고 눈이 흐릿하며 갑자기 귀가 안들리는 것 등을 주로 치료합니다.

17 **예풍(翳風)** : 예(翳)는 감추고 갈무리하는 것을 가리키니, 이 혈은 귓불 뒤쪽에 감추어져 움푹 들어간 곳에 있다. 풍(風)은 이 혈이 풍지혈(風池穴)과 가까운 것을 가리키니 풍증을 치료할 수 있다. 그래서 이렇게 이름하였다. 삼초(三焦)경과 담경(膽經)이 만나는 혈(穴)로서 경락의 풍사(風邪)를 소통시키며 공규(孔竅)를 열어 밝게 하는 효과가 있다.

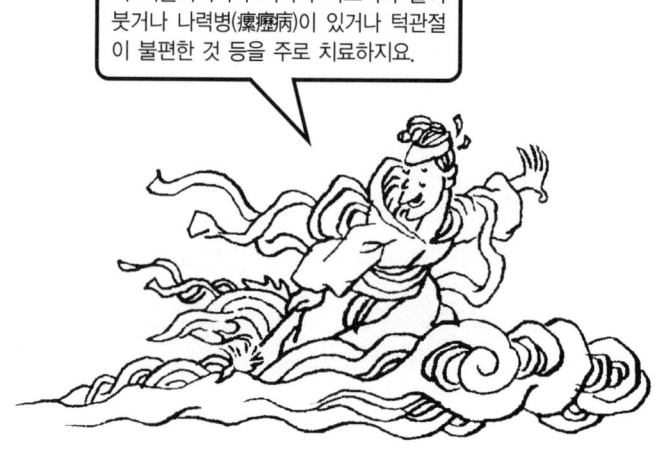

귀가 울리거나 들리지 않으며 입과 눈이 삐뚤어지거나 치아가 아프거나 볼이 붓거나 나력병(瘰癧病)이 있거나 턱관절이 불편한 것 등을 주로 치료하지요.

18 **계맥(瘈脈)**: 또한 '계맥청(瘈脈靑)'이라고도 한다. 계(瘈)는 간질병(癎疾病)을 가리키며 맥은 혈락(血絡)을 가리키니, 혈이 귀 뒤의 푸른 근과 낙맥(絡脈)에 위치하여 주로 소아의 전간병(癲癇病)을 치료하기 때문에 이같이 이름하였다. 열을 내리고 풍사(風邪)를 흩어버리는 효과가 있다.

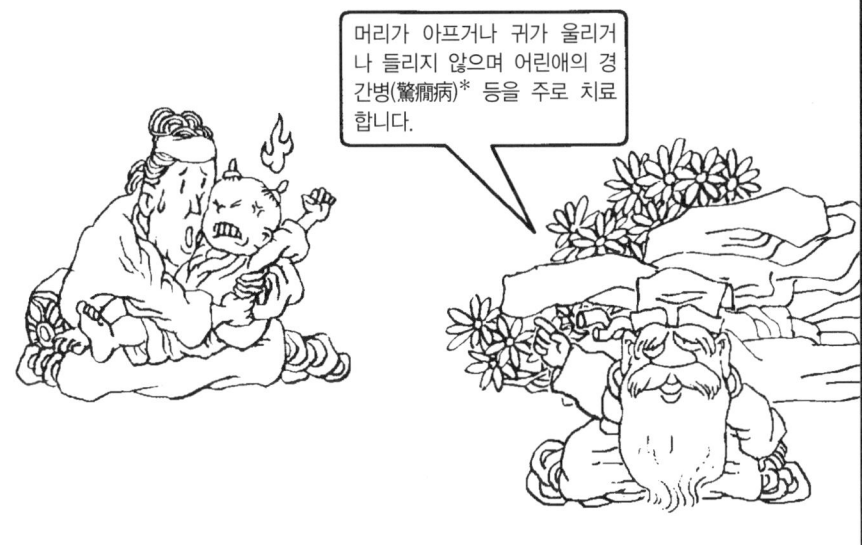

머리가 아프거나 귀가 울리거나 들리지 않으며 어린애의 경간병(驚癎病)* 등을 주로 치료합니다.

19 **노식(顱息)**: 노(顱)는 머리를 가리키며 식(息)은 휴식을 말한다. 혈(穴)이 머리 옆면의 잠잘 때 베개에 닿는 곳에 있어 휴식과 관련이 있으므로 이렇게 이름하였다. 열을 내리고 풍사(風邪)를 흩어버리는 작용이 있다.

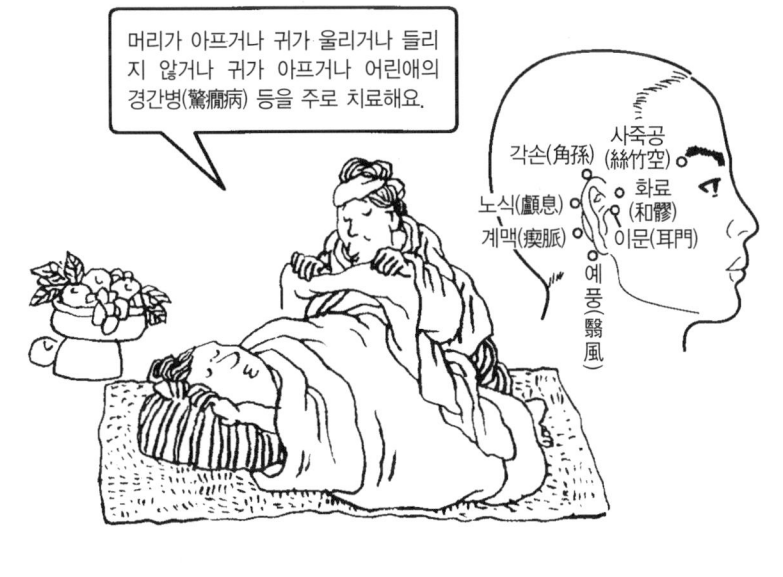

머리가 아프거나 귀가 울리거나 들리지 않거나 귀가 아프거나 어린애의 경간병(驚癎病) 등을 주로 치료해요.

【역주】

경간병(驚癎病): 어린애가 경기(驚氣)로 인하여 간질병(癎疾病)과 같은 발작을 일으키는 것을 말함.

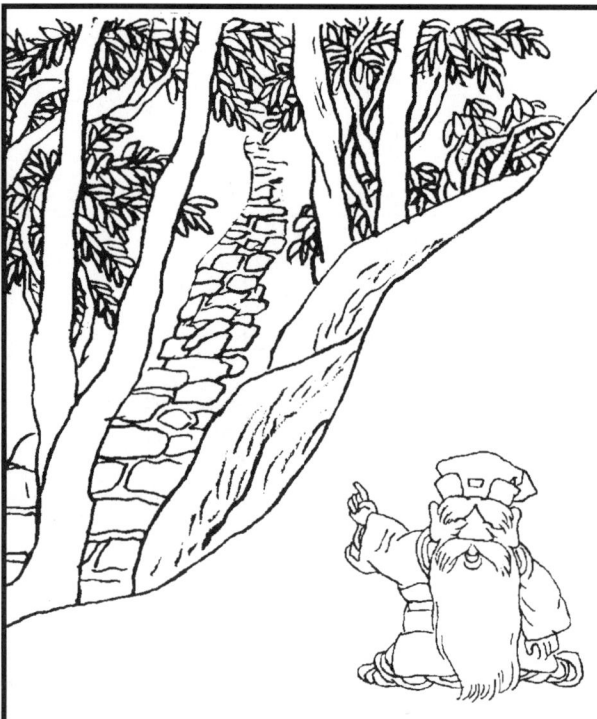

20 각손(角孫) : 각(角)은 이 각(耳角; 귀 위쪽 끝)을 가리키고, 손(孫)은 작은 낙맥(絡脈)을 가리킨다. 혈(穴)이 귀 위쪽 모서리에 위치하여 미세한 손맥(孫脈)이 옆으로 통해 있기 때문에 각손이라 이름하였다. 열을 내리고 풍사(風邪)를 흩어버리는 작용이 있다. 삼초경(三焦經)과 소장경(小腸經) 및 담경(膽經)이 모이는 혈(穴)로서, 귀가 울리거나 눈이 충혈되면서 붓고 아프며 잇몸이 붓고 이가 아프며 볼이 붓는 것 등을 주로 치료한다.

21 이문(耳門) : 문(門)은 경기가 출입하는 곳이다. 혈(穴)이 이주(耳珠) 위로 움푹 들어간 곳에 있는데, 본 경맥이 귀 뒤로부터 귀 속으로 들어가 이 혈(穴)에서 다시 나와서 귀 앞으로 나오기 때문에 '이문(耳門)'이라 이름하였다. 경락을 소통시키며 공규(孔竅)를 열어 총명하게 하는 작용이 있어서 귀 질환에 늘 사용하는 혈(穴)이다. 귀가 울리거나 들리지 않으며 치아가 아프거나 입술이 뻣뻣하면서 아픈 것 등을 주로 치료한다.

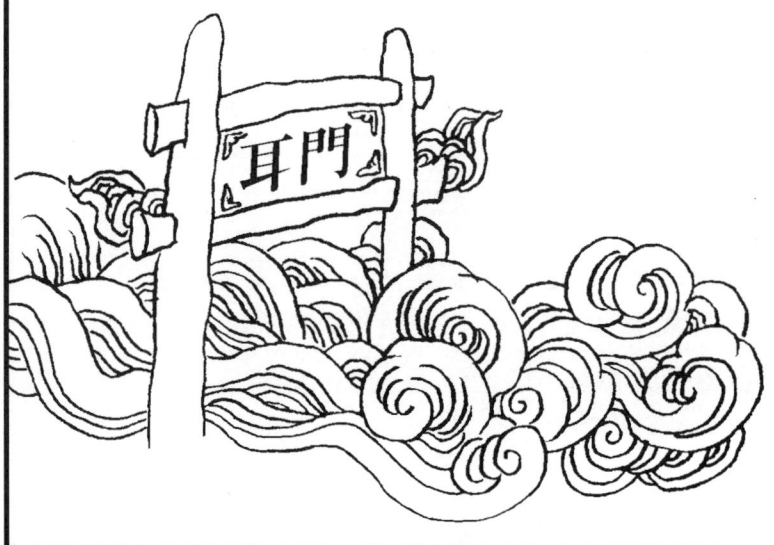

22 **화료(和髎)** : 화(和)는 정상의 의미를 가지고 있다. 코가 정상적이면 냄새를 구분할 수 있으며, 입이 정상이면 오미(五味)를 분별할 수 있으며, 귀가 정상이면 오음(五音)을 들을 수 있으며, 눈이 정상이면 오색(五色)을 볼 수 있는데, 이 혈에 침을 놓으면 귀, 코, 입, 눈의 각 부분이 정상으로 회복하게 할 수 있다. 혈(穴)이 이문혈(耳門穴)에서 조금 위로 틈 사이에 있기 때문에 '화료'라고 이름하였다. 열을 내리고 풍사(風邪)를 흩어버리는 효과가 있다.

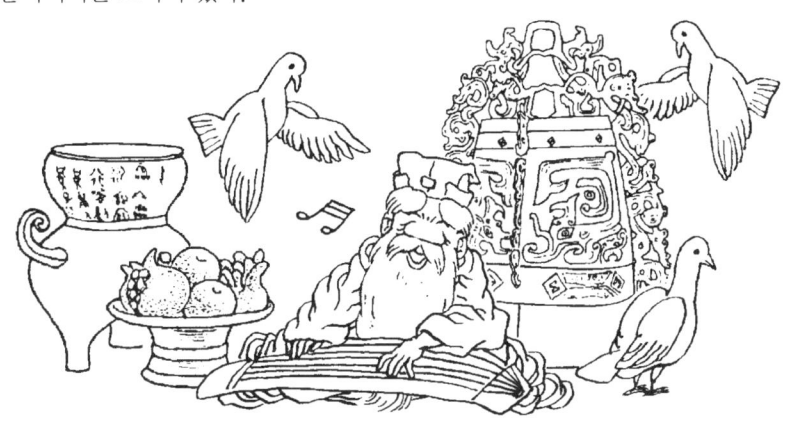

23 **사죽공(絲竹空)** : 사(絲)는 가는 낙맥을 가리키고, 공(空)은 공규(孔竅) 즉 움푹 들어간 곳을 말한다. 눈썹 바깥쪽 끝의 미세하게 들어간 곳에 혈(穴)이 있으므로 '사죽공'이라 이름하였다. 삼초경(三焦經)과 담경(膽經)이 만나는 혈(穴)로서 열을 내리고 풍사(風邪)를 흩어버리는 효과가 있다.

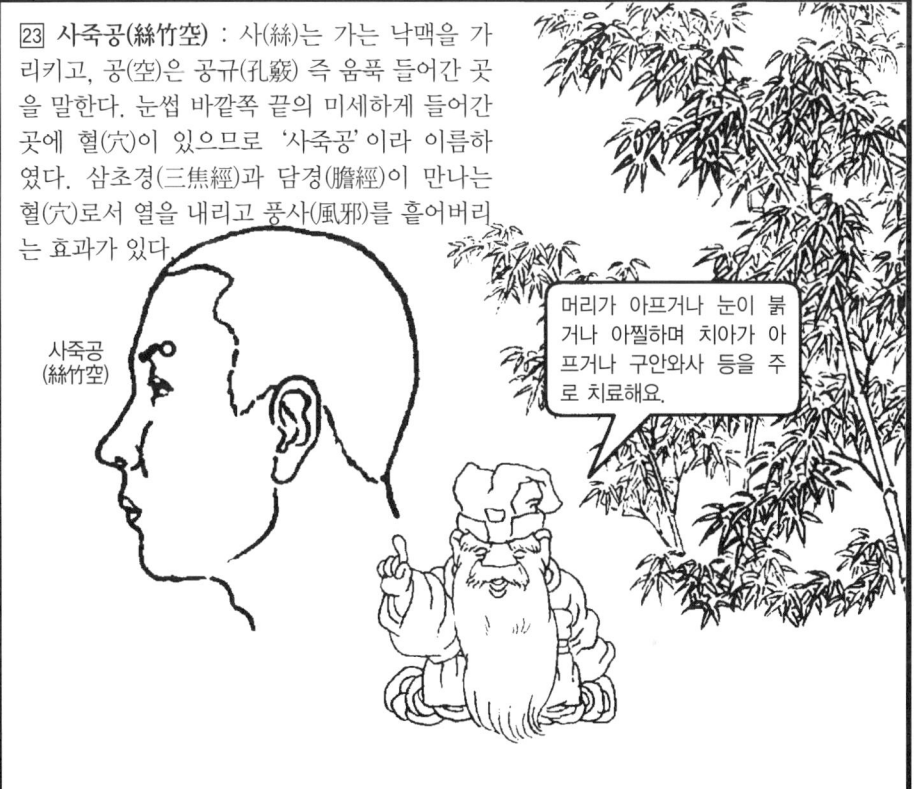

머리가 아프거나 눈이 붉거나 아찔하며 치아가 아프거나 구안와사 등을 주로 치료해요.

제11경 족소양담경(足少陽膽經)

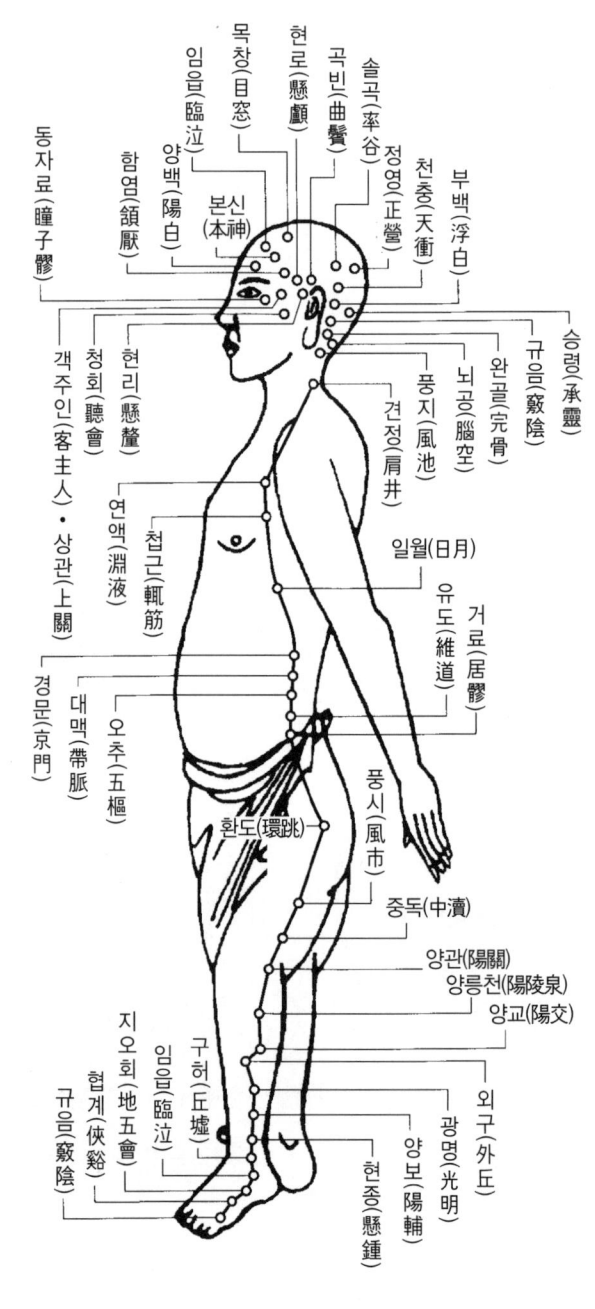

1 **동자료(瞳子髎)** : 눈의 정화(精華)는 동자(瞳子)에 있으므로 눈알을 동자(瞳子)라고 부른다. 혈(穴)이 눈 바깥 모서리 뼈의 구멍 속에 있기 때문에 이렇게 이름하였다. 담경(膽經)과 소장경(小腸經)과 삼초경(三焦經)이 만나는 혈(穴)로서 열을 내리고 풍사(風邪)를 흩어버리며 낙맥을 소통시키고 눈을 밝게 하는 작용이 있다.

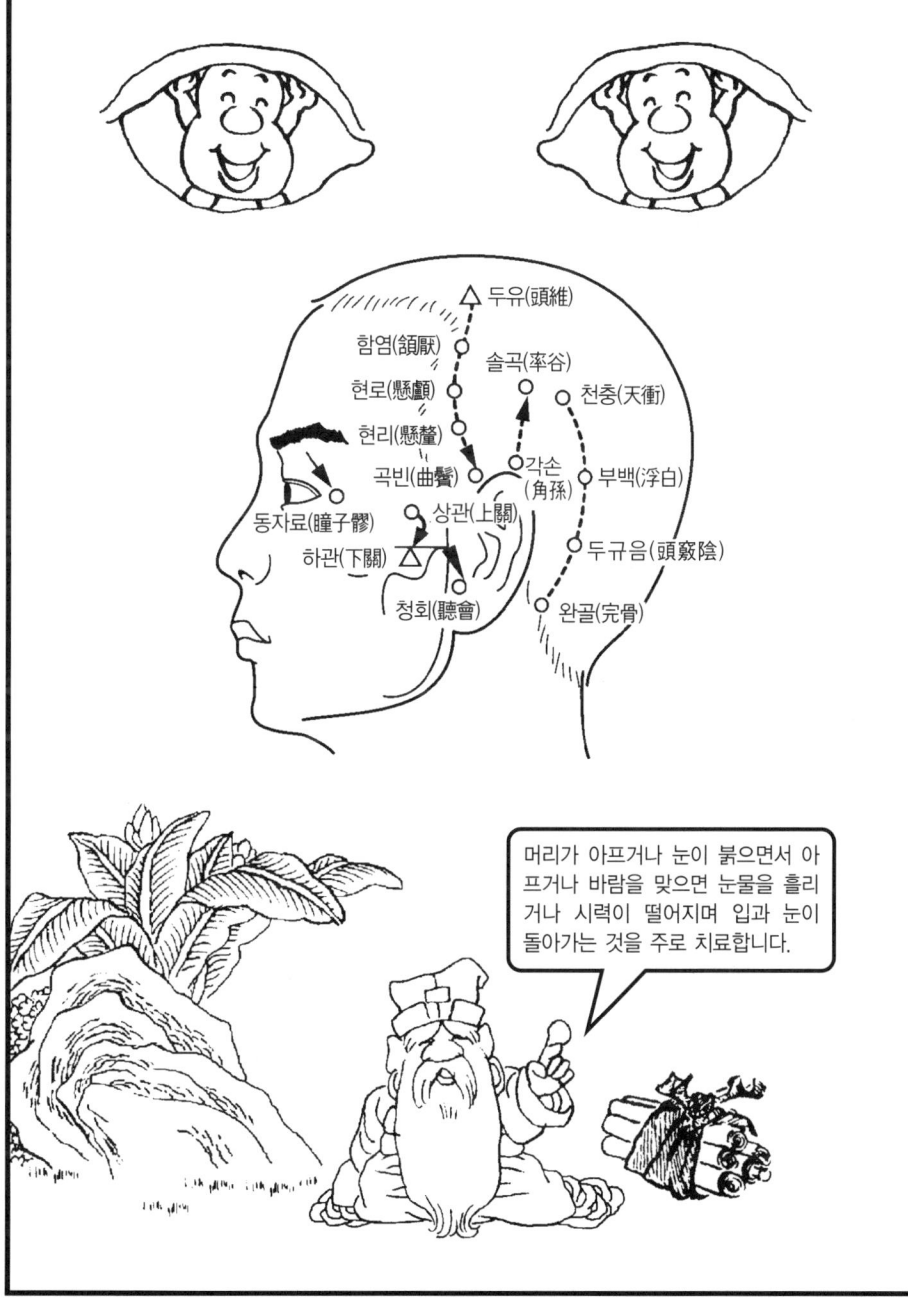

머리가 아프거나 눈이 붉으면서 아프거나 바람을 맞으면 눈물을 흘리거나 시력이 떨어지며 입과 눈이 돌아가는 것을 주로 치료합니다.

② **청회(聽會)** : 회(會)는 모이는 것을 가리킨다. 귀는 청각을 담당하는데 혈(穴)이 귀 앞에 위치하여 주로 경맥의 기(氣)가 막혀서 생긴 난청을 치료한다. 이곳에 침을 놓으면 소리가 모여들게 할 수 있으므로 '청회'라고 이름하였다. 열을 내리고 풍사(風邪)를 흩어버리며 관절과 공규(孔竅)를 소통하고 여는 작용이 있으니 귀 질환에 늘 사용하는 혈이다. 귀가 안 들리거나 울리며 치아가 아프거나 턱관절이 잘 움직이지 않거나 볼이 붓거나 입과 눈이 삐뚤어지는 것 등을 주로 치료한다.

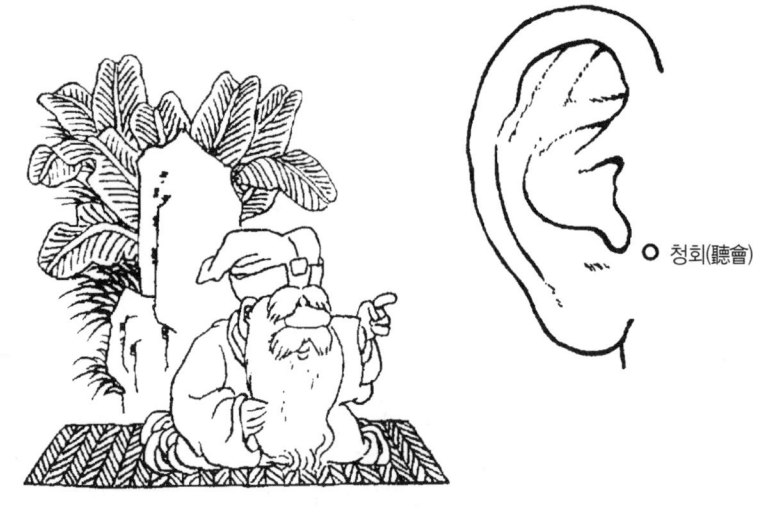

③ **상관(上關)** : 하관(下關)에 대비해서 말한 것으로 이 혈은 관궁(顴弓)* 위에 있기 때문에 '상관(上關)'이라 이름하였다. 담경(膽經)과 삼초경(三焦經) 및 위경(胃經)이 만나는 혈(穴)로서 열을 내리고 풍사(風邪)를 흩어버리는 작용이 있다. 머리가 아프거나 귀가 들리지 않거나 울리며 입과 눈이 삐뚤어지거나 치아가 아픈 것 등을 주로 치료한다.

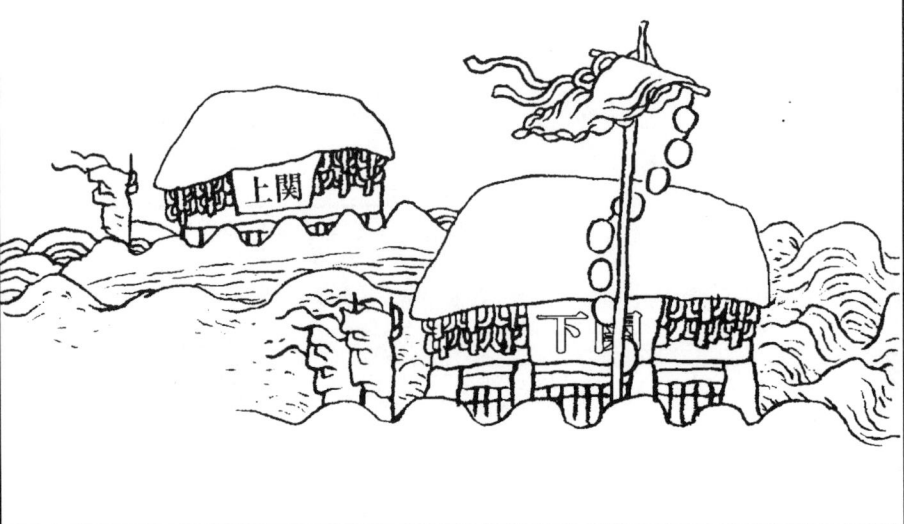

【역주】

관궁(顴弓) : 광대뼈 옆으로 귀 앞까지 들어가는 굽은 뼈기둥을 말한다.

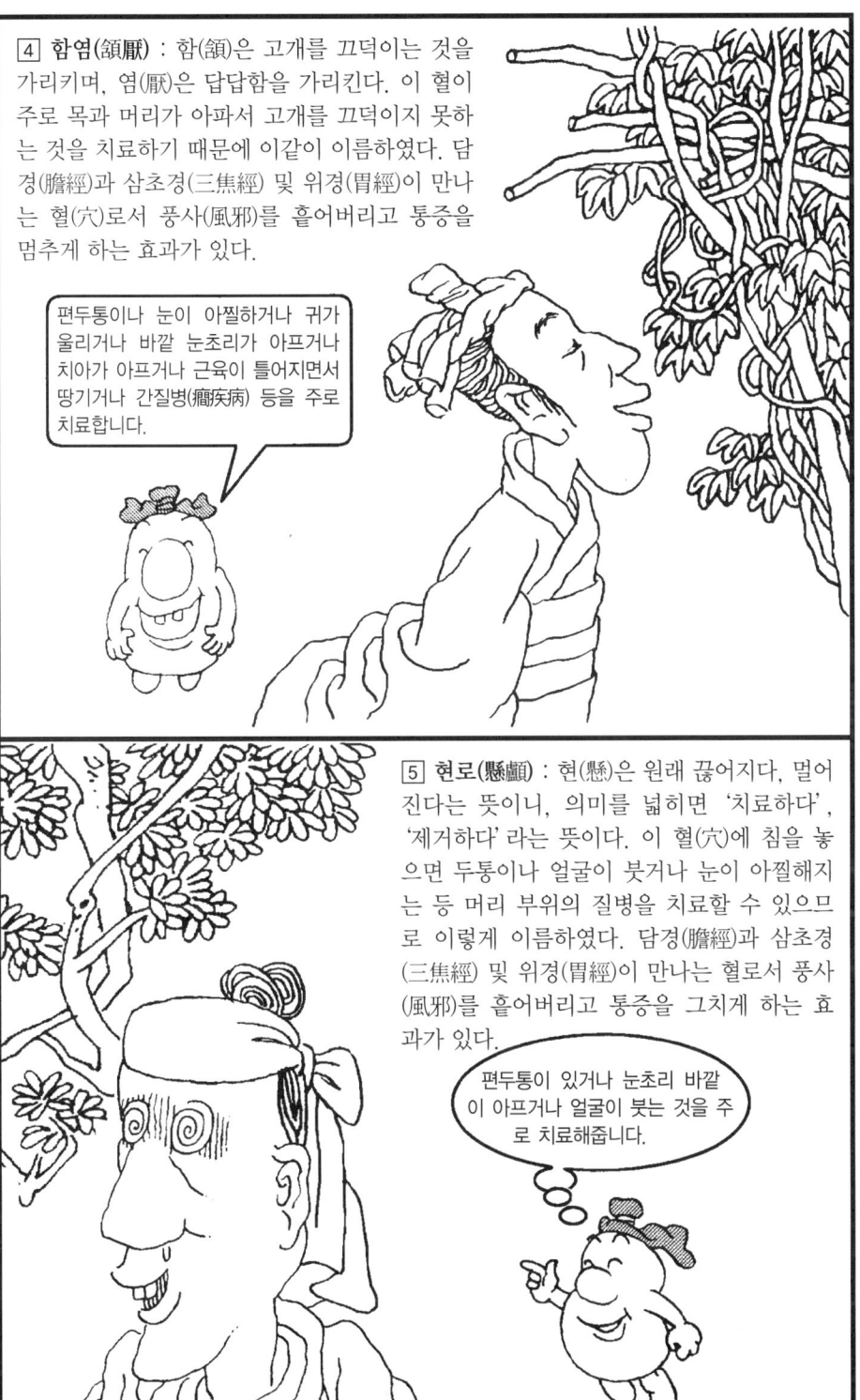

4 함염(頷厭) : 함(頷)은 고개를 끄덕이는 것을 가리키며, 염(厭)은 답답함을 가리킨다. 이 혈이 주로 목과 머리가 아파서 고개를 끄덕이지 못하는 것을 치료하기 때문에 이같이 이름하였다. 담경(膽經)과 삼초경(三焦經) 및 위경(胃經)이 만나는 혈(穴)로서 풍사(風邪)를 흩어버리고 통증을 멈추게 하는 효과가 있다.

편두통이나 눈이 아찔하거나 귀가 울리거나 바깥 눈초리가 아프거나 치아가 아프거나 근육이 틀어지면서 땅기거나 간질병(癎疾病) 등을 주로 치료합니다.

5 현로(懸顱) : 현(懸)은 원래 끊어지다, 멀어진다는 뜻이니, 의미를 넓히면 '치료하다', '제거하다' 라는 뜻이다. 이 혈(穴)에 침을 놓으면 두통이나 얼굴이 붓거나 눈이 아찔해지는 등 머리 부위의 질병을 치료할 수 있으므로 이렇게 이름하였다. 담경(膽經)과 삼초경(三焦經) 및 위경(胃經)이 만나는 혈로서 풍사(風邪)를 흩어버리고 통증을 그치게 하는 효과가 있다.

편두통이 있거나 눈초리 바깥이 아프거나 얼굴이 붓는 것을 주로 치료해줍니다.

제11경 족소양담경

6 **현리(懸釐)** : 리(釐)는 길이의 단위를 가리킨다. 혈(穴)이 귀 외곽으로 비스듬히 올라간 모서리에 있으며 그 끝이 머리털 난 경계선까지 이르지는 않는다. 머리에 걸려 있으며 현로혈(懸顱穴)과 함께 곡빈(曲鬢)혈과 함염(頷厭)혈 사이를 상하로 나누고 있는데 그 차이는 작지만 서로 가르고 있는 것은 산과 같고, 또한 리(釐)는 리(里)이니 양 발로 걸음을 걷는 것인데 이 혈(穴)이 앞 머리의 양기(陽氣)의 힘을 담당하여 다리까지 내려가 걸을 수 있게 한다. 풍사(風邪)를 흩어버리고 열을 내리는 효과가 있다.

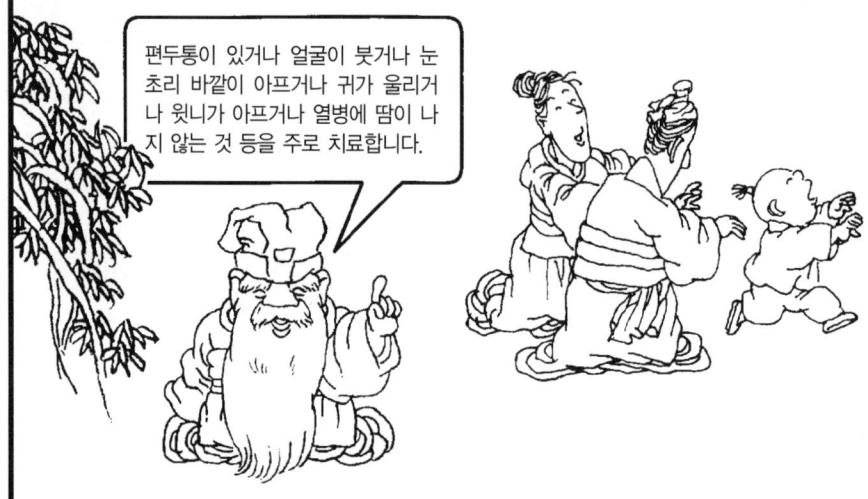

편두통이 있거나 얼굴이 붓거나 눈 초리 바깥이 아프거나 귀가 울리거나 윗니가 아프거나 열병에 땀이 나지 않는 것 등을 주로 치료합니다.

7 **곡빈(曲鬢)** : 곡(曲)은 굽어있음을 가리키니, 혈(穴)이 귀 앞에 뾰족하면서 굽어진 경계에 위치하고 있으므로 이렇게 이름하였다. 담경(膽經)과 방광경(膀胱經)이 만나는 혈(穴)로서 관절을 돌려주고 공규(孔竅)를 열며 열을 내리고 풍사(風邪)를 흩어버리는 효과가 있다. 머리가 아픈 것이 뇌 속으로 이어지고 볼과 턱이 부으며 입을 꽉 다무는 것 등을 주로 치료한다.

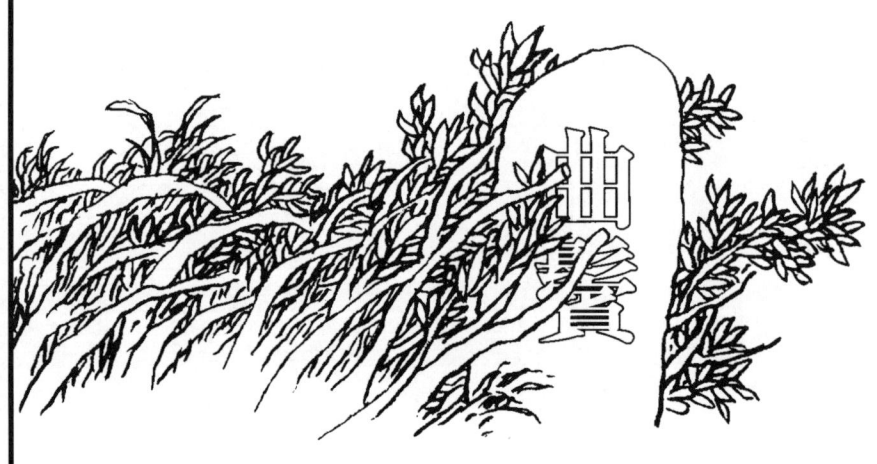

⑧ **솔곡(率谷)** : 솔(率)의 뜻은 곧 쫓아서 잘 따르는 것이며 곡(谷)은 봉합한 틈을 말한다. 혈(穴)이 머리 옆 뼈와 섭유골(顳顬骨)*이 봉합된 곳에 있으며 본 경맥이 이 봉합선을 따라 운행하므로 '솔곡(率谷)'이라 했다. 담경(膽經)과 방광경(膀胱經)이 만나는 혈이며 열을 내리고 풍사(風邪)를 흩어버리는 효과가 있다.

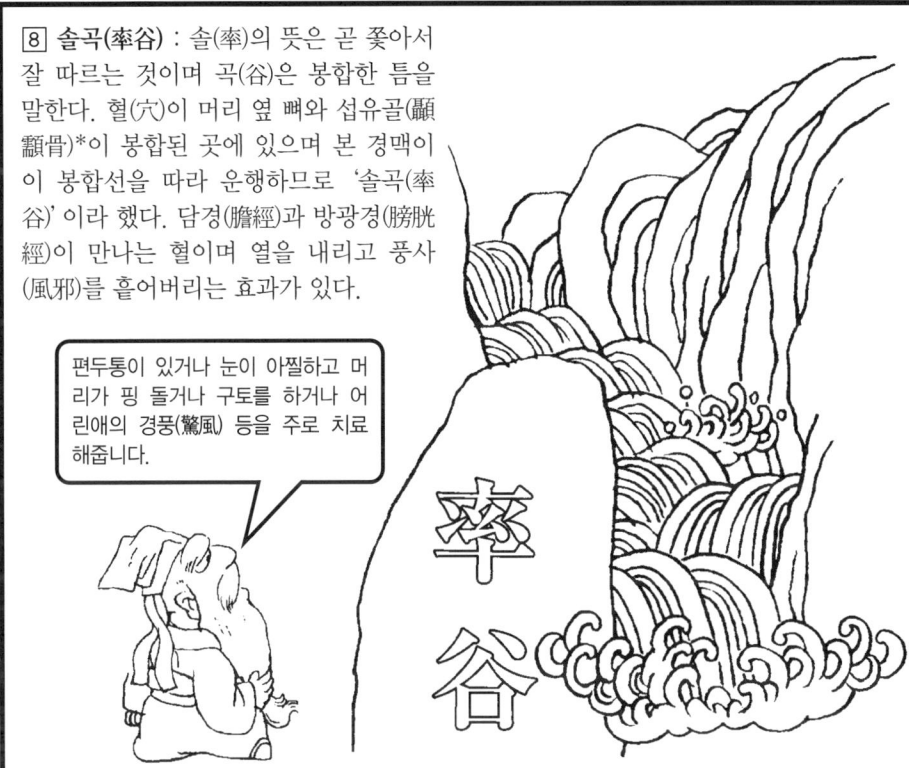

편두통이 있거나 눈이 찌찔하고 머리가 핑 돌거나 구토를 하거나 어린애의 경풍(驚風) 등을 주로 치료해줍니다.

⑨ **천충(天衝)** : 천(天)은 곧 머리를 가리키고 충(衝)은 통한다는 뜻이다. 이 혈(穴)의 효능은 통하게 하는데 있어 머리가 아픈 풍병(風病)이나 등이 뒤로 젖혀지면서 슬프게 우는 것을 주로 치료한다. 하늘과 서로 통하게 하기 때문에 이렇게 이름하였다. 담경(膽經)과 방광경(膀胱經)이 만나는 혈로 열을 내리고 풍사(風邪)를 흩어버리는 효과가 있다.

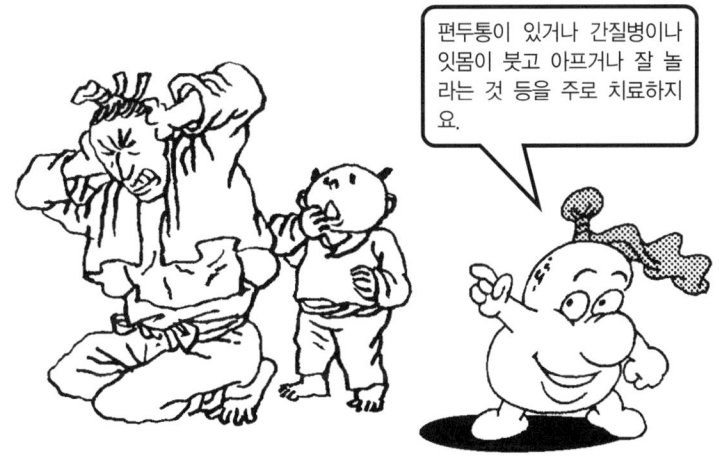

편두통이 있거나 간질병이나 잇몸이 붓고 아프거나 잘 놀라는 것 등을 주로 치료하지요.

【역주】

섭유골(顳顬骨) : 관자놀이를 형성하고 있는 머리뼈 양쪽의 양볼한 뼈를 말함.

10 **부백(浮白)** : 얕은 표면을 부(浮)라 하고 색이 희면 폐(肺)에 응한다. 이 혈(穴)은 한열(寒熱)이 교차하거나 목이 부으며 기침을 하면서 가래가 나오거나 가슴 속이 그득하면서 답답하여 숨을 헐떡이는 등의 폐(肺) 질환을 치료한다. 침을 놓으면 가래를 없애고 천식을 가라앉히는 효과가 있기 때문에 이렇게 이름하였다. 담경(膽經)과 방광경(膀胱經)이 만나는 혈(穴)이며 열을 내리고 풍사(風邪)를 흩어버리는 작용이 있다.

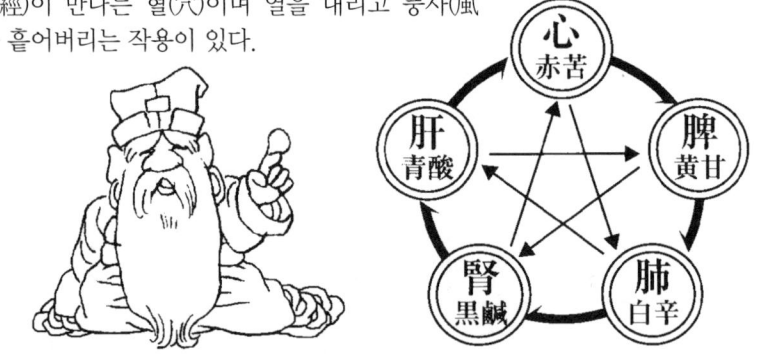

11 **두규음(頭竅陰)** : 규(竅)는 구멍을 가리킨다. 오장(五臟)은 음(陰)에 속하며 각각의 구멍이 모두 머리에 열려있으니, 간(肝)은 눈으로 열려있고 신(腎)은 귀로 열려있고 심(心)은 혀로 열려있고 폐(肺)는 코로 열려있고 비(脾)는 입으로 열려있다. 이 혈(穴)은 눈병이나 귀가 안 들리거나 혀가 뻣뻣하거나 코가 막히거나 기침을 하거나 입안이 쓴 것 등을 치료하기 때문에 이렇게 이름하였다. 담경(膽經), 방광경(膀胱經), 삼초경(三焦經)이 만나는 혈(穴)로서 낙맥을 소통하고 열을 내리는 효과가 있다.

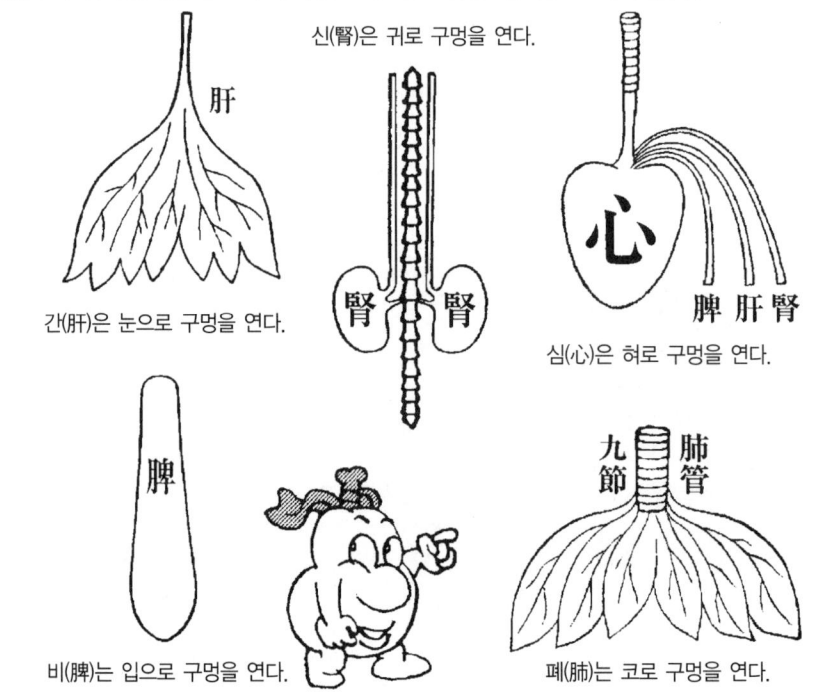

12 완골(完骨) : 귀 뒤의 튀어나온 뼈가 마치 성곽처럼 잘 갖추어져 있어 뇌부(腦腑)를 감싸서 보호하며 안으로 신경 계통을 간직하고 귀와 눈에 통해 있기 때문에 완골(完骨)이라 이름하였다. 이 혈(穴)은 바로 그 뼈에 위치하고 있으므로 똑같이 이름하였다. 담경(膽經)과 방광경(膀胱經)이 만나는 혈(穴)로서 풍사(風邪)를 흩어버리고 낙맥을 소통시키며 열을 내려서 눈을 밝게 하는 작용이 있다.

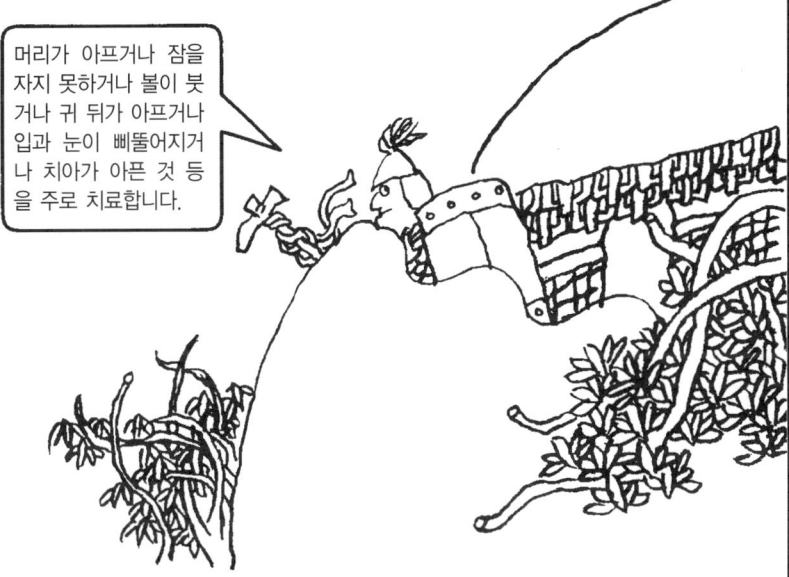

머리가 아프거나 잠을 자지 못하거나 볼이 붓거나 귀 뒤가 아프거나 입과 눈이 삐뚤어지거나 치아가 아픈 것 등을 주로 치료합니다.

13 본신(本神) : 뇌는 사람의 근본이고 신지(神志)의 병을 주관한다. 이 혈(穴)은 안으로 뇌에 응하여 경간(驚癇), 전질(癲疾) 등으로 정신이 안으로 지키지 못하는 것을 주로 치료한다. 그래서 '본신'이라 하였다. 담경(膽經)과 양유맥(陽維脈)이 만나는 혈(穴)로서 열을 내리고 풍사(風邪)를 흩어버리는 효과가 있다. 머리가 아프거나 잠을 자지 못하거나 눈이 아찔하거나 간질병(癎疾病) 등을 주로 치료한다.

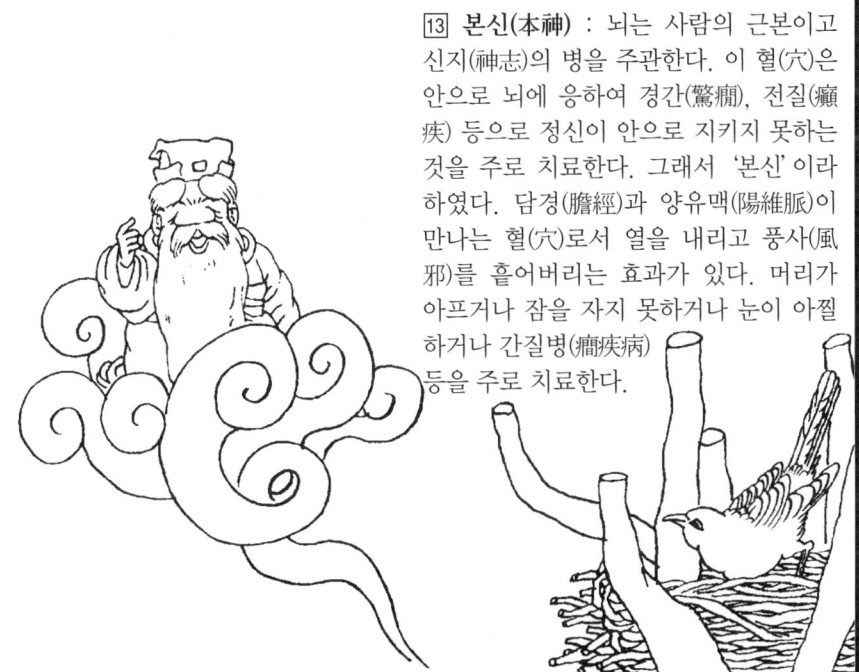

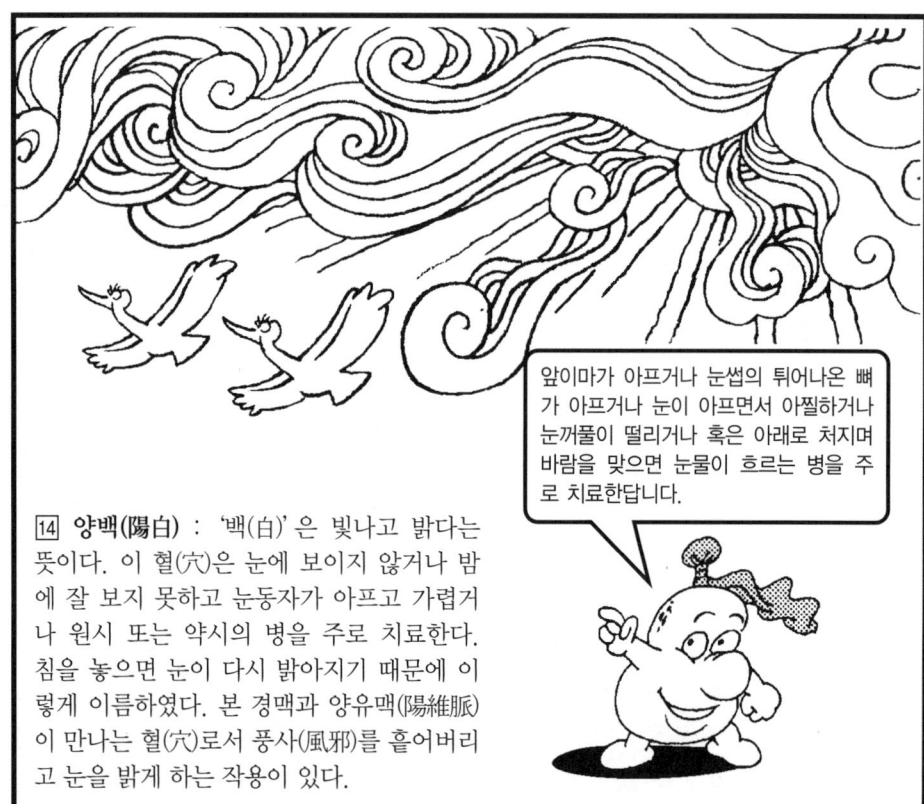

14 **양백(陽白)** : '백(白)'은 빛나고 밝다는 뜻이다. 이 혈(穴)은 눈에 보이지 않거나 밤에 잘 보지 못하고 눈동자가 아프고 가렵거나 원시 또는 약시의 병을 주로 치료한다. 침을 놓으면 눈이 다시 밝아지기 때문에 이렇게 이름하였다. 본 경맥과 양유맥(陽維脈)이 만나는 혈(穴)로서 풍사(風邪)를 흩어버리고 눈을 밝게 하는 작용이 있다.

> 앞이마가 아프거나 눈썹의 튀어나온 뼈가 아프거나 눈이 아프면서 아찔하거나 눈꺼풀이 떨리거나 혹은 아래로 처지며 바람을 맞으면 눈물이 흐르는 병을 주로 치료한답니다.

15 **두임읍(頭臨泣)** : 읍(泣)은 소리 없이 우는 것이니, 사람이 막 울려고 할 때에 먼저 콧속에서 이마까지가 시큰하면서 아픈 다음에 눈물을 흘린다. 이 혈(穴)은 바로 상부에 있는 진액(津液)의 통로에 위치하여 시리고 아픈 것이 여기에 이르렀을 때 눈물이 아래로 흐르게 되므로 이렇게 이름하였다. 담경(膽經)과 방광경(膀胱經) 및 양유맥(陽維脈)이 만나는 혈(穴)로서 열을 내리고 풍사(風邪)를 흩어버리는 효과가 있다.

> 머리가 아프거나 눈이 아찔하며 바람을 맞으면 눈물이 흐르며 눈초리 바깥이 아프거나 코가 막히거나 콧물이 계속 흐르는 것을 주로 치료합니다.

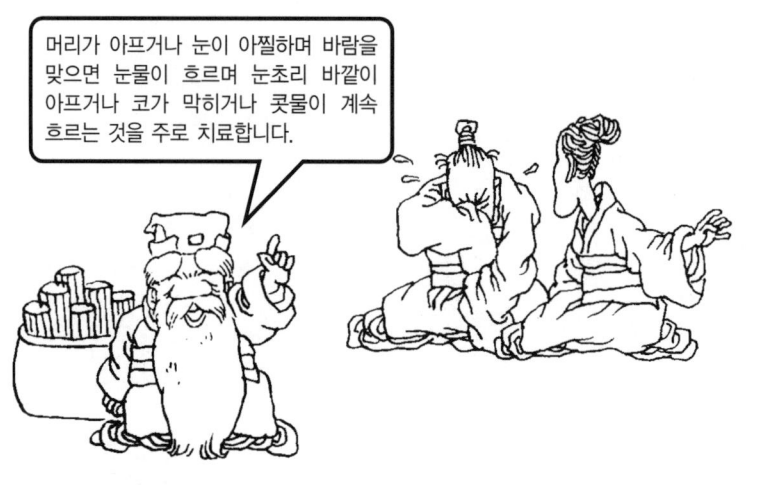

16 **목창(目窓)** : 창(窓)은 공(孔; 구멍)과 의미가 통한다. 이 혈(穴)은 눈의 정화(精華)가 모이는 곳으로서 방에 난 창을 통하여 빛이 비치는 것과 같기 때문에 이렇게 이름하였다. 담경(膽經)과 양유맥(陽維脈)이 만나는 혈(穴)로서 낙맥을 소통시키고 눈을 밝게 하는 효과가 있다.

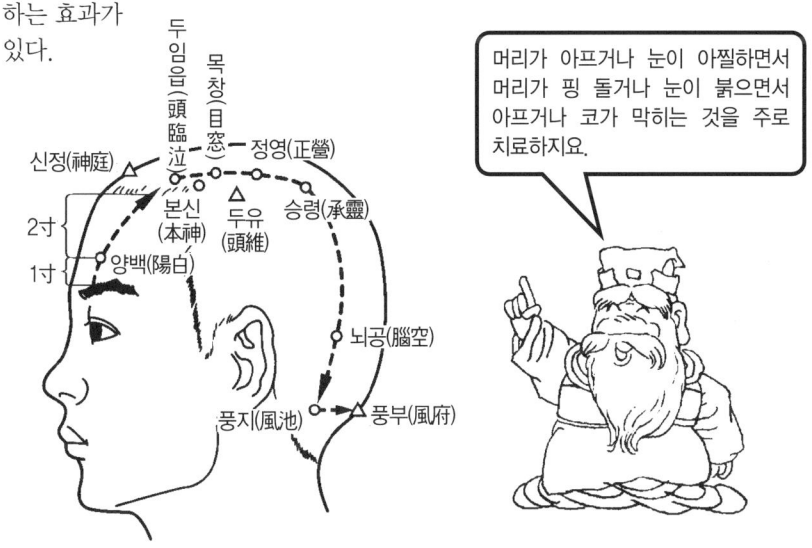

> 머리가 아프거나 눈이 아찔하면서 머리가 핑 돌거나 눈이 붉으면서 아프거나 코가 막히는 것을 주로 치료하지요.

17 **정영(正營)** : 정(正)은 정확한 것이며 영(營)은 영기(營氣)를 가리키니, 영기는 혈(血)과 함께 맥 속을 행하는 기로서 영양이 풍부하다. 이 혈(穴)은 머리 부위의 다섯 혈씩 세 줄로 나란히 선 혈 중에 하나로 뇌를 위해 정확하게 영기(營氣)를 전할 수 있으므로 이렇게 이름하였다. 담경(膽經)과 양유맥(陽維脈)이 만나는 혈(穴)로서 열을 내리고 풍사(風邪)를 흩어버리는 효과가 있다.

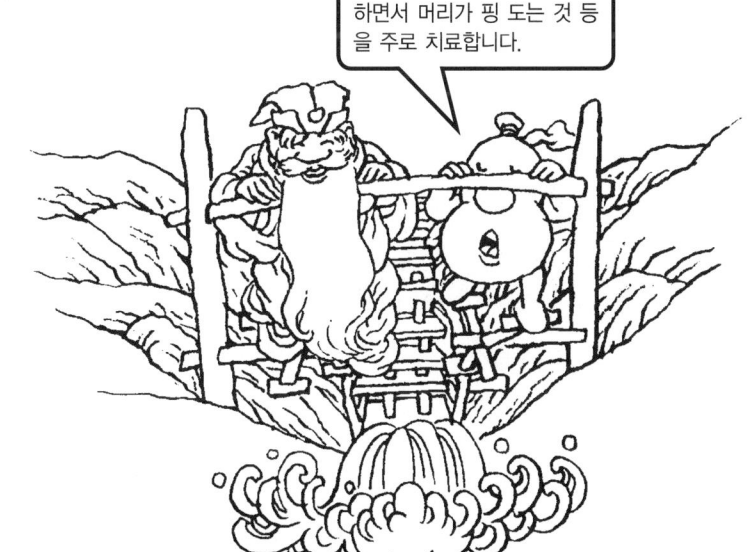

> 편두통이 있거나 눈이 아찔하면서 머리가 핑 도는 것 등을 주로 치료합니다.

제3장 십사경

18 승령(承靈) : 승(承)은 곧 이어 받는 것이다. 이 혈(穴)은 원신(元神)이 거처하는 머리 꼭대기에 위치하는데 본 경맥의 경기(經氣)는 목창혈(目窓穴)과 정영혈(正營穴)을 지나 오면서 통천혈(通天穴), 백회혈(百會穴)과 서로 마주한다. 이 여러 혈(穴)들이 모두 정신작용과 관련이 있기 때문에 '승령(承靈)'이라 이름하였다. 담경(膽經)과 양유맥(陽維脈)이 만나는 혈(穴)로서 열을 내리고 풍사(風邪)를 흩어버리는 작용이 있다. 머리가 아프거나 눈이 아찔하면서 머리가 핑 돌거나 코피가 나거나 콧물이 계속 흐르는 것을 주로 치료한다.

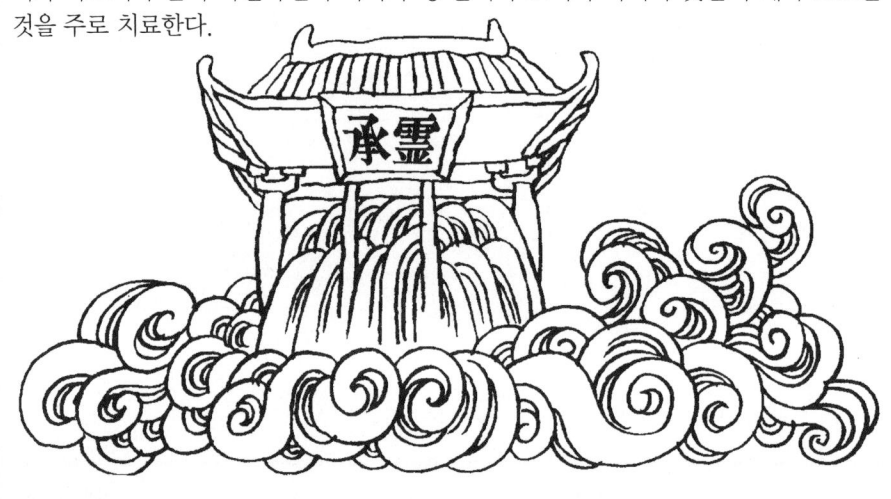

19 뇌공(腦空) : 공(空)은 구멍을 가리키며 움푹 들어간 곳을 가리킨다. 혈(穴)이 뇌호혈(腦戶穴)의 옆으로 옥침골(玉枕骨)을 끼고서 아래로 들어간 곳에 위치하고 있으므로 이렇게 이름하였다. 담경(膽經)과 양유맥(陽維脈)이 만나는 혈(穴)로서 열을 내리고 풍사(風邪)를 흩어버리는 작용이 있다.

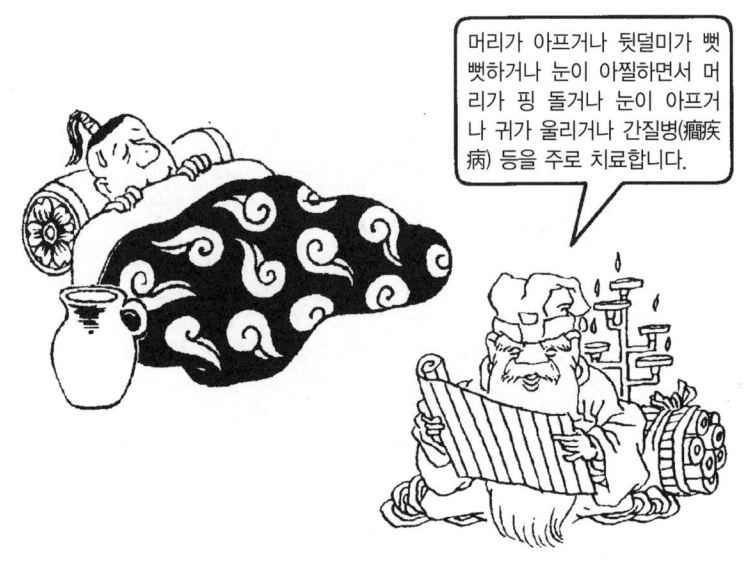

머리가 아프거나 뒷덜미가 뻣뻣하거나 눈이 아찔하면서 머리가 핑 돌거나 눈이 아프거나 귀가 울리거나 간질병(癎疾病) 등을 주로 치료합니다.

20 풍지(風池) : 지(池)는 얕다는 뜻이다. 이 혈(穴)은 풍기(風氣)가 뇌로 들어가는 요충지이므로, 여기서 지(池)는 경기(經氣)가 통과하는 체표의 얕은 곳이며 동시에 풍(風)이 모이는 곳이다. 담경(膽經)과 삼초(三焦)경 및 양유맥(陽維脈)이 만나는 혈(穴)로서 풍사(風邪)를 흩어버리고 열을 내리며 머리를 맑게 하고 공규(孔竅)를 여는 효능이 있어서 눈을 밝게 하고 정신을 맑게 하는 중요한 수혈(俞穴)이 된다.

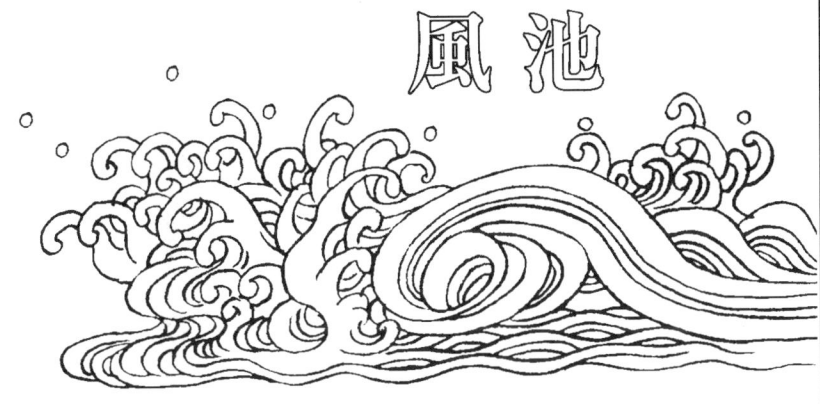

21 견정(肩井) : 정(井)은 경기(經氣)가 깊이 모이는 곳을 비유한 것이다. 혈(穴)은 어깨 위의 움푹 들어간 곳에 있는데 결분혈(缺盆穴)에서 위로 올라가 큰 뼈의 앞에 위치한다. 담경(膽經), 삼초경(三焦經), 위경(胃經)과 양유맥(陽維脈)이 만나는 혈(穴)로서 경락을 잘 소통시키며 가래를 흩어버리며 공규(孔竅)를 여는 작용이 있다. 이 혈(穴)은 침의 감각이 비교적 강하여 침을 놓을 때 지나치게 깊지 않도록 해야 하며 훈침(暈鍼)*이나 기흉(氣胸)이 발생하지 않도록 해야 한다.

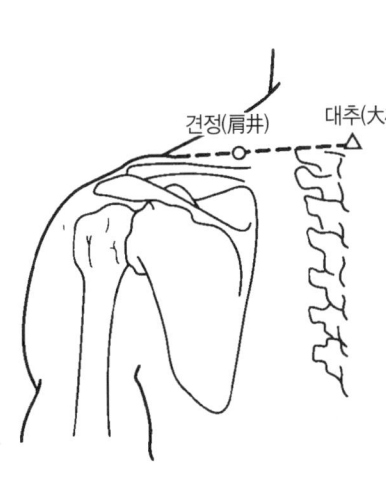

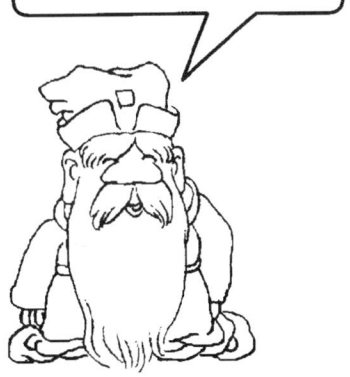

목 주위가 뻣뻣하면서 아프거나 어깨와 등이 아파서 팔을 들지 못하거나 유즙이 나오지 않거나 유방이 아프며 나력(瘰癧)이나 중풍이나 난산(難産) 등을 주로 치료합니다.

【역주】

훈침(暈鍼) : 침 치료의 부작용으로 갑자기 어지럽고 속이 울렁거리며 안색이 해쓱해지는 것을 말함.

22 **연액(淵液)*** : 연(淵)은 깊은 것이다. 이 혈(穴)은 겨드랑이 안쪽으로 깊이 들어가 있고 족소양경(足少陽經)의 맥기(脈氣)가 발생하는 곳이며 땀을 분비하는 곳이다. 그래서 '연액'이라 이름하였다. 가슴이 그득하거나 겨드랑이가 붓거나 옆구리가 아프거나 팔이 아파서 들 수가 없는 것 등을 주로 치료한다.

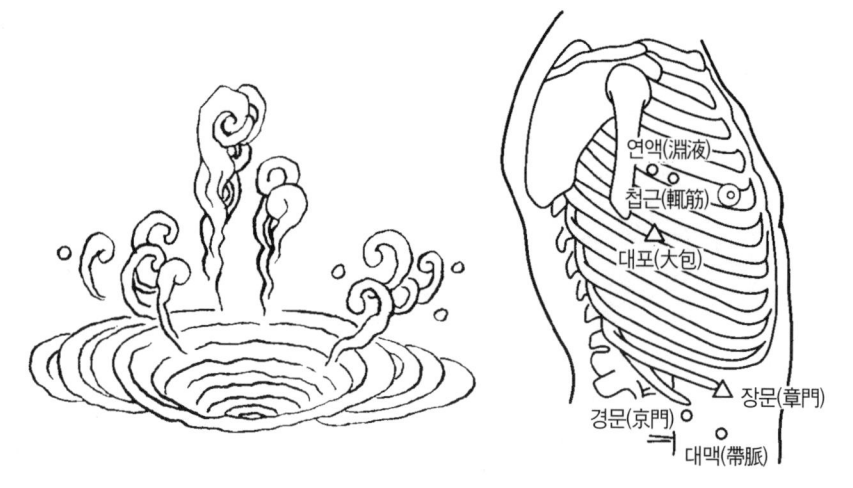

23 **첩근(輒筋)** : 첩(輒)은 움직이지 않는 모양이다. 이 혈(穴)은 사지를 움직일 수 없거나 숨을 헐떡이며 잠을 자지 못하는 것을 주로 치료하는데, 침을 놓은 뒤에 질병이 갑자기 빠져나가는 것 같으며 또한 근육이 의지하는 것이 생기게 된다. 또한 첩(輒)은 철(轍; 바퀴자국)과 통하는데 그 혈(穴)이 갈비뼈 사이에 있어 마치 바퀴가 지나간 자국과 같다. 이같은 이유로 '첩근'이라 이름하였다. 담경(膽經)과 방광경(膀胱經)이 만나는 혈(穴)로서 가슴을 풀어주고 기의 순행을 다스리는 효과가 있다.

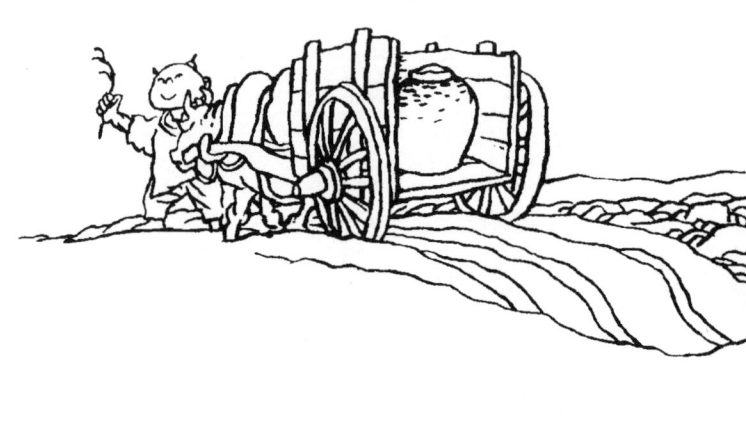

【역주】

연액(淵腋) : 연액(淵腋)이라고도 씀.

24 일월(日月) : 이 혈(穴)은 담경(膽經)의 복모혈(腹募穴)*이다. 담(膽)은 중정(中正)의 관직으로 결단이 나오는 곳이며 나머지 11개 장(臟)이 모두 담(膽)에서 결단을 취한다. 결단하려면 밝음을 구하는데 힘써야 하는데, '명(明)' 자는 일(日)자와 월(月)자로 이루어져 있다. 그래서 이렇게 이름하였다. 담경(膽經)과 비경(脾經)이 만나는 혈(穴)로서 간(肝)과 담(膽)을 소통시키며 풍토를 조화롭게 하여 역기(逆氣)를 내리는 작용이 있다.

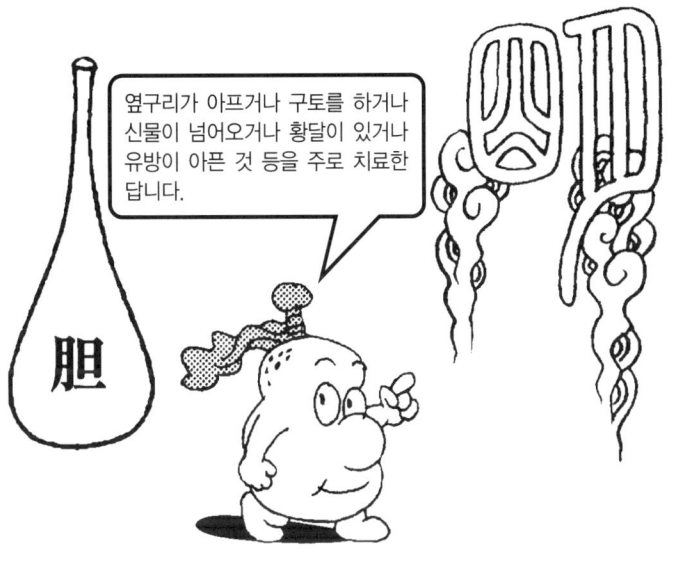

옆구리가 아프거나 구토를 하거나 신물이 넘어오거나 황달이 있거나 유방이 아픈 것 등을 주로 치료한답니다.

25 경문(京門) : 경(京)은 수도[都]를 가리킨다. 혈(穴)이 신(腎)의 복모혈(腹募穴)에 속하는데 신(腎)은 수(水)를 주관하므로 이 혈도 물길이 잘 통하지 못하는 것을 주로 치료하여 물길의 문호(門戶)가 된다. 그래서 이렇게 이름하였다. 신경(腎經)의 복모혈로서 신(腎)을 자양하여 양기(陽氣)를 튼튼하게 하며 하초(下焦)를 잘 통하게 하는 효능이 있다.

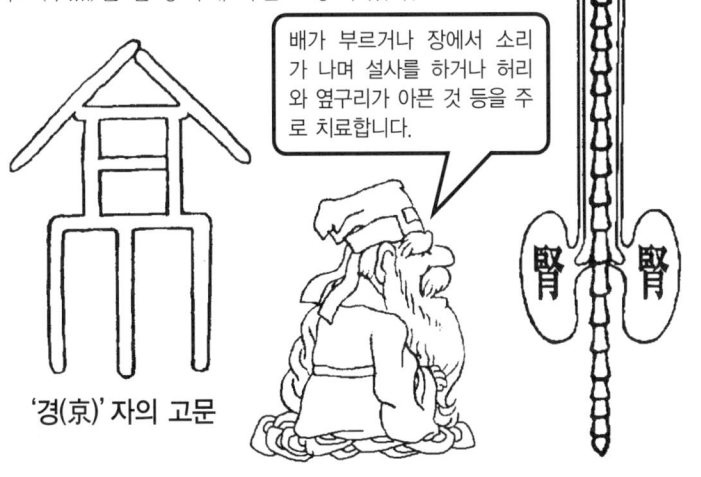

배가 부르거나 장에서 소리가 나며 설사를 하거나 허리와 옆구리가 아픈 것 등을 주로 치료합니다.

'경(京)' 자의 고문

【역주】

복모혈(腹募穴) : 복부에 있는 혈(穴)로 배수혈(背兪穴)과 상대가 되며 이곳으로 장부(臟)腑)의 기가 모여들게 된다.

제3장 십사경

26 대맥(帶脈) : 이 혈(穴)은 담경(膽經)과 대맥(帶脈)이 만나는 혈(穴)이다. 대맥(帶脈)은 기경팔맥(奇經八脈)*의 하나로서 인체의 허리를 휘감아 마치 몸을 묶어주는 것과 같으니 여러 경(經)을 둥글게 묶어줌으로써 이름하였다. 하초(下焦)를 따뜻하게 보하여 월경을 조절하고 대하(帶下)를 그치게 하는 효과가 있다.

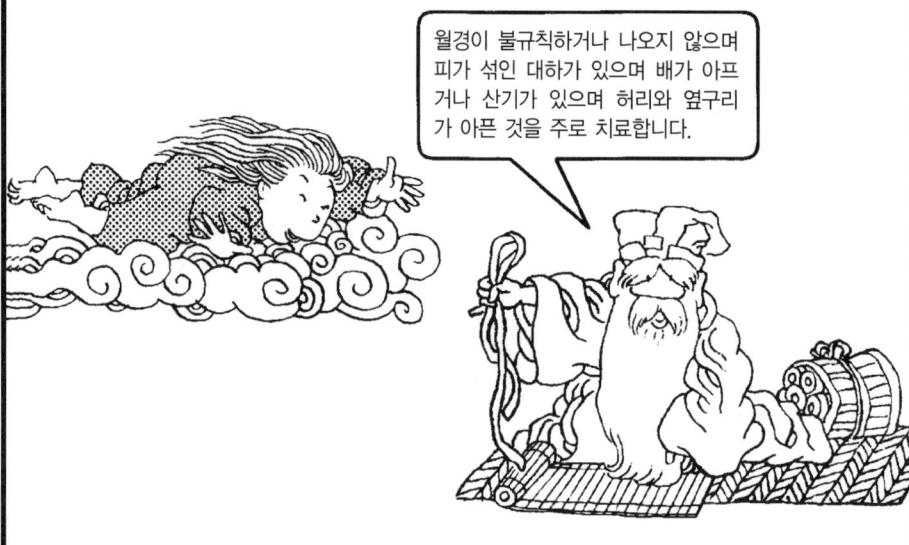

월경이 불규칙하거나 나오지 않으며 피가 섞인 대하가 있으며 배가 아프거나 산기가 있으며 허리와 옆구리가 아픈 것을 주로 치료합니다.

【 역주 】

기경팔맥(奇經八脈) : 십이경(十二經) 이외의 경맥(經脈)으로 임맥(任脈), 독맥(督脈), 충맥(衝脈), 대맥(帶脈), 음교맥(陰蹻脈), 양교맥(陽蹻脈), 음유맥(陰維脈), 양유맥(陽維脈) 등 8개의 경맥을 포괄한다.

27 오추(五樞) : 위로도 통하고 아래로도 돌아가는 것을 추(樞; 지도리)라고 하며, 오(五)는 다섯 방위를 비유한 것이다. 복부에 담경(膽經)의 다섯 혈(穴)이 있는데 위로는 경문(京門), 대맥(帶脈)이 있고 아래로는 유도(維道), 거료(居髎)가 있는데 오추(五樞)가 가운데에 위치하여 장부 기(氣)의 중요한 지도리 역할을 하므로 이렇게 이름하였다. 담경(膽經)과 대맥(帶脈)이 만나는 곳으로 하초(下焦)를 따뜻하게 보하는 효과가 있다.

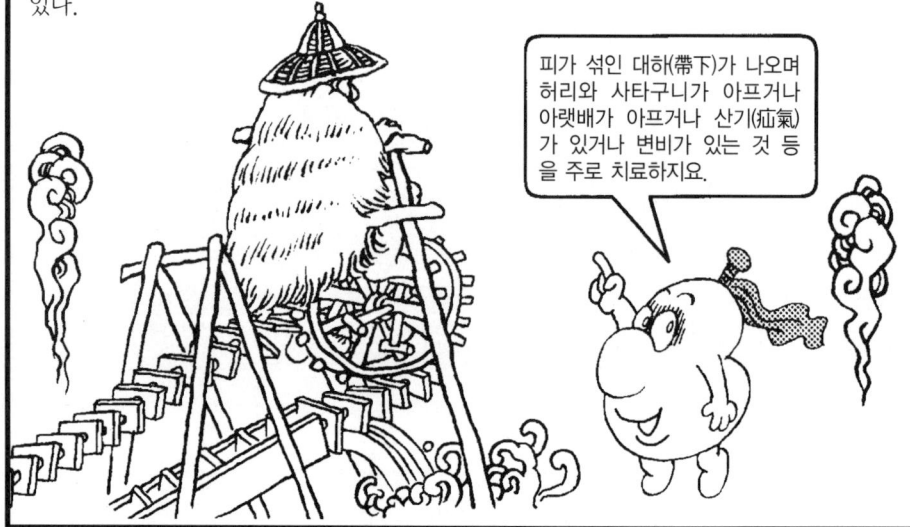

피가 섞인 대하(帶下)가 나오며 허리와 사타구니가 아프거나 아랫배가 아프거나 산기(疝氣)가 있거나 변비가 있는 것 등을 주로 치료하지요.

28 유도(維道) : 연접해 있는 것이 유(維)이며, 도(道)는 즉 길을 말한다. 본 경맥은 오추혈(五樞穴)을 지나 이 혈(穴)까지는 배의 앞쪽으로 행하다가 이 혈(穴)에서부터 꺾어져 뒤로 행하는데, 이 혈(穴)이 그 가운데에서 연접작용을 하고 있기 때문에 이렇게 이름하였다. 담경(膽經)과 대맥(帶脈)이 만나는 곳으로서 양기(陽氣)를 덥혀주고 습(濕)을 내보내며 근육의 긴장을 풀어주고 낙맥을 소통시키는 효과가 있다. 아랫배가 아프거나 월경이 불규칙하거나 음정병(陰挺病)이나 산기(疝氣)나 대하(帶下)가 있거나 수기(水氣)로 인해 붓거나 허리와 다리가 같이 아픈 것을 주로 치료한다.

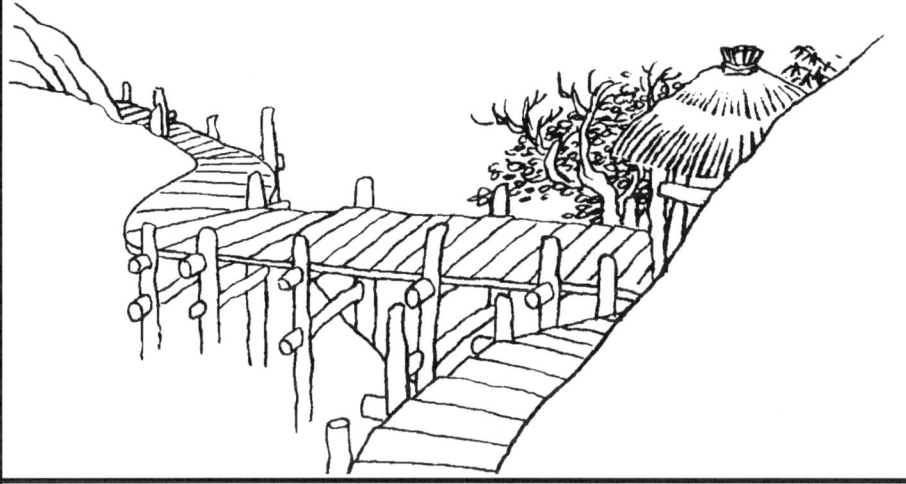

29 거료(居髎) : 거(居)는 한 곳에 자리 잡고 있는 것이며, 요(髎)는 뼈 사이의 들어간 자리를 말한다. 혈(穴)이 골반뼈 위에 움푹 들어간 곳에 있으므로 이 혈(穴)을 찾을 때 반드시 쪼그리고 앉아야 하므로 이렇게 이름 한 것이다. 담경(膽經)과 양교맥(陽蹻脈)이 만나는 혈(穴)로서 열을 내리고 습을 내보내며 근육의 긴장을 풀고 관절을 잘 움직이게 하는 작용이 있다.

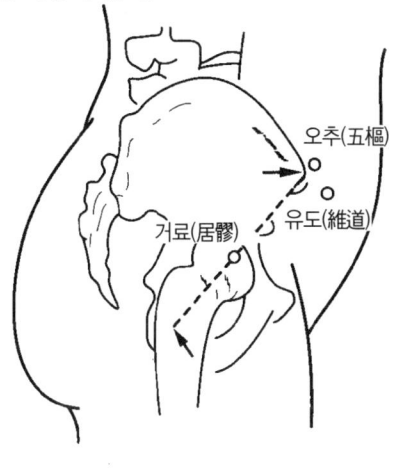

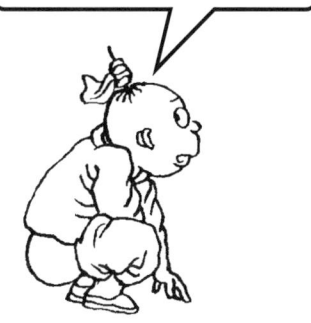

허리와 다리가 같이 저리거나 아프며 근이 틀어지면서 땅기거나 아랫배가 아픈 것 등을 주로 치료한답니다.

제3장 십사경

30 환도(環跳) : 이 혈(穴)은 비추(髀樞)*에 위치한다. 비추(髀樞)의 뼈는 고리처럼 둥글게 생겼으며, 사람이 다리를 구부리거나 펴거나 뛰거나 할 때 모두 이 뼈에 의지하므로 지도리가 된다. 또 이 혈(穴)은 근골(筋骨)의 풍비(風痺)로 인한 질환을 치료하여 예전처럼 도약운동을 할 수 있게 한다. 그래서 '환도'라고 이름하였다. 담경(膽經)과 방광경(膀胱經)이 만나는 혈(穴)로서 허리와 다리를 잘 움직이게 하며 경락을 소통시키는데 자주 사용하는 혈(穴)이다.

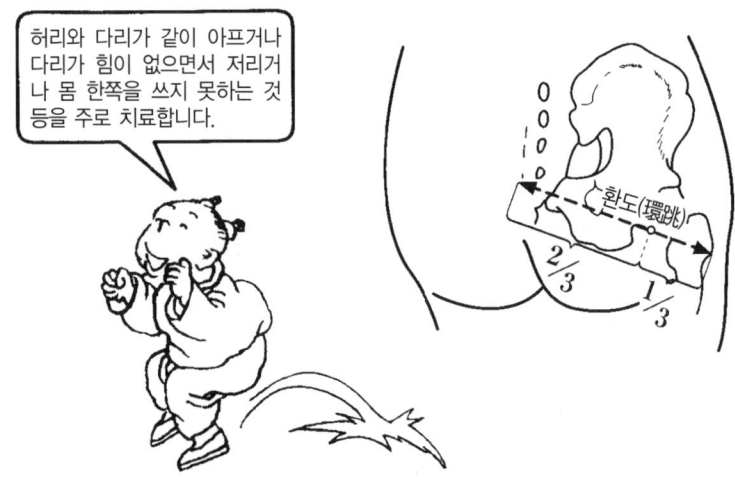

31 풍시(風市) : 시(市)는 집결의 뜻이 있다. 이 혈(穴)이 풍기(風氣)가 집결하는 장소가 되어 중풍(中風)의 편고증(偏枯症)*을 잘 치료하여 풍사(風邪)를 몰아내는 중요한 혈(穴)이 되기 때문에 이렇게 이름하였다. 풍사(風邪)를 몰아내고 습을 내보내며 근을 잘 움직이고 낙맥을 소통시키는 효과가 있다. 허리와 다리가 시리면서 아프거나 하지가 힘이 없으면서 저리거나 각기병(脚氣病)이나 온몸이 가려운 것 등을 주로 치료한다.

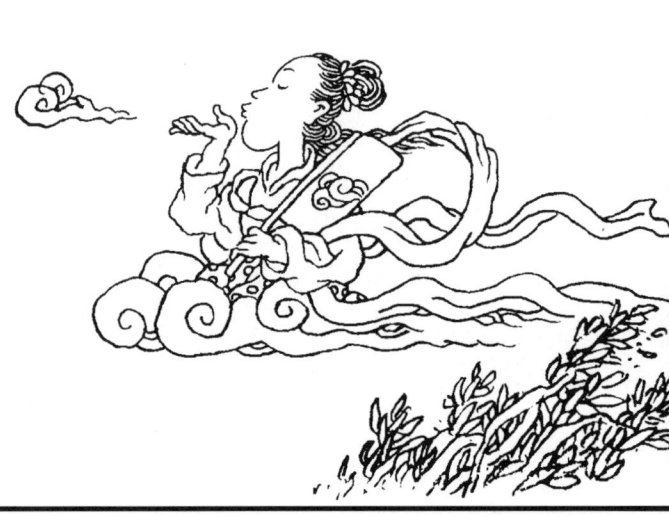

【역주】

비추(髀樞) : 허벅다리 옆으로 고관절이 튀어나온 부위를 말한다.
편고증(偏枯症) : 중풍(中風)으로 인해 한쪽 몸이 마르고 잘 사용하지 못하는 병증을 말함.

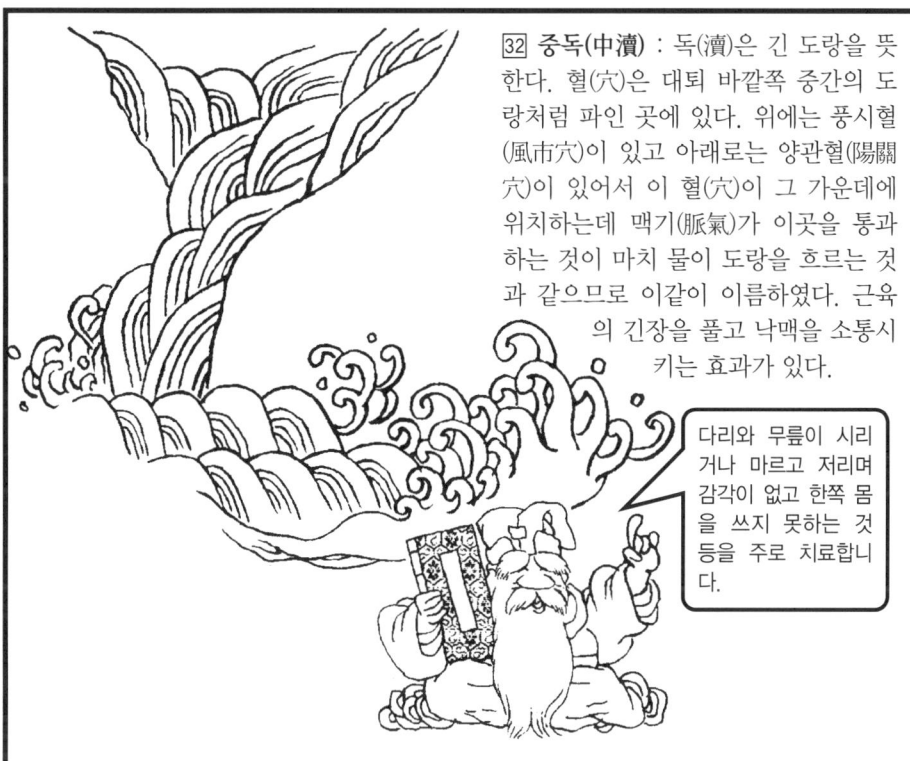

32 중독(中瀆) : 독(瀆)은 긴 도랑을 뜻한다. 혈(穴)은 대퇴 바깥쪽 중간의 도랑처럼 파인 곳에 있다. 위에는 풍시혈(風市穴)이 있고 아래로는 양관혈(陽關穴)이 있어서 이 혈(穴)이 그 가운데에 위치하는데 맥기(脈氣)가 이곳을 통과하는 것이 마치 물이 도랑을 흐르는 것과 같으므로 이같이 이름하였다. 근육의 긴장을 풀고 낙맥을 소통시키는 효과가 있다.

다리와 무릎이 시리거나 마르고 저리며 감각이 없고 한쪽 몸을 쓰지 못하는 것 등을 주로 치료합니다.

33 양관(陽關) : 슬양관(膝陽關)이라고도 한다. 이 혈(穴)은 대퇴 무릎 바깥쪽에 위치하는데, 밖이 양(陽)이므로 이같이 이름하였다. 이것은 무릎 부위가 붓고 아픈데 자주 사용하는 혈(穴)이다. 근육의 긴장을 풀고 관절이 잘 돌아가게 하며 경락을 따뜻하게 하여 한사(寒邪)를 내보내는 효과가 있다.

무릎이 붓고 아프거나 오금의 근육이 뒤틀리면서 땅기거나 종아리의 감각이 둔해지는 것 등을 주로 치료합니다.

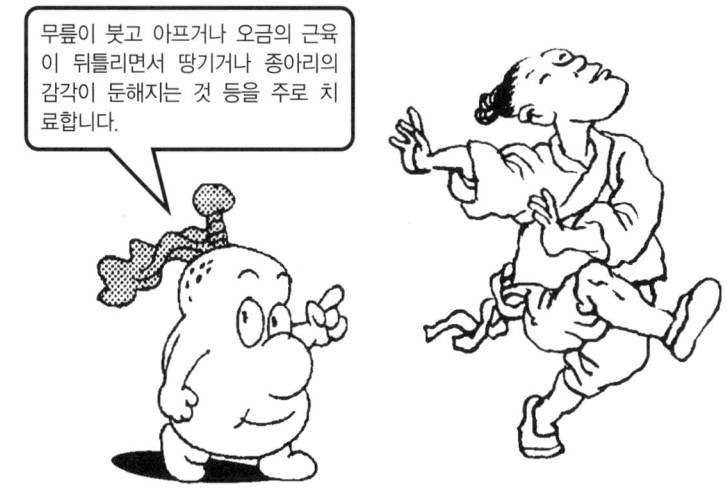

34 **양릉천(陽陵泉)** : 경기(經氣)가 깊이 모이는 곳을 천(泉)이라 한다. 이 혈(穴)은 무릎 바깥쪽에 위치하는데 밖이 양(陽)이며, 혈(穴)의 옆에 있는 뼈가 언덕처럼 튀어나와 있으므로 이렇게 이름하였다(무릎 안쪽 음릉천혈과 비스듬히 대칭이 된다). 담경(膽經)의 합혈(合穴)로서 팔회혈(八會穴) 중 근회혈(筋會穴)이다. 간(肝)과 담(膽)의 열을 빼내고 근육의 긴장을 풀어 관절이 잘 움직이게 하는 효능이 있다. 한쪽 몸을 쓰지 못하거나 다리가 힘이 없으면서 저리거나 감각이 둔하며 무릎 종지뼈가 붓고 아프거나 각기병을 앓거나 옆구리가 아프고 입이 쓰며 구토를 하거나 황달이 있거나 어린애의 경풍(驚風) 등을 주로 치료한다.

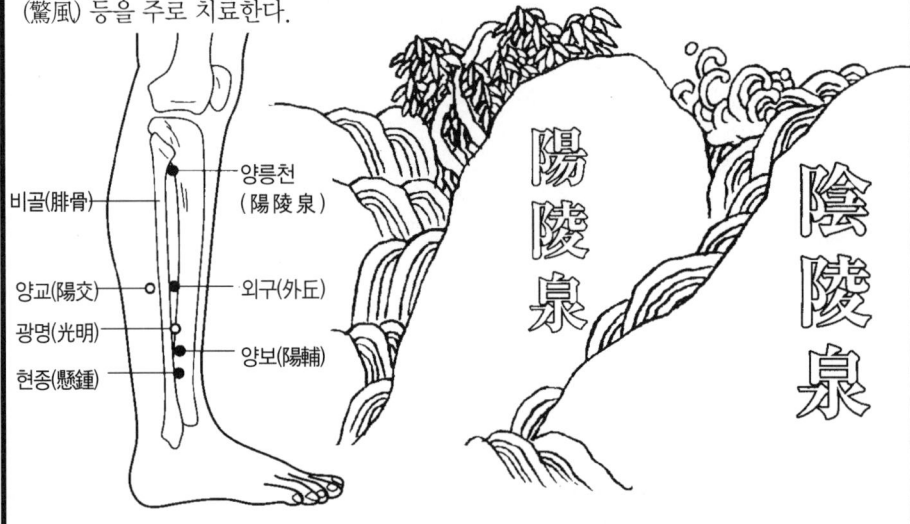

35 **양교(陽交)** : 외측은 양(陽)이며 교(交)는 서로 만남을 가리킨다. 이 혈(穴)은 바깥 복사뼈 위로 7촌 지점에 있으며, 족소양담경(足少陽膽經)과 양유맥(陽維脈)이 만나는 혈(穴)이므로 이렇게 이름하였다. 음유맥(陰維脈)의 극혈(郄穴)로서 근육의 긴장을 풀고 낙맥을 소통시키는 효과가 있다. 잘 놀라거나 광증(狂症)이나 전질병(癲疾病)이나 가슴과 옆구리가 그득하면서 아프거나 무릎과 넓적다리가 아프거나 다리가 힘이 없으면서 저리는 것 등을 주로 치료한다.

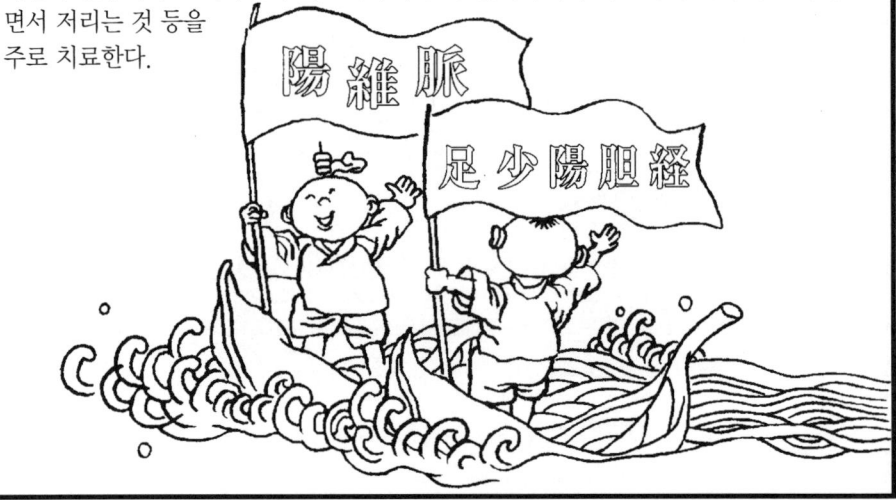

36 외구(外丘) : 솟아오른 것을 구(丘; 언덕)라 한다. 혈(穴)이 정강이 바깥쪽의 살이 올라온 곳에 있으므로 이렇게 이름하였다. 담경(膽經)의 극혈(郄穴)로서 근육의 긴장을 풀고 낙맥을 소통시키는 효과가 있다. 배가 아프거나 가슴과 옆구리가 부풀면서 그득하거나 개에게 물려 독이 빠져나가지 못한 것 등을 주로 치료한다.

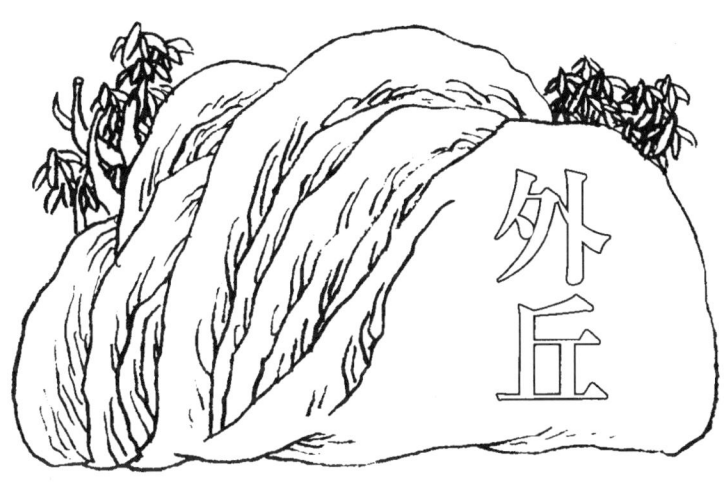

37 광명(光明) : 담경(膽經)에 속하는 낙혈(絡穴)로서 족궐음간경(足厥陰肝經)으로 갈라져 이어진다. 간(肝)이 눈으로 공규(孔竅)가 열려있으므로 이 혈(穴)은 주로 눈이 어두워 밝지 못하거나 눈이 가렵고 아픈 것 등을 치료한다. 침을 놓으면 다시 밝은 빛을 볼 수 있게 되므로 이같이 이름하였다. 근육의 긴장을 풀고 낙맥을 소통시키는 효과가 있다. 무릎이 아프거나 다리가 힘이 없으면서 저리거나 눈으로 보는 것이 밝지 못하거나 눈이 아프며 밤눈이 어둡거나 유방이 부풀면서 아픈 것 등을 주로 치료한다.

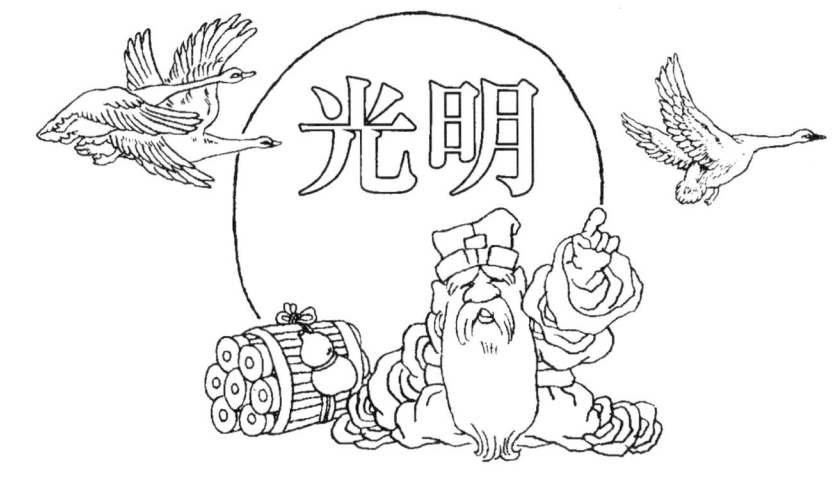

38 **양보(陽輔)** : 비골(腓骨)은 경골(頸骨)에 덧붙여져 있어서 예로부터 보골(輔骨)이라 하였다. 이 혈(穴)은 보골(輔骨)의 외측에 위치하고 있으니 밖이 양(陽)이므로 그 위치를 따라서 이름한 것이다. 담경(膽經)의 경혈(經穴)로서 간(肝)과 담(膽)의 열을 내리며 경락을 잘 소통시키는 효능이 있다.

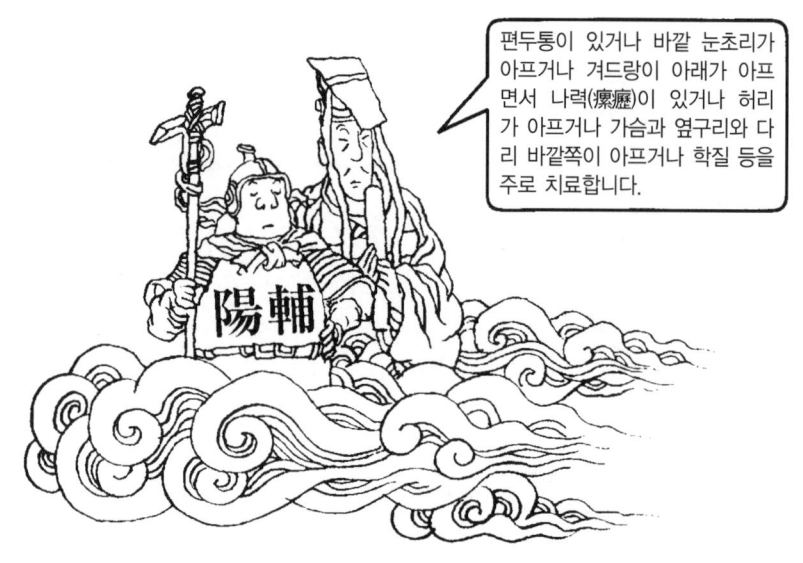

39 **현종(懸鍾)** : 절골(絶骨)이라고도 한다. ≪난경難經≫에서 설명하기를, "수회(髓會)는 절골(絶骨; 懸鍾)이다."라고 하였다. 골수(骨髓)의 정기(精氣)가 이 혈(穴)로 모여드므로 곧 종(鍾)[곧 종(種)이다]이라고 하였으며, 본 경맥이 아래로 향하여 내려는 것이 매달리는 듯한 상이 있으므로 옛부터 '현종(懸鍾)'이라 하였다. 또한, 이 혈(穴)이 위치한 뼈의 아래에 있는 바깥 복사뼈의 모양이 매달린 종과 같으므로 이렇게 이름하였다. 팔회혈(八會穴)의 하나이다. 간기(肝氣)를 소통시켜 뭉친 것을 풀며 기의 운행을 조절하여 통증을 그치게 하는 효능이 있다.

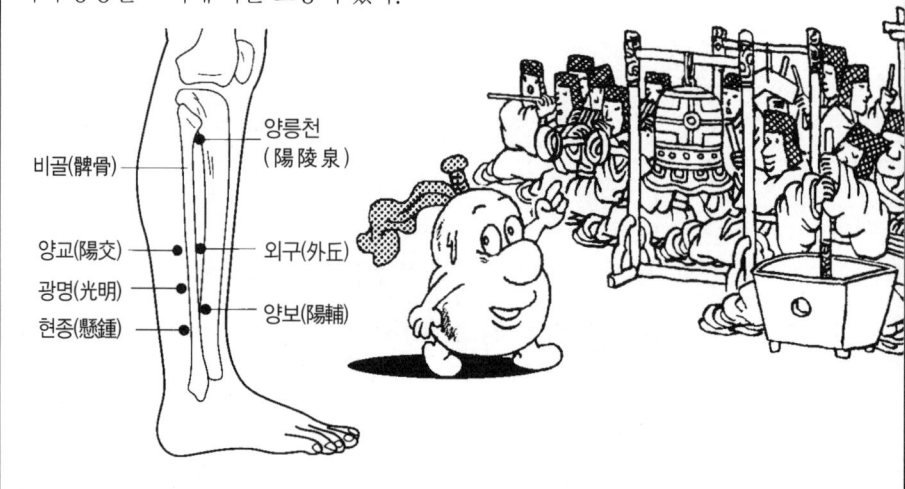

40 **구허(丘墟)** : 구(丘; 언덕) 중에 큰 것을 허(墟)라고 한다. 이 혈(穴)은 발 바깥 복사뼈 아래의 전방에 움푹 들어간 곳에 있는데 복사뼈가 튀어나온 것이 마치 구(丘)나 허(墟)와 같으므로 이같이 이름하였다. 담경(膽經)의 원혈(原穴)로서 정기(正氣)를 북돋고 사기를 몰아내며 간기(肝氣)를 소통하여 비(脾)를 튼튼히 하는 효능이 있다.

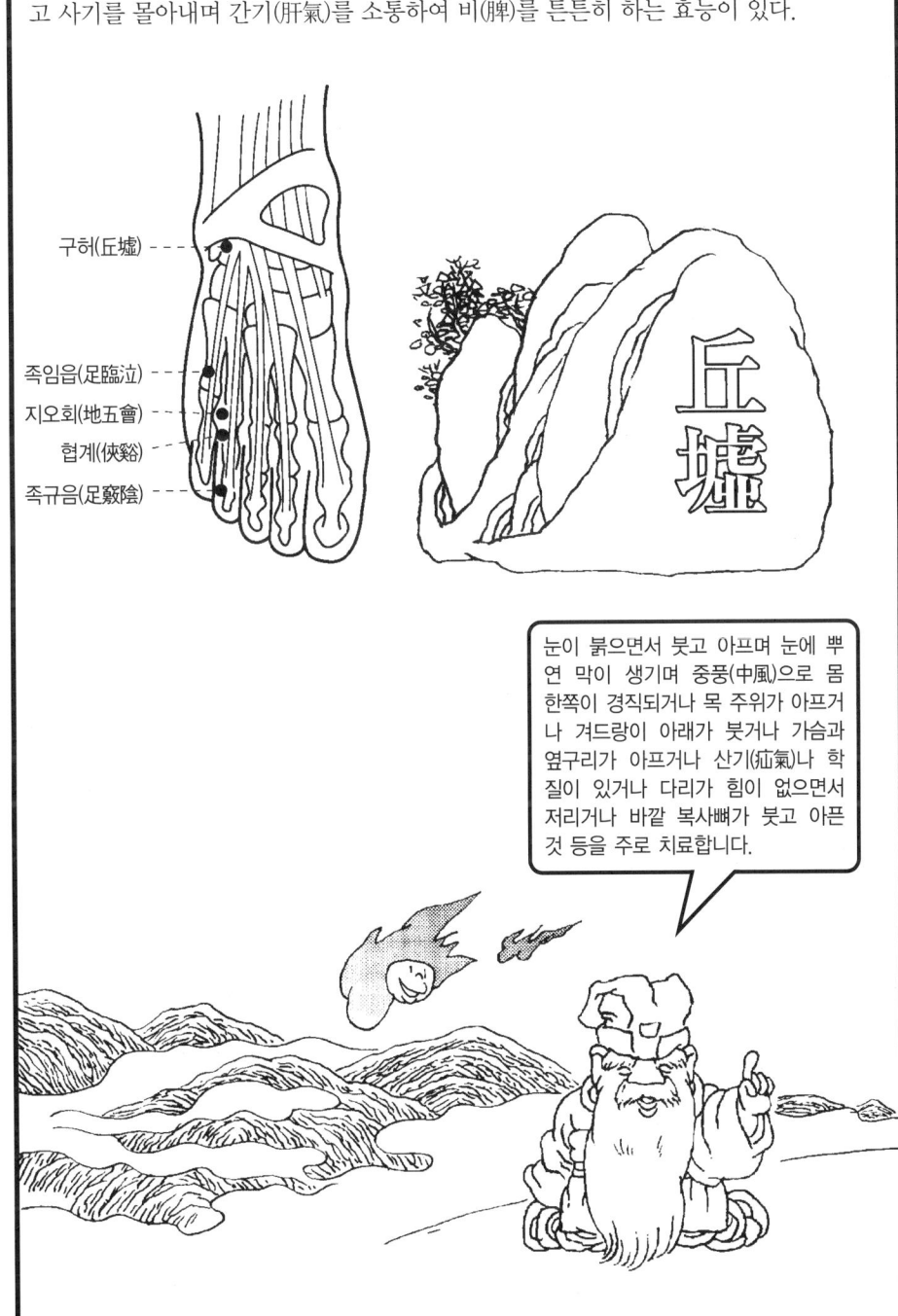

눈이 붉으면서 붓고 아프며 눈에 뿌연 막이 생기며 중풍(中風)으로 몸 한쪽이 경직되거나 목 주위가 아프거나 겨드랑이 아래가 붓거나 가슴과 옆구리가 아프거나 산기(疝氣)나 학질이 있거나 다리가 힘이 없으면서 저리거나 바깥 복사뼈가 붓고 아픈 것 등을 주로 치료합니다.

[41] **족임읍(足臨泣)** : 혈(穴)이 넷째 발가락의 본절(本節) 뒤의 움푹 들어간 곳에 있으며, 족소양담경(足少陽膽經)의 수혈(俞穴)로서 혈(穴)이 발 위에 있고, 그 기(氣)가 위로 눈으로 통하여 눈병을 담당하는데 눈이란 눈물을 흘리는 곳으로 그 기능이 임읍혈(臨泣穴)과 서로 비슷하기 때문에 이렇게 이름하였다. 팔맥교회혈(八脈交會穴)의 하나이다. 간기(肝氣)를 소통시켜 뭉친 것을 풀며 기의 운행을 조절하여 통증을 그치게 하는 효능이 있다. 머리가 아프거나 눈이 아찔하거나 바깥 눈초리가 아프거나 나력(瘰癧)이 있거나 옆구리와 갈비뼈가 아프거나 유방이 부풀면서 아프거나 월경이 불규칙하거나 발등이 붓고 아프거나 발가락이 뻣뻣하면서 아픈 것 등을 주로 치료한다.

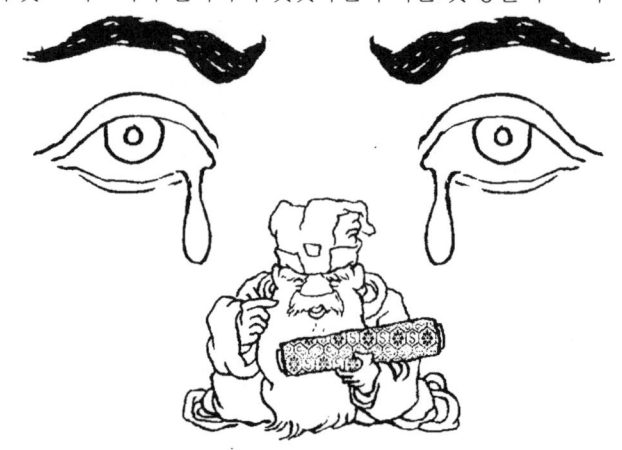

[42] **지오회(地五會)** : '천인상응(天人相應)'의 학설에 의거하여 사람의 머리는 둥글어서 하늘을 본떴고 발과 땅은 네모나서 서로 응한다. 이 혈(穴)은 발등이 붉게 부어서 다섯 발가락을 땅에 댈 수 없는 것을 치료하니 침을 놓으면 부은 것이 가라앉고 아픈 것이 없어져 서는 것이 평상시와 같아지게 된다. 또한 이 혈(穴)은 오장(五臟)의 기가 모인 곳이다. 그래서 이렇게 이름하였다. 간열(肝熱)을 식히고 담(膽)을 소통시키는 효과가 있다.

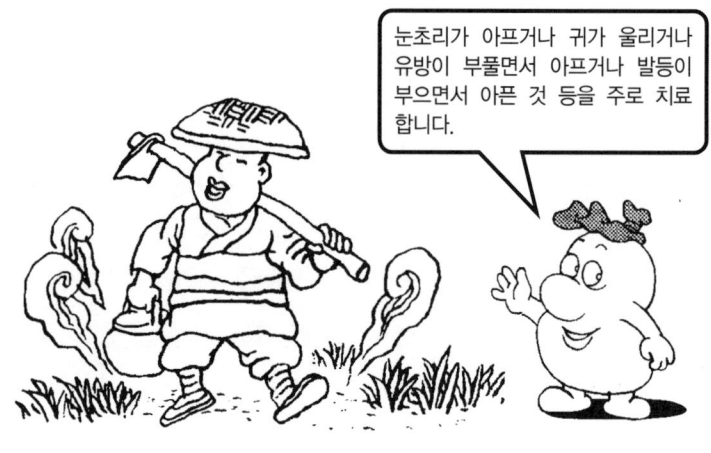

43 **협계(俠谿)** : 협(俠)은 좁다[狹]는 뜻이다. 이 혈은 담경(膽經)에 속하는 형혈(滎穴)로서 위치가 네 번째와 다섯 번째 발가락 관절의 사이에 있는데 그 곳이 매우 좁으므로 이렇게 이름하였다. 간기(肝氣)를 소통하며 열을 내리는 효과가 있다.

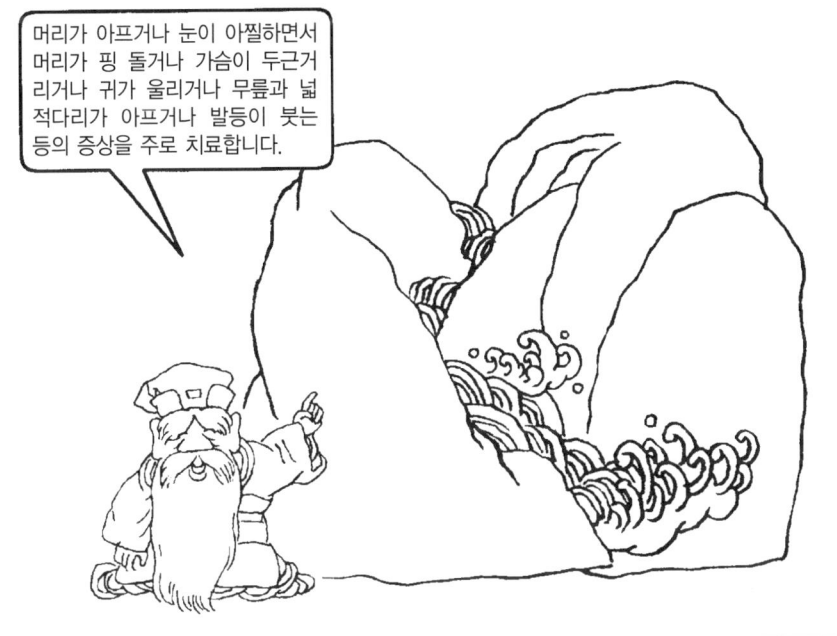

머리가 아프거나 눈이 아찔하면서 머리가 핑 돌거나 가슴이 두근거리거나 귀가 울리거나 무릎과 넓적다리가 아프거나 발등이 붓는 등의 증상을 주로 치료합니다.

44 **족규음(足竅陰)** : 규(竅)는 빈 구멍을 가리킨다. ≪내경(內經)≫에서 설명하기를 "간(肝)은 눈으로 공규(孔竅)가 열려있으며, 신(腎)은 귀로 공규가 열려있으며, 심(心)은 혀로 공규가 열려있으며, 폐(肺)는 코로 공규가 열려있으며, 비(脾)는 입으로 공규가 열려있다."고 하였는데, 오장(五臟)은 모두 음장(陰臟)에 속한다. 이 혈(穴)이 눈병이나 귀가 안 들리거나 혀가 뻣뻣하거나 코가 막히거나 입안이 쓴 것을 치료하는 것이 두규음(頭竅陰)과 서로 비슷하나 단지 이 혈(穴)은 다리에 있기 때문에 '족규음'이라 이름하였다. 담경(膽經)의 정혈(井穴)로서 열을 내리고 음기를 길러 주는 효과가 있다.

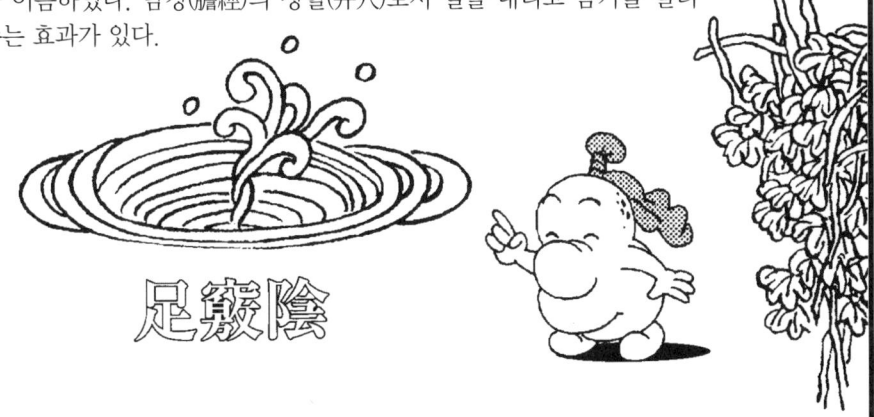

제12경 족궐음간경(足厥陰肝經)

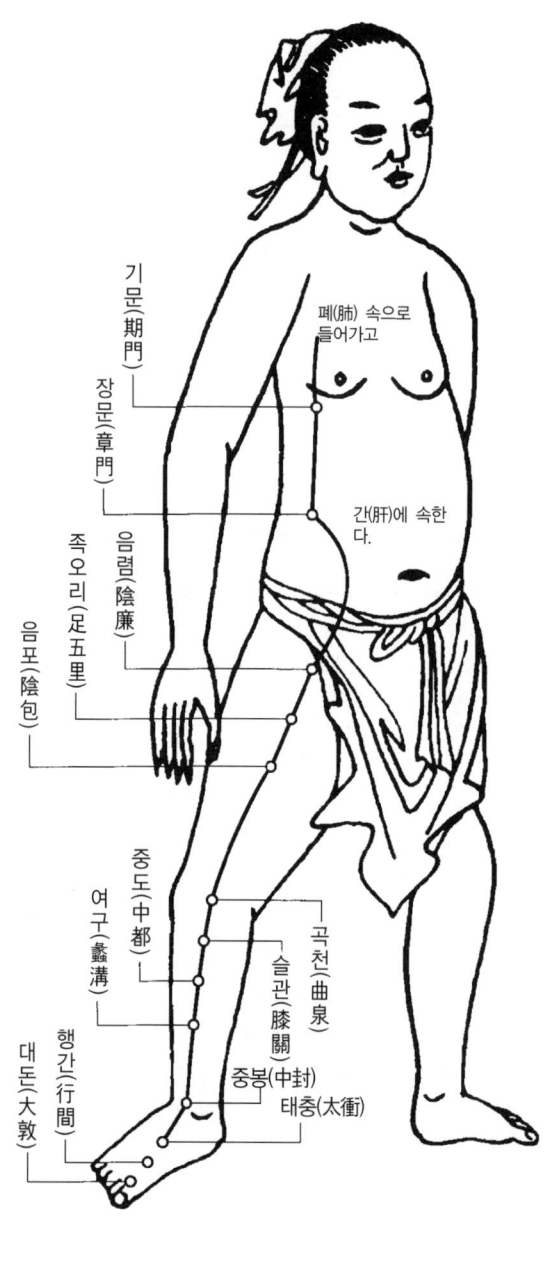

제 12 경 족궐음간경

1 **대돈(大敦)** : 이 혈(穴)은 엄지발가락의 살이 두툼한 곳에 위치한다. 또 돈(敦)은 원래 고대의 일종의 기장을 담는 큰 그릇이었으니 살이 쪄 통통하다는 뜻을 가지고 있다. 이 혈(穴)은 족궐음간경(足厥陰肝經)의 정혈(井穴)로서 경기(經氣)가 충만하고 성하여 마치 우물과 샘의 물이 끊이지 않고 흘러나오는 것과 같기 때문에 이렇게 이름하였다. 경맥을 소통하고 공규(孔竅)를 여는 효과가 있다.

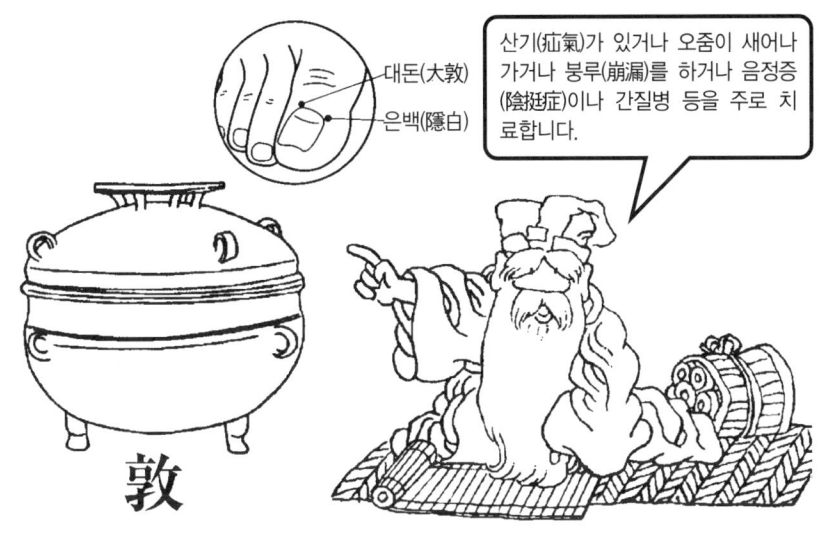

산기(疝氣)가 있거나 오줌이 새어나가거나 붕루(崩漏)를 하거나 음정증(陰挺症)이나 간질병 등을 주로 치료합니다.

2 **행간(行間)** : 행(行)은 지나가는 것을 가리킨다. 이 혈(穴)이 엄지발가락과 검지발가락 사이의 움푹 들어간 곳에 있기 때문에 이렇게 이름하였다. 본 경맥의 형혈(滎穴)로서 간기(肝氣)를 편안하게 다스려서 월경을 조절하고 혈(血)을 조화롭게 하는 효능이 있다. 월경이 불규칙하거나 소화가 제대로 되지 않거나 잠을 못 자거나 간질병(癎疾病)이나 중풍이 있는 경우를 주로 치료한다.

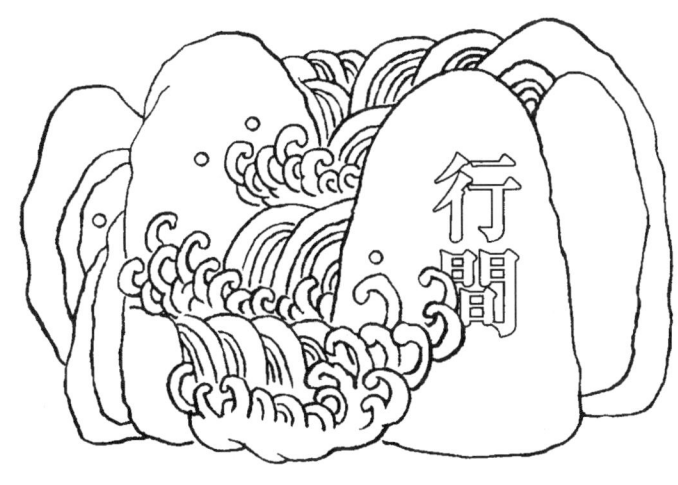

③ **태충(太衝)** : 태(太)는 크다는 뜻이며 충(衝)은 통로이다. 이 혈(穴)은 간경(肝經)의 원혈(原穴)로서 간경(肝經)의 가장 큰 통로가 있는 곳으로 원기(元氣)가 머무르는 곳이기도 하다. 그래서 이렇게 이름하였다. 울체된 간기(肝氣)를 소통시켜 낙맥을 소통시키고 혈(血)을 조화롭게 하는 효능이 있다. 머리가 아프거나 눈이 아찔하면서 머리가 핑 돌거나 목구멍이 아프거나 눈이 붉거나 어린애의 경풍(驚風)이나 간질병이나 월경이 불규칙한 것 등을 주로 치료한다.

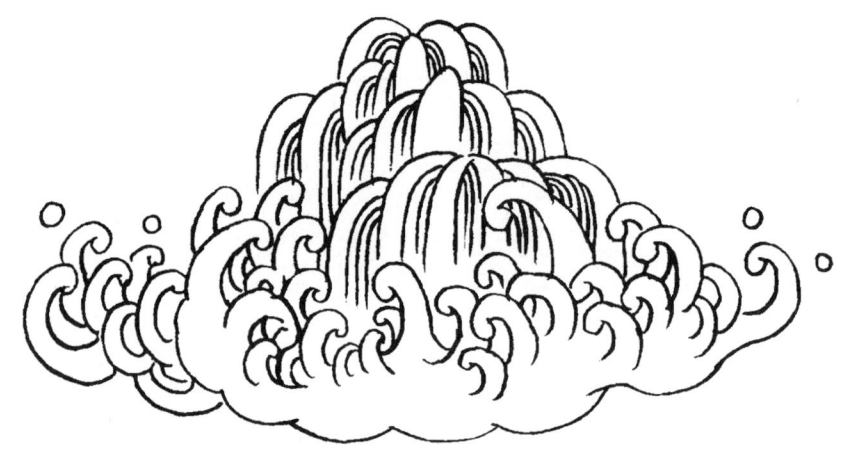

④ **중봉(中封)** : 막아서 닫아 놓는 것을 봉(封)이라 한다. 이 혈(穴)은 복사뼈 앞쪽 움푹 들어간 자리에 있는데 두 큰 근(筋)이 닫아 봉하고 있는 곳이므로 중봉(中封)이라 이름하였다. 간경(肝經)의 경혈(經穴)로서 간기(肝氣)를 소통시키고 낙맥을 통하게 하는 효과가 있다.

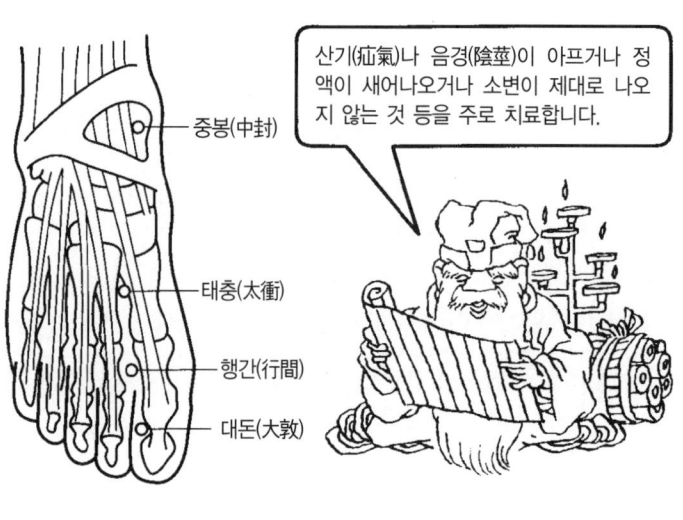

산기(疝氣)나 음경(陰莖)이 아프거나 정액이 새어나오거나 소변이 제대로 나오지 않는 것 등을 주로 치료합니다.

5 여구(蠡溝) : 여(蠡)는 물을 담는 표주박으로 작다는 뜻이며, 또한 치아의 뿌리에 조금 벌레 먹은 것을 가리킨다. 구(溝)는 협소한 계곡을 말한다. 이 혈(穴)은 정강이뼈와 장딴지 근육 사이의 좁은 계곡에 위치하며, 또한 이 혈(穴)은 음문(陰門)이 가려워서 벌레가 기어가는 것 같은 것을 치료한다. 그래서 이렇게 이름하였다. 간경(肝經)의 낙혈로서 간기를 보충하여 월경을 조절하며 열을 내리고 부종을 가라앉히는 효과가 있다. 월경이 불규칙하거나 피가 섞인 대하(帶下)가 있거나 음정증(陰挺症)이거나 음부가 가렵거나 산기(疝氣)가 있거나 소변을 제대로 보지 못하거나 고환이 붓고 아프거나 아랫배가 그득하거나 허리와 등이 땅기면서 뻣뻣하거나 정강이가 시리면서 아픈 것 등을 주로 치료한다.

6 중도(中都) : 도(都)는 물이 흐르는 곳을 가리킨다. 이 혈(穴)은 족궐음간경(足厥陰肝經)의 극혈(郄穴)로서 간(肝)의 기혈(氣血)이 마치 물이 흘러 모이는 것과 비슷함을 비유한 것이며, 또한 혈(穴)이 정강이뼈의 가운데에 있으므로 중도(中都)라 이름하였다. 간기(肝氣)를 소통하여 조절하며 충맥(衝脈)을 견고하게 하여 붕루(崩漏)를 그치게 하는 효과가 있다. 배가 아프거나 옆구리가 아프거나 설사를 하거나 산기(疝氣)나 붕루(崩漏)가 있거나 오로(惡露)가 끊이지 않는 것 등을 주로 치료한다.

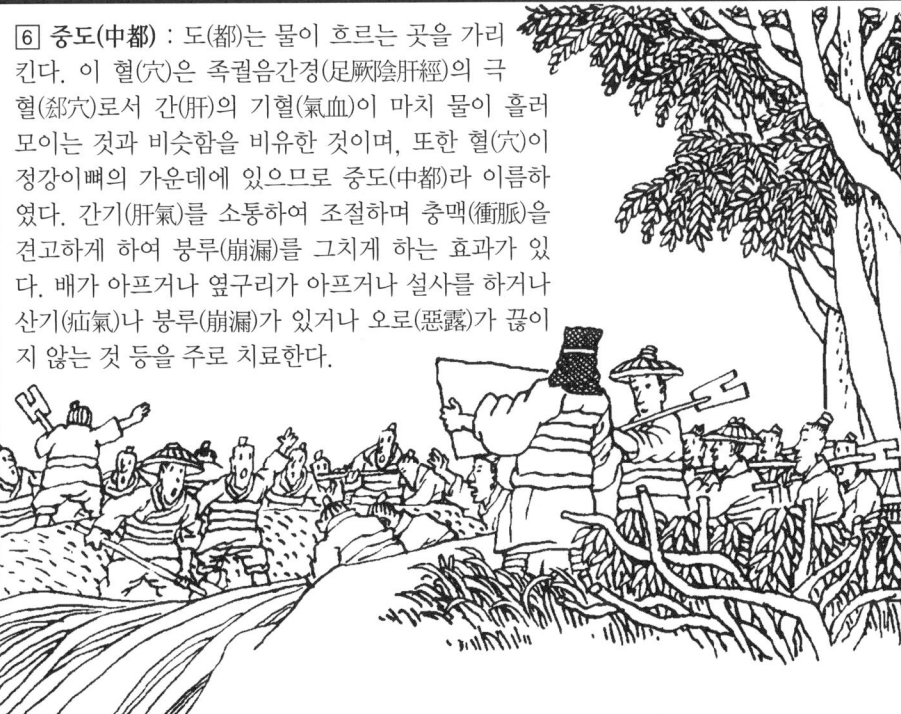

⑦ 슬관(膝關) : 곧 무릎 관절을 말한다. 혈(穴)이 양 다리뼈가 만나는 독비혈(犢鼻穴)의 아래 들어간 곳에 위치하여, 풍비(風痺)로 무릎이 아픈 관절 질환을 주로 치료한다. 관절을 소통시켜 움직이게 하는 작용이 있다.

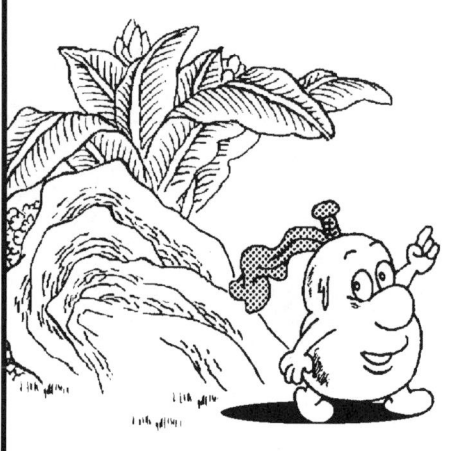
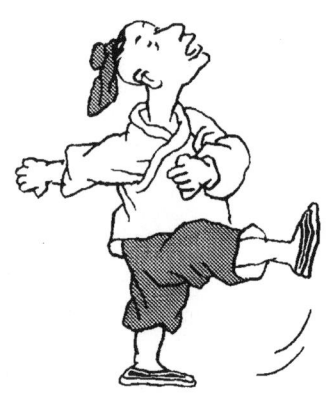

⑧ 곡천(曲泉) : 이 혈(穴)은 간경(肝經)의 합혈(合穴)로서 무릎 안쪽 보골(輔骨) 아래의 대근(大筋)의 위와 소근(小筋)의 아래에 위치하여 무릎을 굽혔을 때 그 혈(穴)을 잡을 수 있다. 또한 합수혈(合水穴)로서 수위가 높고 평평한 수원(水源)을 천(泉)이라 한다. 이와 같은 이유로 곡천(曲泉)이라 이름하였다. 아랫배가 아프거나 정액이 새어 나가거나 외음부(外陰部)가 아프거나 음정증(陰挺症)이거나 음부(陰部)가 가렵거나 무릎 안쪽이 아픈 것 등을 주로 치료한다.

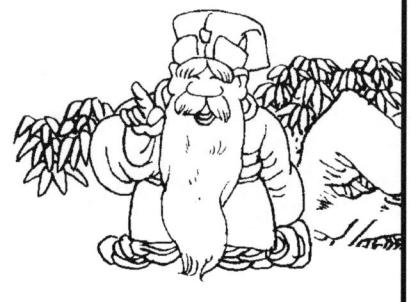

⑨ **음포(陰包)** : 포(包)는 포용하다, 깊이 간직하다는 뜻이다. 음포(陰包)는 족궐음간경(足厥陰肝經)이 양 넓적다리 안쪽[陰에 속함]에서 깊숙이 행하기 때문에 이같은 이름을 얻었다. 기의 운행을 다스리고 혈(血)을 통하게 하여 하초(下焦)를 소통시키고 조절하는 효능이 있다.

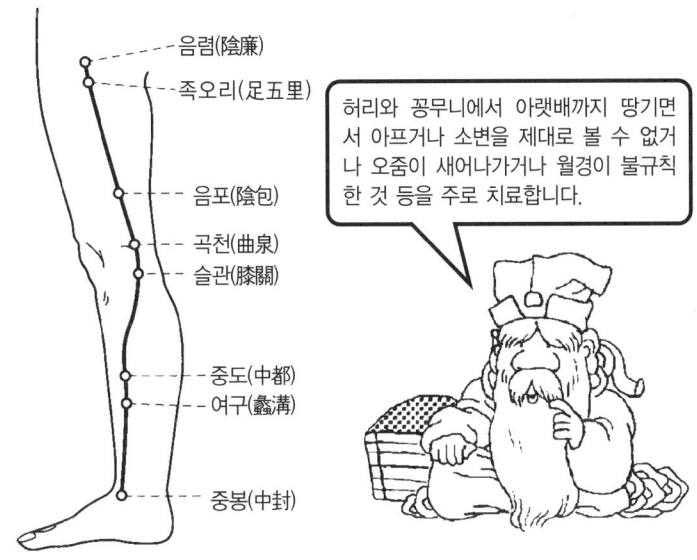

⑩ **족오리(足五里)** : 리(里)는 마을을 가리키고 거처함을 뜻한다. 이 혈(穴)은 비경(脾經)의 기문혈(箕門穴) 위로 5촌 올라가 큰 맥의 가운데에 위치한다. 또한 리(里)는 다스린다[理]는 뜻으로 팔다리의 병이 오장(五臟)과 관계되는 것을 이 혈(穴)로 모두 다스릴 수 있다. 또한 이 혈(穴)은 족궐음(足厥陰)에 속한다. 이와같은 이유로 족오리(足五里)라고 이름하였다. 하초(下焦)를 소통시켜 조절하며 기의 운행을 다스리고 혈(血)을 조화롭게 하는 효과가 있다.

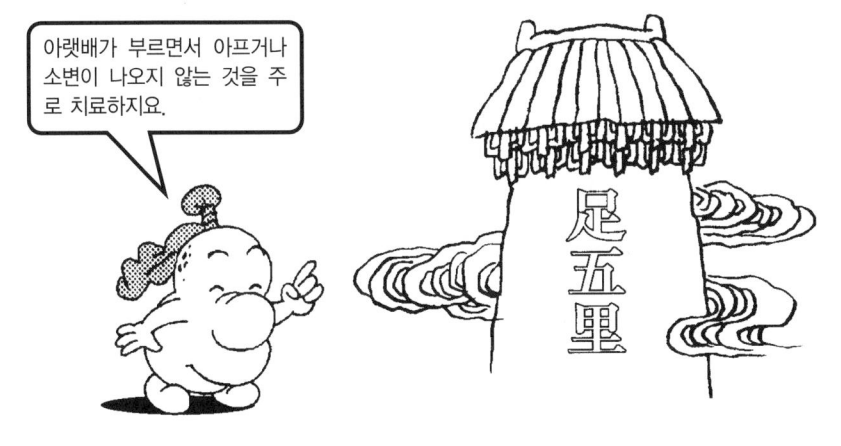

제3장 십사경

⑪ **음렴(陰廉)** : 옆쪽 가장자리를 렴(廉)이라 한다. 혈(穴)이 간경(肝經)에 속하며 위치가 넓적다리 안쪽의 바깥 가장자리에 자리잡고 있으므로 이렇게 이름하였다. 월경을 조절하고 아이를 갖게 하며 긴장된 근(筋)을 부드럽게 하고 낙맥을 소통시키는 작용이 있다.

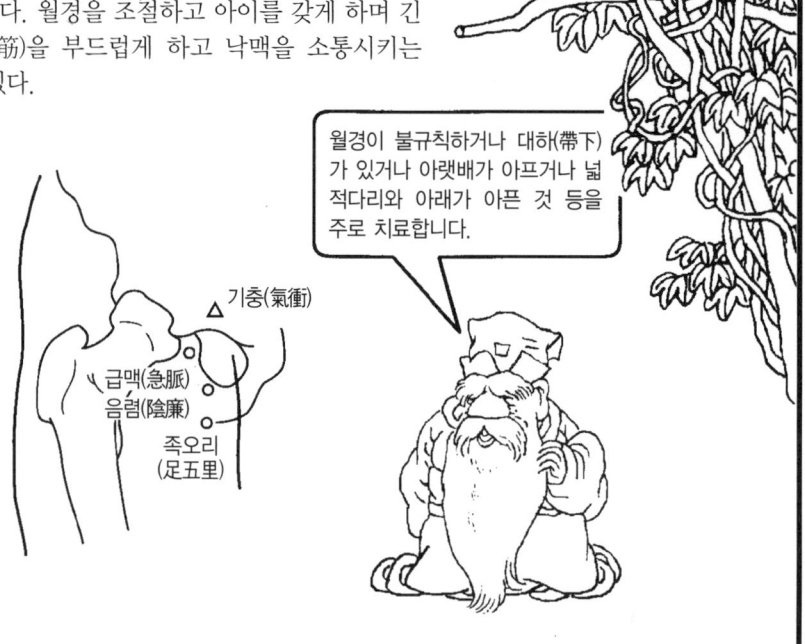

월경이 불규칙하거나 대하(帶下)가 있거나 아랫배가 아프거나 넓적다리와 아래가 아픈 것 등을 주로 치료합니다.

⑫ **급맥(急脈)** : 급(急)은 다급한 것을 가리키니, 맥이 충동하는 느낌을 비유한 것이다. 혈(穴)이 음부 옆의 동맥이 있는 곳에 위치하고 있어 그 맥의 충동이 매우 급하므로 이렇게 이름하였다. 간기(肝氣)를 조절하여 통증을 그치게 하며 기의 운행을 다스려서 산기(疝氣)를 풀어주는 효능이 있다. 아랫배가 아프거나 산기(疝氣)가 있거나 고환이 아픈 것 등을 주로 치료한다.

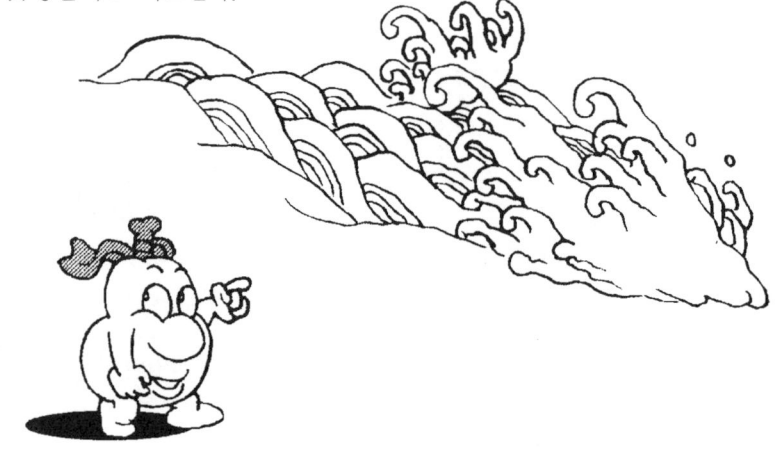

13 **장문(章門)** : 장(章)은 분명하게 드러남을 의미한다. 이 혈(穴)은 곧 팔회혈(八會穴) 중 장회혈(臟會穴)이다. 또한 비경(脾經)의 복모혈(腹募穴)이니, 오장(五臟)은 모두 비(脾)로부터 기를 받는다. 장병(臟病)에 이 혈(穴)을 취하여 치료하면 그 효과가 분명하게 드러나기 때문에 이렇게 이름하였다. 간(肝)과 비(脾)를 소통하고 조절하여 열을 내리고 습을 내보내며 혈(血)을 소통시켜 어혈(瘀血)을 없애는 효과가 있다.

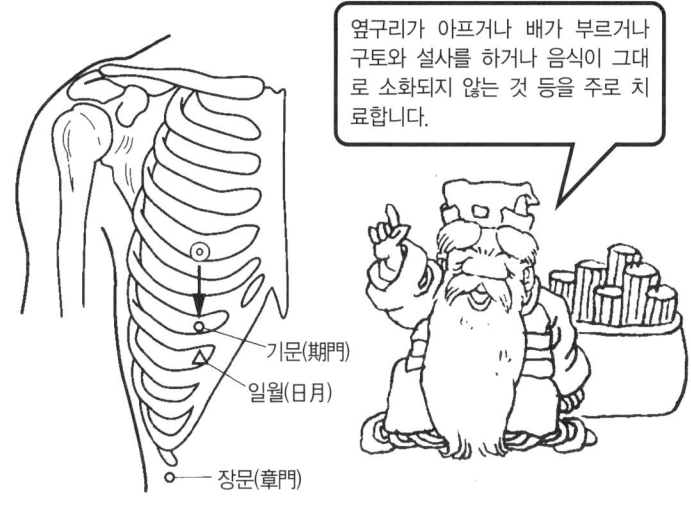

옆구리가 아프거나 배가 부르거나 구토와 설사를 하거나 음식이 그대로 소화되지 않는 것 등을 주로 치료합니다.

14 **기문(期門)** : 기(期)는 일주(一周)하는 것을 뜻한다. 인체의 기혈이 처음 운문혈(雲門穴)에서 시작하여 폐(肺), 대장(大腸)을 거쳐 앞서 서술한 여러 경맥을 지나가는데, 경기가 12경맥을 운행하고 여기에 이르면 비로서 일주를 한 것이다. 연후에 순행을 다시 시작하여 운문혈(雲門穴)에서 다시 출발하므로 이렇게 이름하였다. 간경(肝經)의 복모혈(腹募穴)이며, 간경(肝經)과 비경(脾經)과 음유맥(陰維脈)이 만나는 혈(穴)이다. 간(肝)과 비(脾)를 소통하고 조절하여 기의 운행을 다스리고 혈(血)이 잘 도는 효능이 있다. 옆구리가 아프거나 배가 부르거나 딸꾹질을 하거나 신물이 넘어오거나 유방(乳房)에 종기가 나거나 울증(鬱證)이나 열병 등을 주로 치료한다.

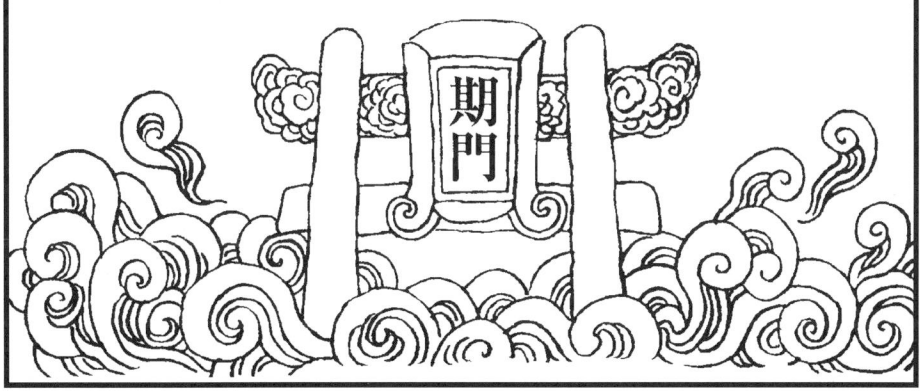

제13경 독맥(督脈)

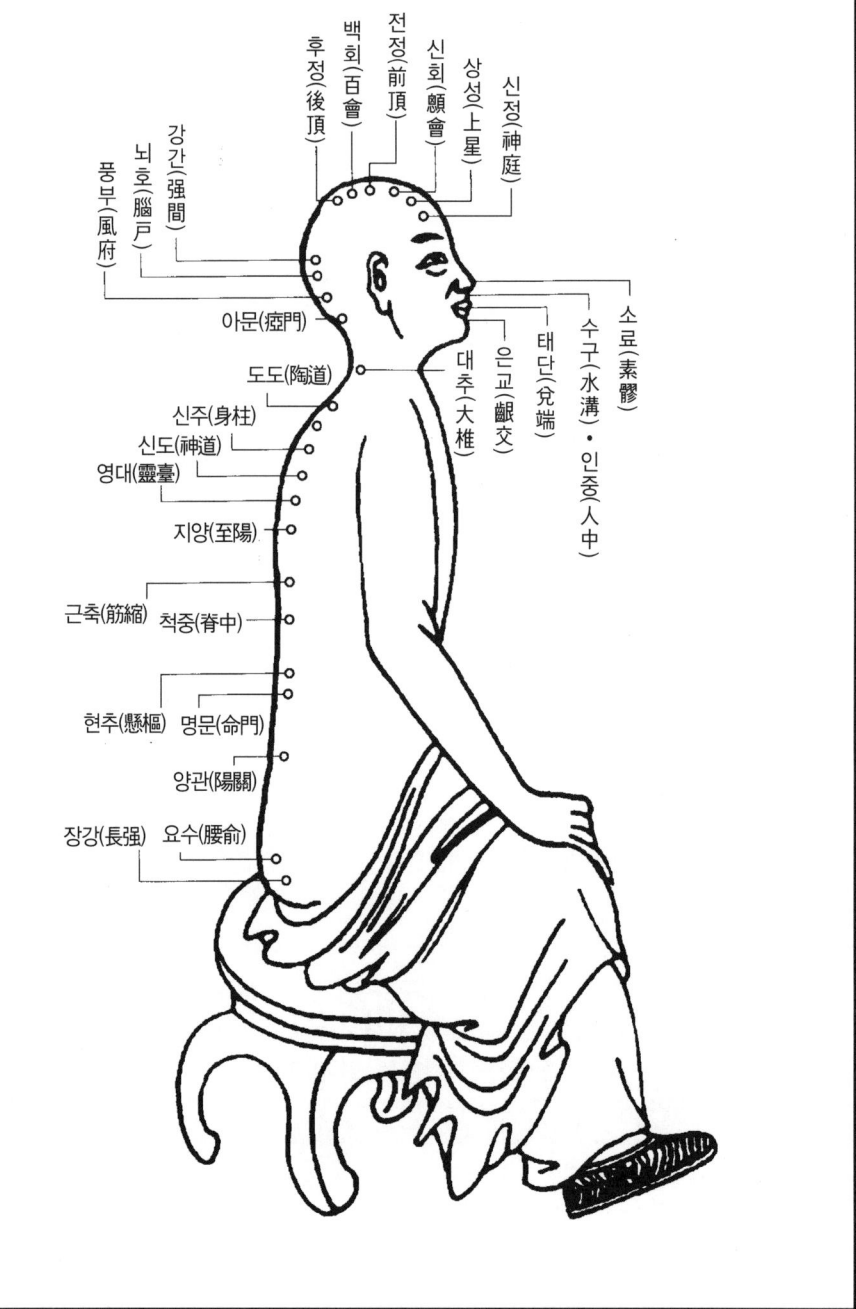

① **장강(長强)** : 이 혈(穴)은 독맥(督脈)의 낙혈이다. 독맥(督脈)은 척추 안을 따라 행하는데 척주(脊柱)의 형태가 길고 강하고 단단하며, 또한 독맥(督脈)은 모든 양기(陽氣)의 우두머리가 되어서 그 기가 강성하므로 이렇게 이름하였다. 정신을 편안히 하고 경풍(驚風)을 진정시키며 대변을 통하게 하여 치질을 없애는 효과가 있다. 전광병(癲狂病)이나 간질병(癇疾病)이나 척추가 뻣뻣해지면서 뒤로 꺾어지거나 설사나 이질이 있는 것을 주로 치료한다.

그밖에 변비가 있거나 대변에 피가 섞여 나오거나 치질 등을 주로 치료합니다.

경추(頸椎)
대추(大椎)
도도(陶道)
신주(身柱)
신도(神道)
영대(靈臺)
지양(至陽)
흉추(胸椎)
근축(筋縮)
중추(中樞)
척중(脊中)
현추(懸樞)
명문(命門)
요양관(腰陽關)
요추(腰椎)
요수(腰俞)
장강(長强)

제13경 독맥

제3장 십사경

② **요수(腰俞)** : 수(俞)는 즉 옮기는 것[輸]이니, 혈(穴)이 척추 제21번째 마디 아래 사이의 요안(腰眼) 부근에 있다. 허리에서 기운을 수송하는 장소로서 허리와 엉덩이 부위가 아프거나 허리와 척추 등이 잘 돌아가지 않는 등의 허리 질환을 주로 치료하기 때문에 이같이 이름하였다. 신기(腎氣)를 조절하며 허리와 척추를 강하게 하고 귀와 눈을 밝혀주는 효과가 있다.

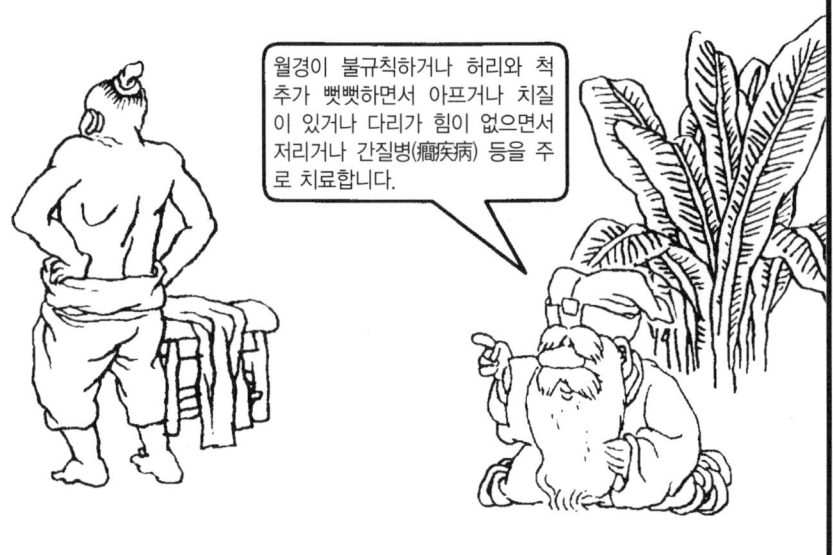

월경이 불규칙하거나 허리와 척추가 뻣뻣하면서 아프거나 치질이 있거나 다리가 힘이 없으면서 저리거나 간질병(癎疾病) 등을 주로 치료합니다.

③ **요양관(腰陽關)** : 문호(門戶)로서 중요하게 만나는 지점을 관(關)이라 한다. 이 혈(穴)은 독맥(督脈)의 기(氣)가 출입하는 중요한 곳으로 독맥(督脈)이 양(陽)에 속하기 때문에 이렇게 이름하였다. 신기(腎氣)를 조절하여 허리와 무릎을 잘 돌아가게 하며 한습(寒濕)의 사기를 몰아내는 작용이 있다. 월경이 불규칙하거나 정액이 새어나가거나 양위병(陽痿病)이나 허리와 꽁무니뼈가 아프거나 다리가 힘이 없으면서 저리는 것 등을 주로 치료한다.

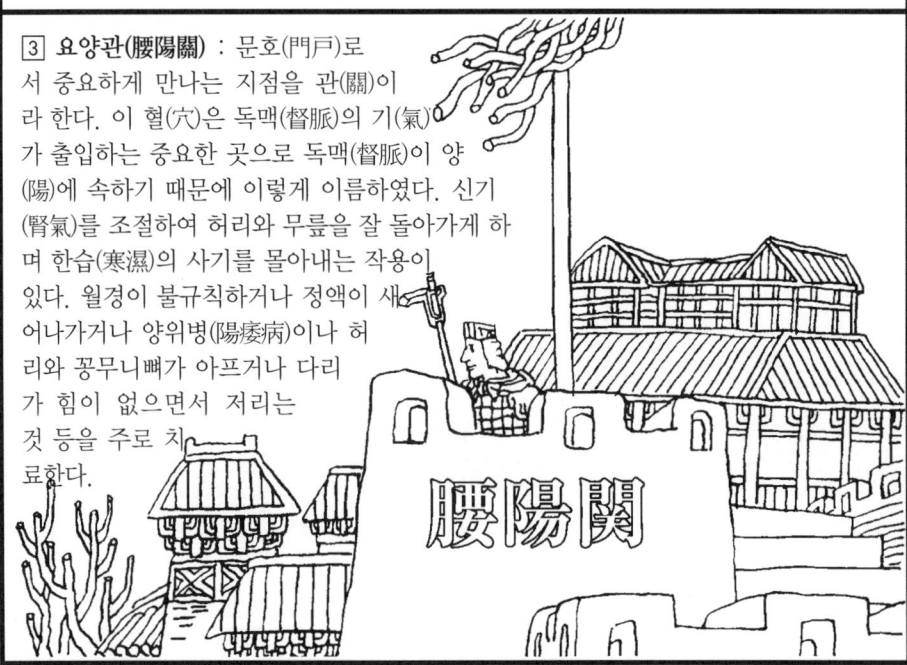

4 **명문(命門)** : 한의학에서는 생명의 근원이 양쪽 신(腎) 사이에 있다고 보았으며 이를 '명문(命門)'이라 칭하였다. 이 혈(穴)이 바로 그 위에 있으므로 '명문'이라 이름하였다. 원기(元氣)를 기르고 신(腎)을 보(補)하며 정(精)을 단단하게 갈무리하고 양기(陽氣)를 튼튼히 하여 허리와 척추를 잘 소통시켜 돌아가게 하는 중요한 혈(穴)이다. 척추가 뻣뻣해지거나 허리가 아프거나 양위병(陽痿病)이 있거나 정액이 새어나가거나 월경이 불규칙하거나 설사를 하며 음식이 소화되지 않은 채로 나가거나 대하(帶下) 증상 등을 주로 치료한다.

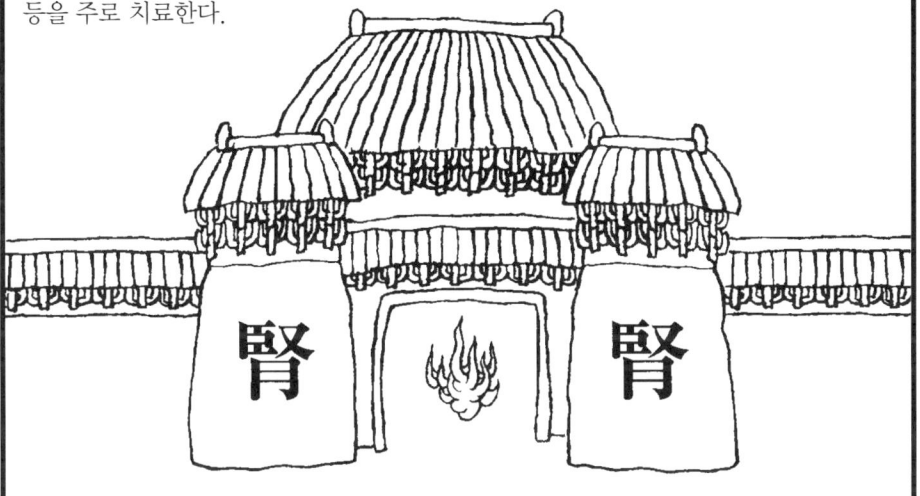

5 **현추(懸樞)** : 위로도 통하고 아래로도 이어지는 것을 지도리[樞]라고 한다. 이 혈(穴)은 척추 중하(中下) 부위에 있어 허리에서 중요한 자리가 되고, 또한 삼초(三焦)가 기(氣)를 운반하는 지도리 역할을 하며, 사람이 누워있을 때에 이 부위가 공중에 매달리듯이 들리기 때문에 이렇게 이름하였다. 비(脾)와 신(腎)을 따뜻하게 보하여 허리와 척추를 강하고 튼튼하게 만드는 효과가 있다.

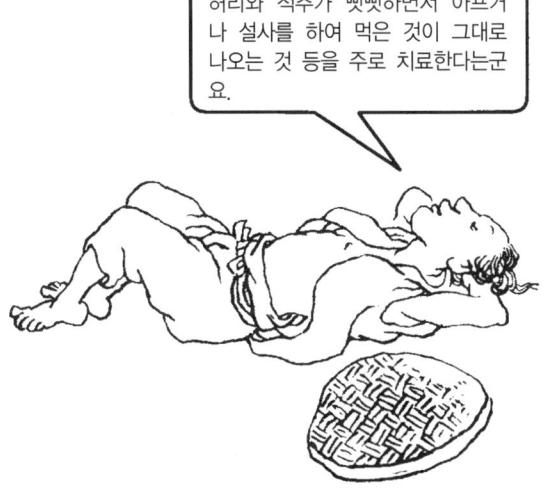

> 허리와 척추가 뻣뻣하면서 아프거나 설사를 하여 먹은 것이 그대로 나오는 것 등을 주로 치료한다는군요.

6 **척중(脊中)** : 척(脊)은 척추뼈를 말하며, 중(中)은 중간을 가리킨다. 척주가 모두 21개의 추골로 되어 있는데 이 혈(穴)은 제11추 아래에 있어서 바로 그 중앙에 해당하기 때문에 이렇게 이름하였다. 비(脾)와 신(腎)을 따뜻하게 보(補)하는 효과가 있다. 설사를 하며 배가 아프거나 입맛이 없으며 치질로 대변에 피가 섞여 나오거나 어린애의 탈항증이나 황달, 전질, 간질 등이 있거나 허리와 척추가 뻣뻣하면서 아픈 것 등을 주로 치료한다.

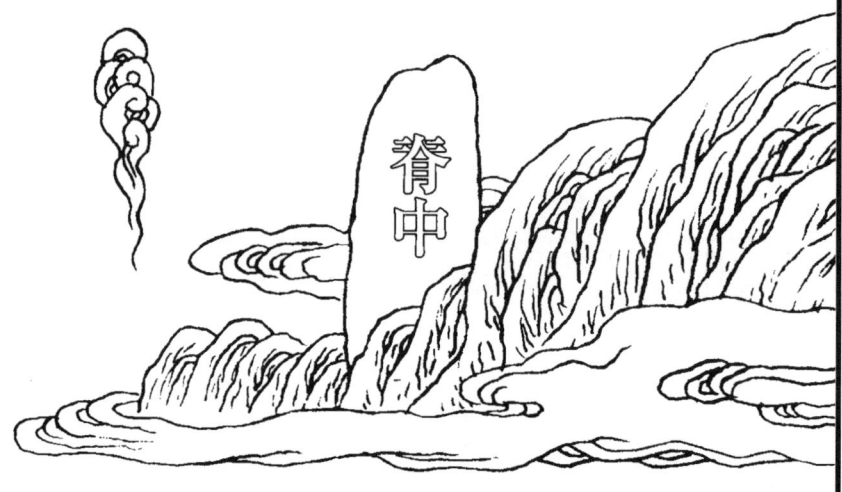

7 **중추(中樞)** : 추(樞)는 지도리를 가리킨다. 이 혈(穴)은 척추 제10번째 마디의 아래 부근에 위치하여 척주의 중심부와 가깝고 또 몸을 회전시키는 지도리의 역할을 하기 때문에 이렇게 이름하였다. 비(脾)를 튼튼하게 하고 습(濕)을 내보내며 열을 내리고 통증을 그치게 하는 효과가 있다.

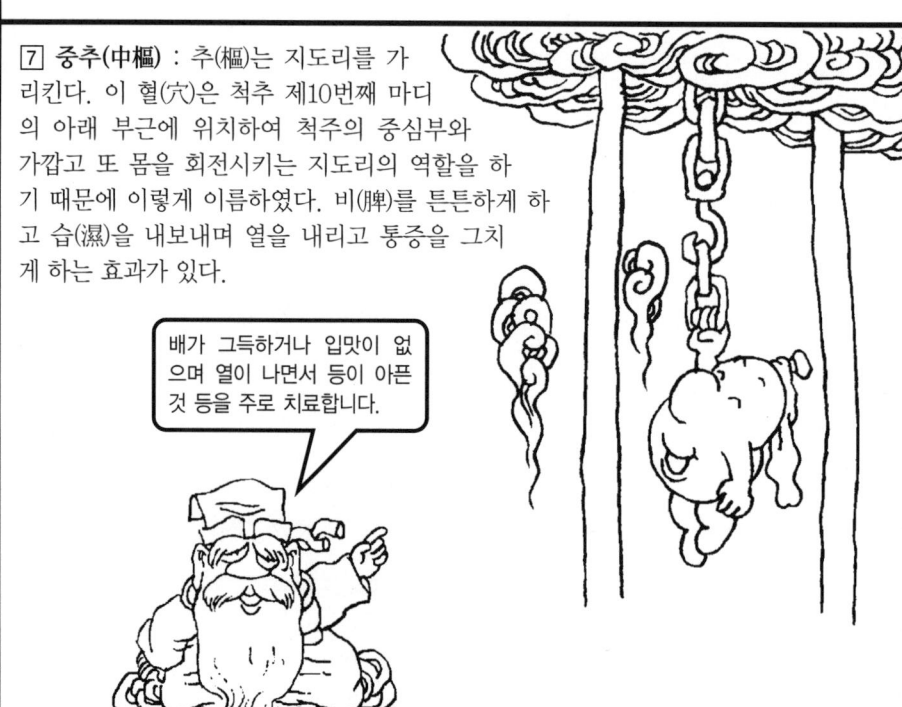

배가 그득하거나 입맛이 없으며 열이 나면서 등이 아픈 것 등을 주로 치료합니다.

⑧ **근축(筋縮)** : 축(縮)은 오그라드는 것을 가리킨다. 혈(穴)이 제9번째 마디의 아래 부근에 있어서 그 맥의 기가 족태양방광경의 간수(肝俞)와 서로 통한다. 간(肝)은 근(筋)을 주관하여 간(肝)이 병들면 근육이 뒤틀리면서 오그라드는데, 이 혈(穴)이 근이 뒤틀리거나 오그라드는 것을 담당하므로 때문에 '근축'이라 이름하였다. 놀라는 것을 가라앉히고 풍기(風氣)를 잠재우며 근골(筋骨)을 소통시켜 잘 돌아가게 하는 작용이 있다.

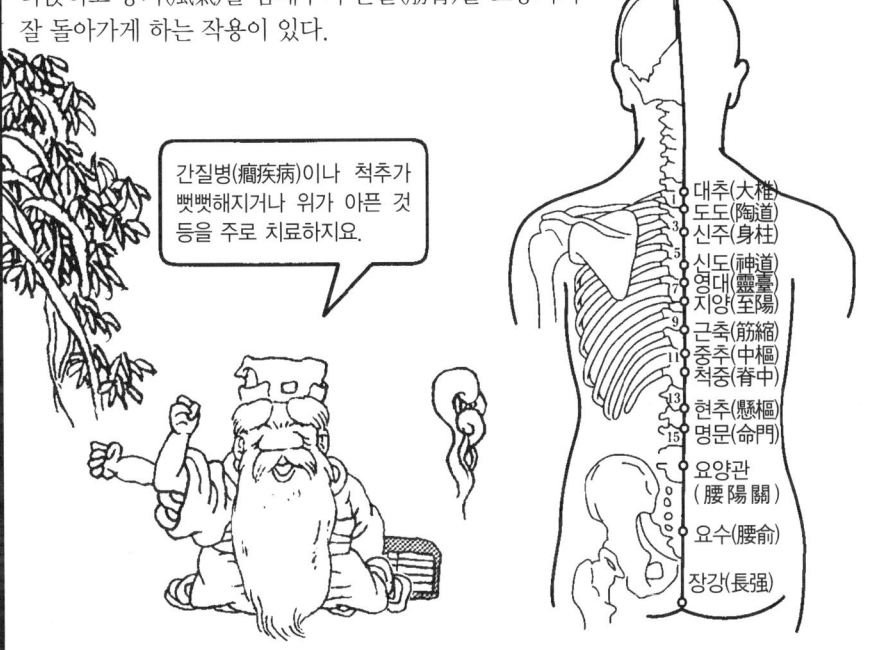

간질병(癎疾病)이나 척추가 뻣뻣해지거나 위가 아픈 것 등을 주로 치료하지요.

⑨ **지양(至陽)** : 지(至)는 곧 지극한 것을 뜻한다. 등은 양(陽)이고 심(心)은 양(陽) 중의 양(陽)인데 이 혈(穴)이 심(心)의 위치에 가까우므로 지양(至陽)이라 이름하였다. 가슴을 풀어주어 가로막힌 것을 통하게 하여 열을 내리고 습(濕)을 없애는 효능이 있다. 황달이나 기침, 천식, 척추가 뻣뻣해지거나 가슴과 등이 아픈 것 등을 주로 치료한다.

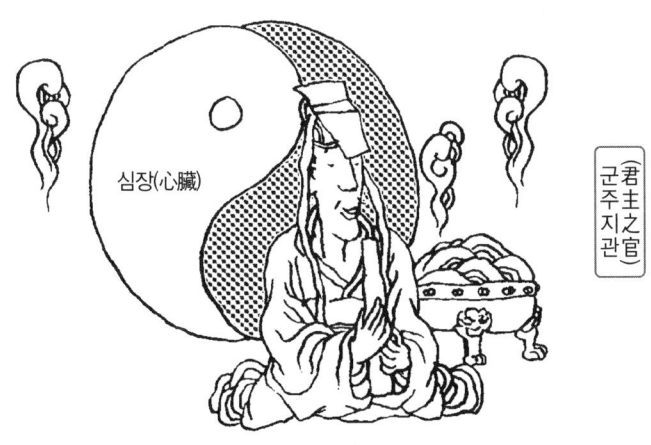

⑩ **영대(靈臺)** : 영(靈)은 심(心)을 기리키고, 대(臺)는 거처를 가리킨다. 이 혈(穴)은 여섯번째 척추 아래 부근에 있어서 안으로 심(心)에 응하니, 이 혈(穴)을 심령의 지극히 존귀한 자리에 비유하여 이름 지은 것이다. 열을 내리고 담(痰)을 없애는 효과가 있다. 기침을 하며 숨을 헐떡이거나 뿌리깊은 종기가 생기거나 척추가 아프면서 뒷덜미가 뻣뻣해지거나 또는 정신 질환까지 치료한다.

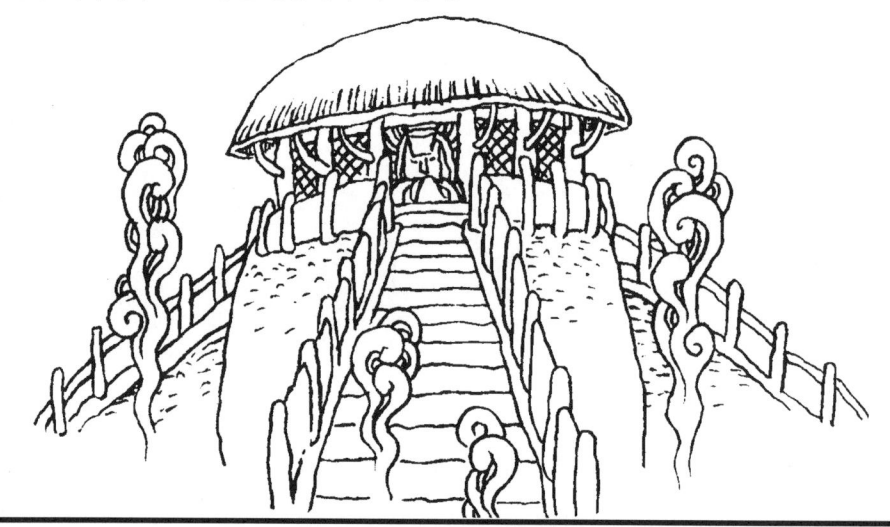

⑪ **신도(神道)** : 신(神)은 정신을 가리키고, 도(道)는 통로를 말한다. 심수(心俞)가 척추의 양 옆에 있어서 심기(心氣)와 서로 연결되어 있는데 심신(心神)이 독맥(督脈)의 양기(陽氣)에 의지하여 행하므로 그 지나가는 길을 신도(神道)라고 이름한 것이다. 마음을 편안하게 하고 담(痰)을 없애며 열을 내리고 풍기(風氣)를 잠재우는 효과가 있다.

건망이 있거나 가슴이 두근거리며 척추와 등이 뻣뻣하면서 아프거나 기침을 하거나 가슴이 아픈 것 등을 주로 치료합니다.

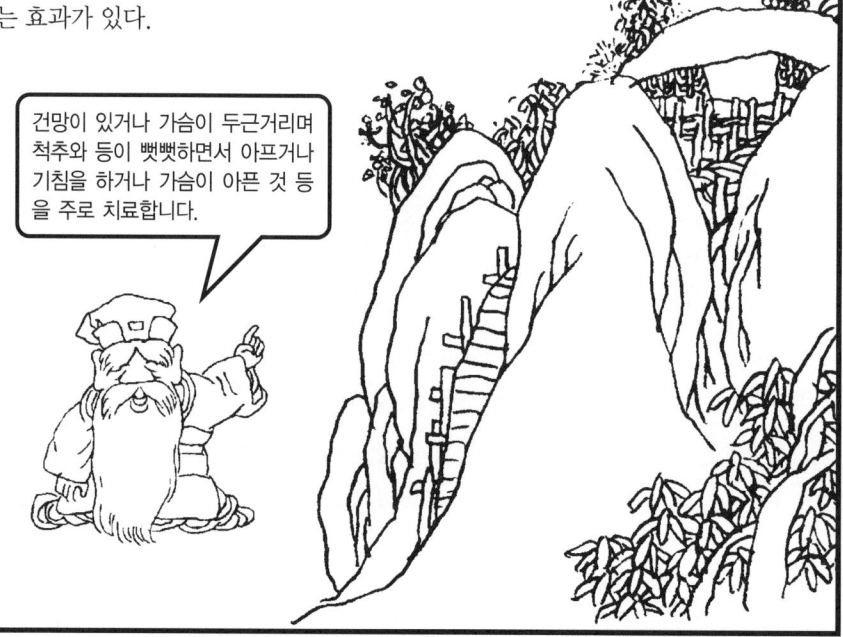

12 **신주(身柱)** : 지탱하는 것을 주(柱)라고 하니, 이것은 들보에 해당하는 머리를 떠받치는 주(柱)가 된다. 혈(穴)은 양 폐수(肺俞)의 한가운데에 있고 양 견갑골의 사이에 있어 견갑골의 무게를 지탱하는 기둥과 같기 때문에 이렇게 이름하였다. 이 혈(穴)은 정기(正氣)를 북돋고 사기(邪氣)를 몰아내며 정신을 진정시켜 편안하게 하는 효과가 있다.

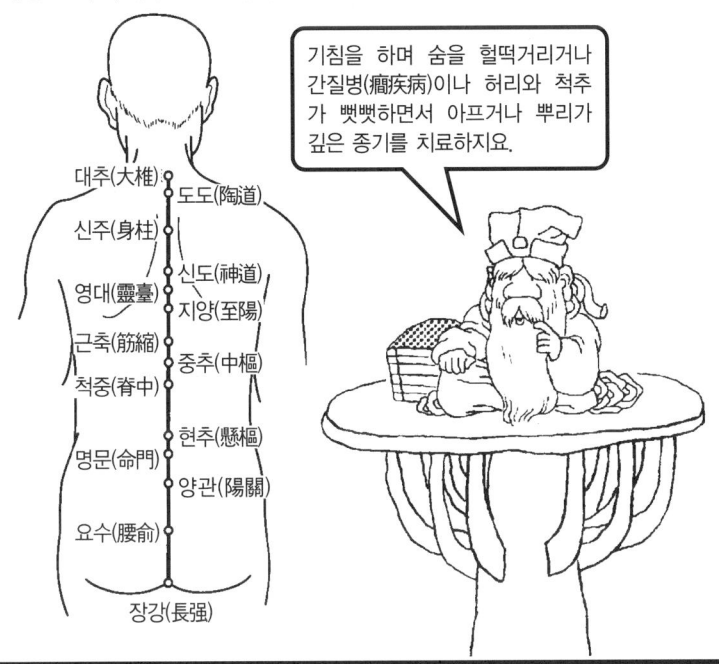

기침을 하며 숨을 헐떡거리거나 간질병(癎疾病)이나 허리와 척추가 뻣뻣하면서 아프거나 뿌리가 깊은 종기를 치료하지요.

13 **도도(陶道)** : 도(陶)는 곧 질그릇을 굽거나 쇠붙이를 불리는 것을 말하니 의미를 넓히면 치료한다는 뜻이며, 또한 도(陶)는 옹기를 만드는 가마를 가리킨다. 이 혈(穴)은 위로 공규(孔竅)에 통하여 열을 내리고 풍사(風邪)를 흩어버리며 정기(正氣)를 북돋고 사기(邪氣)를 몰아내는 것을 담당한다. 치료하는 증상들이 전신증상이 많은데, 마치 질그릇을 굽거나 쇠붙이를 불릴 때 화기(火氣)가 나가는 통로와 같다.

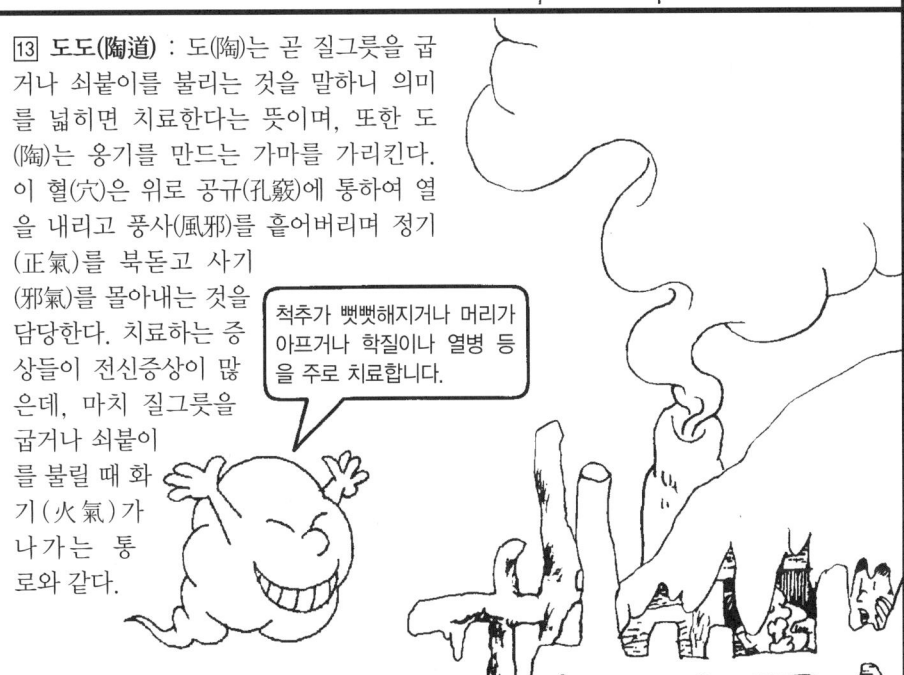

척추가 뻣뻣해지거나 머리가 아프거나 학질이나 열병 등을 주로 치료합니다.

14 **대추(大椎)** : 혈(穴)이 일곱번째 경추의 아래에 있는데 일곱번째 경추가 가장 크고 튀어나와 있으므로 대추(大椎)라고 이름하였다. 손발의 삼양경(三陽經)과 독맥(督脈)이 모이는 혈(穴)이다. 풍한(風寒)의 사기(邪氣)를 흩어버리며 해표(解表)하여 양기(陽氣)를 소통시키고 기의 운행을 조절하여 거스르는 기를 내려 보내며 정신을 안정시키고 뇌를 건강하게 하는 작용이 있다.

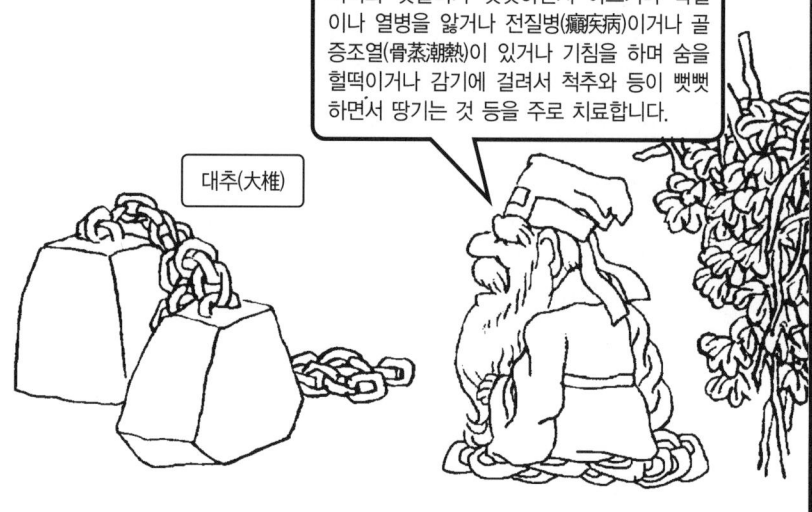

머리와 뒷덜미가 뻣뻣하면서 아프거나 학질이나 열병을 앓거나 전질병(癲疾病)이거나 골증조열(骨蒸潮熱)이 있거나 기침을 하며 숨을 헐떡이거나 감기에 걸려서 척추와 등이 뻣뻣하면서 땅기는 것 등을 주로 치료합니다.

대추(大椎)

15 **아문(瘂門)** : 이 혈(穴)은 독맥(督脈)과 양유맥(陽維脈)이 만나는 혈(穴)로서 경락을 소통시키고 정신과 공규(孔竅)를 열어 실어증(失語症)을 치료하는 효능이 있으므로, 그 치료, 효능에 근거하여 아문(瘂門)이라 명명하였다. 경락을 소통시키며 공규(孔竅)를 여는 효능이 있다.

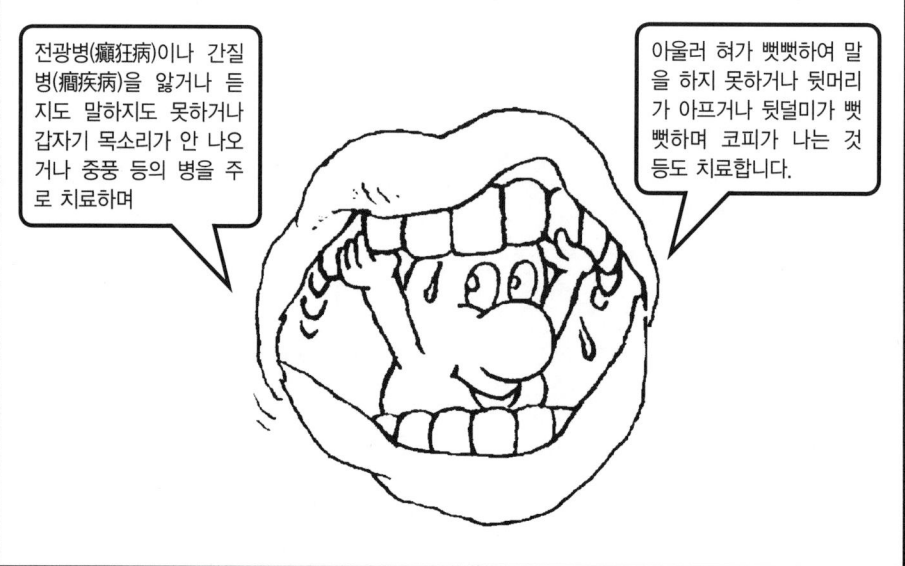

전광병(癲狂病)이나 간질병(癎疾病)을 앓거나 듣지도 말하지도 못하거나 갑자기 목소리가 안 나오거나 중풍 등의 병을 주로 치료하며

아울러 혀가 뻣뻣하여 말을 하지 못하거나 뒷머리가 아프거나 뒷덜미가 뻣뻣하며 코피가 나는 것 등도 치료합니다.

16 **풍부(風府)** : 부(府)는 모이는 곳이며, 풍(風)은 양사(陽邪)를 가리킨다. 풍사(風邪)의 성질이 가벼워 머리 꼭대기까지 이를 수 있는데 이 혈(穴)은 머리 뒤쪽 머리털 경계선 위로 1촌 올라와서 큰 근육이 안으로 뭉쳐있는 가운데에 있다. 족태양경(足太陽經)과 양유맥(陽維脈)과 독맥(督脈)이 만나는 혈(穴)로서 열을 내리고 풍사(風邪)를 흩어 버리며 담(痰)을 없애고 공규(孔竅)를 여는 효과가 있다.

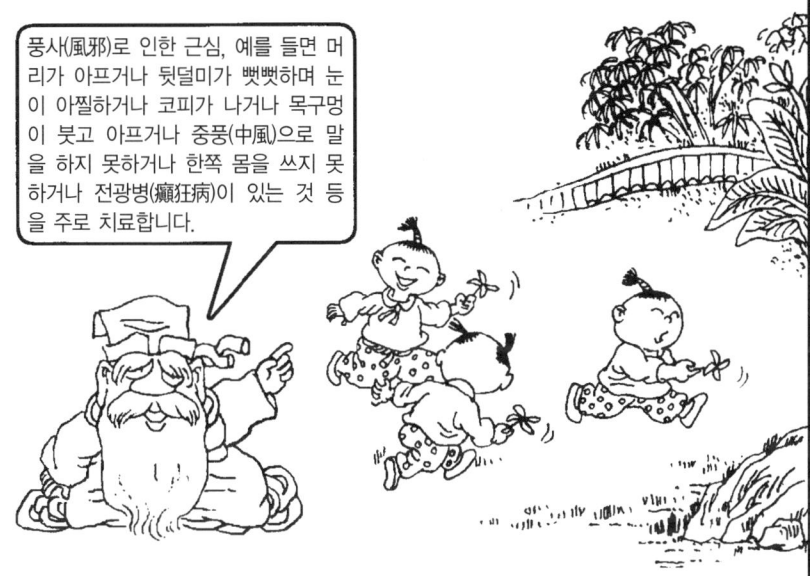

풍사(風邪)로 인한 근심, 예를 들면 머리가 아프거나 뒷덜미가 뻣뻣하며 눈이 아찔하거나 코피가 나거나 목구멍이 붓고 아프거나 중풍(中風)으로 말을 하지 못하거나 한쪽 몸을 쓰지 못하거나 전광병(癲狂病)이 있는 것 등을 주로 치료합니다.

17 **뇌호(腦戶)** : 출입하고 통행하는 곳을 호(戶)라 한다. 이 혈(穴)은 뒷머리 외후두결절의 위에 있는 오목한 곳에 있는데, 이곳은 뇌기(腦氣)가 출입하는 곳이므로 이렇게 이름하였다. 열을 내리고 풍사(風邪)를 흩어버리는 작용이 있다. 아문(瘂門), 풍부(風府), 뇌호(腦戶)에 침을 놓을 때는 매우 신중해야 하니 깊이 찌르면 안된다. 간질병(癇疾病)이나 머리가 어지럽거나 목이 뻣뻣하면서 아픈 것을 주로 치료한다.

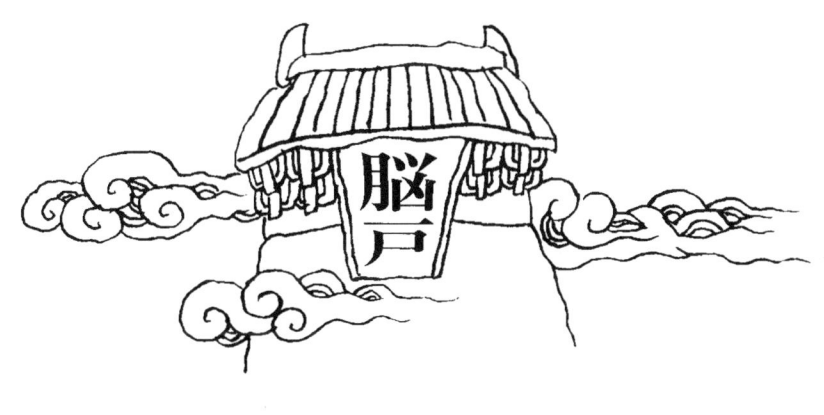

18 **강간(强間)** : 강(强)은 단단하고 강하며 곧은 것을 가리키고, 간(間)은 곧 틈을 말한다. 혈(穴)이 정수리뼈와 뒷머리뼈 사이에 인자(人字) 모양으로 된 선상에 있는데 뼈의 바탕이 견고하고 혈(穴)이 그 사이에 있으며, 또한 이 혈(穴)이 정신을 맑게 하고 뇌를 일깨우며 근을 부드럽게 하고 낙맥을 소통시키는 효과가 있어서 목이 뻣뻣한 것을 주로 치료하기 때문에 이렇게 이름하였다.

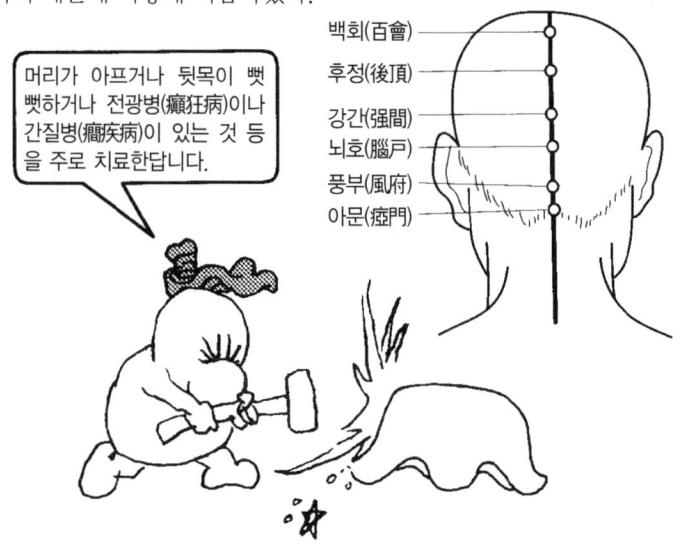

머리가 아프거나 뒷목이 뻣뻣하거나 전광병(癲狂病)이나 간질병(癎疾病)이 있는 것 등을 주로 치료한답니다.

백회(百會)
후정(後頂)
강간(强間)
뇌호(腦戶)
풍부(風府)
아문(瘂門)

19 **후정(後頂)** : 머리꼭대기의 끝이 전정(巓頂)이며 전정혈(前頂穴)과 후정혈(後頂穴)이 하나는 앞에 있고 하나는 뒤에 있으므로 상대적으로 이 혈(穴)을 '후정(後頂)'이라 한 것이다. 머리를 맑게 하고 풍사(風邪)를 흩어버리는 작용이 있어서 머리가 아프거나 눈이 아찔하면서 머리가 핑 돌거나 전광병(癲狂病)이나 간질병(癎疾病) 등을 주로 치료한다.

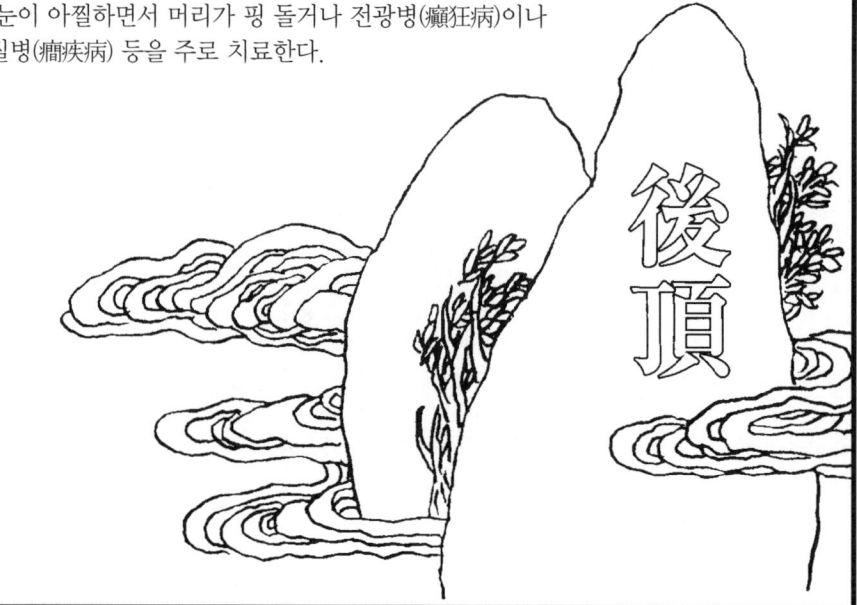

[20] 백회(百會) : 백(百)은 많음을 가리키며, 머리는 모든 양기(陽氣)가 모이는 곳이 된다. 이 혈(穴)은 머리 꼭대기 정중앙에 있어 손발의 삼양경(三陽經)과 독맥(督脈)이 모이는 혈(穴)로서 백병(百病)을 모두 주관하므로 '백회(百會)'라고 이름하였다. 머리를 맑게 하고 풍사(風邪)를 흩어버리며 공규(孔竅)를 열고 정신을 일깨우며 양기(陽氣)를 회복하여 새어나가는 것을 단단하게 막는 효능이 있다. 머리가 아프거나 눈이 쩔쩔하면서 머리가 핑 돌고 귀가 울리거나 코가 막히며 중풍(中風)으로 말을 못하거나 전광병(癲狂病)이나 탈항(脫肛), 음정병(陰挺病) 등을 주로 치료한다.

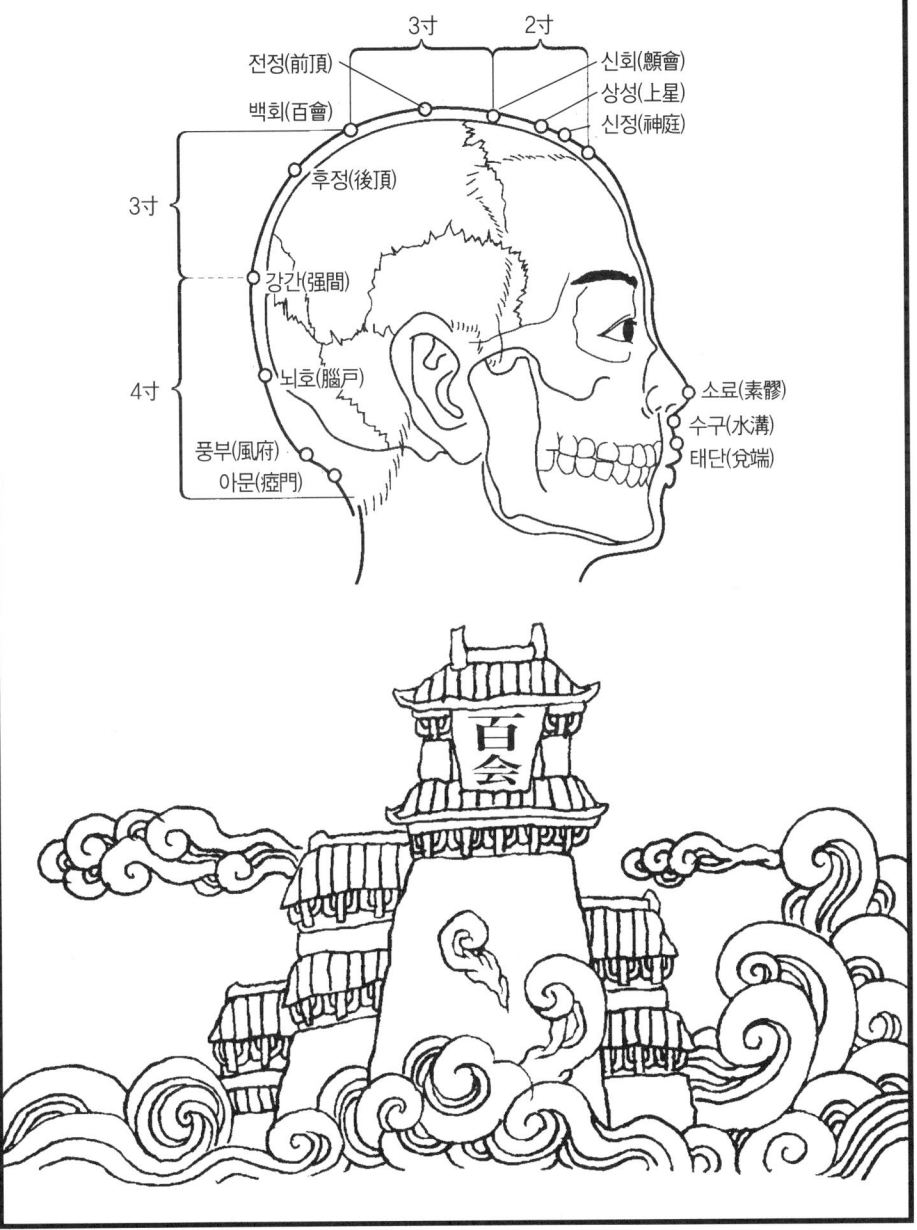

21 **전정(前頂)** : 후정(後頂)과 서로 대칭이 되는데, 이 혈(穴)은 머리 꼭대기에 있는 백회혈(百會穴) 앞부분에 있으므로 이같이 이름하였다. 신지(神志)를 맑게 하거나 궐역(厥逆)을 치료하는 작용이 있어서, 간질병(癎疾病)이나 머리가 핑 돌거나 눈이 아찔하거나 머리꼭대기가 아픈 것과 콧물이 계속 나오는 것 등을 주로 치료한다.

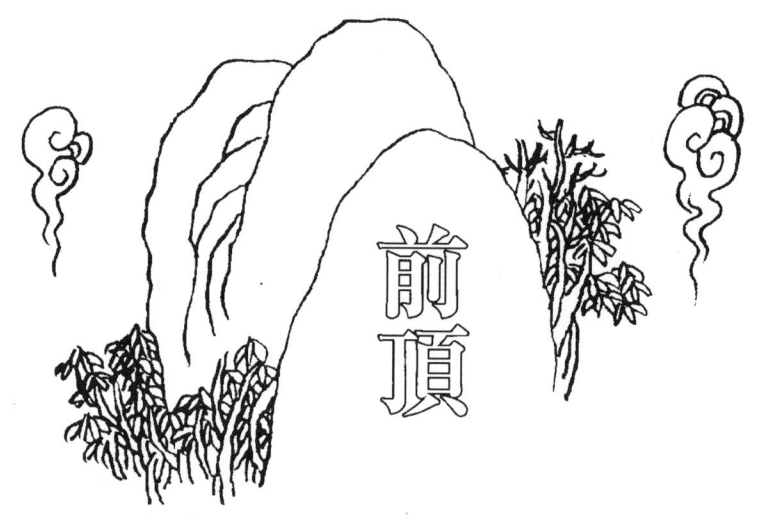

22 **신회(顖會)** : 신(顖)은 머리꼭대기 앞부분에 있는 머리뼈이다. 영아(嬰兒)가 뇌수(腦髓)가 아직 가득 차지 못했을 때에는 머리뼈가 아직 결합되지 않다가 성장하면 닫히게 되는데, 이 혈(穴)이 그곳에 위치하고 있기 때문에 이렇게 이름하였다. 머리를 맑게 해주고 풍사(風邪)를 몰아내는 효과가 있는데 8세 이하의 경우에는 침을 놓을 수 없다.

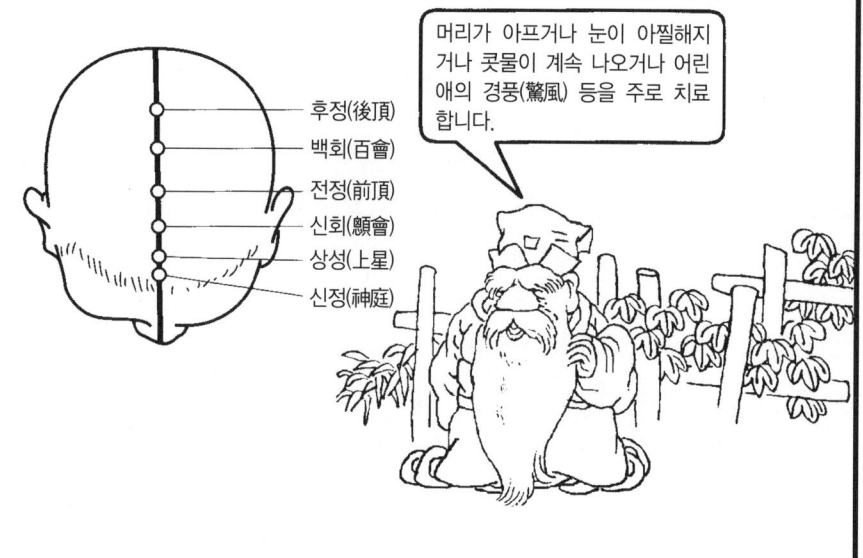

23 **상성(上星)** : 높은 곳을 상(上)이라 하고 성(星)은 근본혈임을 비유한 것이다. 한의학에서 코는 천기(天氣)에 통하고 눈은 해와 달에 비유되는데 이 혈(穴)이 코가 통하지 않거나 눈이 아찔해지거나 눈동자가 아픈 것을 주로 치료하기 때문에 이렇게 이름하였다. 뇌(腦)를 맑게 해주고 공규(孔竅)를 통하게 하며 혈맥(血脈)을 소통시키는 효능이 있다.

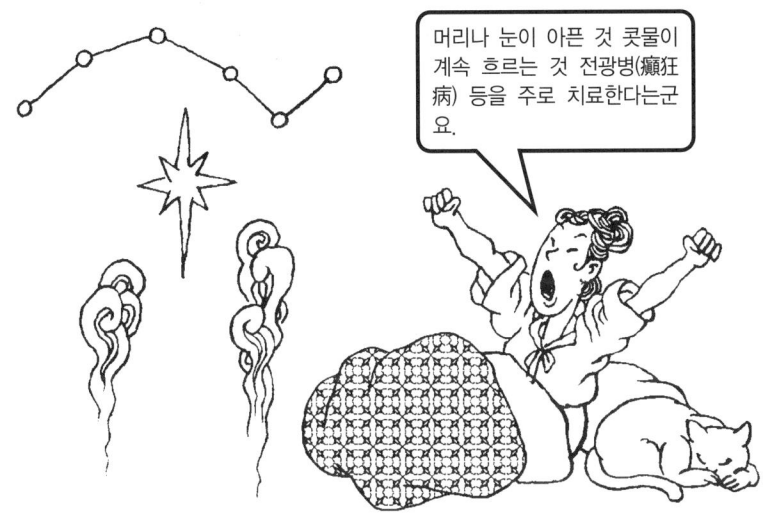

24 **신정(神庭)** : 이 혈(穴)은 두개골 위에 있어 뇌가 그 속에 있는데, 뇌는 원신(元神)이 모여있는 곳으로써 사람의 정신과 지능이 발생하는 곳이므로 이렇게 이름하였다. 이 혈(穴)은 독맥(督脈)과 위경(胃經) 및 방광경(膀胱經)이 만나는 혈(穴)로서 머리를 맑게 하고 정신을 편안하게 하는 효능이 있어서 전광병(癲狂病)이나 풍간병(風癎病)이거나 가슴이 두근거리면서 불안한 것을 주로 치료한다.

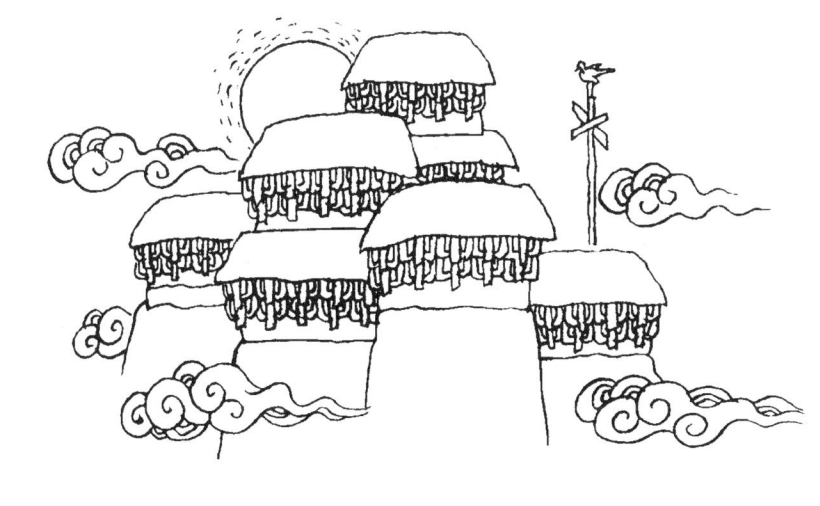

25 소료(素髎) : 소(素)는 흰색이며, 료(髎)는 곧 뼈마디의 빈틈을 말한다. 폐(肺)가 코로 공규(孔竅)를 열고 있으며 그 색이 오행 중에 흰 색에 속하는데, 이 혈(穴)은 코끝 아래 가운데 봉합선의 틈 사이에 있기 때문에 이렇게 이름하였다. 열을 내리고 공규(孔竅)를 열며, 양기(陽氣)를 회복시켜 궐역(厥逆)을 치료하는 효과가 있다. 혼궐(昏厥)이나 코가 막히거나 코피가 나며 콧물이 계속 흐르거나 주사비 등을 주로 치료한다.

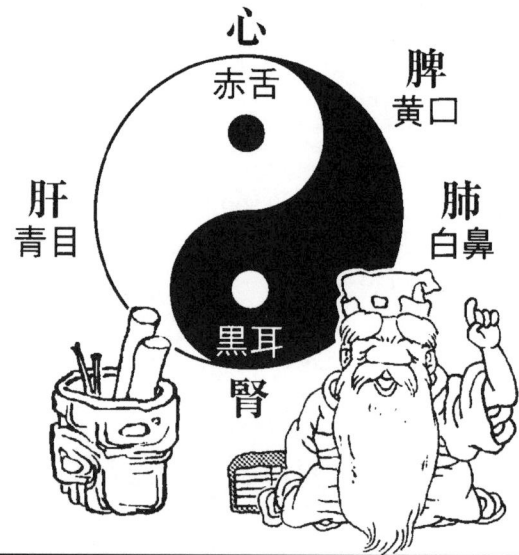

26 인중(人中) : 수구(水溝)라고도 한다. 한의학에는 "하늘은 오기(五氣)로써 사람을 먹이니 천기(天氣)는 코로 통해 있고, 땅은 오미(五味)로써 사람을 먹이니 지기(地氣)는 입으로 통한다."는 말이 있다. 이 혈(穴)은 바로 코 아래와 입의 위에 위치하여, 하늘의 아래와 땅의 위에서 사람이 그 가운데에 있는 것을 취하였기 때문에 이렇게 이름하였다.

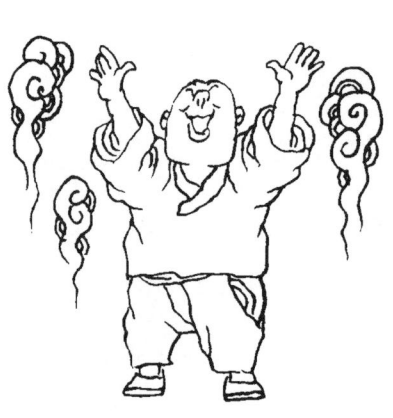

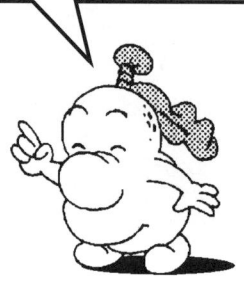

전광병(癲狂病)이나 간질병, 장조증이나 어린애의 경풍이나 중풍으로 혼미하며 어금니를 굳게 다물고 있거나 입과 눈이 삐뚤어지거나 얼굴이 붓거나 허리와 척추가 뻣뻣하면서 아픈 것 등을 주로 치료합니다.

27 태단(兌端) : 태(兌)는 팔괘(八卦)의 하나로서 입을 상징한다. 혈(穴)이 입술의 위쪽 끝에 있는데, 독맥(督脈)의 기가 생겨서 발하는 곳이며 또 독맥경(督脈經) 말단에 해당하니, 위치한 부위로써 이름을 정한 것이다. 구급혈의 하나로서 열을 내리고 습을 내보내는 작용이 있다. 전광병(癲狂病)이나 잇몸이 붓고 아프거나 콧물이 계속 흐르는 것 등을 주로 치료한다.

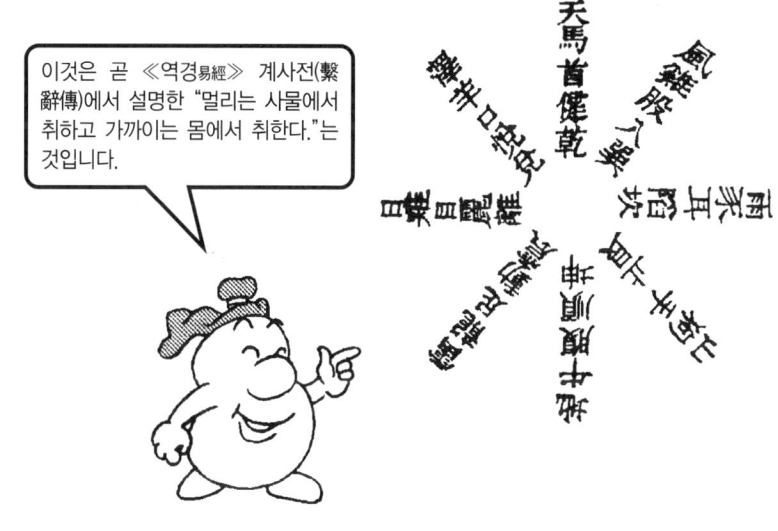

이것은 곧 ≪역경易經≫ 계사전(繫辭傳)에서 설명한 "멀리는 사물에서 취하고 가까이는 몸에서 취한다."는 것입니다.

28 은교(齦交) : 은(齦)은 잇몸을 말한다. 교(交)는 만나는 것을 가리킨다. 이 혈(穴)은 바로 앞니의 뿌리 부위에 해당한다. 임맥(任脈)과 독맥(督脈)이 족양명경(足陽明經)과 만나는 곳이기 때문에 이렇게 이름하였다. 열을 내리고 습을 내보내는 효과가 있다.

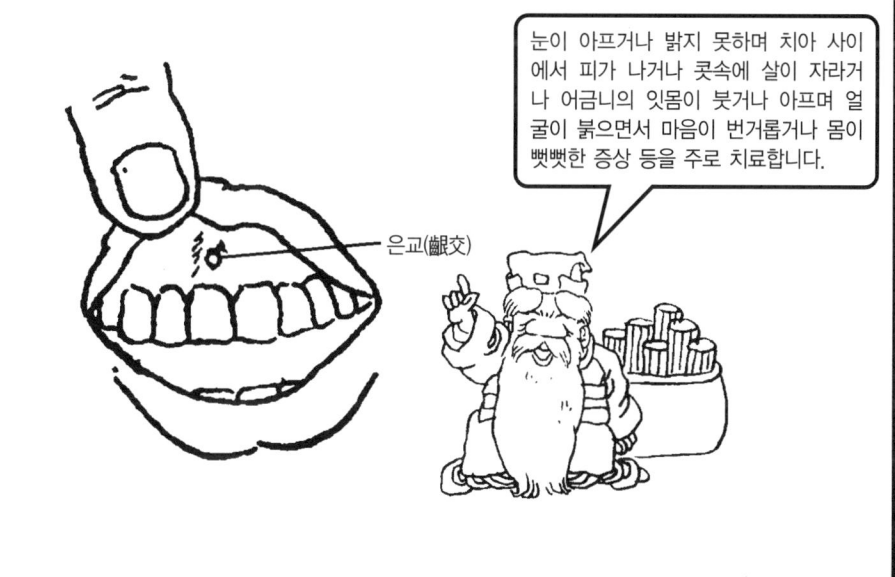

은교(齦交)

눈이 아프거나 밝지 못하며 치아 사이에서 피가 나거나 콧속에 살이 자라거나 어금니의 잇몸이 붓거나 아프며 얼굴이 붉으면서 마음이 번거롭거나 몸이 뻣뻣한 증상 등을 주로 치료합니다.

제14경 임맥(任脈)

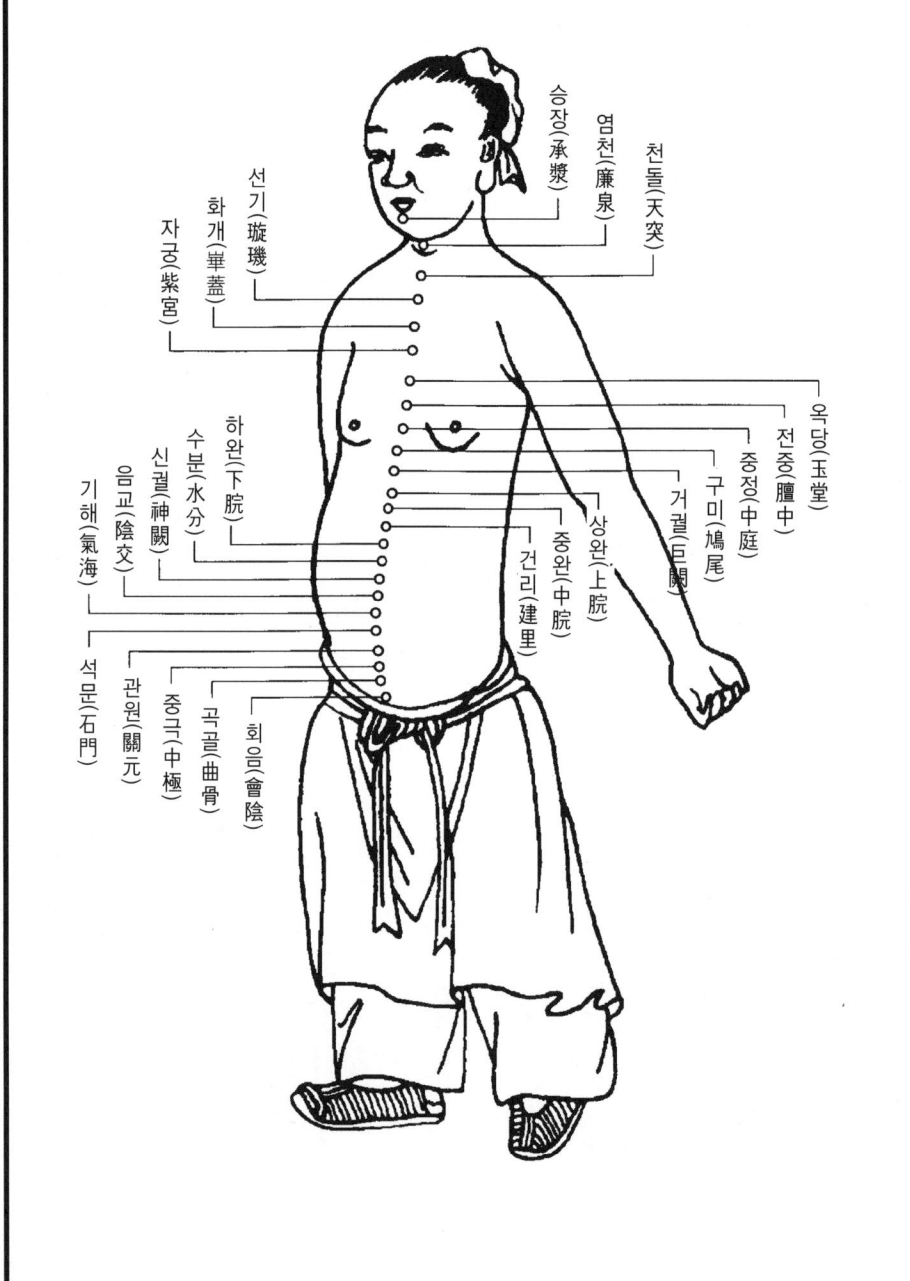

① **회음(會陰)** : 서로 합하여 모이는 곳을 회(會)라 한다. 이 혈(穴)의 위치는 전음(前陰)과 후음(後陰) 사이에 있으며, 임맥(任脈), 독맥(督脈), 충맥(衝脈)의 세 맥이 일어나는 지점이며, 또한 임맥(任脈)의 낙혈(絡穴)로서 독맥(督脈)으로 갈라져 가는데 세 가지 맥이 모두 음이기 때문에 이렇게 이름하였다. 정신을 일깨우고 놀란 것을 진정시키며 전음과 후음을 소통시켜 조절하는 효능이 있다. 물에 빠져 질식하거나 정신이 혼미하며 전광병(癲狂病)이나 경간병(驚癎病)이 있거나 대소변을 잘 보지 못하거나 치질이 있는 것 등을 주로 치료한다.

② **곡골(曲骨)** : 곡(曲)은 구부러진 것을 말한다. 해부학상 치골(恥骨) 결합을 곡골(曲骨)이라 한다. 이 혈(穴)은 곡골(曲骨) 윗면의 오목하게 구부러진 부분에 위치하므로 이렇게 이름하였다. 임맥(任脈)과 간경(肝經)이 만나는 혈(穴)이다. 소변을 잘 통하게 하며 월경을 조절하여 통증을 멈추게 하는 효능이 있다. 아랫배가 부르면서 그득하거나 오줌이 새어나오거나 산기(疝氣)가 있거나 월경이 불규칙한 것 등을 주로 치료한다.

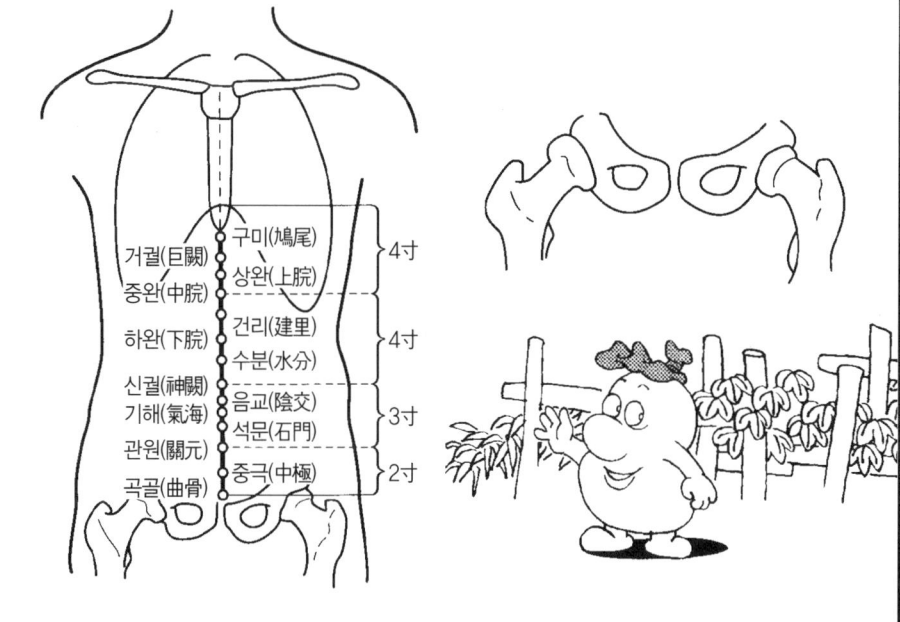

③ 중극(中極) : 끝나는 말단을 극(極)이라 한다. 이 혈(穴)은 안으로 포궁(胞宮)과 정실(精室)에 응하는데 이 두 가지는 인체의 가장 안쪽에 해당하는 곳으로 집에서는 내실과 같이 깊숙한 곳이고, 또한 배꼽 아래 4촌에 위치하여 인체 상하좌우의 중점이 되기 때문에 이렇게 이름하였다. 방광경(膀胱經)의 복모혈(腹募穴)로서 신(腎)을 보충하고 원기를 기르며 열을 내리고 습을 내보내는 효과가 있다.

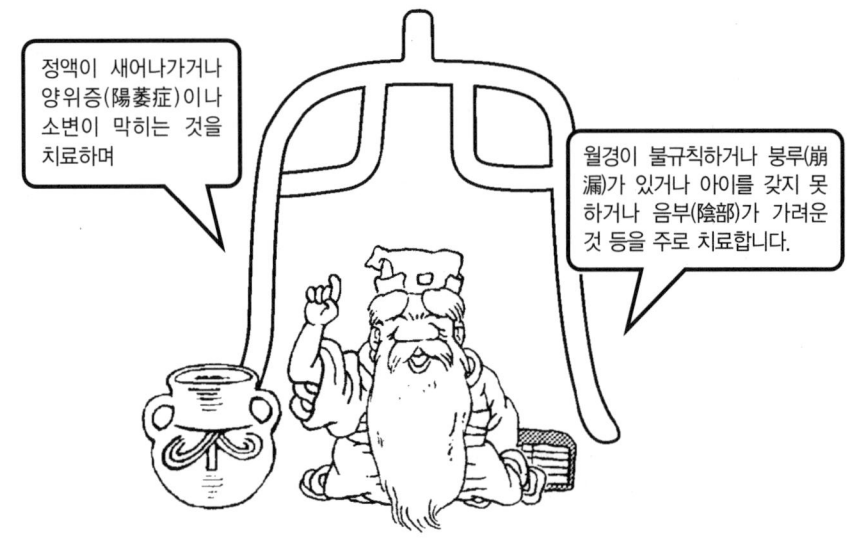

정액이 새어나가거나 양위증(陽萎症)이나 소변이 막히는 것을 치료하며

월경이 불규칙하거나 붕루(崩漏)가 있거나 아이를 갖지 못하거나 음부(陰部)가 가려운 것 등을 주로 치료합니다.

④ 관원(關元) : 이 혈(穴)은 바로 단전(丹田)에 해당한다. 이곳은 몸의 진기(眞氣)와 원기(元氣)가 발생하는 곳으로서 호흡의 관문이며 전신 장부(臟腑)와 경락(經絡)의 뿌리가 된다. '관(關)'과 '원(元)'은 '중요하다'는 의미를 비유한 것이다. 소장경(小腸經)의 복모혈(腹募穴)로서 임맥(任脈)과 족삼음경(足三陰經)이 만나는 혈(穴)이다.

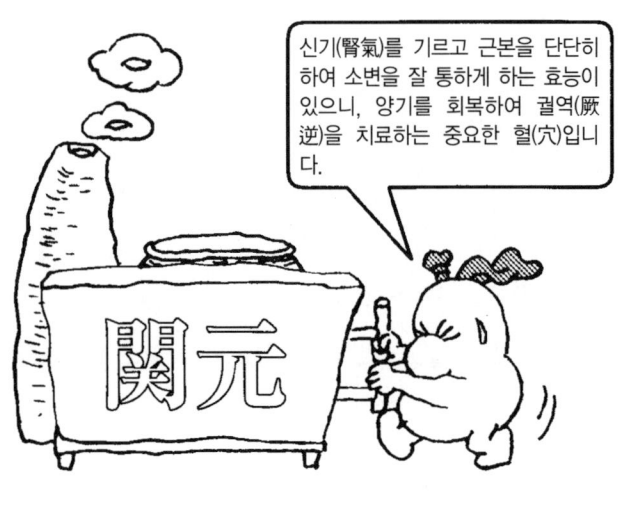

신기(腎氣)를 기르고 근본을 단단히 하여 소변을 잘 통하게 하는 효능이 있으니, 양기를 회복하여 궐역(厥逆)을 치료하는 중요한 혈(穴)입니다.

5 **석문(石門)** : 석(石)은 실(實)과 통하니 막혀있는 것이며, 문(門)은 경기(經氣)가 드나드는 곳이다. 이 혈(穴)은 배가 아프고 딱딱하여 대변이 막혀있거나 월경이 막히고 대하병(帶下病)이 있거나 산후에 오로(惡露)가 그치지 않는 등의 병을 주로 치료하는데 침을 놓아 치료할 수 있으므로 이렇게 이름하였다. 여자와 임산부는 사용에 신중을 기해야 한다. 잘못하면 후대가 끊어질 수 있다. 삼초경(三焦經)의 복모혈(腹募穴)로서 기의 운행을 조절하여 통증을 그치게 하고 물길을 잘 통하게 하는 효능이 있다.

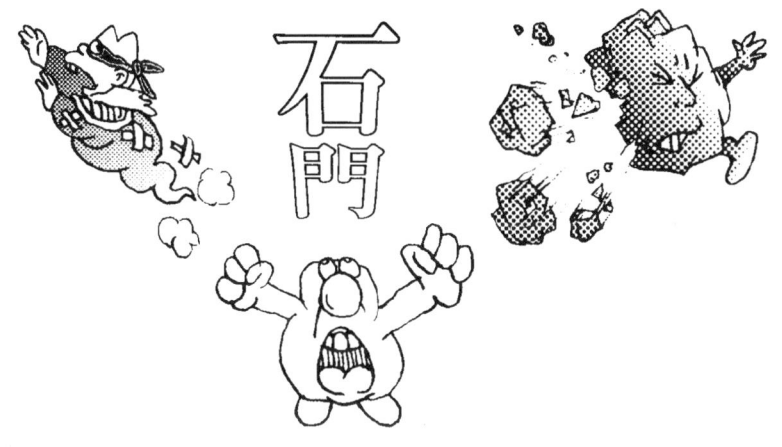

6 **기해(氣海)** : 혈(穴)이 배꼽 아래에 있어서 선천 원기(元氣)의 바다가 되므로, 장(臟)의 기가 쇠약해지고 진기(眞氣)가 부족해져 숨을 헐떡이거나 배꼽 아래의 냉기(冷氣)가 위로 치받는 등의 각종 증상을 주로 치료한다. 그래서 이같이 이름하였다. 하초(下焦)를 조절하여 보하며 신기(腎氣)를 더해주며, 양기(陽氣)를 진작시키고 정(精)을 안으로 단단하게 갈무리하는 효능이 있다.

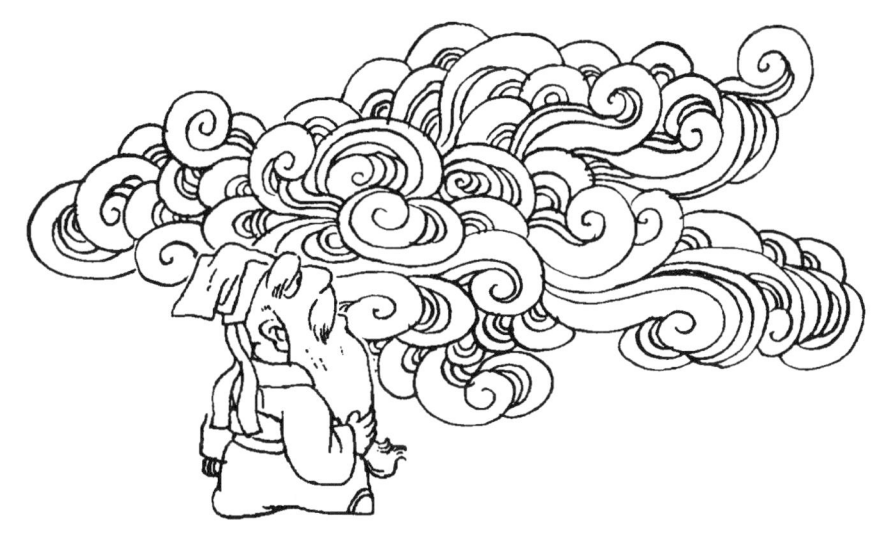

7 음교(陰交) : 교(交)는 모이는 것을 말한다. 혈(穴)이 배꼽 아래에 있어서 임맥(任脈)의 혈(穴)이 된다. 임맥(任脈)은 음경(陰經)이고 배도 또한 음에 속하며, 이 혈(穴)이 또한 임맥(任脈), 충맥(衝脈), 소음맥(少陰脈)이 합하는 혈(穴)로서 세 가지 맥이 모두 음에 속하므로 이렇게 이름하였다.

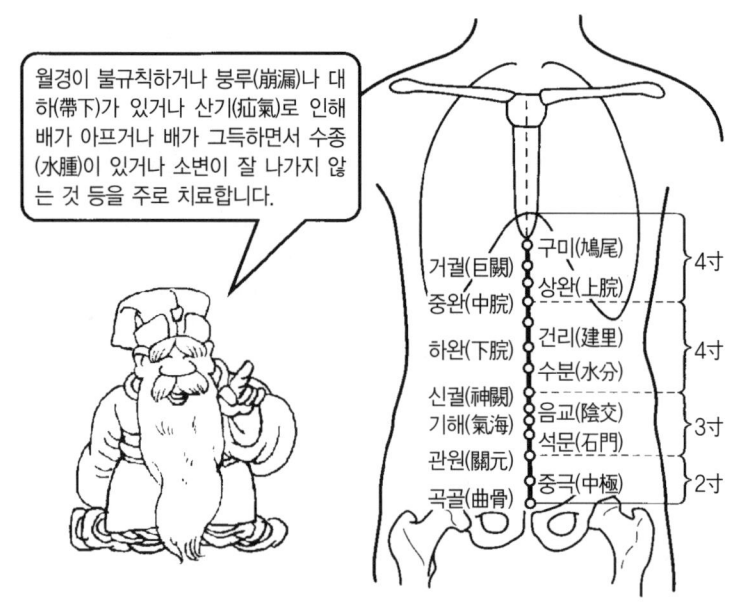

8 신궐(神闕) : 음양의 변화를 헤아리기 힘든 것을 신(神)이라 한다. 궐(闕)은 궁실(宮室)을 가리킨다. 이 혈(穴)은 바로 배꼽에 해당하는데, 선천의 기가 맺힌 꼭지이고 후천의 기가 머무는 곳이다. 침을 놓으면 양기(陽氣)를 회복하여 궐역(厥逆)의 기를 없애고 공규(孔竅)를 열어 의식이 돌아오게하는 신비한 효과가 있기 때문에 이렇게 이름하였다. 양기를 따뜻하게 보하며 궐역(厥逆)의 기를 없애고 소변은 잘 내보내고 정(精)은 새어나가지 않도록 하는 효능이 있다. 수종(水腫)이 있거나 장(腸)에서 소리가 나면서 설사를 하거나 배꼽 둘레가 아프거나 탈항(脫肛)이 있거나 전간병(癲癇病) 등을 주로 치료한다.

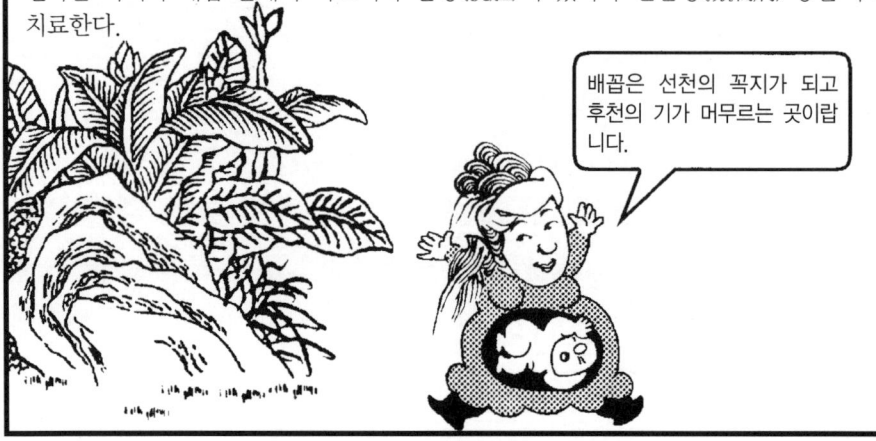

⑨ **수분(水分)** : 이 혈(穴)의 위치는 배꼽 위 1촌 자리에 있어서 소장(小腸)의 아래 구멍에 해당하는데, 이는 소장(小腸)이 청탁을 나누어 분비하는 분수령이 되어 수액을 방광으로 보내고, 조박(糟粕)은 대장으로 보내기 때문에 이렇게 이름하였다. 중초를 조화롭게 하고 기를 다스리며 수습(水濕)을 분리하여 내보내는 효능이 있다.

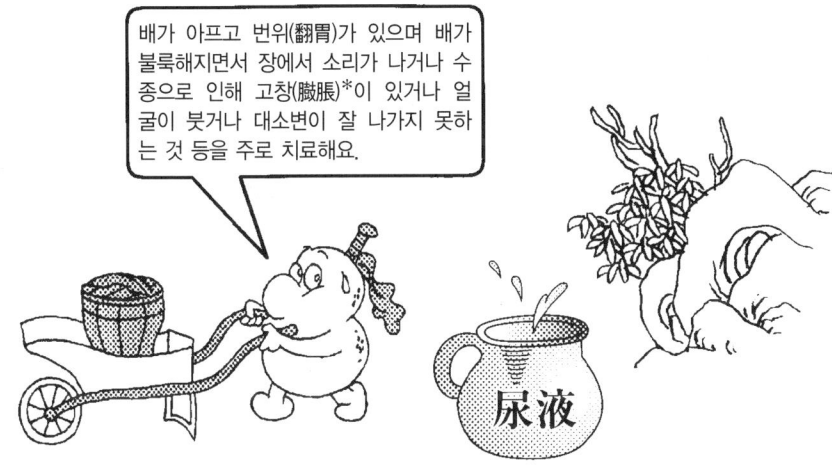

⑩ **하완(下脘)** : 완(脘)은 관(管)과 같은 뜻이다. 이 혈(穴)의 위치는 위(胃) 하부의 크게 구부러진 부위에 해당하므로 이렇게 이름하였다. 임맥(任脈)과 비경(脾經)이 만나는 혈(穴)로서 중초를 조화롭게 하고 기를 다스리며 역기(逆氣)를 내려 보내 구역을 그치게 하는 효능이 있다. 배가 불룩해지고 위가 아프거나 구토와 구역이 있거나 음식을 소화하지 못하거나 장(腸)에서 소리가 나면서 설사를 하는 것 등을 주로 치료한다.

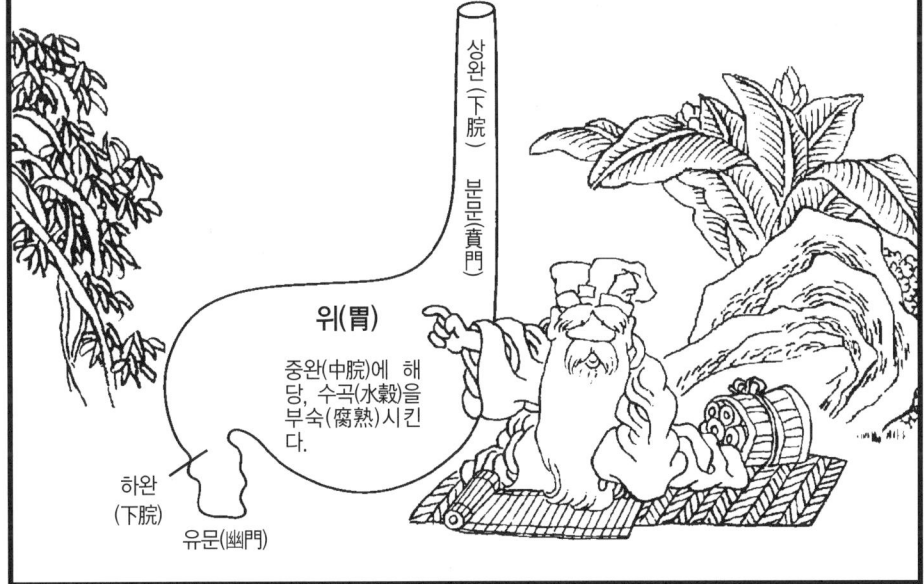

【역주】

고창(臌脹) : 뱃가죽이 마치 북처럼 팽팽하게 부풀고 속이 그득하며 더부룩한 증상을 말한다.

11 건리(建里)

건리(建里) : 건(建)은 설치하는 것이며 리(里)는 거처한다는 뜻이다. 이 혈(穴)은 중완(中脘) 아래 1촌 부위에 위치하고 하완 위 1촌 부위에 위치하여 길의 가운데에 위치하고 있기 때문에 이같이 이름하였다. 중초를 조화롭게 하고 기운을 다스리며 쌓이고 체한 것을 쓸어내리는 효능이 있다. 위완(胃脘)이 아프거나 배가 불룩해지면서 구토를 하거나 식욕이 없거나 배가 아프면서 몸이 붓는 것 등을 주로 치료한다.

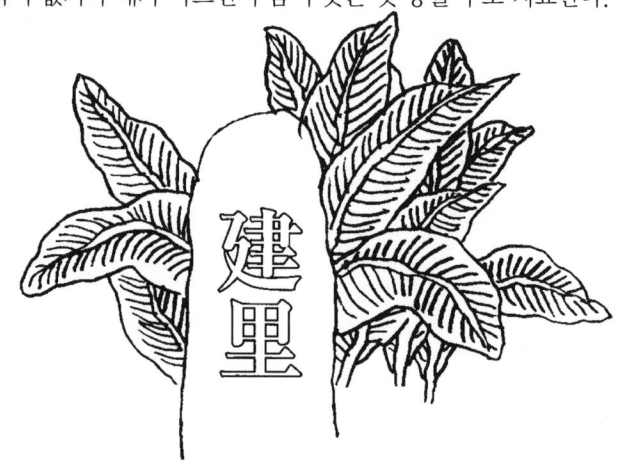

12 중완(中脘)

중완(中脘) : 완(脘)은 관(管)과 뜻이 통하니, 혈(穴)이 심장을 덮는 뼈(흉골)와 배꼽을 연결하는 선의 정중앙에 위치하고 안으로는 위의 가운데 부분에 해당하므로 이렇게 이름하였다. 위(胃)의 복모혈(腹募穴)로서 비위(脾胃) 질환을 치료할 때 자주 사용하는 혈(穴) 중의 하나이다. 위(胃)를 조화롭게 하고 비(脾)를 튼튼하게 하며 부기(腑氣)를 소통하여 내려 보내는 효능이 있다.

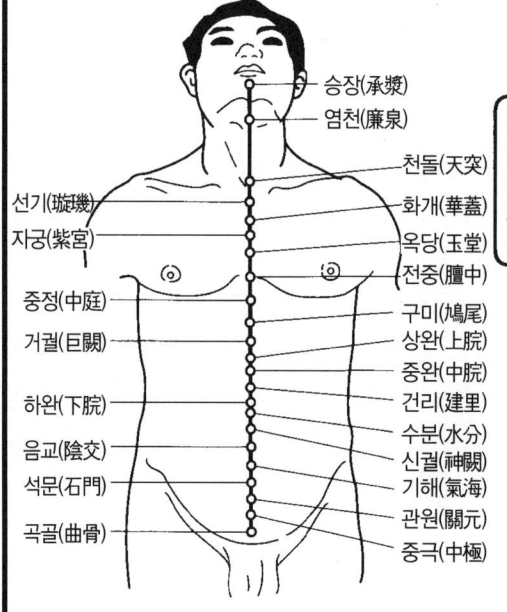
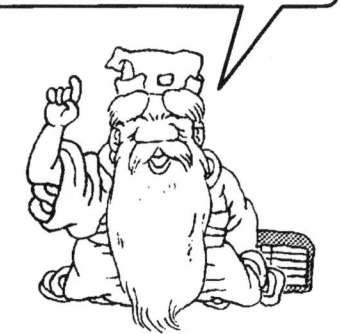

위완(胃脘)이 아프면서 불룩해지거나 구역질을 하면서 신물이 넘어오거나 잠을 못자고 가슴이 두근거리거나 장조병(臟躁病)*이나 전광병(癲狂病) 등을 주로 치료합니다.

【역주】

장조병(臟躁病) : 히스테리 발작 같은 정신신경 장애의 하나로서, 슬퍼하며 울기를 잘 하고 하품과 기지개를 자주 하는 병을 말한다.

13 **상완(上脘)** : 완(脘)은 관(管)과 뜻이 통한다. 이 혈(穴)은 안으로 분문(賁門) 즉 위(胃)의 위쪽 구멍에 응하므로, 이렇게 이름하였다. 임맥(任脈)과 위경(胃經) 및 소장경(小腸經)이 만나는 혈(穴)로서 중초를 조화롭게 하여 역기(逆氣)를 내리며 열을 내리고 담(痰)을 없애는 효과가 있다.

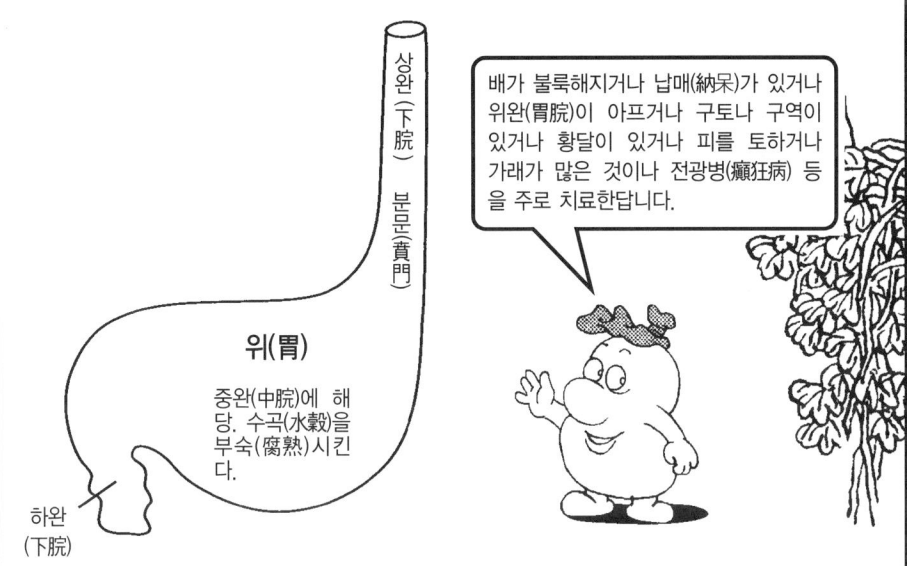

배가 불룩해지거나 납매(納呆)가 있거나 위완(胃脘)이 아프거나 구토나 구역이 있거나 황달이 있거나 피를 토하거나 가래가 많은 것이나 전광병(癲狂病) 등을 주로 치료한답니다.

14 **거궐(巨闕)** : 거(巨)는 큰 것이고, 궐(闕)은 임금의 궁정을 말한다. 심(心)의 복모혈(腹募穴)인데, 모혈(募穴)은 경기(經氣)가 모여서 맺히는 곳이다. 심(心)은 군주(君主)에 해당하는 기관인데 이 혈(穴)이 지존인 심군(心君)의 자리에 거처하므로 이곳이 심경(心經)의 맥기가 모여 가장 성한 자리가 된다. 그래서 이렇게 이름하였다. 정신을 안정시키고 마음을 편안하게 하며 가슴을 풀어 통증을 멈추게 하는 효과가 있다.

가슴이 아프거나 답답하면서 두근거리거나 전광병(癲狂病), 시궐(尸厥)*, 간질병(癎疾病), 건망증, 가슴이 답답하고 숨이 짧아지며 심한 기침과 구토를 하거나 황달이 오는 것 등을 주로 치료합니다.

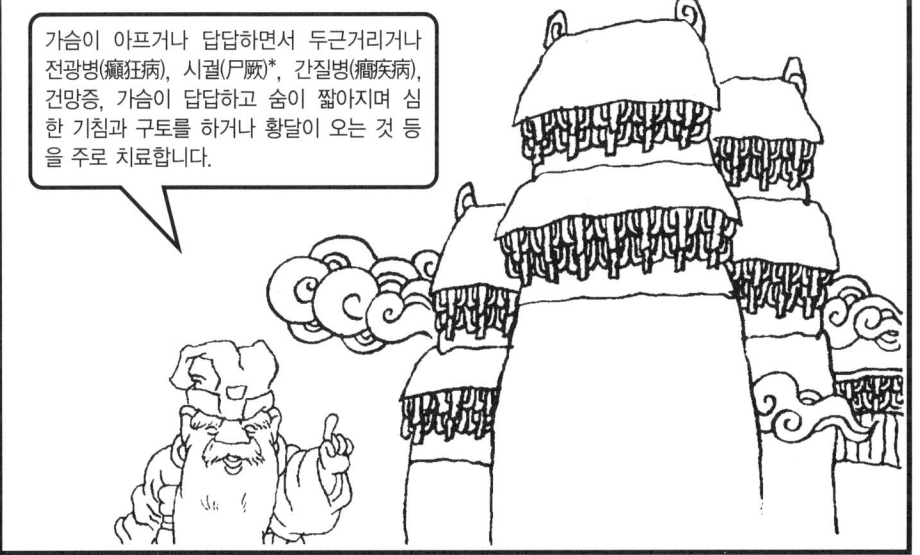

【역주】

시궐(尸厥) : 마치 죽은 사람처럼 조용하게 의식을 잃고 쓰러지는 것을 말함.

15 **구미(鳩尾)** : 구(鳩)는 비둘기이니, 이것은 가슴 앞의 흉골이 아래로 늘어진 것이 마치 비둘기 꼬리 모양과 같음을 비유한 것이다. 중초를 조화롭게 하여 역기(逆氣)를 내리며 심장의 열을 식히고 담(痰)을 없애는 효과가 있다.

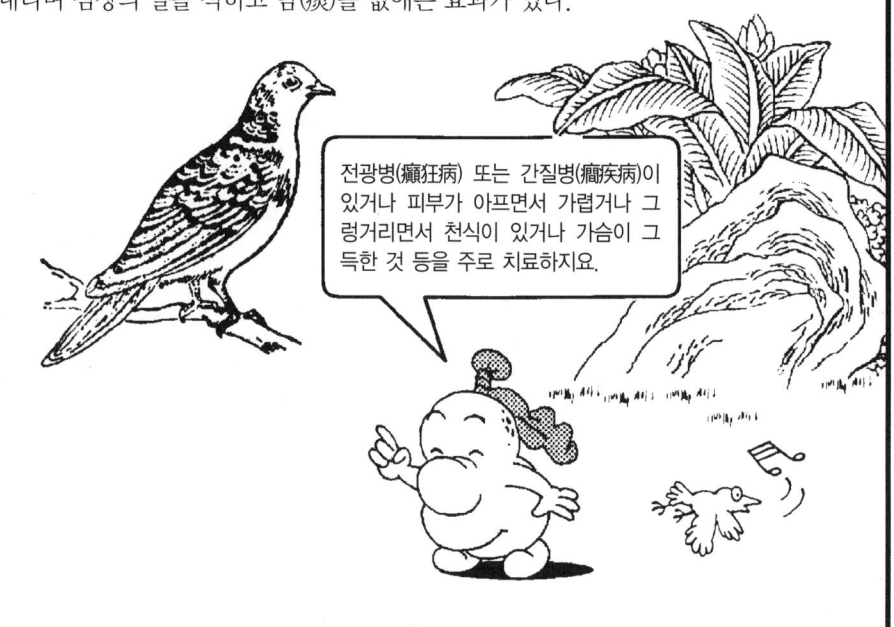

전광병(癲狂病) 또는 간질병(癎疾病)이 있거나 피부가 아프면서 가렵거나 그렁거리면서 천식이 있거나 가슴이 그득한 것 등을 주로 치료하지요.

16 **중정(中庭)** : 중(中)은 곧 중간이고 정(庭)은 뜰을 말한다. 옛사람들은 가슴 부위를 뜰에 비유하였는데, 심(心)은 군주(君主)로서 여기서 더 나아가면 그 당(堂) 위에 오르게 된다. 그래서 이 혈(穴)을 중정(中庭)이라고 이름하였다. 가슴을 풀어서 답답한 것을 가라앉히며 역기(逆氣)를 내려서 구토를 그치게 하는 효과가 있다.

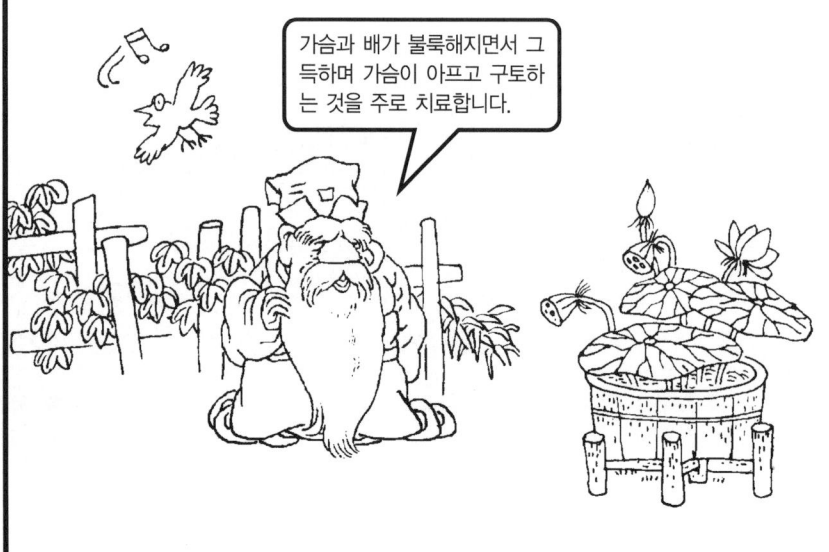

가슴과 배가 불룩해지면서 그득하며 가슴이 아프고 구토하는 것을 주로 치료합니다.

17 전중(膻中) : ≪영추靈樞≫ 창론(脹論)에서 설명하기를, "전중(膻中)은 군주의 궁성이다."라고 하였다. 이 혈(穴)은 안으로 심포(心包)의 바깥 경계에 응하여 심(心)을 대신하여 명령을 선포하고 흉막의 가운데에 거처하기 때문에 이렇게 이름하였다. 심포락(心包絡)의 복모혈(腹募穴)이다. 임맥(任脈)과 비경(脾經), 신경(腎經), 소장경(小腸經) 및 삼초(三焦)경이 만나는 곳이다. 기의 운행을 다스려서 통증을 그치게 하고 진액을 생성하는 효능이 있다. 가슴이 아프고 숨을 헐떡이거나 열격(噎膈)*, 딸꾹질을 하거나 산부(産婦)가 젖이 적게 나오거나 그르렁거리는 천식이 있거나 기침을 심하게 하는 것을 주로 치료한다.

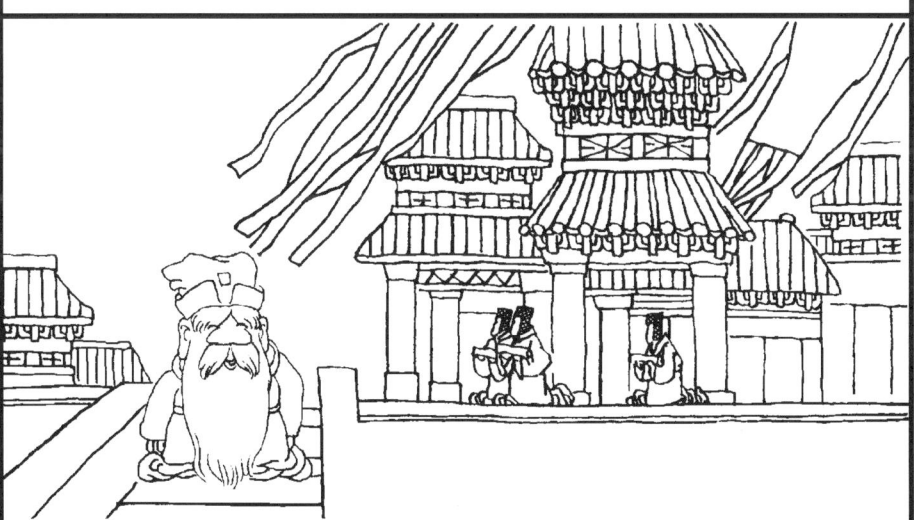

18 옥당(玉堂) : 옛날의 거처에서 앞이 당(堂)이며 뒤가 실(室)이며 옥(玉)은 존귀함을 비유한 것이다. 이 혈(穴)은 바로 심(心)의 자리에 있는데 심(心)은 군주(君主)에 해당하는 기관이므로, 이 혈(穴)을 마치 군주처럼 귀함을 비유하여 이와 같이 이름하였다. 가슴에 맺힌 기운을 풀어주고 기를 다스리며 기침과 천식을 그치게 하는 작용이 있으며, 가슴과 옆구리가 그득하면서 아프거나 천식이 거슬러 오르고 가슴이 번거로운 것 등을 주로 치료한다.

【역주】

열격(噎膈) : 음식이 목구멍으로 잘 넘어가지 못하거나 넘어갔다가도 이내 토하는 병증.

[19] **자궁(紫宮)** : 자(紫)는 붉은 색이며, 중앙이 궁(宮)이 된다. 임맥(任脈)이 여기에 이르면 바로 안으로 심(心)에 합하며, 심(心)은 혈(血)을 주재하는데 이 혈(穴)이 그 자리에 해당하므로 이와 같이 이름하였다. 가슴에 맺힌 기운을 풀고 기의 운행을 다스려서 기침과 천식을 그치게 하는 효능이 있다. 가슴과 옆구리가 치받치면서 그득하며 기침을 하면서 숨을 헐떡이며 목이 붓거나 피를 토하고 구토하는 것 등을 주로 치료한다.

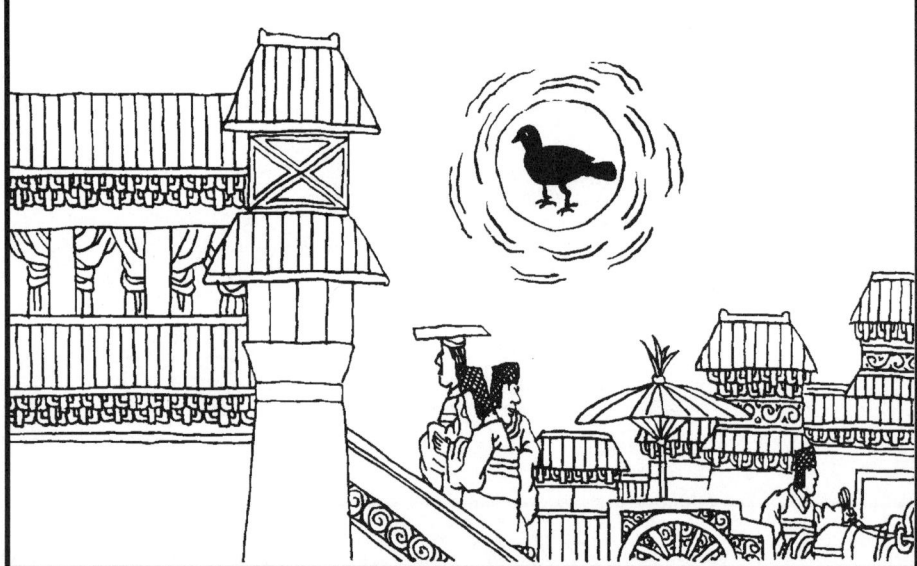

[20] **화개(華蓋)** : 화개(華蓋)는 별이름이며 제왕의 수레 덮개를 가리키기도 한다. 이 혈(穴)은 안으로 폐장(肺臟)에 응하는데, 오장육부(五臟六腑)의 정화(精華)가 위로 폐(肺)에 모이고 폐(肺)가 높은 곳이 위치하여 마치 덮개처럼 드리워서 심군(心君)의 위에 거처하므로 이렇게 이름하였다. 가슴의 맺힌 기운을 풀고 중격(中膈)을 통하게 하며 기침과 천식을 그치게 하는 효능이 있다. 기침을 하면서 숨을 헐떡이고 가슴이 아프거나 목이 붓는 것 등을 주로 치료한다.

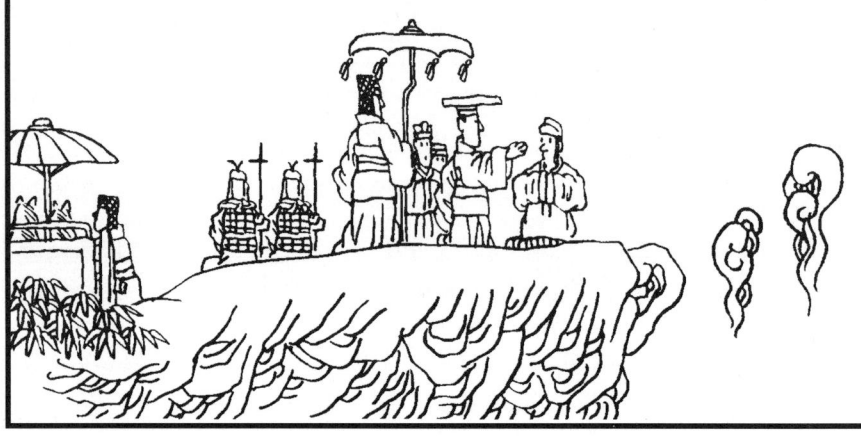

21 **선기(璇璣)** : 선기(璇璣)는 고대 하늘의 별자리를 관측하던 기구를 말한다. 선(璇)은 아름다운 옥이며, 기(璣)는 둥글지 않은 구슬을 가리킨다. 선(璇)과 기(璣)는 각각 북두칠성 중의 하나이다. 이 혈(穴)은 천돌(天突)의 아래와 흉곽의 위에 위치하여 마치 북두칠성이 하늘을 운행하는 것처럼 기기(氣機)가 몸에서 운행하기 때문에 이같이 이름하였다. 가슴의 맺힌 기운을 풀어주고 폐기(肺氣)를 잘 통하게 하며 기침과 천식을 가라앉히는 효능이 있다. 기침을 하면서 숨을 헐떡이거나 가슴이 아프고 목구멍이 붓는 것 등을 주로 치료한다.

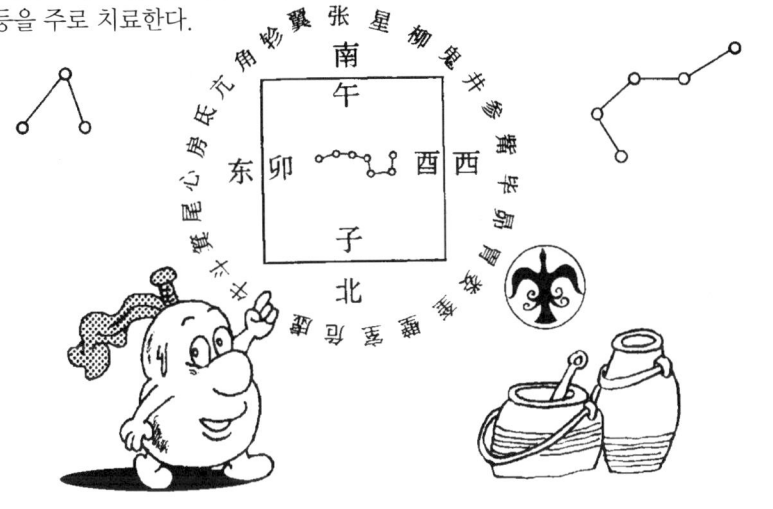

22 **천돌(天突)** : 천(天)은 위를 뜻하고, 돌(突)은 굴뚝을 말하니 식도나 기도를 의미한다. 이 혈(穴)은 선기혈(璇璣穴) 위쪽 1촌에 위치하여 폐기(肺氣)를 선통(宣通)하고 담을 없애며 기침을 그치게 하는 효과가 있어서 목구멍을 치료할 때 반드시 침을 놓아야 할 곳이다. 음유맥(陰維脈)과 임맥(任脈)이 만나는 혈(穴)이다. 그르렁거리는 천식이나 기침을 하거나 목구멍이 붓고 아프거나 건조한 것을 주로 치료하며,

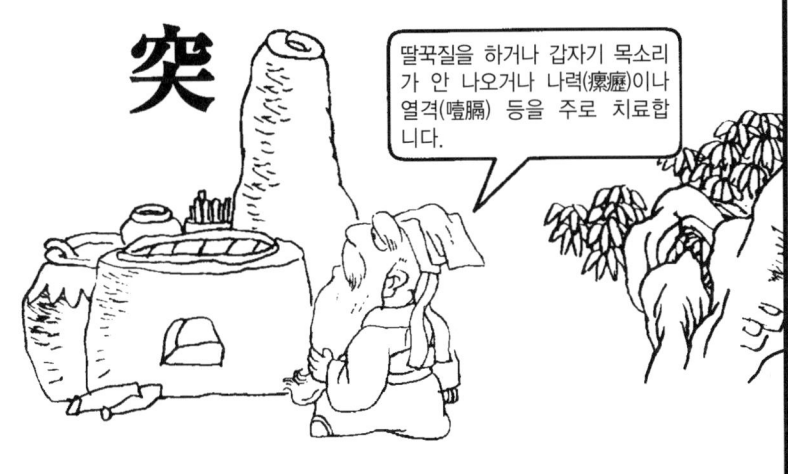

23 **염천(廉泉)** : 염(廉)은 주변이나 모서리를 말한다. 이 혈(穴)은 후두결절 위쪽 가장자리에 있어 안으로 혀뿌리에 응하는데, 혀를 입 안에서 움직이면 진액이 샘물처럼 끊임없이 나와 축축하게 적셔주므로 이렇게 이름하였다. 임맥(任脈)과 음유맥(陰維脈)이 만나는 혈(穴)로서 열을 내리고 담(痰)을 없애며 목구멍과 흉격을 잘 소통시키는 효능이 있다. 혀 밑이 붓고 아프거나 혀가 늘어지고 침을 흘리거나 중풍으로 혀가 뻣뻣해지면서 말을 하지 못하거나 갑자기 목소리가 안 나오거나 목구멍으로 삼키기가 어려운 것 등을 주로 치료한다.

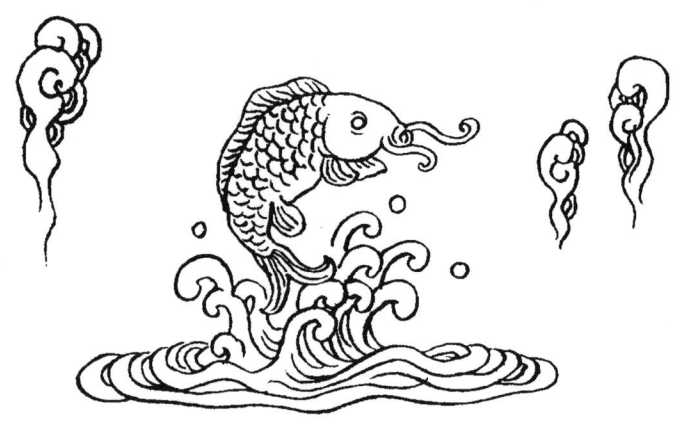

24 **승장(承漿)** : 승(承)은 이어서 받는 것이고, 장(漿)은 입 속의 진액을 가리킨다. 이 혈(穴)은 입술 아래 정중선에서 움푹 들어간 곳에 있어서 마치 진액을 담는 그릇과 같기 때문에 이렇게 이름하였다. 임맥(任脈), 독맥(督脈), 수양명대장경(手陽明大腸經) 및 족양명위경(足陽明胃經)이 만나며 열을 내리고 풍사(風邪)를 흩어버리며 공규(孔竅)를 열고 정신을 일깨우는 작용이 있어서 신경정신 질환을 치료하는데 자주 쓰이는 혈(穴)이다.

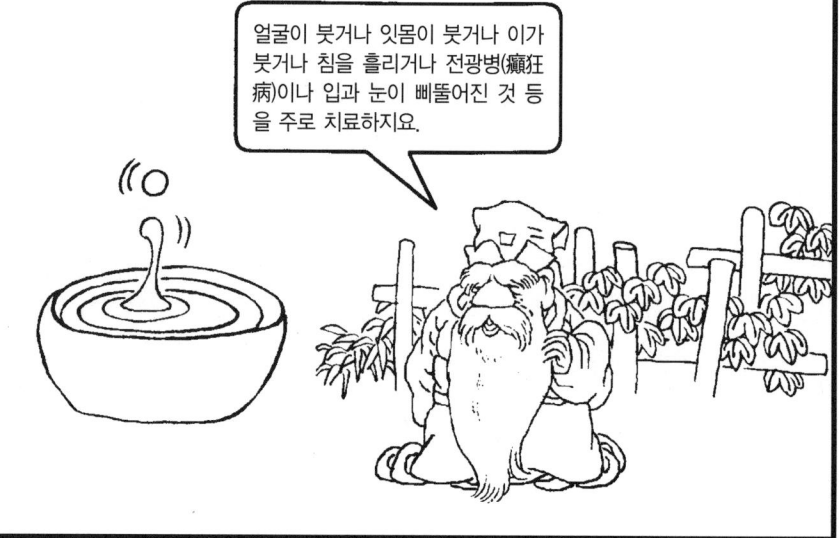

얼굴이 붓거나 잇몸이 붓거나 이가 붓거나 침을 흘리거나 전광병(癲狂病)이나 입과 눈이 삐뚤어진 것 등을 주로 치료하지요.

제4장

수혈과 주치

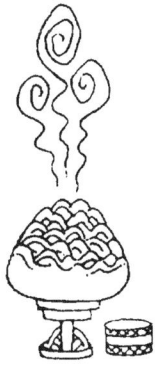
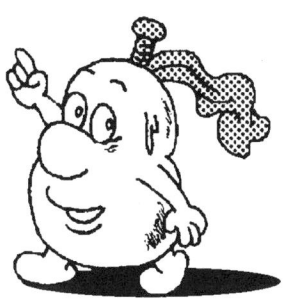

음평양비 (陰平陽秘)

앞에서 기술한 바와 같이 경락학설 중에서 수혈(腧穴)은 기혈(氣血)이 흐르고 모이는 부위일 뿐만 아니라 사기(邪氣)가 침입하는 장소이고 또한 침구로 병을 치료하는 자극점이기도 하다. 침구의 원리는 국부의 수혈(腧穴)을 자극하여 그 조정과 전도의 작용을 발휘토록 하여 음양이 서로 조화를 이루도록 하며 사기(邪氣)를 물리치고 정기(正氣)를 회복시키는 것이다. 치료 상에서 또한 근치(近治)와 원치(遠治)로 나눌 수 있으니 다음과 같이 정리할 수 있다.

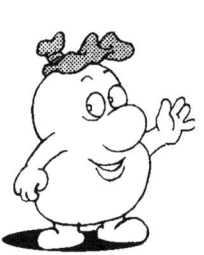
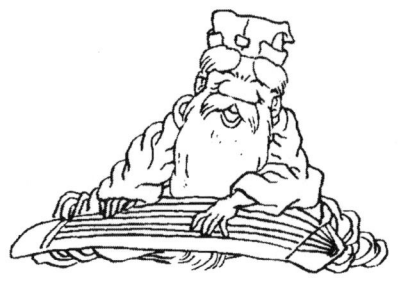

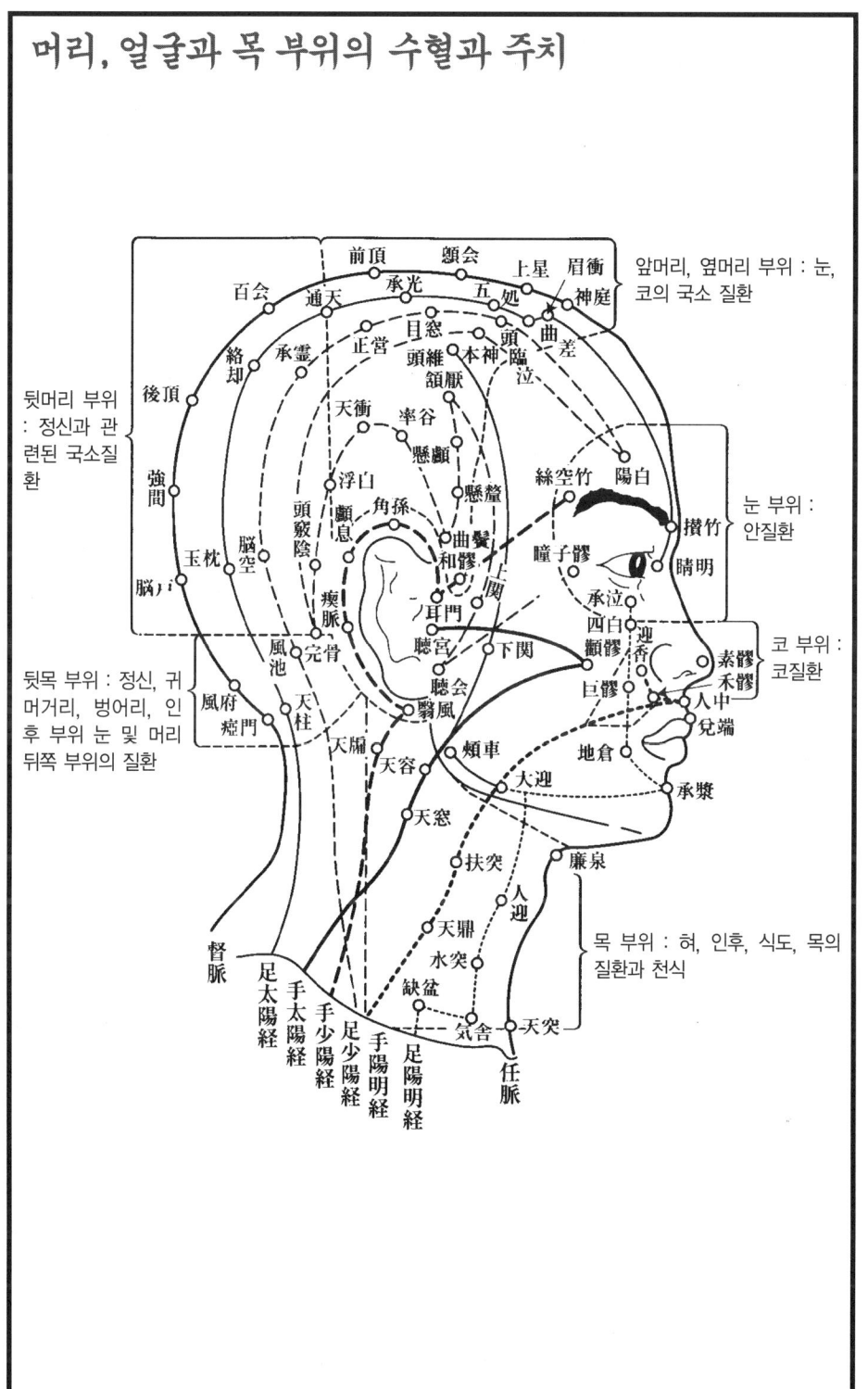

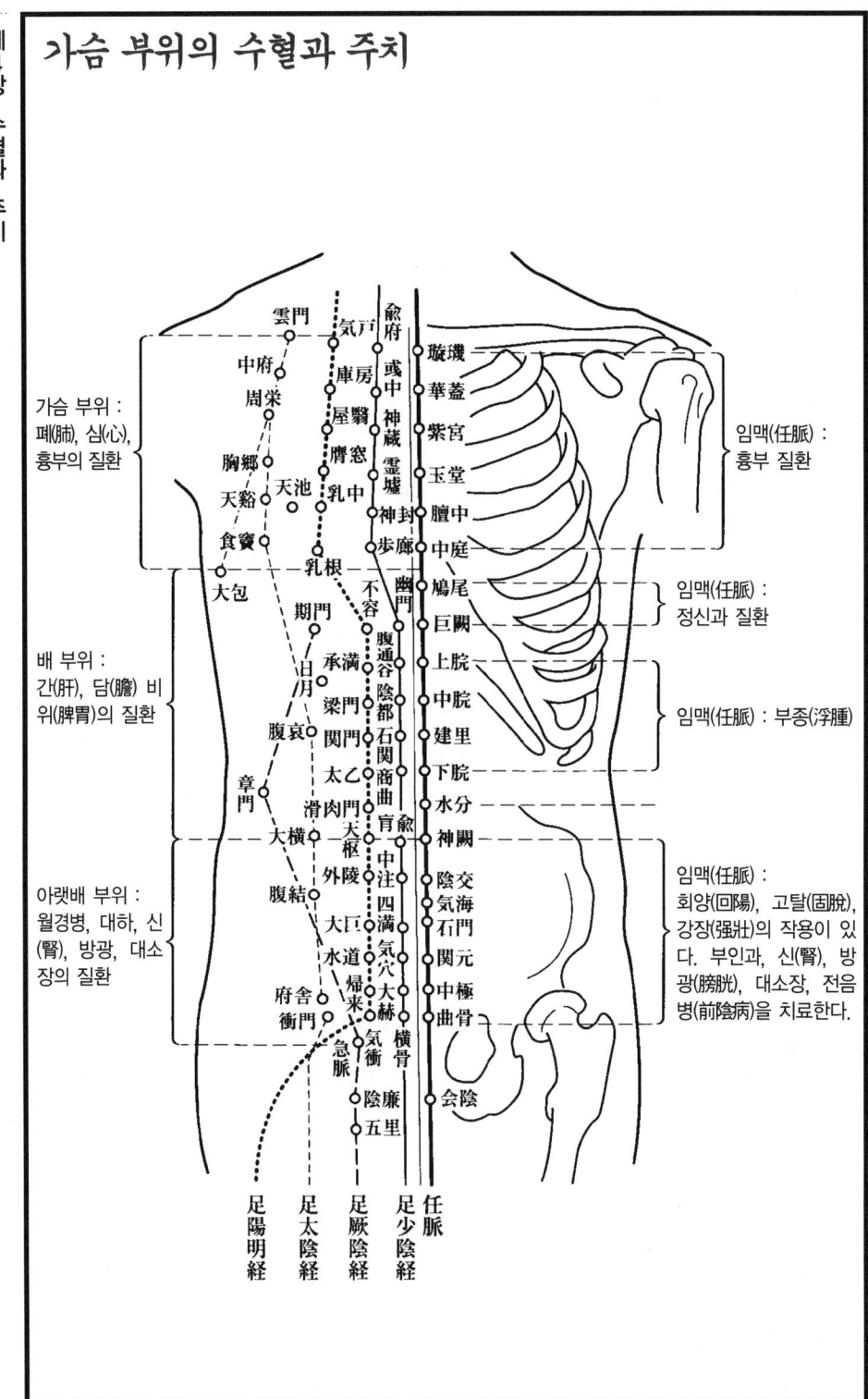

어깨, 등, 허리와 꽁무니 부위의 수혈과 주치

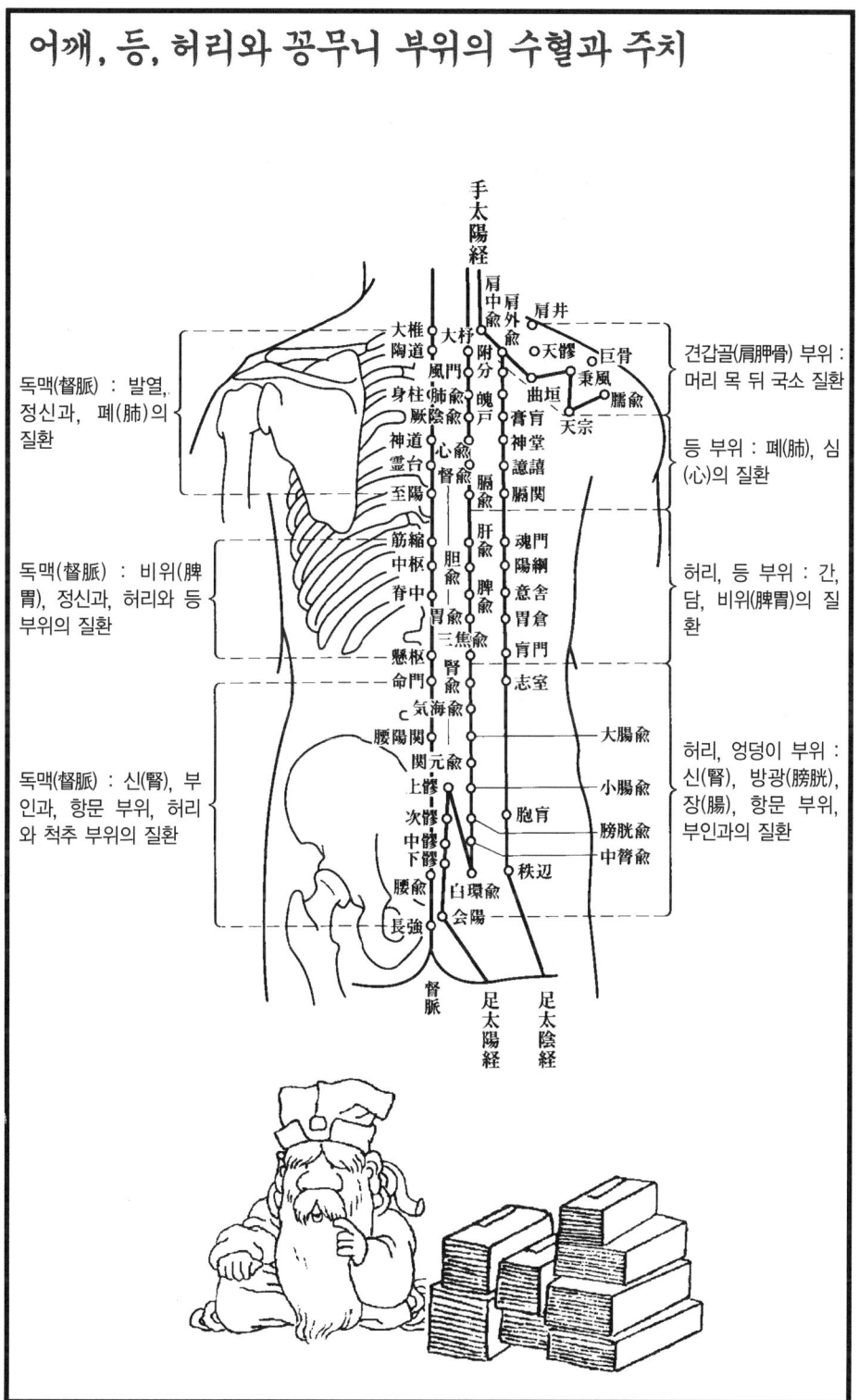

독맥(督脈) : 발열, 정신과, 폐(肺)의 질환

독맥(督脈) : 비위(脾胃), 정신과, 허리와 등 부위의 질환

독맥(督脈) : 신(腎), 부인과, 항문 부위, 허리와 척추 부위의 질환

견갑골(肩胛骨) 부위 : 머리 목 뒤 국소 질환

등 부위 : 폐(肺), 심(心)의 질환

허리, 등 부위 : 간, 담, 비위(脾胃)의 질환

허리, 엉덩이 부위 : 신(腎), 방광(膀胱), 장(腸), 항문 부위, 부인과의 질환

제4장 수혈과 주치

겨드랑이, 옆구리, 배 옆 부위의 수혈과 주치

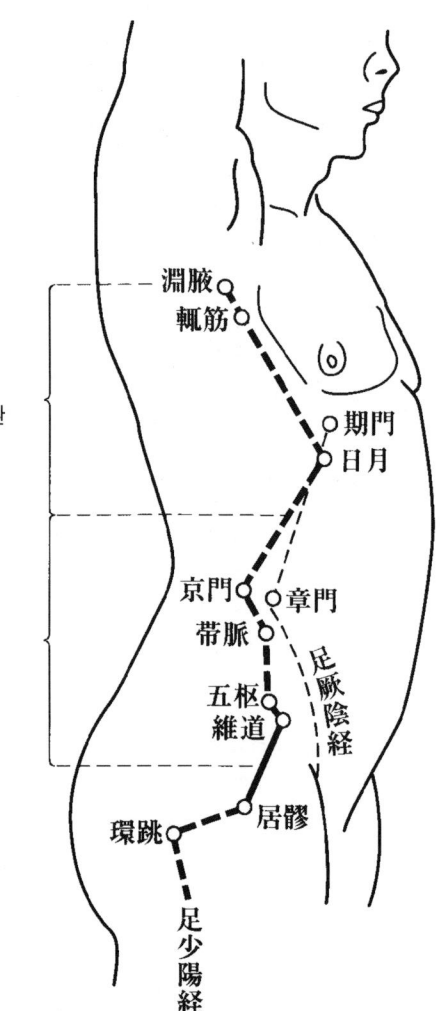

팔 안쪽 부위의 수혈과 주치

手太陰經
手厥陰經
手少陰經

天府 天泉 極泉
俠白 　　 青霊
尺沢 曲沢 少海
孔最 郄門
間使 内関
列缺 霊道
経渠 通里
太淵 陰郄
魚際 大陵 神門
少商 労宮 少府
　　 中衝 少衝

팔 안쪽 부위의 질환

팔 안쪽 부위의 질환
수태음폐경(手太陰肺經) : 가슴, 폐(肺), 목구멍 부위의 질환
수궐음심포경(手厥陰心包經) : 가슴, 심(心), 위(胃), 정신과 질환

정신과 질환, 발열, 정신을 잃었을 때의 구급 치료

팔 바깥쪽 부위의 수혈과 주치

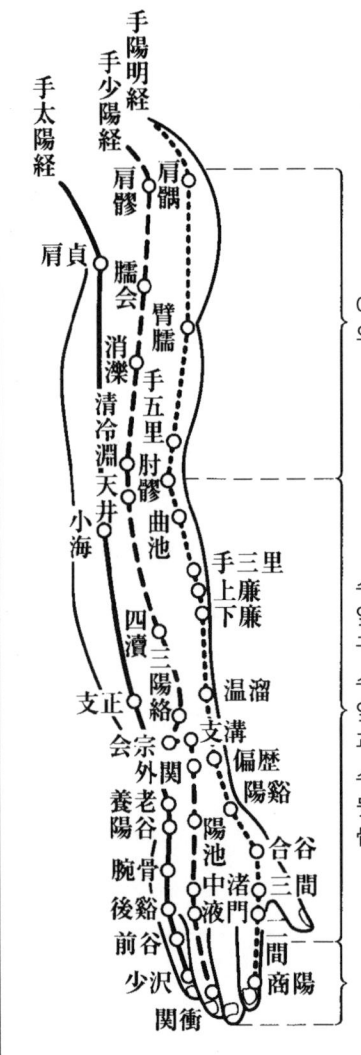

어깨, 팔, 팔꿈치 바깥쪽 부위의 질환

수양명대장경(手陽明大腸經): 앞머리, 눈, 코, 입, 치아, 목구멍 부위의 질환, 발열

수소양삼초경(手少陽三焦經): 옆머리, 귀, 눈, 목구멍, 가슴과 옆구리 부위의 질환, 발열

수태양소장경(手太陽小腸經): 뒷머리, 귀, 눈, 견갑골(肩甲骨), 정신과의 질환

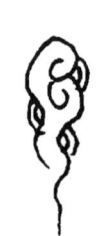
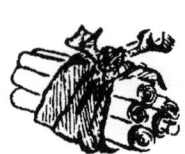
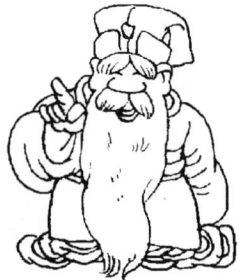

제4장 수혈과 주치

다리 뒤쪽 부위의 수혈과 주치

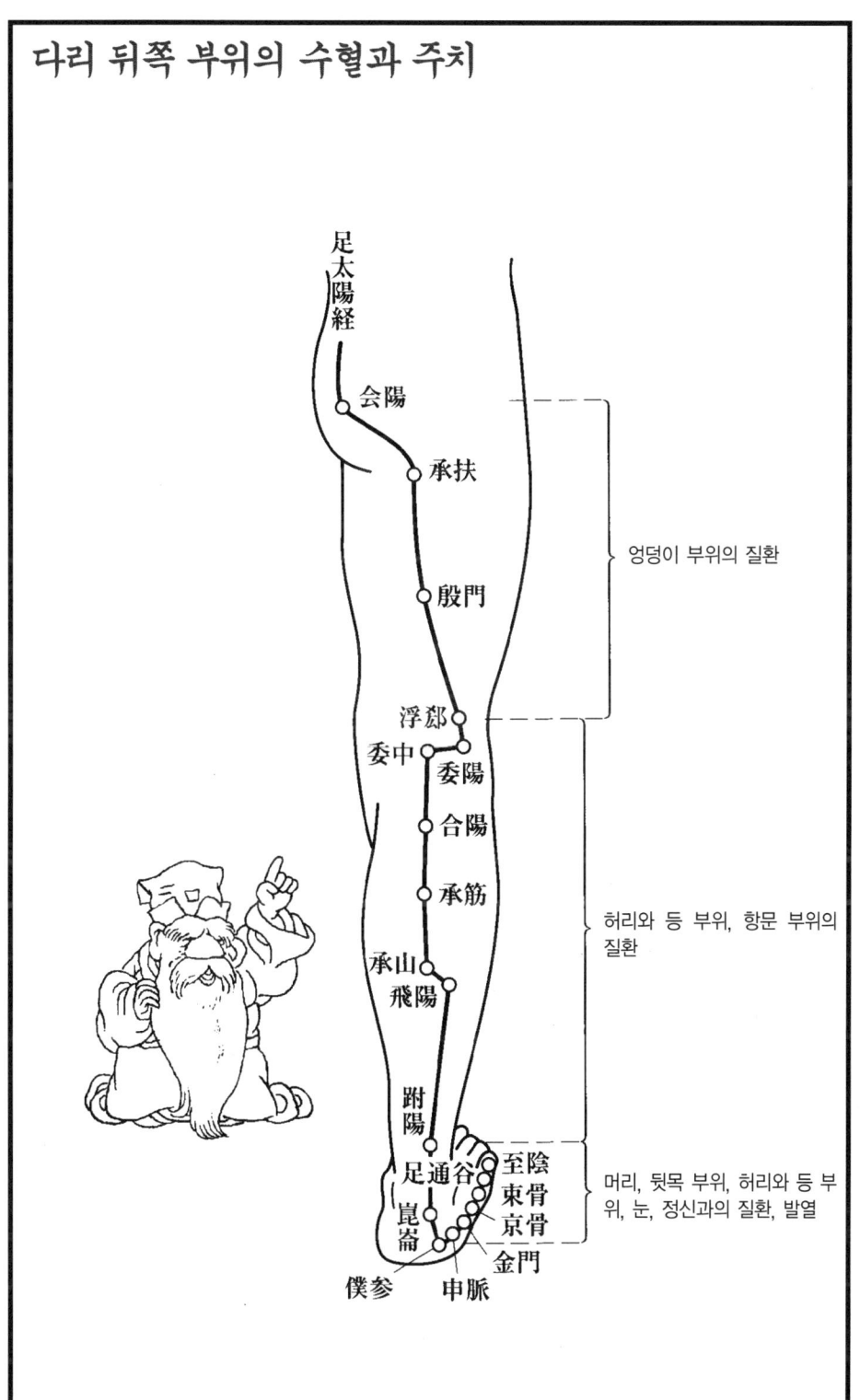

다리 안쪽 부위의 수혈과 주치

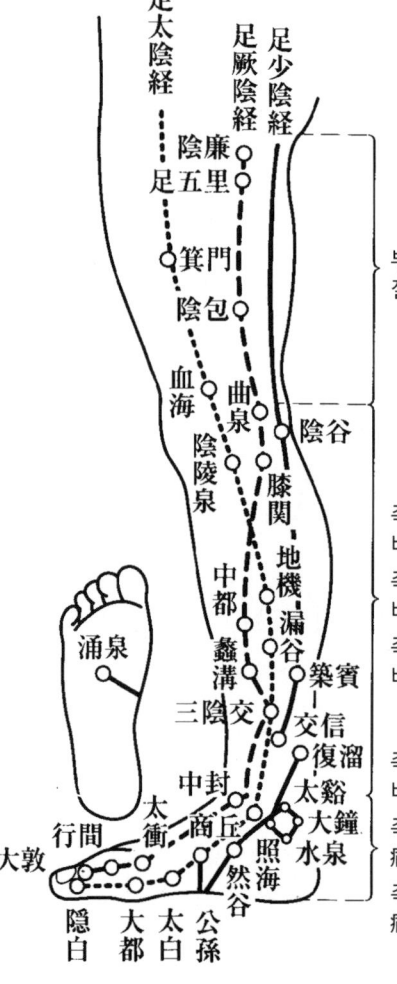

부인과, 비뇨기, 전음(前陰) 부위의 질환

족태음비경(足太陰脾經) : 부인과, 비뇨기과, 비위(脾胃)의 질환

족궐음간경(足厥陰肝經) : 부인과, 비뇨기과, 전음(前陰) 부위의 질환

족소음신경(足少陰腎經) : 부인과, 비뇨기과의 질환

족태음비경(足太陰脾經) : 부인과, 비위(脾胃)의 질환

족궐음간경(足厥陰肝經) : 간병(肝病), 전음(前陰) 부위의 질환

족소음신경(足少陰腎經) : 신병(腎病), 폐병(肺病), 인후병(咽喉病)

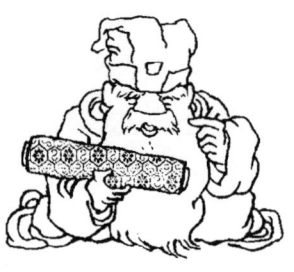

다리 바깥쪽 부위의 수혈과 주치

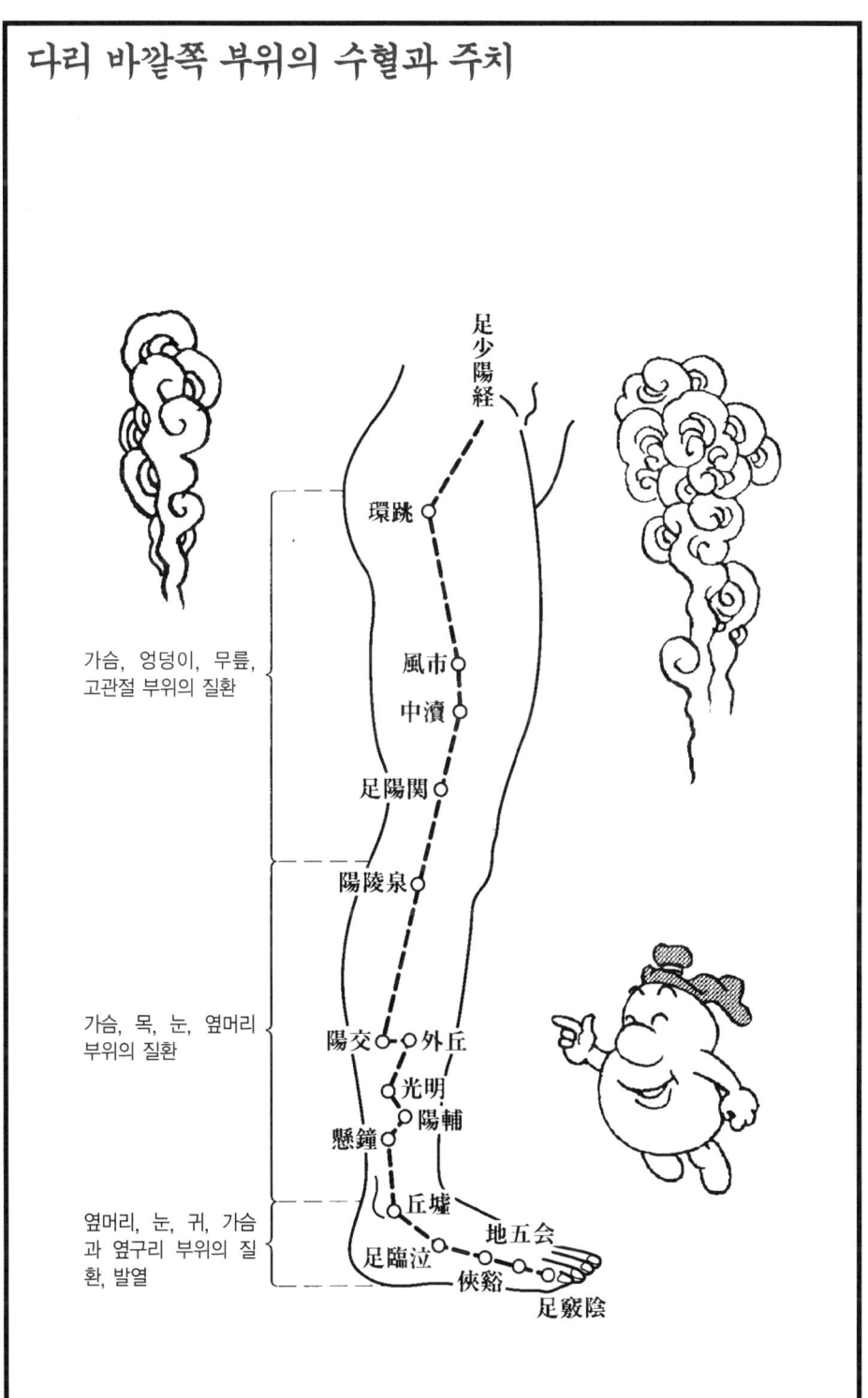

제4장 수혈과 주치

다리 앞쪽 부위의 수혈과 주치

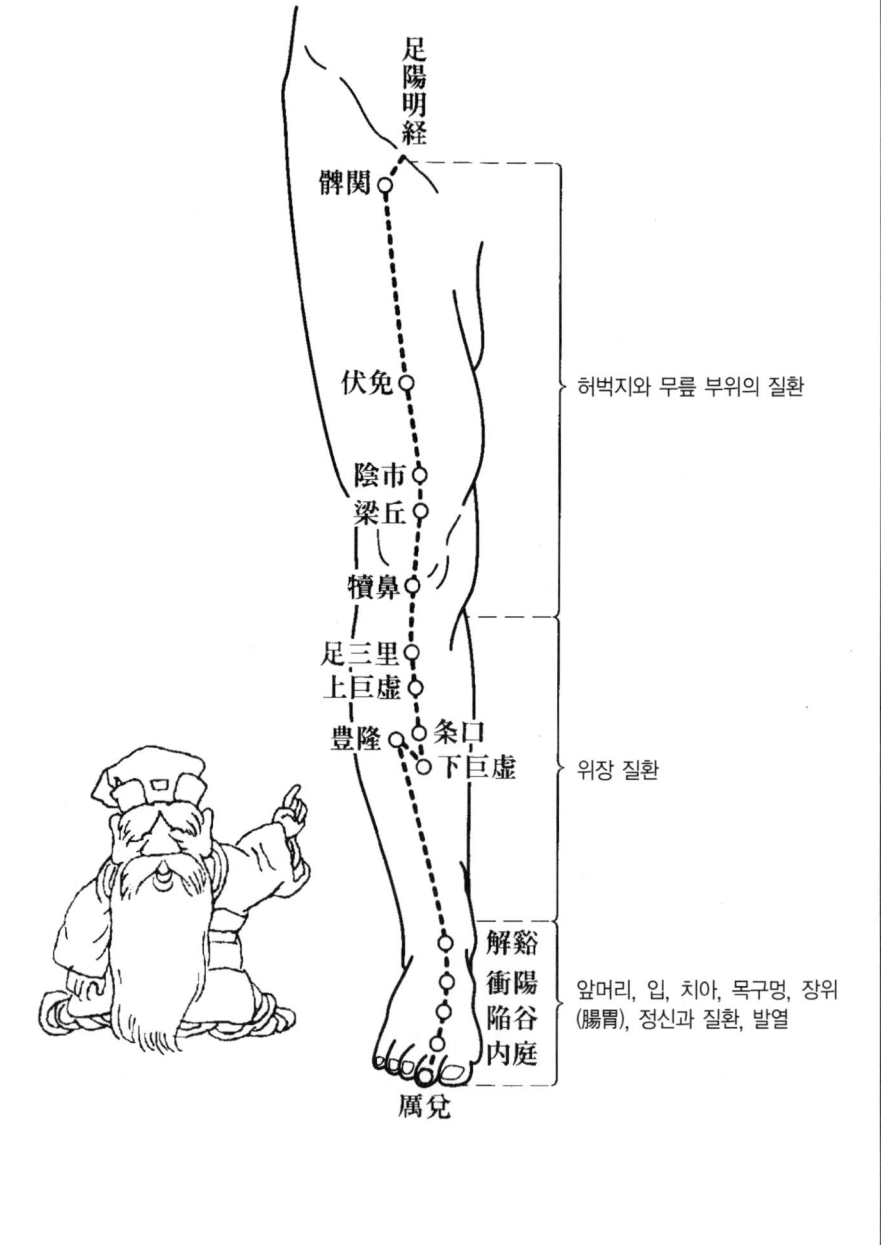

에필로그

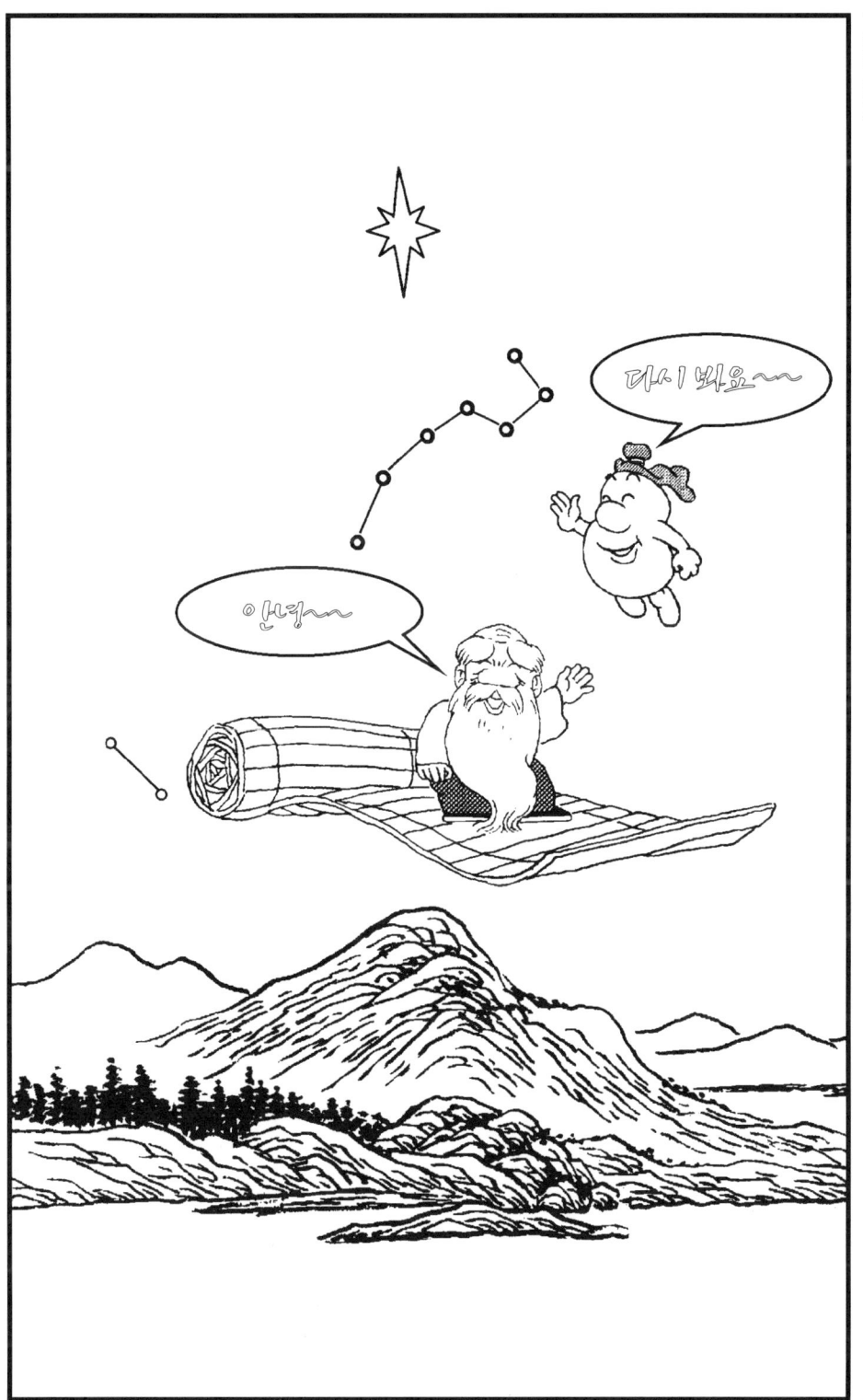

| **옮긴이** |

정창현(丁彰炫)
경희대학교 한의과대학 및 동대학원 졸업(한의학박사)
현재 경희대학교 한의과대학 교수(원전학原典學 전공)
  □ 주요논저
  《국역온병조변國譯溫病條辨》
  《국역온병종횡國譯溫病縱橫》
  《만화로 읽는 중국전통문화총서② 황제내경-소문편》
  《만화로 읽는 중국전통문화총서③ 황제내경-영추편》
  《한의학 한·영사전》
  "《황제내경黃帝內經》의 신(神)에 대한 연구"
  "《온병조변溫病條辨》의 성립과정과 학술적 특징" 등 다수

백유상(白裕相)
경희대학교 한의과대학 및 동대학원 졸업(한의학박사)
현재 경희대학교 한의과대학 교수(원전학原典學 전공)
  □ 주요논저
  《만화로 읽는 중국전통문화총서② 황제내경-소문편》
  《만화로 읽는 중국전통문화총서③ 황제내경-영추편》
  "《내경內經》 운기편(運氣篇)의 표본 중 개념에 대한 연구"
  "상(象)의 개념과 한의학적 적용"
  《내경內經》 운기편(運氣篇)의 기미(氣味) 운용에 대한 연구"
  "천인성명(天人性命)에 따른 사상체질간(四象體質間) 비교연구"
  "경락(經絡)의 순환과 정기(精氣) 생성의 관계에 대한 연구" 등 다수

만화로 읽는 중국전통문화총서 ❹
경락경혈—십사경

지은이_ 주춘재(周春才)
옮긴이_ 정창현·백유상
펴낸이_ 최봉규

초판1쇄 발행 2005년 10월 20일
초판4쇄 발행 2011년 10월 10일

펴낸곳_ 청홍(지상사)
등록번호_ 제2001-000155호
등록일자_ 1999. 1. 27.

주   소_ 서울특별시 강남구 역삼동 730-1 모두빌 502호 우편번호 135-921
전   화_ 02)3453-6111 / 팩스 02)3452-1440
홈페이지_ www.cheonghong.com
이메일_ jhj-9020@hanmail.net

ISBN 89-90116-21-X 07510
ISBN 89-90116-16-3 (세트)
Copyright ⓒ 2005 The CHEONG HONG Published, Seoul.

보도나 서평, 연구논문에서 일부 인용, 요약하는 경우를 제외하고는
도서출판 청홍의 사전 승낙 없이 무단 전재 및 복제를 금합니다.

* 값은 뒤표지에 있습니다. 잘못 만들어진 책은 교환해 드립니다.